妇产科急重症抢救与监护技术

主　编　苏翠金　赵艳霞　谢英华　刘文娟
　　　　李翠言　周晓丽　周炳秀

四川科学技术出版社

图书在版编目(CIP)数据

妇产科急重症抢救与监护技术/苏翠金等主编. —成都：
四川科学技术出版社，2022.9
ISBN 978-7-5727-0668-4

Ⅰ.①妇… Ⅱ.①苏… Ⅲ.①妇产科病—急性病—诊
疗②妇产科病—险症—诊疗③妇产科病—护理 Ⅳ.①R710.597
②R473.71

中国版本图书馆 CIP 数据核字(2022)第 163076 号

妇产科急重症抢救与监护技术

FUCHANKE JIZHONGZHENG QIANGJIU YU JIANHU JISHU

主　　编　苏翠金　赵艳霞　谢英华　刘文娟　李翠言　周晓丽　周炳秀

出 品 人　程佳月
责任编辑　李迎军
封面设计　刘　蕊
责任出版　欧晓春
出版发行　四川科学技术出版社
　　　　　成都市锦江区三色路 238 号　邮政编码 610023
　　　　　官方微博:http://weibo.com/sckjcbs
　　　　　官方微信公众号：sckjcbs
　　　　　传真：028-86361756
成品尺寸　185mm×260mm
印　　张　22.75
字　　数　540 千
印　　刷　成都博众印务有限公司
版　　次　2022 年 9 月第 1 版
印　　次　2022 年 9 月第 1 次印刷
定　　价　88.00 元

ISBN 978-7-5727-0668-4

邮　　购：成都市锦江区三色路 238 号新华之星 A 座 25 层　邮政编码：610023
电　　话：028-86361770

本书编委会

主　编　苏翠金　赵艳霞　谢英华　刘文娟　李翠言
　　　　　周晓丽　周炳秀
副主编　高秀运　于海祥　卢金香　潘莉萍
编　委　（排名不分先后）
　　　　　于海祥　巨野县妇幼保健计划生育服务中心
　　　　　卢金香　山东省立医院
　　　　　刘文娟　烟台毓璜顶医院
　　　　　李翠言　烟台毓璜顶医院
　　　　　苏翠金　泰安市中心医院
　　　　　周炳秀　威海市妇幼保健院
　　　　　周晓丽　庆云县人民医院
　　　　　赵艳霞　巨野县妇幼保健计划生育服务中心
　　　　　高秀运　聊城市茌平区第二人民医院
　　　　　潘莉萍　曹县曹城卫生院
　　　　　谢英华　聊城市退役军人医院

前　言

随着医学、生命科学和现代高科技的发展，临床妇产科学的基础与临床研究发展迅速，诊疗方法与护理技术日新月异。为了反映当前妇产科急重症诊疗护理最新研究成果，更好地为临床工作服务，我们在广泛收集国内外近期文献基础，认真总结自身经验，精心编写成《妇产科急重症抢救与监护技术》一书。

全书共分14章，内容包括妊娠并发症及合并症、异常分娩、分娩并发症、产后疾病、妇科恶性肿瘤、妊娠滋养细胞疾病、子宫内膜异位症等急重症的救治与监护。其内容既有现代妇产科急重症抢救与监护研究的深度和广度，又有实际临床应用的价值；既有前人研究的成果和总结，又有编者自己的学术创见。

由于编者水平有限，加上当代妇产科急重症救护技术日新月异，难免有疏漏和错误，期望同仁及广大读者给予指正。

编　者

2022 年 4 月

目 录

第一章　常见急症症状及体征

第一节　阴道流血

阴道流血是最常见的妇科主诉之一。妇女生殖道任何部位，包括宫体、宫颈、阴道、处女膜和阴道前庭均可发生出血。虽然绝大多数出血来自宫体，但不论其源自何处，除正常月经外，均称"阴道流血"。

一、原因

引起阴道流血的常见原因有以下6类：

（一）卵巢内分泌功能失调

卵巢内分泌功能失调可引起子宫出血。有无排卵性功能失调性子宫出血和排卵性月经失调两类，以及月经间期卵泡破裂、雌激素水平短暂下降所致子宫出血。

（二）与妊娠有关的子宫出血

常见的有流产、异位妊娠、妊娠滋养细胞疾病、产后胎盘部分残留、胎盘息肉和子宫复旧不全等。

（三）生殖器炎症

如外阴溃疡、阴道炎、宫颈炎、宫颈息肉和子宫内膜炎等。

（四）生殖器肿瘤

子宫肌瘤是引起阴道流血的常见良性肿瘤，具有分泌雌激素功能的卵巢肿瘤也可引起阴道流血。其他几乎均为恶性肿瘤，包括外阴癌、阴道癌、宫颈癌、子宫内膜癌、子宫肉瘤、绒毛膜癌。

（五）外伤、异物和外源性激素

外阴、阴道损伤及阴道内异物、宫腔内放置节育器可致流血；雌激素、孕激素使用不当，均可引起子宫异常出血。

（六）某些全身性疾病

如血小板减少性紫癜、白血病、再生障碍性贫血等。

二、病情评估

（一）月经间期出血

发生在2次月经来潮中期，常历时3~4天，一般少于月经量。是由于排卵期卵泡破裂，雌激素水平暂时下降所致，称排卵期出血。

（二）经量增多

主要表现为月经周期正常，但经量增多或经期延长。子宫肌瘤最多见，其次可见于放置宫内节育器或子宫腺肌病等。

（三）经前或经后点滴流血

月经来潮的前后数日持续少量阴道流血，常淋漓不尽。常见于放置宫内节育器的不良反应，子宫内膜异位症也可出现类似症状。

（四）阴道流血伴白带或接触性出血

外阴癌、阴道癌、宫颈癌、宫颈息肉、子宫内膜癌伴感染或子宫黏膜下肌瘤伴感染。

（五）停经后阴道流血

若患者为育龄妇女，首先考虑与妊娠相关的疾病，如流产、异位妊娠、妊娠滋养细胞疾病等；若为青春期或为围绝经期女性，应考虑为无排卵性功能失调性出血。后者首先应排除生殖道恶性肿瘤。

（六）绝经后流血

绝经后阴道流血首先应考虑子宫内膜癌，其次为宫颈癌的可能，特别是反复阴道流血，流血量较多或持续不净者，必须仔细检查生殖道恶性肿瘤是否存在。若流血量极少，历时2~3天即净，多为绝经后子宫内膜脱落引起的流血（但这必须以B超、诊断性刮宫等手段先排除生殖道恶性肿瘤）。

（七）阵发性阴道流出血水

即每隔一段时间发生阵发性阴道流出较多量的血水。这种情况虽罕见，但却是输卵管癌的特征，应警惕。

年龄在妇产科疾病的鉴别诊断中起重要作用。以阴道流血而言，年龄对诊断有着重要参考价值。新生女婴出生后数日有少量阴道流血是由于来自母体的雌激素血中浓度在脱离母体后骤然下降所引起的激素撤药性流血，非病变引起。幼女出现阴道流血，应考虑生殖道恶性肿瘤、性早熟和阴道异物的可能。青春期少女阴道流血多为功能失调性子宫出血。育龄妇女阴道流血首先应考虑与妊娠有关的疾病，同时也要考虑到子宫肌瘤及子宫腺肌病等。围绝经期流血以功能失调性子宫出血居多，但首先要排除恶性病变。绝经后阴道流血则要高度怀疑生殖道恶性肿瘤。

（周炳秀）

第二节　异常白带

正常白带呈白色糊状或蛋清样，黏稠而无腥臭味，量少（育龄期妇女排卵期稍多），称为生理性白带。生殖道有炎症（特别是阴道炎和宫颈炎）或某些恶性病变时，白带量多，性状也有所改变（包括色、质、气味），称病理性白带，临床常见以下几种：

（一）无色透明白带

呈蛋清样，量显著增多，可见于慢性宫颈炎、卵巢功能失调、阴道腺病或宫颈高分化腺癌等疾病。

（二）白色或灰黄色泡沫状稀薄白带

为滴虫性阴道炎的特征，可伴有外阴瘙痒。

（三）凝乳块状白带

为念珠菌阴道炎的特征，常伴有严重外阴瘙痒或灼痛。

（四）灰色均质鱼腥味白带

常见于细菌性阴道病。

（五）脓样白带

色黄或黄绿、黏稠，多有臭味，滴虫或淋菌等细菌所致的急性阴道炎、宫颈炎、宫颈管炎均可引起。宫腔积脓、宫颈癌、阴道癌或阴道内异物残留亦可导致脓样白带。

（六）血性白带

白带中混有血液，血量多少不一，应考虑宫颈癌、子宫内膜癌、宫颈息肉、重度宫颈糜烂或子宫黏膜下肌瘤等。放置宫内节育器亦可引起血性白带。

（七）水样白带

持续流出淘米水样白带，且具奇臭者一般为晚期宫颈癌、阴道癌或黏膜下肌瘤伴感染。间断性排出清澈、黄红色或红色水样白带，应考虑输卵管癌的可能。

（周炳秀）

第三节　下腹痛

下腹痛为妇女常见的症状，多为妇科疾病所引起。应根据下腹痛的性质和特点考虑各种不同妇科情况。

一、急性下腹痛

急性下腹痛起病急骤，疼痛剧烈，常伴有恶心、呕吐、出汗及发热等。

（一）下腹痛伴阴道流血，有或无停经史

多与病理妊娠有关。常见于输卵管妊娠（流产型或破裂型）与流产（先兆流产或不全流产）。若为输卵管妊娠所致，则表现为突然撕裂样疼痛，随后疼痛略有缓解或肛门坠胀感，疼痛也可向全腹部扩散；若为流产所致，疼痛常位于下腹中部，呈阵发性。

（二）下腹痛伴发热，有或无寒战

由炎症所致。常见于急性盆腔炎、子宫内膜炎或输卵管卵巢脓肿。右侧下腹痛还应考虑急性阑尾炎可能。

（三）下腹痛伴附件肿块

常见于卵巢非赘生性囊肿或卵巢肿瘤扭转，子宫浆膜下肌瘤扭转，也可能是输卵管妊娠。此外，肿瘤部分破裂也不少见。右下腹痛伴肿块还应想到阑尾周围脓肿。

二、慢性下腹痛

慢性下腹痛起病缓慢，多为隐痛或钝痛，病程长。大部分患者并无盆腔器质性疾病。根据慢性下腹痛发作时间可分为非周期性与周期性2种。

（一）非周期性慢性下腹痛

非周期性慢性下腹痛常见于下腹部手术后组织粘连、子宫内膜异位症、慢性输卵管炎、残余卵巢综合征、盆腔静脉淤血综合征及晚期恶性肿瘤等。

（二）周期性慢性下腹痛

周期性慢性下腹痛疼痛呈周期性发作，且与月经关系密切。

1. 月经期慢性下腹痛

每次行经前后或月经期下腹疼痛，经净数日后疼痛消失。见于子宫腺肌病、子宫内膜异位症、子宫肌瘤、宫颈狭窄或盆腔炎；亦可因子宫内膜前列腺素浓度增高所致（原发性痛经）。

2. 月经间期慢性下腹痛

发生于月经间期，疼痛位于下腹一侧，常持续3~4天。可伴阴道少量流血。此类下腹痛为排卵期疼痛。

人工流产或刮宫术后也可有周期性慢性下腹痛。其疼痛原因为宫颈或宫腔部分粘连，经血倒流入腹腔刺激腹膜所致。

（周炳秀）

第四节　下腹部肿块

下腹部肿块是常见主诉。肿块可能是患者本人或家属发现的，也可能是因其他症状做妇科检查时被发现。根据发病器官或部位不同，下腹部肿块可来自生殖道、肠道、泌尿道、腹腔、腹壁等，但以生殖道来源者最多。根据肿块质地分为囊性和实性两大类，囊性肿块良性占多数，以卵巢囊肿为最多，其他如输卵管积水、输卵管卵巢囊肿或脓肿、充盈的膀胱等。实性肿块除子宫肌瘤、卵巢纤维瘤、附件炎性肿块等疾病和妊娠子宫（属生理性）等情况外，一般均应先考虑恶性肿瘤。

按肿块所在部位考虑有以下几种：

一、来自子宫

常见于下列情况：

（一）妊娠子宫

有停经史，随着孕周进行，子宫可不断增大，分娩后恢复正常。若停经后有不规则阴道流血伴有子宫的异常增大，还应考虑葡萄胎的可能。

（二）炎症性

如慢性子宫肌炎或宫腔积脓时子宫可增大。

（三）肿瘤性

绝经前子宫增大多见于子宫肌瘤、子宫腺肌病；绝经后子宫增大常考虑子宫内膜癌。

（四）阻塞性

如处女膜先天性闭锁或阴道横隔使经血积聚宫腔及阴道而形成。

二、来自附件

（一）卵巢非赘生性肿物

如卵巢黄体囊肿、滤泡囊肿、黄素囊肿等，一般直径≤6 cm，无压痛，观察后可自行消失。子宫内膜异位症囊肿，可逐渐增大，与子宫粘连，压痛明显，常伴有痛经。

（二）卵巢赘生性肿物

包括卵巢良性或恶性肿瘤。一般为囊性、表面光滑、生长速度缓慢、与周围界限清楚、活动者多为良性肿瘤。若肿物为实质性、表面不规则、生长速度快、不活动或伴有腹水者多为恶性肿瘤。

（三）输卵管妊娠

肿物位于子宫一侧，大小、形状不一，触痛明显，常伴有停经后阴道少量流血及腹痛史。

（四）输卵管及卵巢炎性包块

常见于输卵管及卵巢积水或积脓，肿物与子宫粘连，不活动、压痛明显，常伴有腹痛、发热史，甚至反复发作。

三、肠道肿物

常见于下列情况：

（一）粪块

多位于左下耻区，挤压后变形，灌肠或排便后消失。

（二）阑尾周围脓肿

位于右下耻区阑尾部位，距子宫较远，边界不清，常伴有转移性腹痛、发热及白细胞计数增高等。

（三）结肠癌

常伴有耻区一侧隐痛、便秘、腹泻、便中带血等消化道症状，检查时肿物位于耻区一侧，呈条块状，轻压痛，略能推动。

（四）肠系膜肿物

肿物部位较高，活动范围大。

（五）肠粘连及大网膜粘连

肿物边界不清，常有腹部手术及盆腔感染史，叩诊时部分区域呈鼓音。

四、泌尿系统肿物

（一）充盈膀胱

肿块位于下腹正中、耻骨联合上方，呈囊性，表面光滑，不活动。导尿后囊性肿块消失。

（二）盆腔肾

先天异位肾可位于髂窝部或盆腔内，形状类似正常肾，但略小。一般无自觉症状。静脉尿路造影可确诊。

五、腹壁或腹腔肿块

（一）腹壁血肿或脓肿

位于腹壁内，与子宫不相连。患者有腹部手术或外伤史。为了区别是否为腹壁肿块，让患者抬起头部使腹肌紧张，可见肿块更明显。

（二）腹膜后肿瘤或脓肿

肿块位于直肠和阴道后方，与后腹壁固定，不活动，多为实性，以肉瘤最常见；亦可为囊性，如良性畸胎瘤、脓肿等。静脉尿路造影可见输尿管移位。

（三）腹水

大量腹水易与巨大卵巢囊肿相混淆。腹部两侧浊音，脐周鼓音为腹水特征。但腹水若合并卵巢肿瘤，腹部冲击触诊法可发现潜在的肿块。

（四）结核性包裹性积液

肿块为囊性，表面光滑，界限不清，固定不活动。囊肿可随患者病情加剧而增大或好转而缩小。

（五）直肠子宫陷凹脓肿

肿块呈囊性，向后穹隆突出，压痛明显，伴发热及急性盆腔腹膜炎体征。后穹隆穿刺抽出脓液可确诊。

（周炳秀）

第二章 妊娠并发症

第一节　流　产

妊娠不足 28 周、胎儿体重不足 1 000 g 而终止者称流产。流产发生于 12 周前者称为早期流产，发生在妊娠 12 周以上至不足 28 周者称为晚期流产。流产又分为自然流产和人工流产，本节内容仅限于自然流产。自然流产的发生率占全部妊娠的 15% 左右，早期流产发生率较高。

一、病因和发病机制

(一) 染色体异常

染色体异常是流产的主要原因。早期自然流产时，染色体异常的胚胎占 50% ~ 60%，多为染色体数目异常，其次为染色体结构异常。数目异常多见三体、三倍体及 X 单体等；结构异常有染色体断裂、倒置、缺失和易位。染色体异常的胚胎多数结局为流产，极少数可能继续发育成胎儿，但出生后也会发生某些功能异常或合并畸形。若已流产，妊娠产物有时仅为一空孕囊或已退化的胚胎。

(二) 环境因素

许多外界不良因素可以直接或间接对胚胎或胎儿造成损害。过多接触某些有害的化学物质（如砷、铅、苯、甲醛等）和物理因素（如放射线、噪声及高温等），均可引起流产。

(三) 母体因素

1. 生殖器官疾病

1) 先天性子宫畸形：子宫纵隔、单角子宫、双子宫等生殖器官疾病，因子宫发育不健全影响孕卵着床及发育，故易致流产发生。

2) 肿瘤：子宫肌瘤是最常见引起流产的生殖器官肿瘤，肌瘤本身除可影响孕卵着床及发育外，还可因引起子宫收缩从而导致流产。

3) 宫颈内口松弛：先天性的宫颈内口功能不全或因损伤所致的继发性宫颈内口功能不全，伴随孕周的延长，宫腔内压力逐渐增大，宫颈难以承受更大的压力，而导致中期流产，这是习惯性流产诸多因素中最常见的原因之一。

2. 内分泌失调

雌孕激素的正常分泌是孕卵发育的基础，如果雌孕激素分泌失衡，必然导致胚胎发育受限或停止发育从而导致流产。还有学者指出多囊卵巢综合征也可以导致流产。此外，如糖尿病、甲状腺疾病等因素影响体内的生殖内分泌变化，也可造成流产的发生。

3. 母体全身性疾病及其感染因素

母体在孕期患急性感染性疾病，或合并某些慢性疾病，如心脏病、肾炎、高血压等，可使胎盘发生梗死或早剥而致流产。巨细胞病毒、弓形虫病毒、支原体、沙眼衣原体、梅毒螺旋体及类病毒体等感染也可引起流产。

4. 其他

精神心理因素如惊恐、抑郁；过度劳累、持重物、性交、行腹部手术、跌倒或其他外伤；妊娠营养缺乏、过量吸烟等，均可发生流产。

（四）免疫因素

1. 组织相容性抗原（HLA）

HLA 复合体定位于人的第 6 对染色体短臂的一个区段上，至少包括 4 个与移植有关的基因位点。正常妊娠时夫妇 HLA 不相容，可维持遗传的多样性，防止致死纯合子的产生。而习惯性流产夫妇间 HLA 相容的频率较大，过多的共有抗原，阻止母体对妊娠作为异体抗原的辨认，不能刺激母体产生维持妊娠所需的抗体，从而缺乏抗体的调节作用，母体免疫系统易对胎儿产生免疫学攻击，而导致流产。

2. 抗磷脂抗体

抗磷脂抗体是一组自身免疫性抗体，其中包括狼疮抗凝抗体及抗心磷脂抗体。近年来研究发现，在自身免疫性疾病、某些感染及一些不明原因的疾患中，如抗磷脂抗体阳性，习惯性流产发生率极高。抗磷脂抗体不是作用于妊娠早期导致流产，而是作用于妊娠中、晚期使胎儿死亡，因此，抗磷脂抗体可能是中晚期流产的因素。

3. 抗精子抗体

研究发现，在反复自然流产（RSA）夫妇中，双方或男方血清中存在抗精子抗体。动物实验证明抗精子抗体有杀死胚胎的作用，提示该抗体的存在与 RSA 有关。抗精子抗体引起的流产，多发生在 3 个月以内的早期流产。

（五）其他

如血型不合，由于以往的妊娠或输血，致 Rh 因子不合的 ABO 血型因子在母体中产生抗体，此次妊娠由胎盘进入胎儿体内与红细胞凝集而产生溶血，以致流产；精神或神经因素，如惊吓、严重精神刺激等也都可致成流产。

二、病理改变

早期流产多数因胚胎先死亡，继之底蜕膜坏死，造成胚胎及绒毛与蜕膜层剥离，血窦开放引起出血，剥离的胚胎组织如同异物，引起子宫收缩而被排出。所以早期流产，往往先有流血而后有腹痛。在妊娠 8 周以前绒毛发育尚不成熟与子宫蜕膜联系还不牢固，此时发生流产，妊娠产物多数可以完全从子宫壁剥离而排出，故流血不多。妊娠 8 ~ 12 周，胎盘绒毛发育繁盛，与蜕膜联系较牢固，此时发生流产，妊娠产物往往不易完整剥离排出，常因剥离不完全影响子宫收缩而出血较多。妊娠 12 周以后，胎盘完全形成，流产过程常与足月分娩相似，先有阵发性子宫收缩，然后排出胎儿及胎盘。但也有可能胎盘滞留于宫腔中，引起大量出血。有时由于底蜕膜反复出血，凝固的血块包绕胎块，形成血样胎块稽留于宫腔内不易排出，时间久后，血红蛋白被吸收形成肉样胎块，有时胎儿被挤压，形成纸样胎儿，或钙化后称为石胎。

三、临床类型

流产是逐渐发展的过程，依腹痛轻重、出血量多少、胚胎是否排出而分为如下几类：

（一）先兆流产

先兆流产为流产的早期阶段。轻微腹痛，阴道流血少于月经量。妇科检查宫口未开，子宫大小与停经月份相符。

（二）难免流产

腹痛加重，阴道流血多于月经量，宫口已开张或胎膜已破，子宫大小与停经月份相符或稍小。

（三）不全流产

不全流产指妊娠产物部分排出，部分仍残留在宫腔内。由于残留组织影响子宫收缩，致使腹痛、阴道流血不止。有时表现为反复间歇性出血。有时可大量出血，甚至休克，如不及时处理将危及生命。检查时子宫口多较松弛，有时可见组织堵塞于子宫口，子宫多小于停经月份。流血时间过长、残留子宫腔内的组织可引起宫内感染，出现发热、下腹痛、阴道排臭液等症状，严重时可发展为盆腔炎、腹膜炎、败血症及感染性休克，称为流产感染。

（四）完全流产

完全流产指胚胎组织已完全排出，一般很少出血或不再出血，腹痛逐渐缓解。子宫颈口关闭，无特殊情况多不需处理。

（五）稽留流产

稽留流产又称过期流产。指胚胎或胎儿已死亡滞留在宫腔内尚未自然排出者。其稽留的时间常难以确定。胚胎或胎儿死亡后子宫不再增大反而缩小，早孕反应消失。多数患者曾有先兆流产病史，阴道流血时有时无，尿妊娠试验多为阴性，宫腔内可见陈旧组织产生的回声较强影像。若已至妊娠中期，孕妇腹部不见增大，胎动消失。妇科检查子宫颈口未开，子宫较停经周数小，质地不软，未闻及胎心。胚胎死亡较长时间仍未排出，常导致流产组织机化，与子宫壁紧密粘连，不易完全剥离，稽留于宫腔时间过久的坏死组织可释放凝血活酶，引起弥散性血管内凝血（DIC）发生。

（六）习惯性流产

连续 3 次以上自然流产称为习惯性流产，且流产往往发生于同一月份，而流产的过程可经历前述的临床分型。近来国际上常用复发性流产取代习惯性流产，改为连续 2 次的自然流产。习惯性流产发生在早期者，多见于胚胎染色体异常，黄体功能不足，免疫因素异常或甲状腺功能低下；发生于晚期者，常见原因为子宫发育异常、子宫肌瘤或宫颈内口松弛等。

（七）流产感染

上述各型流产皆可合并感染，发生在不全流产者较多。感染常发生于手术时使用未经严密消毒的器械；器械损伤宫颈；或宫腔原有感染病灶，流产后引起感染扩散；流产后不注意卫生、过早性交等均可引起感染。感染的病原菌常为多种细菌，厌氧及需氧菌混合感染，近年来各家报道以厌氧菌占大多数，为 60% ~ 80%。感染可局限于宫腔内，亦可蔓延至子宫周围，形成输卵管炎、输卵管卵巢炎、盆腔结缔组织炎甚至超越生殖器官而形成腹膜炎、败血症及感染性休克等，称为流产感染。

四、病情评估

（一）临床表现

主要为停经后出现阴道流血和腹痛。孕 12 周前发生的流产，由于胚胎坏死，绒毛与蜕膜剥离，血窦开放，出现阴道流血；剥离的胚胎及血液刺激子宫收缩，排出胚胎，产生阵发性下腹疼痛。当胚胎完整排出后，子宫收缩，血窦关闭，流血停止。故早期流产的全过程有阴道流血，而腹痛常常出现在阴道流血之后；晚期流产的临床过程与早产及足月产相似，经过阵发性子宫收缩，排出胎儿及胎盘，同时出现阴道流血。晚期流产时胎盘与子宫壁附着牢固，如胎盘粘连仅部分剥离，残留组织影响子宫收缩，血窦开放，可导致大量出血、休克，甚至死亡。胎盘残留过久，可形成胎盘息肉，引起反复出血、贫血及继发感染。

（二）实验室及其他检查

1. 妊娠试验

现已采用免疫学方法。近年多用试纸法，诊断妊娠快速、方便。另外，放射免疫法或酶联免疫吸附试验做血清 HCG 定量测定对进一步了解流产的预后有帮助。

2. B 超

应用广泛，根据宫腔内有无妊娠囊及其形态、有无胎心反射与胎动，以及子宫大小等情况，对鉴别诊断和确定流产类型很有价值。

3. 血清黄体酮等激素测定

血清黄体酮等激素测定对判断先兆流产的预后有帮助。

4. 病理检查

排出物的病理组织切片检查有助于鉴别是否妊娠产物，确定诊断。

5. 病原体检查

近年来发现流产与早期宫内感染关系较为密切，宫腔拭子的细菌培养结果有助于确定感染病菌，有利于治疗。对反复流产且原因不明者，应常规行 TORCH 检查。

6. 免疫学检查

对原因不明反复流产的夫妇双方须进行 ABO 血型及 Rh 血型测定，必要时可做 HLA 位点抗原检查。

（三）诊断标准

1. 先兆流产

生育年龄妇女妊娠后（28 周以前）阴道少量流血，下腹轻微疼痛；子宫大小与孕周相符；尿妊娠试验阳性；B 超显示胎动、胎心。

2. 难免流产

妊娠后，阴道流血超过月经量，下腹痛加剧；子宫与孕周相符或稍小，子宫颈口已开大；尿妊娠试验阳性或阴性。

3. 不全流产

阴道少量持续或大量流血，下腹痛减轻，有部分组织排出；子宫较孕周为小，子宫颈口扩张或有组织堵塞；妊娠试验阳性和阴性。

4. 完全流产

阴道流血少或无，腹痛消失，组织全排出；子宫稍大或正常，子宫颈口关闭；妊娠试验阴性。

5. 稽留流产

有类似先兆流产史，胚胎已死2月以上未排出；子宫小于孕周，子宫颈口未扩张；妊娠试验阴性；B超无胎心胎动。

6. 习惯性流产

有连续3次或3次以上自然流产史。

7. 流产感染

流产与感染同时存在，即流产伴急性盆腔炎表现。

（四）鉴别诊断

1. 各种类型流产的鉴别诊断

见表2-1。

表2-1 各种类型流产的鉴别诊断

流产类型	病史			妇科检查	
	出血量	下腹痛	有无组织物排出	子宫大小	子宫颈口
先兆流产	少	轻或无	无	与孕周相符	未扩张
难免流产	增多	加剧	无	同上或稍小于孕周	扩张
不全流产	少量持续或多量，甚至休克	减轻	部分排出	小于孕周	扩张，有组织物阻塞，有时关闭
完全流产	少或无	消失	全部排出	接近正常	关闭
稽留流产	少、常反复出血或无	轻或无	无	小于孕周	关闭

2. 异位妊娠

腹痛多剧烈，而阴道流血量少，如有内出血则贫血或休克与阴道流血量不成正比。阴道流血常是点滴状，呈深褐色，偶然流血量增多或伴有子宫蜕膜管型，被误为流产。若将蜕膜管型置于水中漂浮时，见不到绒毛组织，不典型的复杂病例，还应借助B超、诊断性刮宫等排除宫内流产。

3. 葡萄胎

停经后阴道反复流血呈暗红色，有时在流出的血中查见水泡样物，早孕反应较重，贫血、水肿及妊娠高血压综合征（简称妊高征）出现较早，子宫常大于停经月份，血或尿HCG水平较高，借助B超可排除流产。

4. 子宫肌瘤

子宫增大而硬是子宫肌瘤的特点，有时子宫有凹凸不平，或月经量增多，经期延长，尿妊娠试验阴性，诊断性刮宫未见绒毛，B 超即可诊断。

5. 功能性子宫出血

发生于生育年龄的功能性子宫出血，多为黄体功能不全，无明显停经史，经期延长，阴道流血时多时少，可淋漓不断，多无腹痛，无早孕反应，妊娠试验阴性。妇科检查一般无异常发现，子宫内膜病理检查无蜕膜样改变。易与流产相鉴别。

五、处理

一旦发生流产，应根据流产的不同类型，给予积极恰当的处理。流产的治疗，采用安胎或下胎两种截然不同的治则和处理。先兆流产以安胎为治；难免流产、不全流产、过期流产，宜尽快下胎，免生他疾；感染性流产和习惯性流产，则需做特殊处理。

（一）先兆流产

以保胎治疗为原则，大约 60% 的先兆流产经保胎治疗有效。确定胚胎存活者应绝对卧床休息，待症状消失后方可适当活动。禁止性生活，避免不必要的盆腔检查。可酌情给予对胎儿无害的镇静药如苯巴比妥 0.03 g，口服 3 次/天或地西泮 5 mg，2 ~ 3 次/天。只有在证实有黄体功能不全时须加用黄体酮 20 mg，肌内注射 1 次/天或者隔日 1次，可帮助蜕膜生长及抑制子宫收缩，待症状消失后 5 ~ 7 天停用。值得注意的是保胎治疗须在 B 超监护下了解胚胎发育情况，避免盲目保胎造成过期流产。基础代谢低者，可给予口服甲状腺片 0.03 g/d。

对晚期先兆流产患者除卧床休息外，可给予 β 受体激动剂，常用硫酸沙丁胺醇2.4 ~ 4.8 mg 口服，4 次/天；前列腺素抑制剂，吲哚美辛 25 mg 口服，3 次/天；或25% 硫酸镁 10 ml 加 10% 葡萄糖液 20 ml 缓慢静脉注射，继之以 25% 硫酸镁 40 ~ 60 ml加 5% 葡萄糖溶液 1 000 ml，以 1 g/h 硫酸镁的速度静脉滴注，维持血镁浓度。静脉滴注时须密切观察患者呼吸频率及尿量，定时监测膝反射。

（二）难免流产

一旦确诊，早期流产应及时吸宫或刮宫。发生于 12 周之前出血不多者，可给催产素 10 U 肌内注射，随即行吸宫术；出血多者，可将催产素 10 U 加到 5% 葡萄糖液500 ml 中静脉滴注，同时行吸宫术。若发生在 12 周之后，可每半小时肌内注射催产素5 U，共 4 次，引起规律宫缩后，胎儿及胎盘常可自行排出。如排出不全，须再行宫腔清理，否则仍会发生阴道流血。术后用抗生素预防感染。

（三）不全流产

肌内注射催产素并立即清理宫腔内容物以使子宫收缩，从而减少出血。该类患者常有反复的或大量的阴道流血，若进入休克状态，应视具体情况补液、输血并给宫缩剂及抗生素，与抗休克同时清除宫内残存组织。

（四）完全流产

胚胎组织排出后，流血停止，腹痛消失，除嘱患者休息，注意排除感染，无须特殊处理。但胚胎组织是否完全排出，必须正确判断。如经检查排出组织已见到完整胎囊、蜕膜或胎儿胎盘，结合症状及检查，必要时 B 超检查证实，可诊断为完全流产；如不能确定，应按不全流产处理，以再做一次刮宫为妥。

（五）稽留流产

处理意见不一，甚至有完全相反的意见。有人认为不必干扰，待其自然排出。但有人则认为确诊后即应行手术清除。目前常用的处理原则是：妊娠 3 个月内如已确诊为死胎，可立即清除宫腔。如孕期超过 3 个月，先用大量雌激素，然后再用缩宫素引产，如不成功，可考虑手术。在稽留流产中胚胎死亡时间愈久，由于组织机化，刮宫愈困难；且近年来临床上及文献报道孕 16 周以上的稽留流产，可能引起凝血功能障碍，造成严重出血，故以确诊后积极处理为宜。术前给予雌激素，如炔雌醇 1 mg，每日 2 次，共 3～5 天，以增加子宫对缩宫素的敏感性。术前检查血常规，出、凝血时间，如有条件应查纤维蛋白原，并做好输血准备。3 个月以内者，可行刮宫术，术中肌内注射缩宫素，如果胎盘机化且与子宫壁致密粘连，术中应谨防子宫穿孔，如一次不能刮净，可待 5～7 天行二次刮宫。月份较大者，先行 B 超检查了解胎儿死亡时大小，是否有羊水。如有羊水，可行羊膜腔穿刺，依沙吖啶 80～100 mg 羊膜腔内注射引产或应用催产素引产，促使胎儿及胎盘排出。

（六）习惯性流产

1. 病因治疗

应针对不同病因采取恰当的治疗方法。

1）遗传因素：若流产多由于胚胎染色体异常所致，表明流产与配子的质量有关。男方精子畸形率过高者建议到男科治疗，久治不愈者可行供者人工授精。高龄女性胚胎的染色体异常多为三体，且多次治疗失败可考虑做赠卵体外授精—胚胎移植术。夫妇双方基因或染色体异常者可视具体情况选择种植前诊断、供者人工授精或赠卵体外授精—胚胎移植术。

2）母体生殖道解剖结构异常：对子宫纵隔者可行纵隔切除术。子宫黏膜下肌瘤可在宫腔镜下做肌瘤切除术，壁间肌瘤可做经腹肌瘤挖出术。宫腔粘连可在宫腔镜下做粘连分离术，术后放置宫内节育器 3 个月。

3）宫颈功能不全：施行宫颈环扎术。

2. 药物治疗

1）黄体酮：黄体功能不全者可给本品治疗。方法：20 mg，肌内注射，每日 1 次。用至胎盘形成。

2）维生素 E：有类似黄体酮作用，有利于胚胎发育。方法：100 mg，口服，每日 3 次。

3）叶酸：5～10 mg，口服，每日 3 次。有利于胚胎发育。

4）镇静剂：对情绪不稳定多次流产恐惧者，适当应用镇静药物，苯巴比妥 0.03 g，每日 3 次，口服；或地西泮 2.5 mg，每日 3 次，口服。以利保胎。

5）沙丁胺醇：对于孕晚期习惯性流产，不伴有心脏病、甲状腺功能亢进（简称甲亢）、糖尿病者，可用本品 2.4～72 mg，每日 3～4 次口服。

6）硫酸镁：可松弛子宫平滑肌，降低子宫张力，改善子宫胎盘循环，以利保胎。方法：25% 硫酸镁 40～60 ml 加 5% 葡萄糖 500 ml 稀释后缓慢静脉滴注（8～10 小时）。

（七）感染性流产

治疗原则为在控制感染的基础上，尽早清除宫腔内容物。

1. 在致病菌未确定前，应选用广谱抗生素，尤其要加针对厌氧菌的药物。目前应用较多的是甲硝唑。

可选用：①青霉素 G 480 万～800 万 U ＋甲硝唑 2 g，分别加入 5% 葡萄糖溶液静脉点滴，1 次/日；或②氨苄西林 4～6 g ＋甲硝唑 2 g 分别稀释后静脉滴注，1 次/日；或③头孢类药物，如头孢拉定、头孢唑啉、头孢曲松（菌必治），4～6 g ＋甲硝唑 2 g，分别稀释后静脉滴注，1 次/日；④如青霉素过敏，可选用对类杆菌等厌氧菌亦有较好疗效的克林霉素。1.2～2.4 g/d，稀释后静脉滴注。

2. 如出血量少或出血已止，应先控制感染，3 日后以卵圆钳轻轻夹取组织或以钝刮匙轻刮宫壁。

3. 如感染体征明显，出血量多，应在抗感染的同时清理宫腔。可在静脉滴注抗生素及使用缩宫剂的同时行钳刮术。

4. 术后仔细检查刮出组织，并将刮出物行细菌培养及药敏试验。

5. 术后应继续应用抗生素治疗至体温正常后 3 日。

6. 如子宫严重感染，药物不易控制，或出现中毒性休克者，应考虑切除子宫。

六、监护

（一）急救护理

大量阴道流血时，应立即测量血压、脉搏，准确估计流血量。孕妇应取平卧位，吸氧；建立静脉通道，做交叉配血，做好输血、输液的准备工作。及时做好术前准备。术中密切观察患者生命体征，术后注意观察子宫收缩情况及阴道流血量。子宫内清出物应送病理科检查。

（二）协助患者配合治疗

密切观察患者生命体征、阴道流血量、腹痛情况及有无阴道排出物等。病情及时报告医生，并协助处理。

1. 先兆流产

绝对卧床休息，禁止性生活，可适当服用镇静药。黄体功能不全者，可给予黄体酮 10～20 mg，每天 1 次或隔天肌内注射 1 次。经过 2 周治疗，若症状不见缓解或加重者，表明胚胎发育异常，应终止妊娠。

2. 难免流产、不全流产

一旦确诊，应尽早使胚胎与胎盘组织完全排出，并预防出血和感染。积极做好术前准备和术后护理，协助医生完成手术，并遵医嘱用药。伴有休克者应同时输血、输液，纠正休克。

3. 稽留流产

遵医嘱做凝血功能相关检查。若凝血功能正常，宜使用雌激素，提高子宫肌对缩宫素的敏感性，并做好手术准备，协助医生完成手术。术中严密监测患者生命体征。若凝血功能障碍，应即时给予纠正。待凝血功能好转后，再行刮宫术或引产术，并做好输血准备。

4. 习惯性流产

孕前查找原因，对症处理。对原因不清楚者，做好妊娠前保健。一旦妊娠，即卧床休息，保胎至超过以往发生流产的月份。

5. 流产并发感染

治疗原则是积极控制感染，尽快清除宫内残留物。流血不多时，应先控制感染，再行清宫术。阴道流血多时，在静脉滴注抗生素的情况下，用卵圆钳将宫内残留物夹出，使流血减少，不可刮宫，以免感染扩散。待感染控制后，再彻底刮宫。

（三）预防感染

严格各项无菌操作。会阴擦洗每天 2 次，保持会阴清洁，置消毒垫。密切监测体温、血常规、阴道流血及腹痛情况。发现感染征象，及时报告医生，并遵医嘱应用抗生素。

（四）心理护理

理解患者的悲观情绪，帮助患者及家属接受现实，顺利度过悲伤期。护士还应向患者及家属解释流产的相关知识，与其共同讨论此次流产的原因，帮助他们为再次妊娠做好准备。

七、健康教育

流产后，需注意休息和加强营养。保持外阴清洁，禁止盆浴和性生活 1 个月。清宫后，如阴道流血时间较长、流血量超过月经量，或伴有发热、腹痛，应及时到医院复诊。再次妊娠宜在半年后。

八、预后

在所有妊娠中约30%会出现阴道流血，流血患者中有一半会发生流产。多数流产的预后良好，一般不会危及生命。如果处理不当，可能会导致宫腔感染和输卵管阻塞，影响以后的生育。流产后 6 个月内怀孕再次流产概率较高。习惯性流产者建议避孕 6 ~ 12 个月。自然流产 1 ~ 2 次者，再次妊娠成功的概率是80%；流产 3 次，再次妊娠成功的概率是 55% ~ 75% 。

（周炳秀）

第二节 早 产

妊娠28 周末至不足 37 周（196 ~ 258 天）期间分娩者称早产。此时娩出的新生儿称早产儿，出生体重多在 2 500 g 以下，由于尚未发育成熟易于死亡。死亡率在发达国家与发展中国家有较大差异，国内报道为 12.7% ~ 20.8% 。早产占分娩总数的 5% ~

15％。75％以上围生儿死亡与早产有关，约有1/4的存活早产儿会遗留智力障碍或神经系统后遗症。因此，防治早产是降低围生儿死亡率和患病率的关键。

一、病因

（一）感染
绒毛膜羊膜炎是早产的重要原因。感染的来源是宫颈及阴道的微生物，部分来自宫内感染。病原微生物包括需氧菌及厌氧菌、沙眼衣原体、支原体等。

（二）胎膜早破
胎膜早破是造成早产的重要原因。在早产的产妇中，约1/3并发胎膜早破。

（三）子宫过度膨胀
双胎或多胎、羊水过多等均可使宫腔内压力升高，以至提早临产而发生早产。

（四）生殖器官异常
如子宫畸形、宫颈内口松弛、子宫肌瘤等。

（五）妊娠并发症
常见的有流感、肺炎、病毒性肝炎、急性肾盂肾炎、慢性肾炎、严重贫血、急性阑尾炎等。有时因医源性因素，必须提前终止妊娠，如妊娠期高血压疾病、妊娠期肝内胆汁淤积症、前置胎盘及胎盘早剥、心脏病、母儿血型不合等。

（六）其他
如外伤、过劳、性生活不当、酗酒等。每日吸烟≥10支，酗酒。

二、病情评估

（一）临床表现
早产的临床表现主要是子宫收缩，最初为不规则宫缩，并常伴有少许阴道流血或血性分泌物，以后可发展为规则宫缩，与足月临产相似。胎膜早破的发生较足月临产多。宫颈管先逐渐消退，后扩张。

（二）实验室及其他检查
1. 血常规
检查是否贫血，发现贫血，及时纠正。

2. 尿常规
检查尿蛋白、尿糖、尿沉渣镜检，如有泌尿系感染史者，常规做尿培养，以便及时发现菌尿症。

3. 白带检查
注意有无真菌、滴虫，如发现阴道炎应予以治疗。

4. 超声波检查
做B超及断层法，了解胎儿情况，是否多胎，胎位、胎儿是否存活或死亡。
近年，早产预测工作有明显进展。现常用两种方法：①阴道B超检查宫颈长度及宫颈内口漏斗形成情况，如宫颈内口漏斗长度大于宫颈总长度的25％，或功能性宫颈内口长度＜30 mm，提示早产的可能性大，应予治疗；②阴道后穹隆棉拭子检测胎儿纤维连接蛋白（fFN），fFN 是一种细胞外基质蛋白，通常存在于胎膜及蜕膜中，在妊娠最初 20 周内，宫颈、阴道分泌物中可测出 fFN。若妊娠 20 周后，上述分泌物中 fFN > 50 ng/ml，则提示胎膜与蜕膜分离，有早产可能。其预测早产的敏感性可达 93%，特异性 82%。

5. 阴道窥器检查及阴道流液涂片

了解有无胎膜早破。

6. 宫颈及阴道分泌物培养

排除 B 族链球菌感染及沙眼衣原体感染。

7. 羊膜穿刺

胎膜早破者可抽取羊水送细菌培养，排除绒毛膜羊膜炎，以及检测卵磷脂鞘磷脂比值或磷脂酰甘油等，了解胎儿肺成熟度。

（三）诊断

妊娠满 28 孕周至不足 37 周期间出现不规则子宫收缩，多伴有少量阴道血性分泌物，临床上可诊断为先兆早产。一旦有规律宫缩，即宫缩每次间隔 5~6 分钟，持续 30 秒以上，伴宫颈管缩短 ≥75%、宫口扩张达到 2 cm 以上或胎膜已破，可诊断为早产临产。

（四）鉴别诊断

1. 前置胎盘

为无痛性出血，不伴规律宫缩。

2. 胎盘早剥

出血常伴腹痛及压痛，宫缩间歇时亦存在，严重者胎位、胎心不清，如板样腹肌多伴内出血。

3. 宫颈局部病变出血

可通过窥器检查或指检发现。

4. 假临产及妊娠晚期子宫生理性收缩

一般子宫收缩不规则，无痛感，且宫口不开大，经休息或应用镇静剂治疗后消失。

三、处理

早产的处理原则：如胎儿存活、胎膜未破、无宫内感染、宫颈扩张在 4 cm 以下者，尽量设法抑制宫缩，使妊娠继续，让胎儿在子宫内继续生长与发育。如胎膜已破，宫颈口进行性扩张，妊娠已无法继续，应积极做好新生儿复苏准备；尽量提高早产儿的存活率。治疗方法如下：

（一）一般处理

卧床休息，增加营养，应住院治疗。间歇吸氧，每天 2 次，每次 30 分钟，面罩吸氧比鼻管吸氧效果好。B 超监测胎儿发育情况、羊水量、胎盘成熟度及排除胎儿畸形等，并行胎心监护、B 超生物物理评分、测量血及尿雌三醇（E_3）、胎盘生乳素、妊娠期特异性胎盘糖蛋白等，了解胎儿胎盘功能，对处理有指导意义。

（二）病因治疗

1. 去除早产的明确病因是治疗早产的重要措施之一，对于妊娠合并症及并发症，积极治疗原发病可避免医源性（干预性）早产的发生；对于宫颈功能不全者，孕妇可于妊娠 14～28 周行宫颈环扎术。

2. 对于先兆早产和早产患者，现建议使用抗生素（用药量及方法按具体情况而定）。既可防止下生殖道感染的扩散，也能延长破膜后的潜伏期（从破膜开始到有规律宫缩的一段时间）。因宫缩有负吸作用，能促进和加重感染，一旦出现宫缩，则应该应用抗生素。

抗生素多选用氨苄西林和（或）红霉素。用药方法：

1）对仅有胎膜早破者，用阿莫西林 750 mg，3 次/日，口服，共 7 天。

2）有规律宫缩、宫口未开、无破膜者，口服氨苄西林 2.0～3.0 g/d；或红霉素 1.0～1.2 g/d，共 7 天。

3）有规律宫缩、宫口扩张 <3 cm、无破膜者，采用负荷量加维持量治疗：氨苄西林 4.0～5.0 g/d，静脉滴注；或红霉素 2.0 g/d，静脉滴注，共 2 天，然后口服氨苄西林 0.75～2.0 g/d 或红霉素 1.0 g/d，共 5 天。

4）有规律宫缩合并胎膜早破者，采用氨苄西林 6.0～8.0 g/d，静脉滴注共 4 天，继以口服 1.5～2.0 g/d 至分娩。

5）进入活跃期，静脉滴注氨苄西林 5.0 g，2 小时后重复使用。随头孢类抗生素药物的发展，目前临床上经常用头孢二代和三代抗生素预防和治疗感染，且效果较好。因此，在经济条件允许的情况下，不妨选用头孢类抗生素药物。例如：①头孢噻吩，0.5～1 g，4 次/日，肌内注射或静脉注射；②头孢曲松，1 g/d，1 次肌内注射；严重感染 1 g，2 次/日，溶于生理盐水或 5%～10% 葡萄糖液 100 ml 中，静脉滴注，于 0.5～1 小时滴完；③头孢唑啉 0.5～1.0 g，2 次或 3 次/日，肌内注射或静脉注射；④头孢拉定，1～2 g，分次 3 或 4 次服用。头孢类药对青霉素过敏者均须慎用。

实验证明，使用抗生素平均延长孕期 7～42 天，以宫口未开、无破膜者最显著，胎膜早破者效果较差。

（三）药物抑制宫缩

抑制宫缩的药物主要有两类。一类属改变子宫肌对宫缩物质反应性的药物，如 β_2 受体激动剂（常用药物有沙丁胺醇及利托君等）、硫酸镁等。另一类属阻断或抑制合成或释放宫缩物质的药物，如前列腺素合成抑制剂（常用药物有吲哚美辛、阿司匹林、保泰松等）。

1. β_2 受体激动剂

这类药物能激动子宫平滑肌中的 β_2 受体，抑制子宫平滑肌的收缩，减少子宫的活动而延长妊娠期。目前常用药物介绍如下：

1）盐酸苯丙酚胺：为 β 受体激动剂。取 80 mg 溶于 5% 葡萄糖液 500 ml 中，静脉滴注，每分钟 1.5～3 ml（每分钟 0.25～0.5 mg），如无效可每 15 分钟增加 1 次滴速，直至有效地抑制宫缩为止，宫缩抑制后，继续滴注 2 小时，以后改为肌内注射，10 mg 每 6 小时 1 次，连续 24 小时，根据宫缩情况，肌内注射，或口服 10～20 mg，每日 3

次，持续 1 周，最大滴速每分钟不超过 4.5 ～ 6 ml（每分钟 0.75 ～ 1 mg）。副反应：呼吸困难、血压下降、心动过速、恶心等。使用时应先扩充血容量，采取左侧卧位，可减少该药对血压的影响。

2）利托君（利妥特灵）：适用于妊娠 20 周以上的孕妇抗早产治疗。方法：取本品 150 mg 加入 500 ml 静脉滴注溶液中，于 48 小时内滴入。患者应保持左侧，以减少低血压危险。开始滴速每分钟 0.1 mg，逐渐增加至每分钟 0.15 ～ 0.35 mg，待宫缩停止后，至少持续输注 12 小时。静脉滴注结束前 30 分钟，可以维持治疗。头 24 小时内口服剂量为每 2 小时 10 mg，此后每 4 ～ 6 小时 10 ～ 20 mg，每日总剂量不超过 120 mg。本品作用机制为 β_2 受体激动剂，可激动子宫平滑肌中的 β_2 受体，抑制子宫平滑肌收缩，减少子宫活动，从而延长妊娠期。副反应：静脉注射时可发生心悸、胸闷、胸痛和心律失常等反应，严重者应中断治疗，还可有震颤、恶心、呕吐、头痛和红斑以及神经过敏、心烦意乱、焦虑不适等。本品通过胎盘屏障使新生儿心率改变和出现低血糖，应密切注意。糖尿病患者及使用排钾利尿剂的患者慎用。与糖皮质激素合用可出现肺水肿，极严重者可导致死亡。

3）沙丁胺醇：本品是 β_2 受体激动剂，具有抑制子宫收缩，使血管扩张，增加胎盘血流量的作用。据报道 54 例早产者应用本品抑制宫缩治疗的临床资料，并与同期 47 例早产未用宫缩抑制剂者作对照。结果显示：沙丁胺醇组抑制宫缩成功 45 例，成功率为 83.33%，平均延长妊娠时间 7.47 天，最长达 28 天；对照组仅 1 例宫缩自行缓解，其余全部在 48 小时内分娩，硫酸沙丁胺醇组新生儿窒息率低于对照组，产后出血率及出血量两组无差异。仅 2 例服硫酸沙丁胺醇后出现心动过速，停药后自行缓解。故认为对早产应用本品抑制宫缩治疗安全，有效。用法：国产硫酸沙丁胺醇，每片 2.4 mg，每次 4.8 mg，每日 3 次口服。宫缩消失后继续服 2 ～ 3 天停药。

2. 硫酸镁

静脉滴注硫酸镁提高细胞外液镁离子浓度，镁离子直接作用于子宫肌细胞，拮抗钙离子对子宫收缩的作用，从而抑制子宫收缩。常用方法为 25% 硫酸镁 16 ml 加于 25% 葡萄糖液 20 ml 内，5 分钟缓慢静脉推注，再将 25% 硫酸镁 60 ml 加于 5% 葡萄糖液 1 000 ml 内，以每小时硫酸镁 2 g 速度静脉滴注，直至宫缩停止。用药过程中注意膝腱反射（应存在）、呼吸（应每分钟不少于 16 次）和尿量（应每小时不少于 25 ml）。

3. 前列腺素抑制剂

减少前列腺素（PG）的合成或释放，以抑制子宫收缩。

1）吲哚美辛：本品可通过抑制 PG 的合成，减弱子宫收缩。其特点为：可使胎儿动脉导管提早关闭或狭窄，引起肺动脉高压甚至导致心力衰竭死亡。此外尚能引起胃肠反应，出现恶心、呕吐、腹泻、黏膜溃疡、出血、少尿等。现已不提倡在妊娠期使用。

2）阿司匹林：0.5 ～ 1 g，每日 3 次口服。

4. 其他

1）孕激素：对胎盘功能不全或孕妇血黄体酮下降，雌二醇上升，或二者比例失调而引起的早产，给黄体酮制剂效果较好。但对已临产的早产无效。可每周肌内注射 1 次羟孕酮己酸盐 250 mg，根据情况及反应调整用药量，但不宜过多、过频使用。

2）乙醇：能抑制脑垂体生成和释放催产素及抗利尿激素，同时作用于子宫肌层使之松弛，阻止前列腺素 $F_2\alpha$（$PGF_2\alpha$）的合成和释放，从而抑制子宫收缩。用法：95%乙醇 50 ml 加入 5% 葡萄糖 450 ml 中静脉滴注，开始以每小时 7.5 ml/kg 的速度滴入 1～2 小时改为每小时 1.5 ml/kg 静脉滴注（维持量），可持续 6～10 小时。重复用药应间隔 10 小时以上。其不良反应为恶心、呕吐、多尿、烦躁、头痛等酒精中毒症状。亦可通过胎盘进入胎体，故胎儿血浓度与孕妇浓度相同，胎儿出生后可能发生精神抑制、呼吸暂停等。由于有效量与中毒量接近，对药物的耐受性个体差异较大，国内很少应用。

3）硝苯地平：该药能有效地抑制妊娠子宫肌自发性收缩及中期妊娠流产时羊膜腔注射 $PGF_2\alpha$ 引起的宫缩与阵痛，因而可以治疗早产。Formun 报道在 10 例怀孕不足 33 周的早产患者中使用本品后，使分娩至少延期 3 天。

4）缩宫素受体拮抗药：是目前研究的热点，可分为肽类和非肽类。缩宫素受体拮抗药可妨碍缩宫发挥作用，减少 PG 的合成，降低子宫平滑肌的收缩性并对缩宫素受体有下调作用。2000 年欧洲奥地利、丹麦、瑞典等国有第一个肽类缩宫素受体拮抗药（Atosiban）上市。国内亦有多个单位在加紧这方面的研究工作。

5）NO 供体：子宫平滑肌由少量含一氧化氮合酶（NOS）神经支配，胎盘合体滋养层细胞也可检测到 NOS。NO 供体药物硝普钠可抑制胎盘细胞分泌 CRH，因此，可利用 NO 供体药物对 CRH 合成分泌的调控来治疗早产。

国内学者采用使用方便的硝酸甘油贴膜，作为 NO 供体药物治疗有早产倾向的孕妇，结果表明，硝酸甘油贴膜延迟分娩 48 小时有效率达 90%，且起效迅速，多数患者在 24 小时内宫缩消失，不良反应轻微，仅少数患者因头痛、头晕症状明显改用常规治疗。硝酸甘油贴膜另一个显著优点就是使用非常方便，无创伤，可随时移去药源，且文献报道，硝酸甘油对母体贴膜可望作为临床有效、安全的抗早产药物使用。

（四）镇静剂

在孕妇精神紧张时，可用于辅助用药，但这类用药既不能有效抑制宫缩，又对新生儿呼吸有很大影响，故临产后忌用。

（五）促进胎肺成熟

早产儿最易发生呼吸窘迫综合征（RDS），又称肺透明膜病（HMD），是早产儿死亡的主要原因之一。在产前应用糖皮质激素可加速胎肺成熟，降低 RDS 的发生。当孕妇出现胎膜早破或先兆早产，在应用宫缩抑制剂的同时要应用糖皮质激素，并尽量利用宫缩抑制剂为糖皮质激素促胎肺成熟争取时间。

用法：倍他米松 12 mg，肌内注射，1 次/日，共 2 天；或地塞米松 5 mg，肌内注射，1 次/12 小时，共 4 次。安普索（盐酸溴环己胺醇）30 mg，3 次/日，口服，连用 3 天如未分娩，7 天后重复一疗程，直至检测胎肺成熟（羊水 L/S＞2，或羊水泡沫试验阳性），考虑分娩。

（六）分娩期处理

密切观察产程进展，做好分娩监护及新生儿复苏准备，早产儿对缺氧耐受力差，产程中应给孕妇氧气吸入，第二产程给予会阴侧剪，减少胎头受压，防止早产儿颅内出血，适当应用产钳助产。如出现胎儿宫内窘迫，短期内又无法经阴道分娩者，估计胎儿有存活的可能性，可行选择剖宫产术。

四、监护

（一）一般护理

嘱产妇左侧卧位休息，增加胎儿供氧，避免活动，减少自发宫缩。注意阴道流血与腹痛情况，有异常情况及时报告医生。

（二）心理护理

向患者解释早产的原因及所采取的防治措施，增强对治疗的信心。鼓励家属多关心体贴患者，帮助摆脱焦虑情绪。

（三）对症护理

对保胎患者，应遵医嘱使用宫缩抑制剂，注意阴道流血与宫缩，并观察其疗效。若已临产，应密切观察产程进展及胎心，必要时给产妇吸氧，做好会阴切开术及抢救新生儿的准备。胎儿娩出后，保持呼吸道通畅，注意保温；遵医嘱给予抗生素及维生素 K_1，连续 3 天，以预防感染及颅内出血。

五、健康教育

指导孕妇定期接受产前检查，注意孕期卫生，妊娠晚期禁止性生活，防止感染及胎膜破裂；对可能引起早产的因素应充分重视，如宫颈内口松弛者应在妊娠 14～16 周做宫颈内口环扎术。

（周炳秀）

第三节　异位妊娠

受精卵在宫腔以外的部位着床称异位妊娠，习称宫外孕。异位妊娠是妇产科常见的急腹症之一，发病率约为 1/100，近年来由于性传播性疾病、盆腔手术、妇科显微手术的增多和超促排卵技术的应用，使异位妊娠的发病率明显升高。根据受精卵在宫腔外种植部位的不同可分为输卵管妊娠、卵巢妊娠、腹腔妊娠、阔韧带内妊娠、宫颈妊娠、残角子宫妊娠。其中以输卵管妊娠最多见，约占异位妊娠的 95%，故本节主要阐述输卵管妊娠。

一、病因和发病机制

（一）炎症

输卵管炎及盆腔炎是异位妊娠最常见的原因。炎症可引起输卵管内膜细胞表面的纤毛功能丧失或缺损，影响孕卵的游走，严重者可致输卵管管腔狭窄、粘连，甚至完全堵塞。此外，盆腔炎症所致的盆腔广泛粘连亦可影响输卵管的蠕动功能，从而导致异位妊娠的发生。导致盆腔炎症的病原体主要为淋病双球菌、衣原体、支原体。

（二）输卵管发育不良或先天畸形

输卵管过长、屈曲、管壁肌纤维发育不良、内膜纤毛缺失以及副伞等均易致输卵管妊娠。

（三）输卵管手术后

如输卵管吻合、造口、粘连分离等手术，均可由于手术仅部分恢复输卵管的通畅度而影响受精卵的运行。绝育术后则可能因结扎部位部分沟通或形成瘘管而导致输卵管妊娠。

（四）盆腔子宫内膜异位症

子宫内膜异位症引起的输卵管妊娠，主要由于机械因素所致。而异位在盆腔的子宫内膜，对孕卵有趋化作用，促使其在宫腔外着床。

（五）放置宫内节育器

宫内节育器与异位妊娠发病率的关系已引起国内外重视。随着节育器的广泛应用，异位妊娠的发生率相应增高，这可能是由于使用节育器后的输卵管炎所致。

（六）孕卵外游

孕卵移行时间过长，不能适时到达宫腔，或发育时日较长，孕卵已长大而无法通过相对狭窄的输卵管腔。

（七）辅助生育技术后

辅助生育技术后异位妊娠的发生率为5%，主要是下列因素：

1. 不孕者自身的输卵管病变和多种异位妊娠的高发因素

盆腔炎、盆腔手术史、子宫内膜异位症、前次异位妊娠史等。

2. 移植胚胎技术因素

包括置管过程、置入的数量和质量、胚胎冷冻移植等均为发生异位妊娠的因素。

3. 激素环境

女性甾体激素、PGE和PGF等能影响输卵管运动，"拾卵"前高雄激素水平可改变输卵管收缩功能，影响子宫内膜和输卵管内膜增生，为异位妊娠形成因素之一。辅助生育技术后异位妊娠的发生部位：输卵管、卵巢、宫颈、腹腔，易发生宫内宫外复合妊娠。

（八）计划生育有关因素

1. 输卵管绝育术

手术后再通形成瘘管，导致绝育失败而致异位妊娠。

2. 流产

人工流产、中期妊娠引产和药物流产，常因消毒不严格，术后感染、炎症、内膜损伤；宫腔残留物引起炎症，成为异位妊娠的易感因素。因此，多次流产、引产者更易发生异位妊娠。

3. 口服避孕药

复合型口服避孕药，同时抑制宫内妊娠和宫外妊娠。但用含大剂量雌激素片的事后避孕，避孕失败后则易致异位妊娠，其发生率占异位妊娠的1/10。一般认为是由于高雌激素水平对输卵管和子宫内膜的不良影响，为异位妊娠制造了条件，国外使用的低剂量纯孕激素制剂由于未完全抑制排卵功能，降低了输卵管平滑肌张力及正常功能，受精卵运行受到干扰，易致异位妊娠。

4. 宫内节育器（IUD）

IUD 是否会增加异位妊娠发生率是有争议的。我国 13 个省市对 6 236 例 IUD 使用者作前瞻性研究，观察时间 3 年，异位妊娠发生率 0.55%。Org 等指出，带 IUD 与不用 IUD 的异位妊娠危险性相同，但用 IUD 比口服避孕药者大 3 倍，应用时间大于 25 个月者比短期应用者大 3 倍。Beral 报道英格兰威尔士的异位妊娠发生率 1970 年以来明显上升，与 IUD 使用有关，原因可能是继发输卵管炎症。

（九）性传播疾病（STD）

STD 病原体导致宫颈管、宫腔黏膜、输卵管功能受到破坏，易致异位妊娠。

（十）其他

盆腔内肿瘤压迫或牵引，可使输卵管移位变形，阻碍孕卵通过而发生输卵管妊娠。

孕卵在输卵管内着床，由于输卵管管壁较薄，黏膜只有上皮缺少黏膜下组织，在孕卵种植后不能形成完整的蜕膜层，而且输卵管的血管系统亦不同于子宫，既不能抵御绒毛的侵蚀，亦不能提供足够的营养，孕卵遂直接侵蚀输卵管肌层。绒毛侵及肌壁微血管，引起局部出血，进而由蜕膜细胞、肌纤维及结缔组织形成包膜。输卵管的管壁薄弱，管腔狭小，不能适应胎儿的生长发育，因此，妊娠发展到某一阶段，即被终止。如孕卵着床在靠近伞端的扩大部分——壶腹部，则发展到一定程度即以流产告终。当胚胎全部流入腹腔（完全流产）一般出血不多；如部分流出（不全流产）则可反复多次出血。如孕卵着床在狭窄的输卵管峡部，则往往导致输卵管破裂而发生严重的腹腔内大出血。

二、病理

（一）输卵管妊娠的病理改变与结局

输卵管管壁很薄，肌层发育不良，妊娠时不能形成完整的蜕膜层，抵挡不住滋养层的侵蚀。受精卵种植时，绒毛溶解周围结缔组织和肌层，引起局部出血，血液进入绒毛间，使绒毛剥离，受精卵死亡，致流产、输卵管妊娠破裂或继发性腹腔妊娠。

1. 输卵管妊娠流产

输卵管妊娠流产是多见的一种结局。多见于壶腹部妊娠。由于输卵管管壁形成的蜕膜不完整，发育中的囊胚常向管腔突出，最终突破包膜而出血，囊胚可自管壁分离，进入输卵管管腔，腔内的妊娠物经由伞端排入腹腔，称输卵管妊娠流产。多在妊娠 8~12 周发生。据妊娠物排出的完全程度，分为输卵管完全流产和输卵管不全流产。流产不完全者，滋养细胞可侵蚀输卵管管壁，使之反复出血，形成输卵管血肿或输卵管周围血肿，甚至盆腔血肿，血量多时可流向腹腔。

2. 输卵管妊娠破裂

输卵管妊娠破裂是较多见的一种结局。多见于峡部妊娠，囊胚生长可使狭小的输卵管过度膨胀，滋养细胞侵蚀肌层和浆膜，最终导致输卵管破裂。输卵管肌层血管丰富，输卵管妊娠破裂所致的出血较输卵管妊娠流产时为剧，如短时间内大量出血，患者迅即陷入休克。反复出血者，腹腔内积血形成血肿，日后可机化变硬并与周围组织粘连，临床上称为"陈旧性宫外孕"。有时内出血停止，病情稳定，时间久之，胚胎死亡或被吸收，也可能继发感染，化脓。

3. 继发性腹腔妊娠

继发性腹腔妊娠是罕见的一种结局。输卵管妊娠流产或发生破裂后，随血液排至腹腔中的胚胎偶有存活者，存活的胚胎绒毛继续从原位或其他部位获得营养，则可在腹腔中继发生长，发展为继发性腹腔妊娠。

（二）子宫的变化

妊娠内分泌使子宫稍大变软，子宫内膜仍呈蜕膜反应，腺上皮低矮，染色淡、分泌旺盛，腺体增生呈锯齿状，间质细胞呈大多角形，紧密相连，未见滋养细胞。当胚胎死亡后，有 50% 的病例可由阴道排出三角形蜕膜管型，其余呈碎片排出，在排出组织中见不到绒毛。

三、病情评估

（一）病史

详细询问月经史、腹痛经过，了解有无不孕、生殖器官炎症与治疗史，阑尾炎或下腹部手术（尤其宫外孕）史，分娩、产褥经过、人工流产、输卵管绝育或宫内节育器情况，子宫内膜异位症，性传播疾病接触史等。有节育措施或未婚者，重在临床表现和警惕本病。

（二）临床表现

输卵管妊娠的临床表现，与受精卵着床部位，有无流产或破裂及出血量多少，出血时间长短等有关。

1. 症状

1）停经：80% 患者有 6～8 周的停经史，20% 左右患者主诉并无停经史，常将异位妊娠时出现的不规则阴道流血误认为月经，或月经仅推迟数日而不认为是停经。

2）腹痛：为就诊时最常见的主诉，腹痛多发生于妊娠 4～6 周，发生率为 90%～95%。输卵管妊娠流产或破裂前，由于输卵管妊娠使管腔扩大，常出现一侧下腹隐痛或胀痛，疼痛亦可双侧性。当输卵管妊娠发生流产或破裂时，患者突感下腹一侧撕裂样疼痛，或伴恶心、呕吐。疼痛范围与出血量有关，可波及下腹或全腹。血液刺激膈肌时，可引起肩胛部放射性疼痛。血液积聚在直肠子宫陷凹时，可引起肛门坠胀和排便感。腹痛可先于阴道流血，或同时发生或出血后才有腹痛。

3）不规则阴道流血：输卵管妊娠终止后，HCG 即不再分泌，子宫内膜因失去激素的支持作用发生坏死脱落，所以有不规则或持续少量的阴道流血，偶在流出的血液中发现蜕膜碎片或蜕膜管型。此外，输卵管的血也可经子宫由阴道流出。

4）晕厥与休克：由于骤然内出血及剧烈腹痛，患者常出现头晕、心慌、恶心、呕吐、出冷汗、面色苍白、脉搏快而弱、血压下降、晕厥等表现，其严重程度与阴道流血不成比例。

5）陈旧性宫外孕：由于输卵管破裂后囊胚被大网膜或周围组织立即包绕，未造成急性症状。其病情一般较稳定，血压平稳，腹痛亦轻，腹腔内游离血已初步形成包块，或部分被吸收，移动性浊音逐渐消失，腹部压痛及反跳痛已不明显。由于盆腔内有包块形成，可能对膀胱或直肠造成压迫，或可有尿频及里急后重感。

2. 体征

1）一般情况：急性内出血时，患者呈急重病容，由于腹腔内血液刺激腹膜使疼痛加重，多不愿改变体位。患者呈严重贫血貌，面色苍白，四肢湿冷，脉搏细速，血压下降，体温在休克时略低，腹腔内血液吸收时可略高，但多不超过38℃。

2）腹部检查：腹肌抵抗较一般腹腔炎症为轻，腹部压痛，有显著的反跳痛，以病侧最为显著。内出血多时，腹部膨满，叩诊有移动性浊音。病程较长者形成血肿，可在腹部触及半实质、压痛的包块。

3）妇科检查：宫颈有明显的举痛，阴道后穹隆饱满，触痛。内出血多时，双合诊常觉子宫有飘浮感，附件部位可扪及不规则、压痛、半实质包块。病程较长者可在直肠子宫陷凹处触及半实质性凝血肿块。

（三）实验室及其他检查

1. HCG测定

目前β-HCG检测已是早期诊断异位妊娠的重要方法。异位妊娠时，患者HCG水平较宫内妊娠为低，因此需要采用灵敏度高的放射免疫法定量测定β-HCG。是保守治疗的重要评价指标。

2. B超检查

B超显像诊断异位妊娠准确率为70%~94%。主要可以了解宫腔内有无孕囊，附件部位有无包块及腹腔内有无积液。阴道B超检查较腹部B超检查准确性高。异位妊娠的声像特点：①宫腔内无妊娠囊，宫旁出现低回声区，若能查出胚芽及原始心管波动，即可确诊。②异位妊娠时在宫内可以出现由蜕膜管型与血液形成假妊娠囊；需注意与停经5~6周时宫内妊娠显示的妊娠囊（蜕膜与羊膜囊形成的双囊）相鉴别。③输卵管妊娠流产或破裂后，则宫旁回声区缺乏输卵管妊娠的声像特征，若腹腔内存在无回声暗区或直肠子宫陷凹处积液暗区像，则对诊断异位妊娠有价值。

3. 阴道后穹隆穿刺

阴道后穹隆穿刺简单可靠。适用于疑有腹腔内出血的患者，若抽出暗红色不凝固血液，说明有血腹症存在。陈旧性宫外孕时，可抽出小血块或不凝固的陈旧血液。若抽出的血较红，放置10分钟后即凝固，应考虑针头刺入静脉的可能。无内出血或内出血量很少，血肿位置较高或直肠子宫陷凹有粘连时，可能抽不出血液，因而穿刺阴性不能否定输卵管妊娠存在。

4. 子宫内膜病理检查

子宫内膜病理检查诊断价值有限，仅适用于阴道流血量多的患者，目的在于排除宫内妊娠流产。切片中若见到绒毛可诊断宫内妊娠，仅见蜕膜而未见绒毛有助于诊断异位妊娠。

5. 腹腔镜检查

目前该检查不仅是异位妊娠诊断的金标准，而且还可在确定诊断的同时，起到治疗作用。尽管大量腹腔内出血或伴有休克者，应禁做此种检查，但目前国内外仍有报道大量腹腔内失血或伴失血性休克应用腹腔镜检查及治疗达到很好疗效的报道。

6. 陷凹镜检查

陷凹镜检查主要适用于输卵管妊娠中未破裂或流产者，镜下可见：输卵管节段性膨大，盆腔有积血等。该方法少用，若血腹症典型，可不用该检查。

7. 腹腔穿刺

经腹壁穿刺入腹腔抽出血液可协助诊断异位妊娠，适用于较多量腹腔内出血者，配合腹部 B 超，诊断效果更佳。该法简单，不经过阴道，减少感染机会，但内出血少时，则可致假阴性结果。

8. 诊断性刮宫

诊断性刮宫适用于阴道流血较多者。诊刮的刮除物应送病检，排除宫内妊娠。若刮除物是胚胎组织或绒毛，可排除异位妊娠；若刮除物仅是内膜组织，则异位妊娠的可能性大；若仅见蜕膜而未见绒毛，可排除宫内妊娠。文献报道，异位妊娠的子宫蜕膜发生率为 15.9% ~ 58.9%；异位妊娠时子宫内膜呈非典型增生改变者为 10% ~ 25%；腺体高度弯曲，呈锯齿状，胞质泡沫状，核浓，参差不齐，如过度分泌型子宫内膜，即 A – S 反应，也有一定诊断意义。临床中，大部分患者由于有较长时间的子宫出血，内膜近乎恢复到非妊娠状态，因此，诊刮的病理报告为增生期、分泌期、月经期均不能排除异位妊娠的可能。

（四）诊断

输卵管妊娠流产或破裂后，多数有典型的临床表现。根据停经、阴道流血、腹痛、休克等表现可以诊断。如临床表现不典型，则应密切监护病情变化，观察腹痛是否加剧、盆腔包块是否增大、血压及血红蛋白下降情况，从而做出诊断。诊断标准如下：

1. 多有急腹痛、短期停经后少量持续性阴道流血史，常伴肛门坠痛及便意，少数有蜕膜管型排出。

2. 腹部有压痛、反跳痛明显，腹软肌不紧张。内出血多时叩诊有移动性浊音，可并发休克。

3. 后穹隆穿刺抽出不凝血，镜下有陈旧红细胞。

4. 尿妊娠试验可能阳性，血 β – HCG 放射免疫法测定和单克隆抗体妊娠试验多呈阳性。

5. 需要和可能时做 B 超及腹腔镜检查。

（五）鉴别诊断

异位妊娠需要鉴别的有其他早期妊娠疾病、其他妇科的和外科急腹症有关疾病及能出现月经异常的其他妇科疾患。

四、处理

异位妊娠的处理包括非手术治疗和手术治疗，治疗的方法取决于异位妊娠的类型及发病程度。非手术治疗可采取中西医保守治疗。一般早期未破裂型，血 β - HCG ＜ 2 000 U/L；无明显内出血；输卵管妊娠包块直径≤4 cm；患者要求保留生育能力者，可选择保守治疗。破裂型（腹腔内大量出血、出现休克）、无生育要求者则选择手术治疗。中医治疗始终以活血化瘀为主。遣方用药时应注意，攻下药不可过剧，中病即止，以免导致再次出血；补气药应根据病情选用，不宜因有失血概用补气以期摄血，因过用或滥用常引起腹痛、腹胀加重。注意一定要在有输血、输液及手术准备的条件下进行服药治疗。

（一）保守性药物治疗

符合下述适应证者可行保守性药物治疗。

1. 适应证

1）无内出血或贫血现象，生命体征平稳。

2）阴道 B 超显示胚泡直径为 2~3 cm，最大直径不超过 4 cm。

3）阴道 B 超显示盆腔内无积血或极少量积血。

4）血 β - HCG ＜ 2 000 U/L。

5）如 B 超显像可见明显的胎心搏动则为相对禁忌证。

2. 一般药物

以支持对症治疗药物为主，输液，必要时输血以补充血容量，维持水、电解质平衡，抗生素预防与治疗感染，在诊断明确的前提下，可适当应用镇静止痛剂，补充维生素。

3. 甲氨蝶呤（MTX）

MTX 是一种叶酸拮抗剂，可抑制双氢叶酸还原酶，因而可抑制快速增生细胞如滋养细胞、骨髓细胞等。该药对以后妊娠无不良反应，并不增加流产率或畸形率，也不增加其他肿瘤的发生率，因而广泛应用于临床。MTX 的给药方法：分为全身给药及局部给药。

1）全身给药：可通过静脉或肌内注射给药，目前临床证明两者成功率无显著差异，且肌内注射简单方便，成为首选方法。

（1）MTX 每次 1.0 mg/kg，肌内注射，隔天 1 次，共用 4 次。为了减少 MTX 毒性，在用 MTX 的第 2、第 4、第 6 和第 8 日各用解毒剂 1 次，一般用亚叶酸钙（CF），每次 0.1 mg/kg。治疗过程和治疗后每隔 2~3 天验血或尿 HCG、血象和肝肾功能，并行阴道 B 超检查，直至 HCG 恢复正常，HCG ＜10 U/L 者即为治愈。

（2）MTX 个体化用法：为了减少 MTX 毒性，也可根据患者的具体情况采用 MTX 的个体化用法，MTX - CF 的每次剂量与上述相同，治疗过程中每天验血 β - HCG 以观察疗效，如果 HCG 2 天下降 15% 即可停药。

（3）单剂量疗法：未破裂的异位妊娠，直径≤3.5 cm，血流动力学稳定，可用单剂量 MTX 50 mg/m² 门诊治疗，无须用 CF，效果满意，也无明显不良反应。

（4）口服法：如果生命体征稳定，包块较小，HCG 较低，可用 MTX 口服，门诊给药，剂量为每次 0.4 mg/kg，每天 1 次，共用 4 次。

（5）如果 MTX 全身化疗作为配合局部用药时，剂量可酌减，或用于腹腔镜下保守性手术后绒毛组织残留者，剂量也可酌减，或可用口服法。

2）局部给药：优点为浓度高、作用强，剂量小、疗程短、不良反应轻，对再次妊娠和子代无影响，治疗安全。

腹腔镜下局部注射：可在腹腔镜直视下将药液 20～25 mg 注入输卵管妊娠最扩张部位，使治疗与检查一次完成，损伤小，治疗效果确切。国外报道有效率达 88%。

阴道或腹部 B 超引导下局部注射：在高分辨率的 B 超或彩超帮助下，妊娠囊及妊娠部位周围的高血流可清楚识别，超声引导下羊膜囊内注射 MTX 可直接杀死胚胎组织。本法成功率略小于腹腔镜下局部注射。但对于宫颈妊娠本法效果较好。

4. 5 - 氟尿嘧啶（5 - FU）

500 mg 加入 5% 葡萄糖中静脉滴注，1 次/日，共 10 日，治疗前后监测血 β - HCG 水平的变化。

5. 氯化钾（KCl）

20% KCl 对胚胎有毒性作用，但无抗滋养细胞活性的作用。可将 20% KCl 0.5 ml 直接注入孕囊内，如失败需改用手术治疗。

6. 高渗糖水

在腹腔镜下，将 50% 葡萄糖溶液 5～20 ml 做局部注射，至输卵管明显肿胀或液体自伞端流出为止，成功率为 60%～98%。血清 HCG 水平恢复至正常的平均时间为 20～30 日。

7. 米非司酮

米非司酮是一种孕激素受体拮抗药，为微黄色结晶粉末，无臭无味，光照敏感，在甲醇、二氯甲烷中易溶，在乙醇或乙酸乙酯中溶解，几乎不溶于水。1980 年法国首先合成米非司酮并应用于临床。临床研究表明，米非司酮是一种强有力的抗孕激素类药物，具有明显的抗早孕及中孕、抗着床、诱发月经等作用。米非司酮终止妊娠的原理：米非司酮是孕激素受体拮抗药，两者结合使蜕膜组织中孕激素受体（PR）含量下降，雌激素受体（ER）水平上升，改变了 PR 和 ER 之间的平衡，使黄体酮失去活性，蜕膜化无法维持，致使胚胎停止发育。

国外报道治疗异位妊娠效果不明显，国内湖南医科大学报道 47 例患者中，29 例成功，18 例失败。他们提出：大剂量米非司酮治疗宫外孕简便、安全、无不良反应。适用于生命体征稳定、β - HCG < 100 U/L、异位妊娠包块直径小于 5 cm、无急性腹痛、无胎心搏动及要求保守治疗者。Perdu 等发现米非司酮联合 MTX 治疗异位妊娠效果优于单用 MTX。

8. 天花粉针剂

如患者一般情况良好，内出血量不多，尚未生育，也可在严密观察及随访血 β - HCG 的情况下选用天花粉针剂 2.4 mg 肌内注射，应常规做天花粉皮肤试验，无反应者可以给药，一般于注射后 7 日内胚胎即能死亡，妊娠反应转阴性，继用中药活血化瘀，即能治愈。如 1 周后尿 HCG 定量无明显下降，再追加天花粉治疗 1 次。为减少天花粉针剂的不良反应，可同时注射地塞米松 5 mg，每日 2 次，连用 2 日。

9. 中医辨证治疗

1）气血虚脱

症见突然下腹剧痛，腹内出血较多，面色苍白，四肢厥冷，冷汗淋漓，恶心呕吐，烦躁不安，血压下降，甚则昏厥，苔薄质淡，脉细弱。

治宜：回阳救逆，活血化瘀。

方药：参附汤合宫外孕Ⅰ号方（山西医学院附属第一医院验方）加减。

人参15 g，附子（先煎）、赤芍、桃仁各9 g，丹参12 g，五味子6 g。

2）血瘀阻滞

症见小腹阵痛或绵绵作痛，腹痛拒按，头晕肢软，神疲乏力，舌质黯红，脉细弦。

治宜：活血化瘀，杀胚止痛。

方药：宫外孕Ⅱ号方（山西医学院附属第一医院验方）。

三棱、莪术、桃仁各9 g，赤芍、丹参各15 g。杀死胚胎，肌内注射天花粉针剂；腹胀加枳实、厚朴各9 g；大便秘结加生大黄（后下）9 g。

3）癥瘕内结

症见宫外孕出血日久，瘀血内结腹内或癥瘕包块，小腹时感疼痛，妇科检查可触及包块，下腹坠胀，时有便意，苔薄微黯，脉细涩。

治宜：破瘀消癥。

方药：宫外孕Ⅱ号方（山西医学院附属第一医院验方）加减。

三棱、莪术、桃仁各9 g，赤芍、丹参各15 g，乳香、血竭粉（冲服）各3 g。配用外敷膏药（樟脑6 g，血竭、松香、银珠各9 g，共研细末，调成糊状加麝香少许），敷患处以增加消癥之功。

（二）手术治疗

输卵管妊娠已破裂，出血较多者或疑间质部妊娠，应立即手术。若有贫血及休克，输血抗休克治疗的同时，进行手术。麻醉宜行局部浸润麻醉，若无血源，可用腹腔内新鲜血液，自体血回输，经6层纱布过滤后，迅速回输给患者。用于自体输血的血液一般是刚破裂不久、无感染的血液，在血源困难、病情紧急的场合下，值得推广应用。输卵管妊娠未破裂者，也应积极做好术前准备。密切观察病情，尽早手术。

（三）期待疗法

输卵管妊娠部分可自然吸收，无须治疗。对于这部分患者，无疑期待疗法是合适的。期待疗法，并不是单纯的等待，而是在严密观察和监护下等待，直至HCG下降至正常。

期待疗法须符合下列条件：①生命体征稳定；②输卵管妊娠未破裂；③无血腹；④2天内HCG下降15%，或血黄体酮<1.0 μg/ml。

但是，18%左右的患者在期待过程中需要剖腹探查。

五、监护

1. 绝对卧位，不宜搬动患者或按压腹部，以免因震动破裂而致休克或使休克加重。必要时保留会阴垫，以便观察。

2. 按医嘱给饮食或暂禁食。

3. 尽量减少突然改变体位和增加腹压的动作，禁止灌肠，以免刺激出血。

4. 鉴定血型、备血，做好应急手术的准备。

5. 按医嘱留晨尿做妊娠试验，定时做血红蛋白测定和红细胞计数。

6. 必要时做好后穹隆穿刺准备。

7. 注意观察腹痛的性质，如患者突感下腹部一侧撕裂样的疼痛，逐渐扩散到全腹，持续或反复发作，常伴有恶心、呕吐、突然晕厥、肛门坠痛、排便感，下腹部有明显的压痛、反跳痛。常为异位妊娠破裂表现，应立即报告医生，并协助处理。

8. 注意观察体温、脉搏、呼吸、血压，出现休克征象如面色苍白、四肢厥冷、脉搏细弱、周身冷汗、血压下降等表现者应立即报告医生，并迅速做好抢救准备，输血、输液、抗休克，为挽救患者生命争取时机。

9. 药物治疗早期未破裂型宫外孕，可避免手术带来的并发症，但无论用何种药物治疗异位妊娠，护士均要熟悉药物的不良反应及作用机制，并注意监测以下几点：

1）连续监测血、尿 HCG 或血 β－HCG 下降情况，一般每周不少于 2 次。

2）注意患者血流动力学变化及腹痛、阴道流血情况。

3）酌情复查 B 超、血常规、肝功能、肾功能等。

4）强调住院用药观察，绝对卧床休息，待病情稳定可轻微活动。

5）注意营养、卫生，预防感染。

10. 有手术指征需手术治疗者，应按妇产科手术前护理。准备腹部皮肤时，动作须轻柔，切勿按压下腹部。禁止灌肠，以免加重内出血。

11. 手术后执行妇产科手术后护理。

六、健康教育

1. 育龄妇女应作好避孕，减少人工流产等手术机会，防止生殖器感染。

2. 放置宫内避孕器、施行人工流产等宫腔操作时，要严格遵守操作常规，防止盆腔感染。

3. 积极、彻底治疗子宫内膜异位症、生殖系统炎症、性传播疾病。

4. 发现异位妊娠后，应绝对卧床休息，减少体位变动，勿增加腹压。尽量避免不必要的妇科检查，专人护理，密切观察病情变化。

（周晓丽）

第四节　妊娠期高血压疾病

妊娠期高血压疾病是妊娠期特有的疾病，多发生在妊娠 20 周以后至产后 24 小时内。临床表现主要为水肿、高血压和蛋白尿，严重时出现抽搐、昏迷、心肾功能衰竭，甚至母婴死亡。

一、病因

关于本病的发病原因，至今尚未阐明，其机制仍不清楚。

（一）高危因素

初孕妇、孕妇年龄小于18岁或大于35岁、慢性高血压、慢性肾炎、抗磷脂抗体综合征、糖尿病、血管紧张素基因$T235$阳性、肥胖、营养不良、低社会经济状况等与妊娠期高血压疾病的发病风险增加相关。

（二）病因学说

1. 胎盘缺血—缺氧学说

妊娠期高血压疾病常见于子宫张力较大，滋养细胞沿螺旋小动脉逆行浸润，逐渐取代血管内皮细胞，并使血管平滑肌弹性层为纤维样物质所取代，使血管腔扩大、血流增加，以便更好地供给胎儿营养，这一过程称血管重铸，入侵深度可达子宫肌层内1/3。妊娠期高血压疾病时，绒毛侵袭仅达蜕膜血管层，也不发生血管重铸，导致早期滋养层细胞缺氧，影响胎儿发育。

2. 免疫学说

胚胎对母体来说是一种同种半异体移植，妊娠被认为是成功的自然同种异体移植。正常妊娠的维持有赖于胎儿母体间免疫平衡的建立与稳定。这种免疫平衡一旦失调，即可导致一系列血管内皮细胞病变，从而发生妊娠期高血压疾病。故妊娠期高血压疾病的发病与免疫机制关系密切。某些学者认为其病因是母体对胎盘某些抗原物质的免疫反应，与移植免疫的观点很相似。本病所见到的胎盘血管床和蜕膜血管的动脉粥样硬化样病变，与移植脏器被排斥时的血管病变极其相似。但与免疫的复杂关系有待进一步证实。

3. 肾素、血管紧张素、醛固酮、前列腺素系统失常

本病发病时，子宫胎盘缺血，子宫、胎盘变性，肾素增加，血管紧张素Ⅱ增加，同时伴随血管对血管紧张素Ⅱ的敏感性增强，而血管紧张素降解酶的活力降低，导致子宫动脉收缩。另外子宫血流减少时，进入子宫的前列腺素的前身物质——花生四烯酸的量减少，小动脉亦易发生痉挛，外周阻力增加。肾血管痉挛及肾小球中纤维素凝集引起肾小球损害，肾小球上皮通透性增加，蛋白随尿漏出，血管紧张素Ⅱ还刺激肾上腺皮质分泌醛固酮，增加钠的回吸收，使细胞外容量扩张而发生水肿。

4. 遗传因素

从回顾性调查发现本病妇女的女性后代，发病率高于无家族史者。从普查中发现，近亲婚配因有同一家庭中具有较近的组织相容性。其发病率低于随机婚配者。这种事实从正反两方面说明遗传基因与发病有一定关系。

5. 其他

近来研究发现本病与体内钙、锌代谢失调有关。与内皮素（ET）的增高、尿钙/肌酐比值的异常、血HCG的异常升高、甲状旁腺分泌异常以及血糖和胰岛素的异常密切相关，正在进一步地研究探讨。

二、病理

全身小动脉痉挛是本病的基本病变。

（一）病理生理改变

由于小动脉痉挛，周围小血管阻力增强，使血压升高；肾血管痉挛时，肾血流量减少，肾小球滤过率降低，使水和钠排出减少，同时醛固酮分泌增加；导致肾小管对钠的重吸收增加，从而出现少尿和水肿。肾小球和肾小管毛细血管痉挛、缺氧，使其管壁通透性增加，引起血浆蛋白漏出而出现蛋白尿及透明管型。

（二）重要器官改变

1. 脑

可有点状和局限性斑状出血，血管痉挛时间延长、脑血栓形成、脑组织软化或血管破裂、脑出血。

2. 心脏

冠状小动脉痉挛、心内膜点状出血、心间质水肿，毛细血管血栓形成，心肌局灶性坏死，可致心力衰竭。

3. 肝脏

肝小动脉痉挛，血栓形成，肝组织梗死或坏死；也可见到肝小血管破裂出血。

4. 肾脏

肾小动脉痉挛，肾血管缺血、缺氧，血管内皮细胞肿胀，体积增大，血流受阻，血栓形成，肾小球梗死。

5. 胎盘

滋养细胞侵蚀和胚泡植入较浅；子宫肌层、蜕膜层血管发生急性动脉粥样硬化，内膜细胞脂肪变和血管壁坏死，血管腔狭窄，影响母体血流对胎儿的供应，损害胎盘功能，导致胎儿宫内发育迟缓。严重时发生螺旋动脉栓塞、蜕膜坏死出血，导致胎盘早剥。

6. 血液

由于全身小动脉痉挛，血管壁渗透性增加，血液浓缩，血细胞比容上升。当血细胞比容下降时，多合并贫血或红细胞受损或溶血。某些患者可伴有一定量的凝血因子缺乏或变异所致的高凝血状态，特别是重症患者可发生微血管病性溶血，主要表现血小板减少，血小板少于 100×10^9/L，肝酶升高、溶血（即 HELLP 综合征），反映了凝血功能的严重损害及疾病的严重程度。

7. 内分泌及代谢

由于血浆孕激素转换酶增加，妊娠晚期盐皮质激素、去氧皮质酮升高致水钠潴留，以蛋白尿为特征的上皮受损降低了血浆胶体渗透压，患者细胞外液可超过正常妊娠，出现水肿，但与妊娠期高血压疾病的严重程度及预后关系不大。患者酸中毒的严重程度与乳酸产生的量及其代谢率以及呼出的二氧化碳有关。

8. 眼底

有视网膜小动脉痉挛、缺氧和水肿，严重时可有渗出和出血，甚至视网膜剥离。

三、分类

妊娠期高血压疾病分为以下五类：

（一）妊娠期高血压

妊娠期间出现了首次血压升高，收缩压≥140 mmHg或舒张压≥90 mmHg，蛋白尿阴性于产后12周内血压恢复正常即可诊断。

（二）子痫前期

孕20周后出现了收缩压≥140 mmHg和（或）舒张压≥90 mmHg，24小时尿蛋白量≥0.3 g或随机尿蛋白定性（＋），可伴有上腹部不适或血小板减少。

（三）子痫

子痫前期患者在产前或产后出现不能以其他原因解释的抽搐。

（四）慢性高血压并发子痫前期

高血压孕妇于妊娠20周前蛋白尿是阴性，但在孕20周后出现了尿蛋白。或妊娠20周前有蛋白尿，妊娠20周后突然出现尿蛋白增加。或血小板减少、血压进一步升高。或出现其他肝肾功能损害、肺水肿、神经系统异常、视觉障碍等严重表现。

（五）妊娠合并慢性高血压

妊娠20周前收缩压≥140 mmHg和/（或）舒张压≥90 mmHg，妊娠20周后持续到产后12周仍诊断为高血压。

四、病情评估

（一）临床表现

妊娠期高血压疾病的临床表现主要是高血压、水肿、蛋白尿，随其程度的轻重不同可单独存在，亦可2种或3种症状与体征同时存在。

1. 病史

患者有以上的高危因素及上述临床表现，特别应询问有无头痛、视力改变、上腹不适等。

2. 高血压

应注意血压升高的程度，是否持续升高至收缩压≥140 mmHg或舒张压≥90 mmHg，血压升高至少出现两次以上，间隔≥6小时。慢性高血压并发子痫前期常在妊娠20周后血压持续上升。其中特别注意舒张压的变化。

3. 尿蛋白

应取中段尿进行检查，每24小时内尿液中的蛋白含量≥300 mg或在至少相隔6小时的两次随机尿液检查中尿蛋白浓度为0.1 g/L（定性＋），其准确率达92%。应避免阴道分泌物污染尿液，造成误诊。蛋白尿反映肾小动脉痉挛引起肾小管细胞缺氧及其功能受损的程度，临床上出现略迟于血压的升高。

4. 水肿

体重异常增加是许多患者的首发症状，体重突然增加≥0.9 kg/周，或≥2.7 kg/月是子痫前期的信号。孕妇出现水肿的特点是自踝部逐渐向上延伸的凹陷性水肿，休息后不缓解。水肿局限于膝以下为"＋"，沿至大腿为"＋＋"，涉及腹壁及外阴为"＋＋＋"，全身水肿，有时伴腹水为"＋＋＋＋"。

5. 尿少

尿排出量减少表示肾脏排泄功能障碍，可 <500 ml/24 h。

6. 自觉症状

包括明显头痛、头晕、视物不清、恶心、呕吐、上腹疼痛等，表示病情的发展已进入子痫前期，应及时做相应检查与处理。

7. 抽搐及昏迷（子痫）

子痫是本病病情最严重的阶段。子痫发生前可有不断加重的重度子痫前期，但子痫可发生于血压升高不显著、无蛋白尿或水肿的病例。若无妊娠滋养细胞疾病，子痫很少发生在孕 20 周前，通常产前子痫占 71%，产时子痫与产后子痫占 29%。

典型的子痫发作过程可分为四期。

1) 侵入期：发作开始于面部、眼睑及颈项肌肉强直，头扭向一侧，眼球固定，瞳孔散大，继而出现口角及颜面部肌肉颤动。此期持续仅 10 秒钟。

2) 强直期：上述病情很快发展至两臂及全身肌肉强直性收缩，出现两臂屈曲，双手紧握，眼球上翻，牙关紧闭，呼吸暂停，面色青紫。此期约持续 20 秒钟。

3) 抽搐期：全身肌肉强烈抽搐，头向一侧扭转，眼睑及颌部时开时闭，口吐白沫或血沫，面色青紫，四肢抽动，每次抽搐历时 1～2 分钟。此期易发生唇舌咬伤及坠地损伤等。

4) 昏迷期：抽搐逐渐停止，全身肌肉松弛，呼吸恢复，发出深而长的鼾声，继而进入昏迷状态。昏迷时间长短不一，病情轻者可以立即清醒。清醒后患者对发作前后情况记忆不清。重者抽搐反复发作，甚至昏迷呈持续状态直至死亡。

抽搐发作次数和间隔时间与病情程度及预后相关。抽搐愈频、时间愈长，病情愈重、预后愈差。

子痫患者除上述典型征象以外，抽搐时血压显著升高，少尿、无尿，偶然也有因平时血压不高，发病时也无特殊高血压现象，少数病例病情进展迅速，子痫前期的征象不显著，而突然发生抽搐、昏迷。

产前和产时子痫发作时，因全身肌肉强直性收缩可促使分娩发动和加速产程进展，故应注意产科情况。

（二）并发症

1. 对孕妇特别是重度妊娠期高血压疾病，可发生妊娠期高血压疾病心脏病、胎盘早剥、肺水肿、凝血功能障碍、脑出血、急性肾衰竭、HELLP 综合征、产后出血及产后血液循环衰竭等并发症。这些并发症多可导致患者死亡。

2. 对胎儿由于子宫血管痉挛所引起的胎盘供血不足、胎盘功能减退，可致胎儿窘迫、胎儿宫内发育迟缓、死胎、死产或新生儿死亡。

（三）实验室及其他检查

1. 尿液检查

测定尿蛋白量和有无管型，可了解肾功能受损情况。尿蛋白定量每 24 小时大于

0.5 g 属异常，每 24 小时大于 5 g 则为重症。

2. 血液检查

在有条件的情况下，特别是对于重症患者，需进行一些必要的实验室检查，以便处理。

1）血浆黏度、全血黏度及血细胞比容测定：以了解有无血液浓缩。正常妊娠后期，血浆黏度应在 1.6 以下，全血黏度低于 3.6，血细胞比容应 <35%。

2）尿酸：重症患者——先兆子痫及子痫，由于肝脏破坏尿酸及肾脏排泄尿酸的功能降低，所以血浆尿酸均有不同程度的升高。

3）尿素氮的测定：对于了解肾功能情况有一定的参考价值。

4）二氧化碳结合力：重症患者，特别是在应用了大剂量解痉、降压、镇静剂之后，常影响进食。另外，由于肾功能减退，均促使易于发生酸中毒。所以测定二氧化碳结合力有助于及早发现酸中毒。

5）血清电解质测定：重症患者常伴发电解质紊乱，一般认为应用冬眠合剂治疗，可导致低血钾，但少数患者有高血钾发生，血钾可为 5.78 ~ 9.97 mmol/L，乃由于酸中毒致细胞内 K^+ 外游所致。心电图也提示有高钾。因此，对这些患者进行血清 K^+、Na^+ 测定是极其重要的。

6）肝功能测定：妊娠期高血压疾病患者，特别是先兆子痫、子痫患者，可由于肝细胞缺氧，使肝细胞的线粒体释放出丙氨酸转氨酶（ALT），可使血清 ALT 轻度升高在 60 ~ 120 U/L，总胆红素、碱性磷酸酶也可有轻度升高，但多无消化道症状。产后 1 周内 ALT 等均可恢复至正常。

7）凝血功能测定：对于重症患者需及时测定血小板，以了解有无降低；测定凝血酶原时间，纤维蛋白原及抗凝血酶Ⅲ（ATⅢ）、纤维蛋白降解产物（FDP）等指标以助判断凝血和纤溶之间有无失调，有利于指导临床治疗。

3. 眼底检查

眼底改变是反映妊娠期高血压疾病严重程度的一项重要标志，对估计病情和决定处理均有重要意义。眼底的主要改变为视网膜小动脉痉挛，动静脉管径之比，可由正常的 2:3 变为 1:2，甚至 1:4。严重时可出现视网膜水肿，视网膜剥离，或有棉絮状渗出物及出血。

4. 其他检查

如母儿心电图、超声、羊膜镜等检查，胎盘功能及胎儿成熟度检查等，可视病情而定。

（四）诊断

妊娠期高血压疾病的诊断一般不困难。在妊娠 20 周后出现高血压、水肿和蛋白尿 3 种症状，严重者出现头痛、头晕、眼花、恶心和呕吐等自觉症状，甚至出现抽搐及昏迷。在诊断时注意病史、诱发因素、病情轻重、妊高征分类，有无并发症，对母婴的影响。并与相关的疾病鉴别。

（五）鉴别诊断

本病应与原发性高血压、慢性肾炎相鉴别。子痫应与癫痫、脑出血、癔症、糖尿病昏迷相鉴别。

（六）对母儿的影响

1. 对母体的影响

重度患者可发生心力衰竭，肝、肾衰竭，肺水肿，DIC，胎盘早剥，产后出血及 HELLP 综合征（溶血、肝酶增高、血小板减少）等并发症，其中妊高征并发的心力衰竭、脑出血是导致孕产妇死亡的主要原因。

2. 对胎儿的影响

主要有早产、羊水过少、胎儿宫内发育迟缓（IUGR）、胎儿宫内窘迫、死胎、死产、新生儿窒息及死亡等。

五、处理

本病因其病因不明，虽不复杂，但治疗有一定的难度。

（一）治疗原则

1. 加强围生期保健，定期产前检查，早诊断、早治疗。

2. 必要时尽早收入院治疗，严密监护母胎变化及产后监护。

3. 治疗为左侧卧位、解痉、镇静、降压、合理扩容、利尿，适时终止妊娠。终止妊娠是迄今治本的最佳方法。

4. 注意监护心、脑、肺等重要器官，防止并发症。

（二）轻度妊娠期高血压疾病

一般无须用药，嘱左侧卧位休息。侧卧位可降低下腔静脉和股静脉的压力及髂总和腹主动脉的压力，改善重要器官和胎盘的灌流量，增加尿量。注意血压变化。也可酌情给予口服解痉药物。

（三）子痫前期的治疗

应住院治疗。治疗原则为：解痉、降压、镇静、合理扩容及利尿，适时终止妊娠。

1. 解痉药物

1）硫酸镁：首选解痉药，其药理作用机制为①抑制周围血管神经肌肉的运动神经纤维冲动，减少乙酰胆碱的释放，使血管扩张，尤其对脑、肾、子宫血管平滑肌的解痉作用更突出；②镁离子对中枢神经细胞有麻醉作用，可降低中枢神经细胞的兴奋性；③硫酸镁还可使血管内皮合成前列环素增高，使依赖镁的 ATP 酶恢复功能，有利于钠泵的转运，从而达到脑水肿消失、制止抽搐的目的。

用药途径及剂量：可以深部肌内注射，亦可静脉滴注。深部肌内注射即 25% 硫酸镁 20 ml 加 2% 普鲁卡因 2 ml（过敏试验阴性），6～8 小时 1 次，连续应用 2 天。肌内注射缺点是血中浓度不稳定，局部疼痛。静脉滴注，首次剂量为 25% 硫酸镁 10 ml 加 5% 葡萄糖液 250 ml，于 1 小时内静脉滴入。10 g 加入 5% 葡萄糖液 500 ml 以 1～1.5 g/h 速度静脉滴入，24 小时硫酸镁总量控制在 15～20 g，第一个 24 小时不得超过 30 g。

注意事项：硫酸镁过量会引起呼吸和心率抑制甚至死亡，故每次用药前及持续静脉滴注期间应做有关检测。①膝反射必须存在；②呼吸不可少于 16 次/分；③尿量不少于 25 ml/h；④必须备有解毒作用的钙剂如 10% 葡萄糖酸钙 10 ml/支的针剂。

2）抗胆碱药物：主要有东莨菪碱和山莨菪碱（654-2），这些药物可抑制乙酰胆碱的释放，有明显解除血管痉挛的作用，且有抑制大脑皮质及兴奋呼吸中枢，以及改善微循环的作用。

方法：0.25%东莨菪碱5~8 ml（0.08~0.3 mg/kg），加入5%葡萄糖液100 ml静脉滴注，10分钟滴完，6小时可重复1次；山莨菪碱，口服10~20 mg，3次/天或10 mg肌内注射，2次/天。

3）安密妥钠（异戊巴比妥钠）：对中枢有抑制作用，且与硫酸镁有协同作用。常用每次0.1~0.25 g，肌内注射或静脉注射，或每日0.5~1.0 g静脉缓注（1 ml/min）。

4）β_2受体激动剂：最近用β_2受体激动剂治疗妊娠期高血压疾病的文献日益增多。作用机制：①使子宫肌肉的张力减低（减压作用），改善子宫胎盘血流量，胎盘缺氧状态获得改善以求对因治疗。②由于动脉血管平滑肌松弛使血压下降。③β_2受体激动剂可明显降低血小板功能，从而使妊娠期高血压疾病的病理生理变化恢复正常和减少其并发症——DIC。④减少因子宫胎盘缺血所致的胎儿宫内生长迟缓。沙丁胺醇剂量为2~4 mg，每日4次。为防止宫缩乏力，宜在临产前早停药。

2. 镇静

应适当使用具有抗惊厥和有较强镇静作用的镇静剂，对病情控制可起到良好的效果。

1）苯巴比妥：口服0.03~0.06 g，3次/天，必要时苯巴比妥钠0.1 g肌内注射3次/天，有一定的抗惊厥作用。

2）地西泮：口服2.5~5 mg，2次/天，亦可10 mg肌内注射。

3）哌替啶：肌内注射10 mg，用于头痛，临产时宫缩痛，亦可预防抽搐、止痛、镇静。若4小时内将娩出胎儿，则不宜应用，以免引起胎儿呼吸抑制。

4）冬眠药物：冬眠药物可广泛抑制神经系统，有助于解痉降压，控制子痫抽搐。用法：①哌替啶50 mg，异丙嗪25 mg肌内注射，间隔12小时可重复使用，若估计6小时内分娩者应禁用。②哌替啶100 mg，氯丙嗪50 mg，异丙嗪50 mg加入10%葡萄糖500 ml内静脉滴注；紧急情况下，可将1/3量加入25%葡萄糖液20 ml缓慢静脉推注（>5分钟），余2/3量加入10%葡萄糖250 ml静脉滴注。由于氯丙嗪可使血压急骤下降，导致肾及子宫胎盘血供减少，导致胎儿缺氧，且对母儿肝脏有一定的损害作用，现仅应用于硫酸镁治疗效果不佳者。

3. 降压

对于血压≥160/110 mmHg或舒张压≥110 mmHg或平均动脉压≥140 mmHg者，以及原发性高血压、妊娠前高血压已用降压药者，须应用降压药物，预防脑出血及子痫的发生。选择降压药物应注意：药物对胎儿无毒副反应，降压又不影响胎盘、胎儿血供，避免血压急剧下降或下降过低。

1）肼屈嗪：作用于血管舒缩中枢或直接作用于小动脉平滑肌，扩张周围血管而降低血压，并可增加心输出量，有益于脑、肾、子宫胎盘灌注。剂量：5 mg为起始剂量；5~10 mg，15~20分钟用完，使舒张压降至90~100 mmHg为宜。不良反应是心率增快、面部潮红等，妊娠期高血压疾病心力衰竭者不宜使用。

2）拉贝洛尔：为 α、β 受体阻滞剂，降低血压而不影响肾及胎盘血流量，并有对抗血小板凝集，促进胎儿肺成熟作用。剂量为 50 ~ 100 mg 加入 5% 葡萄糖液 250 ~ 500 ml 中静脉滴注，5 日为 1 个疗程；血压稳定后 100 mg 口服，每日 2 ~ 3 次。药物显效快，不会引起血压过低或反射性心动过速，是妊娠期高血压疾病常用的降压药物。

3）硝苯地平：为钙离子通道阻滞剂，可抑制平滑肌收缩，使全身血管扩张，血压下降。剂量为 10 mg 舌下含服，每日 3 ~ 4 次，每日总量不超过 60 mg。可连续应用数周。

4）甲基多巴：较安全的妊娠期降压药，可兴奋血管中枢受体，抑制外周交感神经而降压。常用 250 mg 口服，每日 3 次。

5）其他：如硝普钠、肾素血管紧张素类的药物等皆具有良好降压作用，但应注意硝普钠的代谢产物对胎儿有毒性作用，不宜在妊娠期使用；肾素血管紧张素类药物可导致胎儿生长受限、胎儿畸形、新生儿呼吸窘迫综合征、新生儿早发性高血压，妊娠期应禁用。

4. 利尿剂

多不主张应用。常在以下指征时可考虑用：合并严重贫血或慢性肾炎的高血容量患者；有心血管负担过重者，如心力衰竭、肺水肿、脑水肿、颅内压增高，少尿的患者；全身水肿患者。

1）氢氯噻嗪（双氢克尿塞）：口服 25 mg，3 次/天，有尿时，同时加服 10% 氯化钾，以免电解质紊乱。

2）呋塞米：肌内注射，每次 20 ~ 40 mg。也可用 20 ~ 40 mg 加入 25% 葡萄糖液 20 ml 中静脉注射，见尿补钾，可重复用。

3）甘露醇：为渗透性利尿药，用于颅内压增高，脑水肿或肾功能不全的少尿期。心力衰竭、肺水肿患者禁用。

用法：20% 甘露醇 200 ~ 250 ml，静脉滴注，30 分钟滴完。

5. 扩容治疗

扩容应遵循在解痉的基础上扩容，在扩容的基础上脱水和胶体优于晶体的原则，方能调节血容量，改善组织灌注量，减轻心脏负担，减少肺水肿的发生。扩容指征：血细胞比容 >0.35；尿比重 >1.020，或全血黏稠度比值 >3.6；血浆黏稠度比值 >1.6 者。扩容的禁忌证：有心血管负担过重者，脉率 >100 次/分，肺水肿、肾功能不全者，血细胞比容 <0.35。

1）低分子右旋糖酐：可疏通微循环，减少血小板黏附，预防 DIC，利尿。每克右旋糖酐可吸收组织间液 15 ml。常用量为每日 500 ml 静脉滴注，可加入 5% 葡萄糖液 500 ml，以延长扩容时间。

2）706 羧甲淀粉：在血中停留时间较长，但扩容不如低分子右旋糖酐。常用量为每日 500 ml 静脉滴注。

3）平衡液：为晶体溶液，可促进排钠利尿，常用量为每日 500 ml 静脉滴注。

4）白蛋白、血浆和全血：亦为理想的扩容剂。白蛋白 20 g 加入 5% 葡萄糖液 500 ml 稀释，静脉滴注。尤适合于低蛋白血症，尿蛋白定量 ≥0.5 g/24 h 的患者。贫血、血液稀释患者则适合于输入全血。

6. 适时终止妊娠

本病患者,一旦胎儿胎盘娩出,病情将会迅速好转,若继续妊娠对母、婴均有较高的危险时,应在适当时机,采用适宜的方法终止妊娠。

1)终止妊娠指征:①妊娠未足月、胎儿尚未成熟,但本病病情危重,经积极治疗48~72小时不见明显好转者。②妊娠已足月的子痫前期。③子痫抽搐控制6~12小时。④子痫虽经积极治疗,抽搐不能控制者。⑤本病患者合并胎盘功能不全,血和尿 E_3、HPL、SP_1 低值,胎动减少,胎监评分低,胎儿生物物理评分低值,胎儿宫内发育不良,继续妊娠对胎儿有危险者。

2)终止妊娠的方法:可进行引产或选择性剖宫产。当病情稳定、胎位正常、头盆比例相称,宫颈条件成熟,可行人工破膜加静脉滴注催产素引产。有下列情况者宜进行剖宫产术:①病情危重,不能在短期内经阴道分娩者。②妊娠期高血压疾病合并羊水过少。③有终止妊娠的指征而不具备阴道分娩的条件者,如胎儿宫内窘迫而宫颈不成熟者。④子痫患者经积极治疗控制抽搐2~4小时者。⑤破膜引产失败者。⑥病情危重,MAP≥140 mmHg,阴道分娩屏气用力可能导致脑出血者。⑦其他产科指征如骨盆狭窄、胎盘早剥和 DIC 等。

(四)子痫的治疗

子痫是妊娠期高血压疾病最严重的阶段,是妊娠期高血压疾病所致母儿死亡的最主要原因,应积极处理。

1. 子痫处理原则

控制抽搐,纠正缺氧和酸中毒,控制血压,抽搐控制后终止妊娠。

1)控制抽搐:①25%硫酸镁20 ml加于25%葡萄糖液20 ml静脉推注(>5分钟),继之以2 g/h静脉滴注,维持血药浓度,同时应用有效镇静药物,控制抽搐;②20%甘露醇250 ml快速静脉滴注降低颅压。

2)血压过高时给予降压药。

3)纠正缺氧和酸中毒:间断面罩吸氧,根据二氧化碳结合力及尿素氮值给予适量的4%碳酸氢钠纠正酸中毒。

4)终止妊娠:抽搐控制后2小时可考虑终止妊娠。对于早发性高血压治疗效果较好者,可适当延长孕周,但须严密监护孕妇和胎儿。

2. 护理

保持环境安静,避免声光刺激;吸氧,防止口舌咬伤;防止窒息;防止坠地受伤;密切观察体温、脉搏、呼吸、血压、神志、尿量(应保留导尿管监测)等。

3. 密切观察病情变化

及早发现心力衰竭、脑出血、肺水肿、HELLP 综合征、肾功能衰竭、DIC 等并发症,并积极处理。

六、监护

（一）轻症患者的护理

1. 嘱加强营养，左侧卧位

摄入足够的蛋白质、蔬菜，水肿者限制食盐。保证足够的睡眠时间，常左侧卧位以解除妊娠增大的子宫对下腔静脉的压迫，增加回心血量改善肾脏及胎盘的血供。

2. 向孕妇说明药物治疗的重要性

以取得孕妇的合作，定时服药，观察效果。

3. 加强随访

凡在门诊观察及治疗的轻症患者，应有随访卡，孕妇未按期复诊随时电话或信函督促孕妇就诊，以免疾病发展。

（二）先兆子痫的护理

1. 一般护理

1）患者住单间暗室卧床休养，减少声光刺激。取左侧卧位，以免仰卧可能引起体位性低血压综合征，并可减轻子宫对下腔静脉的压迫，增加肾血流量，改善子宫胎盘血循环。

2）给予高蛋白、富有维生素的饮食（不一定限制食盐）。

3）每 4~6 小时测量和记录血压 1 次。如发现血压突然升高，或出现头痛、眩晕、恶心、胸闷等，应及时报告医生。

4）准备子痫发作时的抢救物品与药物：手电筒、氧气、开口器、舌绀子、压舌板、吸痰器以及镇静、降压、利尿、脱水等药物。

5）记液体出入量。每日测量体重 1 次。

6）产后 3 天密切观察血压变化，防止发生产后子痫。

2. 病情观察与护理

1）对于先兆子痫应严密观察有无产兆、腹痛及阴道流血情况，并注意胎心变化。检查肌腱反射，如有膝反射亢进，常反映神经应激性过高。随时注意头痛、眩晕、眼花、呕吐、上腹部不适等先兆子痫症状的出现。一旦出现，应及时报告医生。

2）备好急救用物，如开口器、压舌板、拉舌钳、吸痰器、气管切开包、纱布、胶布、弯盘。此外，还有氧气、床栏、手电、地灯等。抢救车内应有急用药品，如 25% 硫酸镁、10% 葡萄糖酸钙、吗啡或哌替啶、地西泮、毛花苷 C、呋塞米、催产素、20% 葡萄糖及降压等药物。

3）按医嘱静脉点滴或深部肌内注射 20%~25% 硫酸镁。应测量血压、呼吸，检查膝腱反射和计算尿量。如呼吸少于 16 次/分、膝腱反射消失、24 小时尿量少于 600 ml，应停止用药。须备有 10% 葡萄糖酸钙或氯化钙各 20 ml，如出现镁中毒，立即静脉推注钙剂。

（三）子痫的护理

1. 一般护理

1）患者应住单人暗室，空气流通新鲜，温度及湿度适中，保持绝对安静，避免一切外来的声、光和冷刺激。一切治疗和操作如注射、导尿等均应相对集中，动作需轻柔，因任何刺激均可诱发抽搐发作。加床栏，以防患者抽搐时由床上摔下。

2）准备下列药品：①呼叫器，并置于患者随手可及之处；②放好床栏，防止患者坠床、受伤；③急救车、吸引器、氧气、开口器等以备随时使用；④急救药品，如硫酸镁、肼屈嗪、葡萄糖酸钙等；⑤产包。

3）昏迷时应禁食，患者平卧头低位，偏向一侧，便于呕吐物排出。取出活动假牙，以免脱落堵塞气管引起窒息。将卷有纱布的压舌板置于上下臼齿间，以防唇舌被咬伤。保持呼吸道通畅，及时吸出呼吸道分泌物及口腔内呕吐物，防止窒息和吸入性肺炎。必要时用舌钳将舌拉出，以免舌后坠影响呼吸。

4）注意口腔卫生，做好口腔护理。床铺应平整、干燥，保持皮肤清洁，按摩受压部位，定时协助翻身。以防发生压疮。每日清洁外阴，防止感染。

5）昏迷者应放置保留导尿管，准确记录尿量及性质。

2. 病情观察与护理

1）护士应观察抽搐情况，详细记录抽搐持续时间、间隔时间及次数，及时给氧气吸入。在抽搐发作时可引起子宫收缩，应勤听胎心音及观察宫缩，做好分娩及抢救婴儿的准备。患者出现抽搐时必须安排专人护理，详细记录护理记录。

2）对子痫患者应注意血压、脉搏、呼吸和体温变化，发现异常及时报告医生。严密观察病情，观察丧失意识的时间。密切注意产兆的出现。

3）注意药物不良反应的观察，如：

（1）硫酸镁：注射硫酸镁前须同时备好急救药品，并应严格检查膝反射、尿量和呼吸。当发现下列任何情况之一时即予禁用：①膝反射消失（常最早出现）；②尿量小于 600 ml/24 h；③呼吸低于 16 次/分。严重中毒者可发生呼吸、心率抑制现象，出现呼吸、心搏骤停。一旦出现中毒现象，应立即静脉注射 10% 葡萄糖酸钙 10 ml 解救。

（2）冬眠合剂：可引起体位性休克。尤其在静脉注射或滴注时，嘱患者绝对卧床，严密监测血压，随时调整滴速；如血压下降至 130/90 mmHg，应考虑停止用药。

4）严密观察有无并发症出现，一旦发现，应及时报告医生，并做好相应的紧急处理，如：

（1）妊高征性心脏病：心力衰竭发生时，可出现呼吸困难、发绀、咳粉红色泡沫痰。

（2）肾功能不全或衰竭：出现少尿（24 小时尿量少于 400 ml）或无尿（24 小时尿量少于 100 ml）。

（3）胎盘早剥：密切观察胎心变化，注意有无腹痛和阴道流血。

（4）脑出血：可出现昏迷、抽搐和半身不遂等症状。

（5）产后血液循环衰竭：因长期限制钠盐，使用大量解痉降压药物和产后腹压骤降引起，可在分娩结束后突然出现面色苍白、血压下降、脉搏细弱等休克征象。

（6）其他：视网膜病变可引起视物模糊，甚至失明。DIC 可导致广泛出血不止。胎盘功能障碍可造成胎盘窘迫甚至胎死宫内。

5）临产及分娩时，需有足够的医护人员密切配合，备好各种急救药物及器械。密切观察血压、脉搏及宫缩的变化，以防再次发生抽搐或婴儿突然娩出，产妇发生创伤和意外。第三产程后给宫缩剂催产素肌内注射，预防产后出血。禁用麦角新碱及垂体后叶素，因其中含有加压素，可致血压升高对产妇不利。

6）分娩后，多数产妇病情缓和并逐渐恢复正常，少数产妇于产后24~72小时仍有发生子痫的危险，仍需严密观察血压、脉搏、尿量，认真听取产妇主诉，以便及早处理。

7）产褥期：产妇应很好的休息，除按照产科常规护理外，待血压和体力逐渐恢复后，方可哺乳和下地活动。下地活动应逐步过度，以免突然起床晕倒。对婴儿夭折的产妇应安排在没有婴儿的环境，医护人员需给予安慰和关怀，以免触景伤情，因悲伤而引起血压波动。

七、健康教育

1. 心理指导

首先指导产妇了解妊娠、分娩、产褥期的一般常识，避免一切不良的刺激，解除对分娩的恐惧心理，防止因情绪紧张、恐惧而引起交感神经兴奋，儿茶酚胺分泌增加使血管痉挛，肾血流量减少而加重病情。

2. 环境与休息及卧位指导

1）居室环境要安静，减少探视，避免光声刺激，防止诱发抽搐。

2）绝对卧床休息，尽量取左侧卧位，有利于子宫胎盘的血液灌注，改善胎儿缺氧。每晚睡眠不少于8小时，并保证有1~2小时的午休，可消除疲劳，减低机体的耗氧量，减轻心脏负担。

3）昏迷、抽搐时，平卧位将头偏向一侧，有利于口腔分泌物及呕吐物流出，防止吸入窒息。

3. 饮食指导

1）多进高蛋白、高维生素和无刺激性食物，以补充从尿中丢失的蛋白质，避免诱发抽搐；水肿严重者，进低盐饮食，每日盐的摄入量要限于2 g，以减少水钠潴留，避免加重水肿。

2）昏迷时，给予鼻饲流质，保证营养供给，防止鼻饲管脱出。

4. 血压的监测

血压超过160/110 mmHg者，应密切检测血压。

5. 体重的监测

每周测体重、尿检1~2次，以了解水肿程度，肾功能受损程度。

6. 先兆子痫症状的观察

注意有无头痛、眼花、眩晕、呕吐、上腹部不适等先兆子痫的症状，一旦出现立即报告医护人员进行处理。

7. 子痫患者并发症的预防

子痫是妊高征最严重的一种，常因昏迷、抽搐而引起外伤、窒息、泌尿系感染、口腔溃疡、压疮等并发症，应指导家属掌握有关预防知识。

1）防止外伤

（1）床边加床栏，防止患者坠床。

（2）适当地固定患者四肢。

（3）不用暴力强行制止抽搐，以免引起误伤。

（4）交缠包有纱布的压舌板置放于上、下臼齿之间，防止抽搐时咬伤舌唇。

2）保持呼吸道通畅，有活动义齿要取出，避免引起窒息。

3）为了防止患者尿失禁污染床单，需给予留置导尿管，应注意：

（1）防止导尿管脱出，避免重插尿管增加尿路感染。

（2）注意保持导尿管通畅，防止扭曲和受压。

（3）尿液引流袋不要高于患者会阴平面，以免逆行感染。

（4）引流袋内尿液满后，应从尿袋下的活塞处流出尿液。

（5）每天要用消毒水棉球擦洗会阴部 1~2 次，以预防上行感染。

4）保持口腔清洁，预防口腔感染，每日用漱口液棉球清洗口腔 1~2 次。

5）保持床单清洁、平整、干燥，协助患者翻身，每 2 小时 1 次，防止压疮发生。

（周晓丽）

第五节　前置胎盘

胎盘通常附着于宫体部的后壁、前壁或侧壁。若胎盘附着于子宫下段，甚至胎盘下缘达到或覆盖宫颈内口处，其位置低于胎儿先露部，称为前置胎盘。前置胎盘是妊娠晚期出血的主要原因之一，是严重威胁母儿生命安全的并发症。

一、病因

确切病因尚不清楚，但认为子宫内膜退化、受精卵发育迟缓、胎盘发育异常等为发病基础。而导致上述情况可能与以下因素有关：

（一）人工流产

有关报道认为前置胎盘的发生与流产、引产刮宫有关。因无论刮匙清宫或人流吸引均可损伤子宫内膜，引起内膜瘢痕形成，再受孕时蜕膜发育不良，使孕卵种植下移；或因内膜血供不足，为获得更多血供及营养，胎盘面积增大，因而导致前置胎盘。

（二）剖宫产

国内外均有报道有剖宫产史的前置胎盘发生率明显增高；前次为古典式或下段直切口的剖宫产，宫体或下段纵向有瘢痕形成，局部蜕膜血供差，再孕时前置胎盘发生率高，胎盘植入机会也大。

（三）胎盘异常

前置胎盘于胎盘娩出后检查胎盘可能发现有胎盘异常者，如副叶胎盘、膜状胎盘等。也有因胎盘过大，宫内种植面增加，使其下缘延至子宫下段，最常见的如双胎妊娠合并前置胎盘等。而且胎盘异常过大亦为前置胎盘常见原因之一。

（四）吸烟及毒品影响子宫胎盘血供

国外有吸烟及嗜可卡因诱发前置胎盘的报道。吸烟孕妇的胎盘面积增大、重量增加。因为尼古丁可促使肾上腺皮质释放肾上腺素，使血管收缩影响子宫胎盘血流量，因此胎盘为获取较多氧供而扩大面积，即有可能覆盖子宫颈内口。

二、发病机制

妊娠晚期、临产后子宫下段逐渐扩展、拉长，而附着于子宫下段或子宫颈内口的胎盘不能相应地伸展，以致胎盘的前置部分自其附着处剥离，血窦破裂而出血。若出血不多，剥离处血液凝固，出血可暂时停止。随着子宫下段不断伸展，出血常反复发生，且出血量也越来越多。

三、分类

按胎盘边缘与子宫颈口的关系，将前置胎盘分为 3 种类型。

（一）完全性前置胎盘

或称中央性前置胎盘，子宫颈内口全部被胎盘组织所覆盖。

（二）部分性前置胎盘

胎盘组织部分覆盖子宫颈内口。

（三）边缘性前置胎盘

胎盘附着于子宫下段，但其边缘未达子宫颈内口。

上述分类反映了病情的轻重，对制订治疗方案至关重要。但胎盘边缘与子宫颈内口的关系随孕周和诊断时期的不同而改变，分类也随之改变。因此，目前以处理前的最后一次检查来决定分类。

四、病情评估

（一）临床表现

1. 症状

前置胎盘的主要症状是妊娠晚期或临产时发生无诱因、无痛性、反复阴道流血。出血是由于妊娠晚期或临产后，子宫下段肌纤维被动伸展，附着在子宫下段及宫颈内口上的胎盘不能相应地随之扩展，导致前置部分的胎盘与其附着处之间发生错位，引起部分胎盘剥离，血窦破裂而出血，剥离处血液凝固可暂时止血。随着子宫下段继续扩张，剥离部分逐渐扩大，故可多次反复出血，出血量多少不一，间隔时间愈来愈短。前置胎盘发生出血的时间早晚、长短、出血量的多少、间隔时间、发作的次数与其种类有关。完全性前置胎盘初次出血时间早，在妊娠 28 周左右，反复出血的次数频繁，量较多，有时一次大出血即可导致患者休克，危及母婴生命。边缘性前置胎盘出血较迟，多在妊娠 37～40 周或临产后，出血量较少，部分性前置胎盘介于两者之间。

2. 体征

1）全身情况：大量出血时呈现面色苍白，血压下降甚至休克；反复出血者可出现贫血，贫血程度与失血量成正比。

2）腹部检查：子宫大小与停经月份相符，子宫较软而无压痛，胎位、胎心音清楚，若出血量过多，可引起胎儿窘迫，甚至胎死宫内。由于胎盘附着在子宫下段，先露不易入盆而高浮，有时可出现胎位异常，如臀位等。在耻骨联合上偶可听到胎盘杂音。

（二）实验室及其他检查

1. 超声波检查

B超断层能清楚地看到子宫壁、胎头、宫颈和胎盘位置，胎盘定位准确率可在95％以上。可明确前置胎盘的类型，并可分辨是否合并胎盘植入等。妊娠中期超声检查如发现胎盘位低于内口，不要过早做出前置胎盘诊断，因随着妊娠进展，子宫下段形成，宫体上升，胎盘将随之上移。

2. 阴道检查

现采用B超检查，已很少做阴道检查。阴道检查主要用于终止妊娠前为了明确诊断决定分娩方式，且必须在有输液、输血及手术的条件下方可进行。如诊断已明确或流血过多即无必要做阴道检查。

3. 产后检查胎盘及胎膜

对产前出血的患者，分娩时应仔细检查娩出的胎盘，以便核实诊断。前置部分的胎盘有陈旧血块附着呈黑紫色，如这些改变在胎盘的边缘，而且胎膜破口处距胎盘边缘小于7 cm则为部分性前置胎盘。如行剖宫产术，术时可直接了解胎盘附着的部位，此时胎膜破口部位对诊断前置胎盘即无意义。

（三）诊断

1. 妊娠晚期反复出现无痛性阴道流血（中央性者可在妊娠中期发生）。

2. 腹软，无宫缩，胎体清楚，胎头高浮或胎位异常，胎心多正常。

3. 阴道检查在宫颈内口处可触及海绵样胎盘组织。此项检查必须慎用。

4. B超见胎盘位置低置。

（四）鉴别诊断

由于阴道壁静脉曲张破裂；宫颈病变如息肉、糜烂、癌肿等引起的产前出血，通过阴道窥诊即可确诊。前置胎盘主要需与胎盘早期剥离、帆状胎盘前置血管破裂、胎盘边缘血窦破裂相鉴别。

（五）对孕妇及胎儿的影响

1. 产时、产后出血

附着于子宫前壁的前置胎盘行剖宫产时，如子宫切口无法避开胎盘，则出血明显增多。胎儿分娩后，子宫下段肌肉收缩力较差，附着的胎盘不易剥离。即使剥离后因开放的血窦不易关闭而常发生产后出血。

2. 植入性胎盘

前置胎盘偶可合并胎盘植入。由于子宫下段蜕膜发育不良，胎盘绒毛可植入子宫下段肌层，使胎盘剥离不全而发生大出血，有时需切除子宫而挽救产妇生命。

3. 产褥感染

产褥感染可以发生在产前、产后。前置胎盘的胎盘剥离面位置低，接近宫颈外口，细菌易从阴道上行入侵。再者，多数患者因失血而贫血，经剖宫产术终止妊娠，机体抵抗力大大降低，一时不易康复，故产褥期间易于发生感染。

4. 羊水栓塞

分娩期边缘血窦破裂或剖宫产时，前置胎盘血窦切开，破膜时羊水涌进母体血循环。

5. 子宫下段易裂伤

子宫下段或宫颈胎盘附着部组织疏松、充血，易裂伤引起大出血。

6. 宫缩乏力

胎盘垫在子宫下段，胎儿先露部不易固定，则对子宫颈压力减轻，反射性引起子宫收缩的反应效能降低。

7. 血栓性静脉炎

据统计，血栓性静脉炎发生率为5%。

8. 对胎儿的影响

1）胎儿宫内窘迫：前置胎盘初次出血大多发生于妊娠晚期，而且往往反复出血。孕妇失血过多造成贫血，胎盘血灌注量不足引起缺氧可致胎儿宫内窘迫甚至死亡。

2）胎儿宫内发育迟缓：胎盘附着部位异常或反复出血，致部分纤维化，使功能减退影响胎儿发育而导致胎儿宫内发育迟缓。

3）早产：若大量出血或期待疗法效果不佳，为保证孕妇安全，必须紧急终止妊娠，故早产发生率高。

4）死亡率高：早产儿存活力低，此外，由于出生前血氧供应不足、出生时手术操作可能损伤胎盘使胎盘小叶撕裂而胎儿失血，出生后常迅即死亡。所以，前置胎盘的早产率高，围产儿死亡率亦高。

5）胎儿畸形：有资料表明前置胎盘孕妇的胎儿严重先天性畸形发生率大约是胎盘位置正常妊娠的2倍。畸形多发生于神经、血管、呼吸及消化系统。

五、处理

治疗原则是止血和补血。应根据阴道流血量多少、有无休克、妊娠周数、产次、胎位、胎儿是否存活、是否临产等情况做出决定。

（一）期待疗法

前置胎盘时围生儿死因主要是早产。对妊娠期小于37周，胎儿体重小于2 300 g，阴道流血不多，孕妇一般情况好者，应住院治疗，使胎儿尽量接近足月，从而降低围生儿死亡率。

1. 卧床休息

绝对卧床休息，尤以左侧卧位为佳。

2. 应用镇静药

有腰酸、下腹痛时给苯巴比妥0.03 g，3次/天；地西泮2.5 mg，3次/天，口服。

3. 应用平滑肌松弛药

1) 硫酸镁（$MgSO_4$）：25%硫酸镁20 ml溶于5%葡萄糖液250 ml中，以每小时1 g的速度静脉滴注，症状消失后改用沙丁胺醇口服。

2) β拟肾上腺素能药物：可松弛子宫平滑肌，抑制子宫收缩，达到止血目的。常用药物为硫酸沙丁胺醇，用量2.4~4.8 mg，每天3次口服。但有学者认为此药不宜长期服用，因其能促进肺表面活性物质的释放，但不能促进其合成，故短期应用可促肺成熟，但长期应用则可造成肺表面活性物质的缺乏。

4. 促进胎儿发育和肺成熟

前置胎盘反复出血常常影响胎儿的发育，而前置胎盘往往需提前终止妊娠，故促进胎儿发育和肺成熟非常必要，可输注多种氨基酸、葡萄糖和维生素C。胎儿未足月，又未能确定何时终止妊娠的情况下，可静脉滴注地塞米松10 mg，每周1~2次；如为择期剖宫产，则术前3天，每天滴注地塞米松10 mg，以促进胎肺成熟。

5. 宫颈环扎术

近年来，国内外已有报道利用宫颈环扎术治疗中央性前置胎盘，术后平均孕周可达37周。手术的关键是要缝合至子宫颈内口水平，用尼龙线编成辫子进行缝合，手术可在急诊情况下进行，术后用宫缩抑制剂。

6. 胎儿监护

包括胎儿安危状态监护和胎儿成熟度检查。

（二）终止妊娠

如保守治疗成功，应考虑适时分娩。与自然临产、大出血时紧急终止妊娠相比，适时分娩的围生儿死亡率和发病率明显降低。原则上，完全性前置胎盘应在妊娠达35周、估计胎儿体重 >1 500 g 时；有报道胎儿出生体重 >1 500 g 者，围生儿死亡率为62.5%，超过1 500 g 者为4.6%。边缘性胎盘可在妊娠37周时，考虑终止妊娠。至于部分性前置胎盘则根据胎盘遮盖子宫颈内面积的大小，适时分娩。妊娠合并各种类型的前置胎盘的平均分娩时间为孕35周以后自然发动宫缩，据统计，此时胎儿尤其是胎肺已成熟，出生体重多 >1 500 g，终止妊娠的时间可在37周以内。若就诊时，阴道流血多，孕妇已有休克现象；或在等待观察期间发生大量流血或反复流血，应以孕妇生命安全为重，不考虑胎龄，果断终止妊娠。

1. 剖宫产术

剖宫产术可以迅速结束分娩，于短时间内娩出胎儿，可以缩短胎儿宫内缺氧的时间，增加胎儿成活机会，对母子较为安全。该术为处理前置胎盘的主要手段。对完全性或部分性前置胎盘者，如阴道流血量多，估计短时间内不能经阴道分娩，必须以剖宫产结束分娩。已发生休克者同时输液、输血，补充血容量以纠正休克。

1) 手术切口：前置胎盘剖宫产前，需做B超检查，了解前置胎盘类型、附着部位，决定切口类型。切口应避开胎盘附着处，减少术中出血。胎盘附着于后壁者，可用下段横切口；附着于前壁者，可用下段偏高处纵切口或体部切口；如附着于前壁偏左，则切口从右侧进入，反之亦然。有时胎盘大而薄，附着于前壁大部分，则可直接从下段切入宫腔，迅速撕开胎盘进入羊膜腔，取出胎儿。

2）娩出胎盘：胎儿娩出后，即用宫缩剂，麦角新碱 0.2 mg 和催产素 10 U 子宫肌内注射，不需等待胎盘剥离，迅速徒手剥离胎盘，如剥离困难，不宜强行剥离，注意植入胎盘，如为完全植入，以子宫切除为宜；部分植入者，则可行子宫肌部分切除。

3）术中止血：子宫下段肌层菲薄，收缩力弱，胎盘娩出后，往往出血较多，先用组织钳或卵圆钳钳夹切口边缘，观察出血部位，采用适当的止血措施。

（1）纱布压迫：约 50% 采用宫缩剂和局部纱布压迫，可止血成功。压迫时间至少 10 分钟，如出血凶猛，压迫期间仍不能完全止血者，立即改用其他方法。

（2）局部缝扎：用 0 号肠线在出血部位 8 字缝扎，如仍有少量出血时，加用宽纱布条填塞宫腔，一端通过宫颈管置入阴道内，待 24 小时后从阴道拉出，填塞时注意不要留有空隙。

（3）局部子宫肌切除：胎盘附着处出血经缝扎无效，或局部有胎盘植入者，可行局部子宫肌切除，切口呈菱形，用肠线分两层缝合。此法尚不多用。

2. 阴道分娩

确诊为边缘性前置胎盘，出血少，产妇一般情况好，枕先露；部分性前置胎盘，子宫颈口已扩张，估计短时间内可结束分娩者，可予试产。在输液、输血条件下，人工破膜。破膜后羊水流出，胎头下降可压迫胎盘前置部分而止血，并促进子宫收缩而加速产程，现已不主张破膜后头皮钳牵引或牵足压迫胎盘止血，此法易引起宫颈撕伤，出血；且前置胎盘出血时一部分胎盘已剥离，氧的供给减少，压迫胎盘可加重循环障碍和胎儿缺氧，死亡率高。胎儿娩出后，由于胎盘往往不易自行剥离或剥离不全而出血不止，故以人工剥离为宜。操作一定要轻柔，慎防损伤子宫下段，并警惕合并粘连胎盘或植入性胎盘的可能。产后除仔细检查胎盘之外，应逐一探查阴道穹隆、宫颈、子宫下段等处有无裂伤。经阴道分娩而发生产后出血，胎盘剥离面的止血方法同剖宫产时。中央性和部分性前置胎盘原则上不能从阴道分娩。

若人工破膜后，胎头下降不理想，仍有出血；或产程进展不顺利，应立即改行剖宫产术。

3. 紧急转送

如患者阴道大量流血而当地无条件处理，应予以静脉输液或输血，并在外阴消毒后，用无菌纱条填塞阴道以暂时压迫止血，迅速护送转院处理。

4. 其他

产褥期应继续纠正贫血，预防感染。

六、监护

根据病情需立即接受终止妊娠的孕妇，立即安排孕妇去枕侧卧位，开放静脉，配血，做好输血准确。在抢救休克的同时，按腹部手术患者的护理进行术前准备。并做好母儿生命体征监护及抢救准备工作。

（一）接受期待疗法的孕妇的护理

1. 绝对卧床休息，待出血停止后可酌情安排下地轻微活动。

2. 入院后立即检查血型，做好输血及紧急手术的各项准备。

3. 对胎儿进行监护，必要时给母体吸氧。

4. 加强会阴护理，保持外阴清洁，禁止肛门检查和灌肠。

5. 备好母婴抢救药品和器械，做好患者心理护理，消除患者因出血而引起的紧张、恐惧心理，使其积极配合治疗。

6. 行剖宫产时，术前应做好一切抢救准备，术后应加强观察及护理。

（二）病情观察与护理

1. 密切观察病情变化

密切观察病情变化，监测生命体征，注意阴道流血量、色和性质，并完善护理记录。如孕妇出现头晕、腹痛、宫缩、血压或血红蛋白下降、胎心变化等，需及时报告医生。

2. 严密观察与感染有关的体征

严密观察与感染有关的体征，如体温、脉搏、子宫的压痛情况、阴道分泌物的性状；认真评估胎儿宫内感染的征象，如出现胎心率加快和生物物理评分下降情况，需及时收集血尿标本，监测白细胞计数和分类，发现异常及时和医生联系。

七、健康教育

孕妇的心理状况直接影响其血压及疾病的处理过程，护士必须重视评估孕妇的心理状况，予以相应的解释和支持；与孕妇一起听胎心音，解释目前胎儿状况等措施均有助于减轻顾虑，稳定孕妇血压；允许家属陪伴，消除患者的孤独感。此外，提供倾诉的环境和机会，鼓励孕妇说出心中疑虑，有助于稳定孕妇情绪、减少恐惧感；同时，把病情及处理方案及时通知患者和家属并予以必要解释，可获得理解，取得患者的主动配合。

（周晓丽）

第六节　胎盘早剥

妊娠20周以后或分娩期正常位置的胎盘在胎儿娩出前，部分或全部从子宫壁剥离称胎盘早剥。胎盘早剥是妊娠晚期严重并发症，具有起病急、发展快的特点，若处理不及时可危及母儿生命。胎盘早剥的发病率国外平均为1%～2%，国内为0.46%～2.1%。

一、病因和发病机制

胎盘早剥的发生可能与以下几种因素有关，但其发病机制尚未能完全阐明。

（一）孕妇血管病变

当母体患重度子痫前期、慢性高血压、慢性肾炎或全身血管病变时，胎盘早剥发生率增高。因底蜕膜小动脉痉挛或硬化，引起远端毛细血管变性坏死而破裂出血，血液流至底蜕膜层与胎盘之间形成血肿，致使胎盘与子宫壁分离。

（二）机械因素

腹部直接受撞击或挤压等外伤；脐带过短（<30 cm）或脐带绕颈、绕体等相对过短时，分娩过程中胎儿下降牵拉脐带而造成胎盘剥离；或羊膜腔穿刺时刺破前壁胎盘附着处，血管破裂出血而导致胎盘剥离。

（三）宫腔压力骤减

双胎妊娠分娩时第一胎娩出过快，或羊水过多破膜时羊水骤然流出所造成的宫腔内压力急剧下降等，均可引胎盘早剥。

（四）子宫静脉压突然升高

晚期妊娠子宫较重，当孕妇长时间处于仰卧位，妊娠子宫压迫下腔静脉，阻碍静脉血的回流，使子宫的静脉压突然升高，蜕膜静脉床淤血或破裂而发生胎盘早剥。

由于底蜕膜层血管破裂出血形成血肿，使胎盘自附着处剥离。如剥离面小，血浆很快凝固，临床可无症状，如果胎盘剥离面大，继续出血，则形成胎盘后血肿，使胎盘剥离部分不断扩大，出血逐渐增多；当血液冲开胎盘边缘，沿胎膜与子宫壁之间向子宫颈口外流出，即为显性剥离或外出血。如胎盘边缘仍附着于子宫壁上，或胎盘与子宫壁未分离或胎儿头部已固定于骨盆入口，都能使胎盘后血液不能外流，而积聚于胎盘与子宫壁之间，即隐性剥离或内出血。此时，由于血液不能外流，胎盘后积血增多，子宫底也随之升高，当内出血过多时，胎盘后血肿逐渐增大，胎盘剥离面也越来越广，血液逐渐将胎盘边缘与胎膜和宫壁分离，冲开胎盘边缘，向子宫颈口外流，形成混合性出血。有时，出血穿破羊膜溢入羊水。隐性出血时，胎盘后血液增多，压力逐渐增大可，向胎盘后宫壁浸润引起肌纤维分离、断裂、变性。如血液浸润深达浆膜层，子宫表面出现紫色淤斑，称为子宫胎盘卒中。血液亦可经子宫肌层渗入阔韧带、后腹膜。严重的胎盘早剥常并发凝血功能障碍，剥离处的胎盘绒毛和蜕膜释放大量组织凝血活酶，进入母体循环，激活凝血系统而发生 DIC，造成肺、肾等重要脏器损害。

二、分类

根据出血的临床表现，分为 3 种类型。

三、病情评估

（一）临床表现

胎盘早剥的临床特点是妊娠晚期突然发生的腹部持续性疼痛，伴有或不伴有阴道流血。根据胎盘剥离面的大小和流血量多少可分为以下二型：

1. 轻型

以外出血为主，胎盘剥离面通常不超过胎盘的 1/3，多见于分娩期。主要症状为阴道流血，流血量一般较多，色暗红，伴轻微腹痛或无腹痛，贫血体征不显著。若在分娩期则产程进展较快。

腹部检查：子宫软，宫缩有间歇，子宫大小符合妊娠月份，胎位清，胎心率多正常，若流血量多胎心可有改变。腹部压痛不明显或仅有局部轻压痛（胎盘剥离处）。产后检查见胎盘母体面有凝血块及压迹。

2. 重型

以隐性出血为主，胎盘剥离面积超过 1/3，同时有较大的胎盘后血肿。主要症状为突然发生的持续性腹痛或腰酸，其程度因剥离面积大小及胎盘后积血多少而不同。积血越多疼痛越剧烈，严重时可出现休克表现。可无阴道流血或仅有少量的阴道流血，贫血程度与外出血量不相符。

腹部检查：触诊子宫硬如板状，有压痛。子宫妊娠月份大，而且随着病情的发展，胎盘后血肿不断增大，宫底也随之相应升高。偶见宫缩，但由于子宫处于高张状态，因此胎位触诊不清。如胎盘剥离面超过 1/2 以上，胎儿多因严重宫内窘迫而死亡。故重型患者，胎心率多有改变或已消失。

（二）实验室及其他检查

1. 化验检查

主要了解患者的贫血程度及凝血功能。可行血常规、尿常规及肝、肾功能等检查。重症患者应做以下试验：

1）DIC 筛选试验（血小板计数、凝血酶原时间、血浆纤维蛋白原测定）：血纤维蛋白原 <250 mg/L 为异常，如果 150 mg/L 对凝血功能障碍有诊断意义。

2）纤溶确诊试验（凝血酶时间、纤维蛋白溶解时间和血浆鱼精蛋白副凝试验）。

3）情况紧急时，可抽取肘静脉血于试管中，轻叩管壁，7 分钟后观察是否有血块形成，若无血块或血块质量差，说明有凝血障碍。

2. B 超检查

典型声像图显示胎盘与子宫壁间出现边缘不清楚的液性低回声区，胎盘异常增厚或胎盘边缘"圆形"裂开。同时还可见胎儿的宫内情况及排除前置胎盘。Ⅰ度胎盘早剥血液若已流出未形成血肿，则见不到上述典型图像。

（三）诊断

1. 多有腹部外伤史，突然腹痛，多伴有阴道流血。

2. 阴道流血呈暗红色，而流血量往往与孕妇一般情况不一致。

3. 子宫大小符合或超过妊娠周数。子宫呈强直收缩或放松不良，胎位不清，胎心多听不到，子宫有压痛处。

4. B 超检查准确、快速，并可判定胎盘早剥类型。

（四）鉴别诊断

见表 2-2。

表2-2　重型胎盘早期剥离的鉴别诊断

症状	重型胎盘早期剥离	前置胎盘	子宫破裂
发病因素	有妊高征、外伤等	子宫内膜创伤、感染史、流血无诱因	有头盆不称、胎位不正或剖宫产史
腹痛	突然发作剧烈腹痛	无	有强烈宫缩及破裂先兆，后剧烈腹痛
阴道流血	以内出血为主，或先内出血后外出血。外出血量与全身症状不成正比	反复阴道流血，外出血量与全身症状成正比	少量阴道流血，可出现血尿
内出血	宫腔积血	无	腹腔积血，有移动性浊音
子宫	宫体增大超过妊娠月份，硬如木板压痛明显	子宫大小与妊娠月份相符，软，无压痛	胎儿排入腹腔，宫体收缩，偏在一侧
胎位	不清	清楚	不清
胎心	微弱或消失	正常	消失
阴道检查	宫口无胎盘组织	宫口全部或部分被胎盘覆盖	宫口无胎盘组织

（五）并发症

1. DIC

重型胎盘早剥特别是胎死宫内患者可能发生 DIC，出现皮下、黏膜、注射部位出血，子宫出血不凝或出现较软凝血块，另有血尿、咯血及呕血现象，对胎盘早剥患者从入院到产后均应密切观察，结合化验结果，积极防治。

2. 产后出血

胎盘早剥可致子宫肌层发生病理改变影响收缩而易出血，一旦发生 DIC，产后出血不可避免，必须提高警惕。

3. 急性肾功能衰竭

伴妊娠期高血压疾病的胎盘早剥，或失血过多及休克和发生 DIC，均严重影响肾血流量，造成双侧肾小管或肾皮质缺血坏死，出现急性肾衰竭。

4. 胎儿宫内死亡

胎盘早剥面积超过胎盘面积的 1/2 时，胎儿多缺氧死亡。

（六）对母儿的影响

胎盘早剥对母儿预后影响极大。剖宫产率、贫血、产后出血率、DIC 发生率均升高。由于胎盘早剥出血引起胎儿急性缺氧，新生儿窒息率、早产率明显升高，围生儿死亡率约为 25%，15 倍于无胎盘早剥者。

四、处理

（一）期待疗法

适用于胎儿未成熟、流血不再加重、子宫敏感性消失或减轻，且无胎儿宫内窘迫者。轻型胎盘早剥可在严密监测血压、脉搏、宫高、腹围、胎心、子宫硬度与压痛、阴道流血等变化下，卧床静息。如病情稳定，胎龄 <36 周，又未自行临产者，可继续做

期待疗法。并定期进行尿 E_3 和 B 超检查；如病情加重，则应尽快终止妊娠。做好输血及急救准备。

（二）纠正休克

患者入院时情况比较危重，对处于休克状态的患者应立即予以面罩吸氧、快速静脉滴注平衡液及输血，在短时间内补足血容量，使血细胞比容达 0.30 或稍高，尿量至少 30 ml/h，同时应争取输新鲜血，可补充凝血因子。

（三）及时终止妊娠

胎盘早剥危及母儿生命，其预后与处理的及时性密切相关。胎儿娩出前胎盘剥离可能继续加重，难以控制出血，时间越长，病情越重，因此一旦确诊重型胎盘早剥，必须及时终止妊娠。

1. 剖宫产

剖宫产的手术指征为：①重型胎盘早剥，估计短时间内不能结束分娩；②重型胎盘早剥，胎儿已死，产妇病情继续恶化者；③破膜后产程无进展者；④轻型胎盘早剥，有胎儿窘迫征象者。在剖宫产术中发现子宫胎盘卒中，子宫是否保留的问题，应当以子宫壁受损的程度为标准。仅表面颜色青紫，不能作为子宫切除指征，应视胎儿及其附属物娩出后，子宫收缩情况而定。如经按摩及注射子宫收缩剂后，仍松弛不收缩，血液不凝。出血不能控制，在输新鲜血液的同时行子宫切除术。

2. 经阴道分娩

适用于病情较轻者，特别是经产妇，出血不多，宫缩仍有间歇，局部压痛轻，无板状腹，或初产妇宫口开全，估计短时间内可经阴道分娩者。首先进行人工破膜，可加快产程进展；羊水流出后宫腔容积缩小，子宫收缩压迫胎盘止血；宫腔内压力降低同时可防止凝血活酶进入子宫血循环，以阻断或预防 DIC。破膜后以腹带扎紧腹部。如宫缩弱可同时静脉滴注缩宫素。并密切观察患者的血压、脉搏、出血情况及胎心等，必要时检查红细胞、血红蛋白及凝血功能。

（四）并发症的处理

1. 休克

重症早剥，出血量多，血压下降，处于休克状态者，应积极补充血容量，纠正休克，尽快改善患者状况。尽量输给新鲜血液，因为新鲜血除补充血容量外，还可以补充凝血因子。

2. DIC

早剥并发 DIC 时，临床上除了原来早剥的症状外，还出现休克，多部位出血，阳性的凝血功能障碍的化验检查结果以及多发性微血管栓塞征象，此时，胎心多有改变或消失。病情危急，应立即大量输给新鲜血的同时行剖宫产术，尽快娩出胎儿和胎盘以去除诱发 DIC 的原因；如果病情严重，伤口出血不凝，难以止血者，宜行全宫切除术。同时还需作凝血功能的监测，根据情况补充血小板、纤维蛋白原等凝血物质，但应用后者宜小心，不能单纯以血纤维蛋白水平为依据。至于肝素，对于胎盘早剥引起的 DIC 应慎用，以免增加出血倾向。

3. 其他并发症

胎盘早剥容易出现产后出血，因此，产后仍需加强子宫收缩并密切观察出血情况。少数患者可出现肾衰竭，应记录液体出入量，当出现尿少或无尿时，可用甘露醇或呋塞米，必要时应使用人工肾，以挽救产妇生命。

五、监护

1. 患者入院后应卧床休息，迅速完成各项实验室检查，配制新鲜血，测量子宫底高度，并应反复检查，以判断病情的发展，备好母婴抢救药品及用物。

2. 当出现产兆时，应给予精神安慰，解除其紧张情绪和恐惧心理。

3. 做好分娩准备，剃去阴毛，清洁外阴，但禁止灌肠，注意尿量变化。

4. 如胎儿尚存活，应予孕妇氧气吸入。孕妇有血压下降，脉搏细弱等休克症状时，应按休克患者护理。

5. 做好新生儿的抢救准备。

6. 如需紧急手术者，迅速做好术前准备。如腹部备皮、留置尿管、输血、输液等。准备抢救药物：宫缩剂、纤维蛋白原、肝素、鱼精蛋白、抗纤溶药及冰袋等。

7. 密切观察病情变化，注意脉搏、血压、子宫收缩、阴道流血等情况。当有血压下降、脉搏细弱等休克症状时，应按休克患者抢救护理。

8. 以子宫胎儿监视器持续监视胎心音的变化并记录之，观察羊水中有无胎便出现。发现异常及时报告医生。

9. 注意观察凝血功能障碍，观察产程，同时应注意阴道流血有无凝血块。应根据患者情况输新鲜血及纤维蛋白质，必要时加用肝素及抗纤溶治疗，并注意药物疗效及不良反应。

10. 诊治过程随时注意尿量，如每小时少于 30 ml，应及时补充血容量；如尿量少于 17 ml 或无尿，应考虑急性肾功能衰竭，可及时报告医生并协助处理。

六、健康教育

加强产前检查，对妊高征等高危人群加强管理、积极治疗，向孕妇宣传避免腹部外伤的重要性，以预防和治疗胎盘早剥的发生。

由于产前出血较多，患者体质比正常的孕、产妇虚弱，因此在体力上更需护理人员的帮助。由此产生的虚弱无力也往往影响患者的心理状态，她们更需要周围的工作人员、家属予以心灵上的慰藉，以及提供一些诸如自我照顾、婴儿喂养等方面的实际帮助，使她们再树信心。对于失去孩子，甚至遭受子宫切除的患者，护理人员尽量安排她们在周围没有婴儿的房间，让家人尽量陪伴，以免触景生情；或联系心理医生，共同解决她们的心理障碍，尽快走出阴影，接受现实，恢复正常的心态。

（周晓丽）

第七节 妊娠剧吐

妊娠剧吐是妊娠期孕妇恶心、呕吐，甚至不能进食，发生体液平衡失调及新陈代谢紊乱的一组综合征，发生率为 0.3% ~ 1%。

一般按呕吐严重程度分为 3 种类型：

1. 晨吐

清晨有恶心、呕吐，但不影响日常生活。

2. 中度呕吐

恶心、呕吐加重，但经对症治疗、饮食指导和适当休息，则症状多可缓解。

3. 恶性呕吐

为持续性恶心、呕吐，导致酸中毒及电解质紊乱或肝功能异常，患者可因酸中毒、电解质紊乱、肝肾衰竭死亡。

一、病因

妊娠剧吐确切病因不明，目前认为可能与以下因素有关：

（一）内分泌因素

妊娠早期呕吐最严重时，体内 HCG 水平最高，双胎妊娠或水泡状胎块患者血 HCG 浓度明显增高，而其发生剧吐者也明显增多。据此推测妊娠呕吐可能与体内 HCG 水平相关。

（二）精神、神经因素

妊娠期自主神经的敏感性随个体差异变化很大，故每人呕吐的严重程度不一。一些妇女心理受环境影响很大，思想恐惧或脆弱都可增加精神紧张性。精神因素对妊娠剧吐发生有较大关系。

由于严重呕吐和长期饥饿引起失水及电解质紊乱，出现低钾血症、低氯血症、代谢性碱中毒。由于热量摄入不足，发生负氮平衡，脂肪氧化不全，酮体积聚，出现代谢性酸中毒，严重者肝、肾功能受阻。

二、病情评估

（一）临床表现

多见于年轻初孕妇，发病时间在妊娠前 3 个月内。初为早孕反应，逐渐加重，直至呕吐频繁，不能进食，呕吐物为胆汁或咖啡渣样物。由于长期呕吐和饥饿，可致失水及电解质紊乱，尿中出现酮体，形成代谢性酸中毒。患者明显消瘦，嘴唇燥裂，皮肤弹性差，精神萎靡，面色苍白，呼吸有酮味。严重者脉搏加快，眼眶下陷，体温升高，血压下降，血细胞比容升高，甚至肝肾功能受损，出现黄疸，血胆红素和转氨酶升高，尿素氮和肌酐增高，尿中出现蛋白及管型。眼底视网膜出血。最后意识模糊呈昏睡状态。

（二）实验室及其他检查

妊娠试验阳性。为鉴别病情轻重，可测定尿量、尿比重、尿酮体、血红细胞计数及血细胞比容、血红蛋白、钾、钠、氯、二氧化碳结合力，检查胆红素、转氨酶、尿素氮、肌酐以判断脱水程度及有无代谢性酮症酸中毒，有无血液浓缩、水电解质紊乱及酸碱失衡，肝、肾功能是否受损及受损的程度。

必要时还应进行心电图检查、眼底检查。

（三）诊断和鉴别诊断

根据临床表现诊断本病时，首先应确定是否为正常妊娠。可用 B 超排除葡萄胎、多胎，并与可致呕吐的疾病如急性病毒性肝炎、胃肠炎、胆道疾病、脑膜炎及脑肿瘤等进行鉴别。测定血常规、尿常规、血黏度、电解质、二氧化碳结合力等了解酸中毒、电解质紊乱情况，判断病情严重程度。妊娠剧吐者常有尿酮体阳性。心电图检查可发现血钾异常。眼底检查可了解有无视网膜出血。

三、处理

本病的治疗，当尽早控制呕吐。对一般患者，以中医治疗为主。若呕吐日久、剧烈者，则当及时输液以迅速控制代谢紊乱，纠正酸碱平衡。同时应结合心理疏导，消除紧张情绪，并指导饮食调养，根据患者喜爱食品"以其所思任意食之"。

（一）一般治疗

对精神紧张和情志抑郁者，应给予精神安慰和支持，解除其思想顾虑，保证充分的休息和睡眠，同时指导进食方法。饮食须少食多餐，进清淡易消化食物，禁服油炸、高脂肪和味道过浓之品。

（二）药物治疗

1. 维生素类

可给予维生素 B_6、维生素 B_1、维生素 C，酌情加用镇静药如苯巴比妥、氯丙嗪。口服效果不佳可在静脉输液中加入维生素 C 3 g、维生素 B_6 100 mg，另每日肌内注射维生素 B_1 100 mg。也可用维生素 B_6 于足三里穴封闭，维生素 B_1 于神门穴封闭效果较佳。

2. 普鲁卡因

普鲁卡因能阻断病理性神经冲动，使神经活动恢复正常。先以 0.25% 普鲁卡因 100 ml 加 5% 维生素 C 2 ml，骶骨前封闭，次日用 2% 普鲁卡因 50 ml 进行胸段椎旁封闭，可根据病情封闭 1~2 次，每次间隔 3~4 天。

3. 氯丙嗪

把盐酸氯丙嗪和维生素 B_1 注射液分别吸入 2 支 5 ml 注射器内，以握笔式持注射器，垂直刺入穴位。稍有酸胀感时将药物缓慢注入穴位。一般胃俞穴注射氯丙嗪，脾俞穴注射维生素 B_1。每日 1 次，3 次为 1 个疗程，轻者 1 个疗程，重者 2 个疗程。

4. 肾上腺皮质激素

对少数病例经保守治疗无效时，可加用，常可收到良好效果。如氢化可的松 200~300 mg 加入 5% 葡萄糖 500 ml 内静脉缓慢滴注。

5. 支持治疗

给予先禁食 2～3 天，予以补液，补液量要根据脱水程度进行补充，一般每日补液 1 500～3 000 ml，使每日尿量在 1 000 ml 以上，尿酮阴性，然后可逐渐进食。对营养较差或贫血较重者，可补充能量，给予输血或静脉滴注必需氨基酸每日 500 ml，连续数日。同时注意补充电解质及纠正酸中毒，不能进食者静脉补钾，代谢性酸中毒多用碳酸氢钠纠正，而不用乳酸钠，因乳酸钠必须经过肝脏氧化后才起作用，会加重肝脏负担。

6. 胃肠外营养

对有条件的医院可应用。每日供热量 2 500～3 000 kcal*，除输入 10%、30%，甚至 50% 葡萄糖液外，还应输入多种氨基酸液，以供体内合成蛋白质，并输入 10% 脂肪乳剂。注意尿糖的监测，必要时高渗糖内加入胰岛素，同时注意补钾。目前可选择提供专用配方配制的全胃肠外营养液，其中含 10% 葡萄糖液 1 500 ml、10% 英脱匹利特（为无热源的脂肪乳剂灭菌制品）250～500 ml、8.5% 乐凡命（为 14 种结晶氨基酸与山梨醇配制而成的无菌水溶液，含 14 种氨基酸的总量为 8.5%）500 ml、安达美（微量元素的营养添加剂，为电解质和微量元素浓缩液）10 ml、成人维他利匹特（脂溶性维生素制剂）10 ml、格利福斯（磷酸盐）10 ml、10% 氯化钾根据血钾水平调整用量，上述液体在 24 小时内外周静脉均匀输注完毕。用药过程中应注意电解质紊乱等不良反应。

（三）中医治疗

部分患者穴位注射（内关穴）维生素 B_1、维生素 B_6，艾叶加苍术穴位治疗，或推按掌骨桡侧胃穴区可获良好疗效。

（四）妊娠剧吐并发 Wernicke 脑病治疗

在未补给足量维生素 B_1 前，静脉滴注葡萄糖会进一步加重三羧酸循环障碍，使病情加重，导致患者昏迷甚至死亡，对长期不能进食的患者应特别强调维生素 B_1，同时应强调对其内分泌及神经状态的评价，对于病情严重者应及时终止妊娠。早期大量维生素 B_1 治疗（100 mg/d，肌内注射）患者，上述症状可在数日至数周内有不同程度的恢复，但仍有 60% 患者不能得到完全恢复，特别是记忆恢复往往需要 1 年左右的时间。

（五）终止妊娠

经各种治疗病情不改善，体温持续在 38℃ 以上，心率超过每分钟 120 次，或出现黄疸时，应考虑终止妊娠。

四、监护

1. 患者应卧床休息，室内保持整洁、清静和通风。避免精神刺激，鼓励患者树立战胜疾病的信心。待病情改善，鼓励患者下床适当活动，有助于消化功能的恢复。

2. 暂禁食 24～48 小时，记出入量。止吐后宜吃清淡、富有维生素、高热量、易于消化的食物，多吃蔬菜，防止便秘。

3. 注意口腔清洁，每次呕吐后均应漱口，以免发生口腔炎。

---

　　* 1 kcal = 4.186 kJ。

4. 密切观察体温、血压、脉搏、皮肤和巩膜的变化，注意有无因剧吐而引起的腹痛、阴道流血、腰酸等流产先兆，发现异常，立即报告医生。

5. 记出入量，同时注意呕吐物的性质，如为血性或咖啡色，应立即报告医生。注意口腔清洁，每次呕吐后均应漱口，必要时用口腔消毒液，以免发生口腔炎。

6. 按医嘱每日或隔日留尿查酮体。静脉输液，注意补充氯化钾和维生素 C，维持水、电解质和酸碱平衡。

五、健康教育

1. 向患者及家属讲解，减少刺激的必要性，如不愉快的情景及气味、注意口腔卫生、饮食后不要躺卧等。

2. 避免食过甜、油腻油脂过多或油煎食物。

3. 注意休息，衣服宽松、舒适，平时坐在空气新鲜的地方。

4. 患者应保持情绪稳定和愉快的心情。

5. 心情要舒畅，居室空气要流通，阳光充足，避免受凉感冒。

（刘文娟）

第八节　羊水过多

妊娠期间羊水量超过 2 000 ml 称为羊水过多。多数孕妇羊水量增加缓慢，在长时期内形成，称慢性羊水过多；少数孕妇羊水在数日内迅速增加，称急性羊水过多。发病率为 0.5% ~1% ，合并妊娠糖尿病时，其发生率高达 20%。

一、病因

羊水在母体和胎儿之间不断进行交换，维持着动态平衡，交换量约 400 ml/h。胎儿通过吞咽、呼吸、排尿以及角化前皮肤、脐带等进行交换，此种交换一旦失去平衡，可发生羊水量异常。羊水过多的病因尚不清楚，可能与以下因素有关：

（一）胎儿畸形

胎儿畸形是羊水过多发生的首要原因。羊水过多的孕妇中 18% ~40% 合并胎儿畸形，其中以神经管缺陷性疾病最常见，约占 50%。脊椎裂、脑膜膨出、脉络膜组织增殖时渗出液增加导致羊水过多；无脑儿、脑积水时由于中枢吞咽功能缺乏，不能吞咽羊水，又缺乏抗利尿激素，以致尿量增多形成羊水过多。其次是消化道畸形，约占 25%，主要为消化道闭锁、肺发育不全时影响吸入吞咽羊水，导致羊水积聚而发生羊水过多。

（二）多胎妊娠及巨大儿

多胎妊娠并发羊水过多为单胎妊娠的 10 倍，尤多见于单卵双胎，且常发生在其中体重较大的胎儿。由于单卵双胎之间循环相互沟通，其中占优势的胎儿，循环血量多、尿量增多，而致使羊水过多。巨大儿也容易发生羊水过多。

（三）母亲并发症

如糖尿病，可能与糖尿病孕妇导致胎儿高糖血症和多尿有关，加之羊水糖浓度增高，使羊水渗透压增高，水分经胎膜渗出量减少亦可能是其致病原因。此外，妊高征、Rh 血型不合或贫血等孕妇，并发羊水过多者较一般孕妇为多。

（四）脐带、胎盘病变

如胎盘血管瘤较大或生长部位靠近脐带附近，压迫脐静脉，引起静脉回流梗阻，血液淤滞，增加渗出量可致羊水过多。胎盘过大、脐带帆状附着的羊水过多者，亦较一般孕妇为多。

（五）羊水过多

不明原因的羊水过多。

二、发病机制

母儿间羊水交换以 400 ml/h 速度进行，呈动态平衡，包括胎儿吞咽、呼吸、尿液排出及皮肤、胎膜的渗出和吸收。上述病因中一种或多种因素均可造成羊水循环的失衡，生成增多，输出减少，导致羊水过多。

羊水过多对母体的影响：易发生原发性宫缩乏力、产程延长、产后大出血、胎盘早剥及休克。对胎儿的影响则有：围生儿死亡率是正常羊水量组的 2.1 倍，主要原因有胎儿畸形（20%～50%）、早产、胎盘早剥、脐带脱垂、宫内窘迫、新生儿窒息等。

三、病情评估

（一）临床表现

临床症状完全与羊水过多有关，主要是机械性压迫。通常羊水量超过 300 ml 时才出现症状，羊水越多，症状越明显。

1. 急性羊水过多

多发生于孕 20～24 周。由于在数日内子宫体积急剧增加，产生一系列压迫症状，腹腔脏器向上推移，横膈上举，呼吸困难，腹壁皮肤则因张力过大而感疼痛，严重者，皮肤变薄，皮下静脉均可看清，由于巨大的子宫压迫双侧输尿管，同时体内液体大量汇向羊膜腔内，孕妇尿少，个别可以无尿而处于紧张状态。由于对下腔静脉的压迫，发生下肢及外阴血液回流受阻，水肿明显。做腹部检查时，腹部皮肤因腹壁紧张而有触痛，子宫壁紧张，扪不到胎儿，听不到胎心，患者不能行走，仅能端坐。

2. 慢性羊水过多

较多见，多数发生在妊娠晚期，数周内羊水缓慢增多。多数孕妇无自觉不适，仅在产前检查时，见腹部膨隆，测量宫高及腹围大于同期孕妇，妊娠图宫高曲线超出正常百分位数，腹壁皮肤发亮、变薄，触诊时感到皮肤张力大，有液体震颤感，胎位不清，有时扪及胎儿部分有浮沉胎动感，胎心遥远或听不清。

（二）实验室及其他检查

1. B超检查

单一最大羊水暗区垂直深度（AFV）＞7 cm；或将子宫分为4个象限，各象限羊水最大垂直深度之和，即羊水指数（AFI）＞18 cm，可诊断为羊水过多。此外可见胎儿图像只占宫腔很少部分，漂浮于羊水中，若合并胎儿异常如无脑儿、双胎等可同时被发现。

2. X线检查

羊水过多者X线摄片子宫轮廓与胎儿骨骼大小不相称。羊膜囊造影也可了解胎儿有无消化道畸形，但因X线对胎儿有一定损害，故仅用于高度怀疑胎儿畸形者。

3. 羊膜囊造影及胎儿造影

为了解胎儿有无消化道畸形，先将76%泛影葡胺20～40 ml注入羊膜腔内；3小时后摄片，羊水中造影剂减少，胎儿肠道内出现造影剂。接着再将40%碘化油20～40 ml（应视羊水多少而定）注入羊膜腔，左右翻身数次，因脂溶性造影剂与胎脂有高度亲和力，注药后半小时、1小时、24小时分别摄片，胎儿的体表包括头、躯干、四肢及外生殖器均可显影。羊膜囊造影可能引起早产、宫腔内感染，且造影剂、放射线对胎儿有一定损害，应慎用。

4. 神经管缺陷胎儿的检测

该类胎儿畸形容易合并羊水过多。除B超之外，还有以下几种检测方法：

1）羊水及母血甲胎蛋白（α-FP）含量测定。开放性神经管缺损的胎儿，α-FP随脑脊液渗入羊膜腔，当妊娠合并神经管缺损胎儿时，羊水α-FP值超过同期正常妊娠平均值3个标准差以上。而母血清α-FP值超过同期正常妊娠平均值2个标准差以上。

2）母尿雌激素/肌酐（E/C）比值测定。当合并神经管缺损胎儿时，E/C比值比同期正常妊娠的均值低1个标准差以上。

3）羊水快速贴壁细胞、羊水乙酰胆碱酯酶凝胶圆盘电泳、羊水刀豆素A及抗α-FP单克隆抗体三位夹心固相免疫放射法，均可检测神经管缺损，数种方法同时检测，可以弥补B超与α-FP法的不足。

（三）对母儿的影响

1. 对母体的影响

1）子宫收缩乏力：由于子宫高度膨大，使其肌纤维过度伸张，分娩时出现原发性子宫收缩乏力，产程延长，产后出血。

2）胎盘早剥：破膜后大量羊水急速流出，使子宫骤然缩小至正常位置的胎盘与宫壁错位，出现胎盘早剥，造成内出血。

3）休克：破膜后大量羊水迅速流出，使腹压及下腔静脉压力骤减，回心血量剧增，引起心率加快，甚至急性心力衰竭，同时循环血量减少，引起休克。

2. 对胎儿影响

羊水过多时子宫过度伸展常可导致分娩提前。羊水过多时胎儿活动度大，造成胎位异常多见。破膜后，大量羊水涌出时，脐带随之脱出致胎儿窘迫及宫内死胎。羊水过多时常伴有胎儿畸形，故围产儿死亡率亦高。有人曾报告羊水过多的围生儿死亡率高达 86.6% 。

一般认为轻度羊水过多时，尤其在妊娠晚期发现者，妊娠结局较好，且与羊水过多相关的并发症如脐带脱垂、胎位异常、胎儿窘迫和产后出血等发生率亦不高。

（四）诊断和鉴别诊断

1. 诊断

根据孕妇妊娠 20 ~ 32 周，腹部胀大迅速，子宫明显大于妊娠月份，且伴有压迫症状，胎位不清，胎心音遥远等临床症状及体征，结合以上辅助检查即可诊断。诊断标准如下：

1）妊娠足月时羊水量达到或多于 2 000 ml。

2）妊娠 5 个月后，子宫增大迅速，较妊娠月份大、张力高、有液波振动感。胎位不清，胎心音轻微或听不清，可有外阴、下肢水肿及静脉曲张。急性羊水过多可出现腹部胀痛、呼吸困难、心悸、不能平卧及行动不便等症状。

3）X 线摄片及超声检查显示羊水过多的特征。常并发畸胎。

2. 鉴别诊断

须注意与多胎妊娠、葡萄胎、腹水及巨大卵巢囊肿相鉴别。

四、处理

对羊水过多的处理应视胎儿有无畸形、孕周及孕妇症状严重程度来决定。

（一）羊水过多合并胎儿畸形

处理原则应立即终止妊娠，行人工破膜。常用高位破膜引产，破膜后应防止羊水流失过快引起胎盘早剥离，或因腹部压力骤然降低引起虚脱或休克。术前应备血，以防产后出血。术时在消毒就绪后，将特制导管沿子宫侧壁送入宫腔 15 ~ 20 cm，然后刺破胎膜，再用手堵住宫颈口或阴道口以控制羊水流速。放羊水过程中，应密切观察孕妇的血压、脉搏、一般情况及有无脐带脱出、阴道流血。腹部加压包扎以防发生休克。如破膜 12 小时后尚无宫缩，给予抗生素以防感染，若 24 小时后仍未临产，静脉滴注催产素引产。

（二）羊水过多而胎儿无明显畸形

应根据羊水过多的程度与胎龄决定处理方法。

1. 妊娠 <37 周，症状又较轻，则可继续妊娠，但应注意休息，服低盐饮食，必要时酌用镇静剂。症状严重孕妇无法忍受（胎龄不足 37 周），可经腹壁做羊膜腔穿刺，放出一部分羊水，以暂时缓解症状。操作前先超声胎盘定位，选择穿刺点，然后用 15 ~ 18 号腰椎穿刺针进行穿刺。放水不宜过快，以每小时 500 ml 为宜。为免诱发临产，每次放水量不宜过多（一般不超过 1 500 ml），以孕妇症状缓解为度。经腹壁抽取羊水，应严格消毒，预防感染，并可给镇静剂，以防早产。如果羊水继续增长，隔 3 ~ 4 周可以重复穿刺减压，以延长妊娠时间。

2. 最近有人试用吲哚美辛（前列腺素合成酶抑制剂）每日 2.2 ~ 3.0 mg/kg 治疗羊水过多效果良好。吲哚美辛的作用机制不明，可能在于减少胎儿尿排出量和促进羊水经肺部重吸收。待妊娠已近或已达 37 周时，人工破膜终止妊娠。临产后，应注意扶持胎儿呈纵产式，严密观察产程进展，防止脐带脱垂。产后慎防发生子宫收缩乏力性出血。

五、监护

羊水过多胎儿的畸形率、新生儿发病率及围生儿死亡率较正常儿增高，故应积极做好产前检查，尽早发现，正确诊断并及时处理。

（刘文娟）

第九节 羊水过少

妊娠晚期羊水量少于 300 ml 者，称羊水过少。临床比较少见，多发生于妊娠 28 周以后，发生率占分娩总数的 0.4% ~ 4%，且多发生于年轻初孕与合并妊高征的患者。由于本病胎儿发育畸形率、新生儿发病率及围产儿死亡率较正常妊娠增高，且往往是胎儿生长受限的特征之一，若羊水量 <50 ml，胎儿窘迫发生率在 50% 以上，围生儿死亡率在 88%，故近年受到越来越多的重视。妊娠早、中期羊水过少，多以流产告终。

一、病因和发病机制

主要与羊水产生减少或吸收、外漏增加有关。临床上多见下列情况：

（一）过期妊娠

因胎盘老化、功能减退、胎盘灌注不足，使胎儿脱水、羊水生成减少。也可因胎儿过熟，其肾对抗利尿激素的敏感性增高，尿量减少而致羊水过少。羊水量在过期后每周下降 33%，也有 24 小时内骤减的。

（二）胎儿畸形

主要是胎儿泌尿系统畸形，如先天性肾缺如、肾发育不全及泌尿道闭锁等，羊水生成减少；或因尿路梗阻不能排尿或仅少量排入羊膜腔而致羊水过少。

（三）羊膜病变

一些原因不明的羊水过少可能与羊膜上皮细胞坏死或退行病变有关。

（四）药物影响

如前列腺合成酶抑制剂吲哚美辛、血管紧张素转移酶抑制剂可干扰胎尿生成、胎肾的发育，而引起羊水过少。

（五）胎膜早破

胎膜早破持续的羊水流失，可导致羊水过少。

（六）妊娠并发症

妊高征、宫内生长迟缓、原发高血压、慢性肾炎、系统性红斑狼疮及贫血等常出现羊水过少，均与胎盘血流灌注量减少和内分泌等因素有关。

二、对母儿的影响

（一）对母体的影响

由于胎儿先露部在临产后内回转受阻，容易发生胎位异常。羊水过少易致胎儿窘迫，为抢救胎儿行剖宫产率明显增高，术后感染率也相应增多。

（二）对胎儿、新生儿的影响

1. 对胎儿的影响

羊水过少发生在妊娠早期，可使胎体与羊膜粘连引起畸形，甚至导致胎儿截肢。羊水过少易发生胎儿宫内发育迟缓，与合并胎盘功能减退有关。临产后发生胎儿窘迫的机会明显增多，有资料表明，胎儿窘迫率达60%，严重者造成胎死宫内。羊水少不易润滑产道，不利于临产后胎先露部下降与内回转而致产程延长，使胎儿缺氧概率明显增大。

2. 对新生儿的影响

胎儿宫内缺氧，羊水过少使胎儿肺部受压，肺发育不全，妨碍呼吸运动，导致肺液潴留，使娩出的新生儿发生窒息、胎粪吸入综合征的概率明显增高。羊水过少的围生儿患病率及死亡率均明显增高。

三、病情评估

（一）临床表现

1. 症状

孕妇自觉腹部增大不明显，胎动时腹痛。

2. 体征

1）产前检查发现宫高与腹围比同期妊娠者为小。

2）子宫敏感，易有宫缩，胎儿在宫内有充实感而无胎块漂浮或浮动感。

3）常于引产行人工破膜时发现无羊水或仅有少许黏稠液体。

4）凡过期妊娠、胎儿IUGR、孕妇合并妊高征、慢性高血压等情况，临产前发生胎心变化，原因不明，应考虑羊水过少的可能性。终止妊娠前宜及时行人工破膜，可发现无羊水或羊水量少、黏稠、浑浊或为暗绿色。

（二）实验室及其他检查

1. B超检查

妊娠28～40周期间，B超测定最大羊水池径线稳定在（5.1±2.1）cm范围，因此最大羊水池与子宫轮廓相垂直深度测量法（AFD）≤2 cm为羊水过少；≤1 cm为严重羊水过少。近年提倡应用AFI，此法比AFD更敏感、更准确。以AFI≤8.0 cm作为诊断羊水过少的临界值；以≤5.0 cm作为诊断羊水过少的绝对值。除羊水池外，B超还发现羊水和胎儿交界面不清，胎盘胎儿面与胎体明显接触以及胎儿肢体挤压卷曲等。

2. 羊水直接测量

破膜时以羊水少于300 ml为诊断羊水过少的标准，其性质黏稠、混浊、暗绿色。另外，在羊膜表面常可见多个圆形或卵圆形结节，直径2～4 mm，淡灰黄色，不透明，内含复层鳞状上皮细胞及胎脂。直接测量法最大的缺点是不能早诊断。

3. 羊膜镜检查

如羊水过少可见羊膜紧贴胎头，同时可观察羊水性质，有无污染，及早做出诊断。

（三）诊断

1. 孕妇常于胎动时感到腹痛，检查发现腹围及子宫底均较同期妊娠者为小。

2. 临产后阵痛剧烈，宫缩多不协调，宫口开张缓慢，产程往往延长。

3. 人工破膜时发现无羊水或仅有少许黏稠液体流出。

（四）鉴别诊断

应与足月小样儿及死胎相鉴别。

四、处理

（一）终止妊娠

羊水过少是胎儿危险的重要信号。若妊娠已足月，应尽快行人工破膜观察羊水的情况，若羊水少且黏稠，有严重胎粪污染，同时出现其他胎儿窘迫的表现，估计短时间内不能结束分娩，在除外胎儿畸形后，应选择剖宫产结束分娩，可明显降低围生儿死亡率。

（二）保守期待

若妊娠未足月，且辅助检查未发现有胎儿畸形，可行保守期待。通过羊膜腔灌注解除脐带受压，可使胎心变异减速率、胎粪排出率及剖宫产率降低，提高围生儿成活率。因此羊膜腔灌注是一种安全、经济、有效的治疗方法。妊娠中、晚期时防治妊娠羊水过少行羊膜腔灌注也有良好效果。

1. 经宫颈羊膜腔输液

1）适应证及病例选择：①临床及 B 超诊断羊水过少，已引产或准备引产；②宫颈口开张 < 8 cm；③单胎、胎位正常、头盆比例相称；④无宫内感染；⑤排除前置胎盘；⑥排除瘢痕子宫及子宫畸形；⑦排除胎儿宫内窘迫。

2）输液方法及液体选择：输注液体多数学者主张采用生理盐水，有主张用乳酸林格氏液，因为其电解质成分、渗透压及 pH 值都更接近羊水。对未到预产期的孕妇，使用 37℃ 温生理盐水输注，妊娠足月或过期妊娠可采用 37℃ 温生理盐水或室温生理盐水。羊膜腔输液时，宫腔内插入压力导管连接到一个含 1 000 ml 生理盐水的盛器。有人主张压力管上安装测压装置，输液时用于监测羊膜腔内压力。输液速度通常 10 ~ 20 ml/min，也可用 Y 形三叉接头，调整宫腔进入液量及排出液量。输液量的多少以 AFI 进行监测；当 AFI≥8.0 cm 或 AFV≥3.0 cm 提示输液量已足够。文献报道输入液量波动较大，从 100 ~ 4 300 ml 不等，通常 250 ~ 1 000 ml。

2. 经腹羊膜腔输液

在 B 超引导下进行，用 20 号长针经腹羊膜腔穿刺、输液。适用于妊娠 16 ~ 34 周羊水过少的孕妇。输液速度 20 ~ 50 ml/min 温生理盐水，每次输液不宜过多，用 B 超监测，以能改善 B 超测量值的最小液量为宜，一般在 100 ~ 250 ml。输液可视病情需要多次进行，可防止羊水过少造成的不良后果。经腹羊膜腔输液，其输入量及输液速度应严格控制。AFI≥8.0 cm 或 AFV≥3.0 cm 提示输液量已足够。经羊膜腔输液后可明显改善 B 超图像的清晰度，有利于监测胎儿宫内情况。

经腹羊膜腔输液应注意绒毛膜羊膜炎、宫内感染、胎盘早剥、自然流产、死胎、早产、宫内张力过高、羊水栓塞及胎膜早破等情况。因此，手术操作时应掌握适应证，严格执行操作规程及无菌消毒制度，选择穿刺点应尽量避开胎盘，手术宜稳、准、巧，输液速度不宜过快，输液量不宜过多。输注液体内适当加用对黏膜无刺激性、对胎儿无害、胎儿胃肠道吸收极少的广谱抗生素，如氨苄西林、头孢噻肟等。尽量减少并发症的发生，提高羊膜腔输液的成功率。

五、监护

（一）预防

妊娠前积极治疗慢性疾病，进行遗传优生咨询，做好计划妊娠。加强孕期保健和产前检查，注意休息、营养，避免精神创伤，保持身心健康。左侧卧位休息可减少子宫自发性收缩，并增加子宫胎盘血流量，改善胎儿的氧气和营养供给。妊娠晚期节制性生活，预防感染。积极治疗妊娠及并发症。宫颈内口松弛者在妊娠 14～18 周时做子宫颈内口缝合术。

（二）护理与康复

1. 鼓励孕妇绝对卧床休息，并采左侧卧位。

2. 病室应安静、舒适，宜视需要限制访客。

3. 必要时给予氧气吸入，2～3 L/min。

4. 加强生活护理，保持床褥被单干燥平整，协助孕妇更换清洁衣服。

5. 采用连续性子宫胎心音监视器观察宫缩情形，每 15～30 分钟记录。同时监测胎动情形，并教导孕妇自行测量胎动的方法。

6. 注意观察及评估胎儿窘迫之征象，若胎儿窘迫状况无法改善，依情况协助医生准备生产。

7. 遵医嘱正确给予安胎药物，注意观察药物疗效及不良反应，发现异常及时通知医生。

（刘文娟）

第十节 过期妊娠

凡既往月经周期规律，妊娠达到或超过 42 周者，或自受孕之日算起，胎龄达到或超过 40 周，称为过期妊娠。根据胎盘功能的变化，过期妊娠又分为生理性过期妊娠（胎盘功能正常者）和病理性过期妊娠（胎盘功能减退者）。过期妊娠的发生率占分娩总数的 5%～12%，约有 10% 的过期妊娠出现胎盘功能减退。过期妊娠的围生儿（又称为过期儿）发病率和死亡率均显著增高，为足月分娩的 3 ~ 6 倍，而且随着妊娠期延长而增加。据统计，围生儿死亡率在妊娠 39 ~ 41 周分娩者最低，妊娠 42 周分娩者增高为 1/3 ~ 1/2，妊娠 43 周者增高 2 ~ 3 倍。

一、病因和发病机制

在分娩动因被阐明前，过期妊娠的原因是难以完全了解的，下列因素容易导致过期妊娠。

（一）胎儿垂体—肾上腺轴功能不全

现仅知无脑儿或重度肾上腺发育不全的胎儿过期妊娠的发生率增高，过熟婴儿的周围血液中皮质酮水平较正常足月婴儿为低。

（二）母体前列腺素和雌二醇分泌不足、黄体酮水平增高

有人认为前列腺素促进宫缩，孕酮抑制宫缩；雌激素提高子宫平滑肌对催产素、前列腺素的敏感性和收缩力；临产前黄体酮水平下降，雌二醇水平上升。因此，内源性前列腺素不足，雌孕激素比例失调很可能使妊娠继续而超期。

过期妊娠对胎儿的影响取决于胎盘功能。如胎盘结构如常因而功能正常，胎儿生长发育良好，巨大儿的发生率为足月分娩的 2 ~ 3 倍。如胎盘老化，即绒毛血栓及绒毛周围纤维素沉积增多、绒毛间隙狭窄、梗死与钙化多，血流灌注不足而缺血，由于氧和营养物质供应不足，导致胎儿体重偏低，羊水量减少，并发宫内窘迫。

二、病理

（一）胎盘

过期妊娠胎盘有两种表现：其一为胎盘功能减退，胎盘大体检查，母体面呈片状或多灶性梗死及钙化，胎儿面及胎膜被胎粪污染呈黄绿色；镜检发现绒毛内血管床减少，间质内纤维化增加，以及合体细胞小结节增多等胎盘老化现象，使胎盘的物质交换与转运能力下降。其二为胎盘功能正常，胎盘外观与镜检同正常足月妊娠胎盘相似，仅体积、重量略有增加。

（二）羊水

妊娠 42 周后羊水量减少迅速，可减少至 300 ml 以下。羊水胎粪污染率明显增高，是足月妊娠的 2 ~ 3 倍。

（三）胎儿

亦有两种生长类型：其一为正常生长，过期妊娠胎盘形态与功能基本正常者，能维持胎儿在宫内继续生长，使出生体重增加，体重可 >4 000 g。其二为成熟障碍，10% ~ 20% 过期妊娠并发胎儿成熟障碍综合征，与慢性胎盘功能不良引起胎儿缺氧、营养缺乏有关，因胎盘供血不足，故胎儿不再生长。临床可分为 3 期。Ⅰ期：为过度成熟，表现为胎脂明显减少，皮下脂肪层薄，皮肤干燥松弛有皱褶，头发和指甲很长，身材瘦长，形似"小老人"；Ⅱ期：胎儿缺氧，肛门括约肌松弛，胎粪排出，羊水及胎儿皮肤粪染，羊膜和脐带绿色，围生儿病率及死亡率最高；Ⅲ期：胎儿全身因粪染历时较长广泛着色，指（趾）甲和皮肤呈黄色，此期胎儿已度过Ⅱ期危险阶段，其预后反较Ⅱ期好。

三、对母儿影响

过期妊娠时，对母儿影响较大。由于胎盘的病理改变致使胎儿窘迫或胎儿巨大造成难产，二者均使围生儿死亡率及新生儿窒息发生率增高。对母体又因胎儿窘迫、头盆不称、产程延长，使手术产率明显增加。

四、病情评估

（一）临床表现

胎盘功能减退者，胎儿小，子宫底高度及腹围不再随妊娠进展而增加或反而缩小。新生儿表现过度成熟，其特征为身体瘦长，皮下脂肪缺乏，皮肤干燥多皱，头发浓密，指（趾）甲长，容貌如老人。羊水常被胎粪污染。

胎盘功能良好者，胎儿可继续发育。此时子宫底高度继续增长，腹围加大，胎儿往往较大，致使难产率增加。

（二）实验室及其他检查

1. 胎动计数

凡 12 小时内胎动计数小于 10 次，或逐日下降 50% 而不能恢复，或突然下降 50%，应视为胎盘功能不足，胎儿有缺氧存在。

2. 尿液雌三醇（E_3）总量测定

如小于 10 mg/24 h 为胎盘功能减退。

3. E/C 比值测定

采用单位尿测定 E/C 比值，若小于 10 或下降超过 50% 者为胎盘功能减退。

4. 无应激试验（NST）及宫缩应激试验（CST）

NST 有反应型提示胎儿无缺氧；如 NST 无反应型需做 CST，如出现晚期减速型胎心率示胎儿有缺氧。

5. 超声检查

每周 1~2 次 B 超监测胎心、胎动、胎儿肌张力、胎儿呼吸运动及羊水量五项是否正常，羊水暗区直径小于 2 cm 者，胎儿危险性增加。

6. 羊膜镜检查

直接观察羊水性状、颜色、羊水量，以了解胎儿是否缺氧排出胎粪而污染羊水。

（三）诊断

1. 核实预产期

根据定义诊断的过期妊娠是以 28 天为一个月经周期计算的，一般不困难，但是，对于月经周期不规则，末次月经时间不清者，则推算的预产期极不可靠，造成误诊或漏诊，两者均可增加围产儿发病率和死亡率，前者由于过早干涉，造成引产困难，增加剖宫产率和娩出未成熟胎儿；后者则造成宫内缺氧、新生儿窒息和吸入性肺炎，甚至胎儿和新生儿死亡。因此，对这些患者应详细询问病史和了解孕期资料，以提高诊断准确性。

1) 月经情况：排卵日一般在月经来潮前 14 天左右，月经周期延长，其预产期可能后延。末次月经来潮的情况也应详细了解,如量比平常减少,经期也缩短,或仅表现为淋漓不尽,应注意是否先兆流产,这样其预产期应相应提前一个月。

2)排卵期情况:根据基础体温上升的排卵日推算预产期,夫妻分居或新婚夫妇可根据同房日期推算预产期。

2. 判断胎盘功能

1)胎动计数:由于每个胎儿的活动量各异,不同孕妇自我感觉的胎动数差异很大。一般认为 12 小时内胎动累积数应不少于 10 次,若 12 小时内胎动累积数少于 10 次或逐日下降超过 50%,而又不能恢复,应视为胎盘功能不良,胎儿有缺氧存在,该方法为孕妇自我对胎儿监护的方法,简单易行,但假阳性率高。

2)孕妇尿 E_3 含量及 E/C 比值测定:妊娠期间 E_3 主要由孕妇体内的胆固醇经胎儿肾上腺、肝脏以及胎盘共同合成。正常值为 15 mg/24 h,10 ~ 15 mg/24 h 尿为警戒值,< 10 mg/24 h 尿为危险值。过期妊娠孕妇留 24 小时尿液行 E_3 测定,如连续多次 E_3 值 < 10 mg/24 h,表示胎盘功能低下;也可用孕妇任意尿测定 E/C 比值,估计胎儿胎盘单位功能,若 E/C 比值 > 15 为正常值,10 ~ 15 为警戒值,< 10 为危险值。若 12 小时尿 E/C 比值 < 10,或下降超过 50% 者应考虑胎盘功能不全。测定 E/C 值虽不精确,但能满足临床的需要,可作为筛选和连续检测方法。

3)测定孕妇血清中游离 E_3 和胎盘催乳素(HPL)值:采用放射免疫法测定过期妊娠孕妇血清中 E_3 和 HPL 值,若 E_3 低于 40 ng/L,HPL 低于 4 μg/ml 或骤降 50%,表示胎儿胎盘功能减退。该方法为国际上盛行的检测方法,是判断胎盘功能最准确的检测手段,由于价格比较昂贵,在国内尚未能广泛开展。

4)妊娠血清耐热性碱性磷酸酶(HSAP)的测定:HSAP 由胎盘合体滋养细胞产生,其量随妊娠进展而逐渐增加,至妊娠 40 周达到高峰,超过预产期后则缓慢下降,提示胎盘功能减退。

5)阿托品试验:用于测定胎盘渗透功能。静脉滴注阿托品 0.1 mg/(ml·min),共 10 分钟滴入 1 mg。用药后如胎心无变化或 10 分钟后胎心率仅增加 5 ~ 10 次/分,则表示胎盘渗透功能减退。

6)胎儿监护仪检测:NST 每周 2 次,NST 有反应型提示胎儿无缺氧,无反应型需做 CST,CST 多次反复出现胎心晚期减速者,提示胎儿有缺氧。

7)B 超检测:每周监测 2 次,观察胎动、胎儿肌张力、胎儿呼吸样运动及羊水量等。一般可以羊水量为单一指标,羊水暗区直径小于 3 cm,提示胎盘功能不全,小于 2 cm 则胎儿危险,彩色超声多普勒检查可通过测定胎儿脐血流来判断胎盘功能与胎儿安危。

8)羊膜镜检查:观察羊水颜色,了解胎儿是否因缺氧而有胎粪排出。若已破膜可直接观察到羊水流出及其性状。

3. 了解宫颈成熟度

能对预测引产是否成功起重要作用,一般采用 Bishop 评分法,得 7 分以上引产成功率高。

五、处理

正常妊娠 36 周后，羊水量进行性减少，过期妊娠时，羊水量每周下降 30%。羊水量在 24 小时内明显下降，易发生胎儿宫内窘迫、胎儿酸中毒，使剖宫产率和新生儿窒息率均明显增加。有学者报道，用 B 超每日观测 AFV 的变化，若羊水量每周减少 30%，或 AFV 每日下降 1 cm，提示胎盘功能锐减，应积极处理。过期妊娠影响胎儿安危，应尽量避免出现过期妊娠，争取在妊娠足月时处理，许多学者认为应在 41 周前结束分娩，几乎所有的学者都同意在 42.5 周内分娩，此时胎儿在宫内的危险性远超过引产的危险性。

（一）引产

过期妊娠是否进行引产，引产时限多久还存在争论，以下就引产的一些问题进行讨论。

1. 引产前估计

1）宫颈成熟度：对引产的成败关系很大。Bishop 评分 ≥9 时，50% 5 天内自然分娩，全部在 10 天内分娩，因此，当 Bishop 评分 ≥9 时，引产几乎都成功，平均引产时间不超过 4 小时；当 Bishop 评分 ≥6 时，有一半能成功引产和阴道分娩；Bishop 评分 ≤3 时，引产多失败，明显增加剖宫产率。因此，过期妊娠如果宫颈较成熟时，应常规引产。

2）母体和胎儿：引产前须充分估计头盆比例，排除巨大胎儿，避免肩难产；对胎儿进行综合监护，注意胎儿宫内窘迫的存在。

2. 引产方法

除一般使用的温肥皂水灌肠和剥膜术等外，主要的方法有以下几种：

1）人工破膜：可增加过期妊娠引产时的阴道分娩率和减少手术产率。破膜后大多数孕妇在 6 小时后临产。但是，人工破膜有引起破膜时间过久不临产、增加感染和新生儿发病率的可能。有人主张在催产素引产，子宫有规律收缩后，检查宫颈较成熟时，才行人工破膜。如宫颈不成熟，则不能破膜，以免增加剖宫产率和导致破膜时间过长。

通过人工破膜，还可观察羊水性状及是否有胎粪污染或感染。

2）药物：虽然有多种药物，如前列腺素和松弛素等用于引产，但催产素引产至今仍是最有效的方法。

3）蓖麻油引产：蓖麻油是一种轻泻剂，口服后，胃肠蠕动加快，出现腹泻，同时，也刺激子宫收缩，促使临产开始。一般用量是 30 ml 口服，近年来国内多采用 30 ml 煎蛋服食，效果满意，无明显不良反应。

（二）产时处理

分娩或剖宫产应准备胎儿宫内复苏和新生儿窒息的抢救。临产后应严密观察产妇产程进展和胎心音的变化，有条件时采用分娩监护仪长期监护。如发现胎心音异常，产程进展缓慢，或羊水中混有胎粪时，应即行剖宫产。为避免胎儿缺氧，产程中应充分给氧并静脉滴注葡萄糖。过期产儿发病率和死亡率高，应加强其护理和治疗。

六、监护

（一）一般护理

过期妊娠对母体的影响不大，除注意孕期保健外无特殊要求，主要是对胎儿的监护。有的孕妇心情急躁或因传统思想的影响对其不重视，等待自然分娩。对孕妇的这种异常心境应给予正确指导，对前者应嘱按医生的指导做好产前胎儿监护；对后者则应说明过期妊娠的危害，接受医生的意见，采取措施及时终止妊娠。

（二）胎儿的观察

1. 胎儿发育的监护

每次产前检查均应测量体重、子宫底高度、腹围，以估计胎儿大小，在检查之前应排空小便，以免膀胱膨胀影响测量的准确性。

2. 超声检查

通过超声检查，测定胎儿的双顶径、股骨长度，更准确地估计胎儿的大小。观察胎动和羊水量的多少，如羊水平面小于 3.0 cm，提示胎儿因羊水量减少而危险性增加。胎盘如出现散在钙化或已达Ⅲ度，提示过期。

3. 观察胎动

通过胎动计数可以了解胎儿的宫内情况。有关资料报道，孕妇主观感觉和电子仪器的计数基本相符，故目前临床医生一般嘱孕妇自我监护，即每日早、中、晚固定时间各测胎动 1 小时，3 次胎动相加乘 4 即为 12 小时胎动数，不少于 10 次。如每小时胎动少于 3 次，或 12 小时少于 10 次，提示胎儿宫内缺氧。从胎动减少到胎动消失往往要历时数日到一周，但亦可能在短时间内消失，故一旦胎动减少应立即检查处理。胎动消失到胎心消失一般间隔 24～48 小时，因此胎动监护能更早地发现胎儿宫内缺氧情况。

4. 监护胎心变化

如发现胎动减少要严密监护胎心，每 2～4 小时听胎心 1 次，产程开始后要随时听胎心，及时进行 NST 监护，出现胎心异常应通知医生检查处理。

5. 胎膜破裂者的观察

胎膜破裂者应观察羊水的性质，如羊水有胎便污染，提示胎儿宫内严重缺氧，应立即处理，并根据结束分娩的方式进行相应的准备。过期产儿虽有一定的储备能力，但对分娩的应激能力较正常产儿降低，易导致胎儿窘迫、窒息，因此过期妊娠分娩应做好抢救新生儿的准备。

七、健康教育

妊娠期间，适度饮食及休息，稍事活动，以免胎儿过大或胎儿生长迟缓，做好产前检查，计算好预产期，一旦发现过期妊娠应及时检查处理，以保母婴健康。

（刘文娟）

第三章　妊娠合并症

第一节 心脏病

一、概述

妊娠合并心脏病是产科领域内的重要问题之一，因为妊娠与分娩均会加重心脏负担，可导致原有心脏病的功能进一步恶化，诱发或加重心力衰竭。妊娠合并心脏病者，其病死率为 1.95%，是产妇主要死亡原因之一。如何正确诊断和处理妊娠合并心脏病，是产科和内科医生的重要课题。近年来，随着风湿热诊疗的进步，风湿性心脏病的发病率趋于下降，心脏手术的发展使先天性心脏病和心瓣膜病的预后得以改善，加之剖宫产技术应用于孕产期心力衰竭患者等，使妊娠合并心脏病救治的成功率提高，病死率下降，先进国家已达 1% 以下。作为产科临床医生，如果能及早识别孕产妇的心脏病和心力衰竭的临床表现，并能和内科医生紧密协作，预防和处理好心脏病孕妇的心力衰竭，即可较大幅度地降低孕产妇病死率，并有利于减少围生儿死亡。

妊娠合并心脏病按病因分类，以妊娠合并风湿性心脏病发病率最高，占 28.32%，妊娠合并先天性心脏病占 24.49%。尚有妊娠高血压性心脏病和甲状腺功能亢进性心脏病、贫血性心脏病。其他如肺源性心脏病、围生期心肌病、心肌炎、高血压性心脏病等，只占少数。

怀疑有心脏病者应立即做心电图和超声心动图等初步检查，并请内科医生会诊以明确或排除诊断。妊娠合并心脏病诊断一经确立，必须与内科医生共同监护和处理，直至产后心脏的功能完全恢复正常。

（一）妊娠时心脏血管方面的变化

1. 妊娠期心脏搏出量

妊娠时心脏搏出量增加，且先于子宫血流量增加。在妊娠 4~6 个月时心脏搏出量增加最多，增加 30%~50%。在妊娠 7~9 个月时，心脏搏出量则受孕妇体位的影响而有较大的变异（侧位时较卧位时大）。此时，由于静脉回流减少，造成循环易损期。因而，如原来已有血流限制性损害的二尖瓣狭窄，对静脉回流减少已很敏感的肥厚型心肌病患者，可能表现出明显的症状。另外，大约有 5% 的孕妇，可以由于体位的改变，使心脏搏出量减少而出现不适，即仰卧位低血压综合征。

2. 心率

在整个妊娠期，孕妇的心率进行性增加，平均增加 20 次/分。由于心率增加而导致心搏出量增加。妊娠期增加心率的机制未明，可能由于妊娠期固有心率增加，迷走神经张力降低或肾上腺能张力增加。或者由于妊娠期某些不明的变时性作用物质影响所致。

3. 每搏容量

妊娠期心脏每搏容量增加。增加峰值在妊娠 4~6 个月时（约增加 30%），在妊娠

7~9个月时有不同程度的下降。由于每搏容量增加，使心室重组，在妊娠期以超声心动图测量心脏重量增加10%~15%。

4. 血容量

妊娠期孕妇的血容量增加，持续至妊娠7~9个月中期。增加峰值40%~50%，此后略有减少。血容量增加（血浆和红细胞同时增加），其中血浆增加较多，为50%~60%，而红细胞仅增加10%~20%，从而使红细胞计数、血细胞比容及血红蛋白量均有下降，形成所谓妊娠期"生理性贫血"。血容量增多的原因可能与雌激素分泌增多，肾素—醛固酮系统被激活，引起水钠潴留或垂体抗利尿激素与促肾上腺皮质激素分泌增加有关。

5. 血管压力

在妊娠的第5个月左右，动脉血压降低，平均降低10 mmHg，舒张压降低较收缩压明显，因而脉压增加。下肢静脉压从妊娠第3个月起开始逐渐上升，直到足月时。在正常妊娠时孕妇的中心静脉压、右室压、肺动脉压和肺楔压均不增加。

6. 妊娠时的心脏改变

随着妊娠子宫增大，横膈上升，心脏移位，常使心脏浊音呈轻度增大，心尖搏动左移。并由于心率增快和心搏出量增加，使心脏的工作量增加，从而心肌轻度肥大。心尖第一心音和肺动脉瓣第二音增强，并可有轻度的收缩期杂音。此外，妊娠期常易发生期前收缩及室上性心动过速，易与器质性心脏病相混淆，应注意鉴别。

妊娠期间，由于以上变化，尤其是外周阻力降低，孕妇对血流动力学急剧变化的调节能力降低，致使心脏病孕妇的心脏负担加重，甚至导致心力衰竭的发生。

（二）分娩期

孕妇进入大产程后，每次子宫收缩有300~500 ml血液自子宫回流于母体循环系统，使其回心血容量增加，又伴有心率加快，可使心排量增加15%~20%，动脉压上升10%左右，随后反射性心率回降。心排量及动脉压的升高均可显著增加心脏的负担。进入第二产程后，在子宫收缩加紧的同时，产妇的屏气与用力，腹压加大，使内脏血液涌向心脏，中心血容量增加，动静脉压同时升高，短时间内使心脏负荷骤然加重，可诱发心力衰竭及其他并发症，也可使患有左向右分流的先天性心脏病，发生右向左的分流，导致产妇动脉氧饱和度降低。胎儿娩出后的瞬间，腹压突然降低，腹腔内脏大量囤积血液，回心血量减少，加上分娩出血，可导致血流动力学的突然改变，严重者可发生低血容量性休克。随后由于下腔静脉受压解除，子宫缩小后，子宫血窦中的大量血液迅速进入腔静脉，心脏前负荷又会骤然加重，也是导致急性心力衰竭的危险期。

（三）产褥期心脏血管方面的变化

产后24~48小时内，由于胎盘循环停止后，大量血液自子宫回流入体循环，加之组织间液的回吸收，血容量可增加15%~25%，使心脏负担增加，加上分娩过程的体力消耗，心脏病产妇此时容易诱发心力衰竭。度过72小时后，常见相对性心动过缓，心输出量也逐渐回降至正常水平，妊娠期出现的血流动力学改变在数周内逐渐恢复正常。

（四）妊娠妇女患心脏疾病的临床评价

妊娠时由于种种原因可引起类似心脏病的各种临床症状如心悸、气促、呼吸困难、疲乏和水肿等体征；如心脏位置的变化、心肌肥大、心音变化以及心脏杂音等，易与真正的器质性心脏病所引起的临床表现相混淆。

妊娠期是否合并有心脏病，通常可通过病史和体格检查确定。如需做心血管检查，必须保证母体和胎儿安全才可进行。心电图检查，一般对母体和胎儿均较安全。X线辐射对人体损伤客观存在，对无任何临床症状或体征的正常妊娠，没有必要常规胸透检查。对孕期有临床症状或体征需进行胸部X线检查者，应首先选择胸部平片（一次平片所受的射线量为一次胸透的1/15）。超声检查对人类，特别是对早期胚胎是否存在近期或远期的影响是临床医生所关注的问题，由于胚胎早期非常娇嫩，对内外环境的影响尤为敏感，为保安全，妊娠早期以谨慎使用为佳。

（五）妊娠与心脏病的相互影响

妊娠合并心脏病是孕产妇死亡的最重要原因，孕产妇死亡率可高达4%，胎儿的死亡率则更高。因此，心脏病患者婚后首先面临的就是慎重考虑是否妊娠的问题。心脏病患者的妊娠问题应由心血管内、外科医生与妇产科医生共同作出判断。妊娠前首先应由心脏内科医生对心脏病作出诊断，并根据心功能状态全面衡量判断是否可以妊娠及何时妊娠合适，是否需要或可能先行外科手术矫治。妊娠后妇产科医生应了解妊娠过程中心脏疾患对全身各系统的影响，经常与心脏内外科医生保持联系，并给予适当治疗。必要时应在适当孕周，以最安全的方式及时结束妊娠，以保母婴安全。

1. 心脏病对妊娠的影响

1）心脏病影响妊娠的因素

（1）心脏功能状态：心脏病变较轻，心功能为Ⅰ、Ⅱ级，既往无心力衰竭历史，也无其他并发症，妊娠后经密切监护，适当治疗，多能耐受妊娠与分娩。反之，心脏病变较重，心功能为Ⅲ级甚或Ⅳ级，既往有心力衰竭历史，或有肺动脉高压、重症发绀型先天性心脏病、严重心律失常等，孕期极易发生心力衰竭，不宜妊娠。若已妊娠，应在早期行治疗性流产。

（2）孕妇年龄：心脏病的病变多是进行性的，其代偿功能随年龄增长而逐渐减退。一般认为年龄超过35岁，心脏病史较长者，妊娠后发生心力衰竭的机会明显增加，预后差。

（3）孕妇生活环境：妊娠后孕妇的生活环境及休养保健条件对孕期的安全性影响也应考虑，定期的医疗监护及健康指导得不到保障者，妊娠风险明显增加。

2）心脏病对孕妇的影响

心血管病变对孕妇的潜在危险包括：

（1）由于妊娠期一系列血流动力学的改变，可明显加重其心脏负荷，可导致孕妇丧失生活能力甚至死亡。妊娠期某些特殊的心脏病变，危险性更大，例如风湿性瓣膜病变合并肺动脉高压或心房纤颤、左向右分流的先天性心脏病继发肺动脉高压出现艾孙曼格综合征，其他如重症艾伯斯坦畸形、原发性肺动脉高压及马凡综合征等，妊娠后心力衰竭或死亡发生率显著升高。

（2）妊娠可加重原有的心脏病病情，对感染性心内膜炎、风湿性心脏病等，妊娠可增加其复发的机会。

（3）妊娠引起的心脏病，如围产期心肌病及妊高征性心脏病，可发生于原心脏无疾病的孕妇。

3）心脏病对胎儿的影响：心脏病孕妇的胎儿预后较正常孕妇的胎儿预后差。在妊娠期容易并发心力衰竭的各类心脏病，均可因孕妇心功能不全或心力衰竭而使胎儿缺氧或器官发育异常、流产、早产，围产儿死亡的发生率明显升高。严重心脏病孕妇的胎儿死亡率可高于50%。

凡因心房颤动或置换心脏瓣膜需行抗凝治疗的孕妇，均有造成子宫与胎盘间出血的可能，一旦发生则胎儿难保。肝素的长期大剂量应用可导致骨质疏松，华法林的应用可导致胎儿畸形或中枢神经系统异常。

2. 妊娠对心脏病的影响

妊娠期、分娩与产褥期是一个较长的过程，对正常妇女也是一较重的负担，对患有心脏病者则负担更重、危险更大。

1）心力衰竭：对妊娠加于心血管系统的额外负担，若心脏病患者心功能代偿良好，多可安然度过；若心功能较差，或既往已有心力衰竭发生者，则极易诱发心力衰竭。如处理不当或不及时，常可造成严重后果。对原有先天性心脏病并已行外科矫治者，应仔细分析判断其肺血管阻力、心室功能、瓣膜的反流程度等，以对正确处理提供必要参考数据。

2）静脉栓塞和肺栓塞：妊娠期血循环中凝血因子增高，纤溶系统受抑制，当孕妇发生充血性心力衰竭时，静脉栓塞和肺栓塞的发生率增加。

3）亚急性感染性心内膜炎：如发行泌尿系统、生殖道感染，或牙科炎性病变等，未能及时完好控制，有心脏病的孕妇发生亚急性细菌性心内膜炎的概率将明显增加。

（六）妊娠期心脏病的诊断

妊娠期血流动力学的改变可以引起一些新的体征，而使心脏病的诊断发生困难，如妊娠最后3个月，由于横膈的上升导致心脏上移及旋转，使心尖搏动位置左移；又由于孕期血流动力学方面的改变，出现功能性杂音；孕酮刺激呼吸中枢，使呼吸中枢对CO_2敏感，引起过度换气，孕妇常有呼吸困难等，都易引起误诊，应注意予以鉴别。还有一些体征难以辨别是否为器质性心脏病，对于这类诊断不明的患者仍应给予密切监护，等妊娠结束后再详细进行复查。

妊娠期妇女具有下列体征之一者可诊断为心脏病患者：①有舒张期、舒张前期或持续心脏杂音；②有明显的心脏扩大；③收缩期杂音响亮、粗糙、时限延长、传布范围较大，尤其有震颤并存者；④严重心律不齐，如心房颤动、房室传导阻滞。此外，出现舒张期奔马律则提示有心肌病变。如无上述情况，则很少为器质性心脏病。有风湿病史，仅有生理性改变的体征，不足以诊断为心脏瓣膜病。

心脏病孕妇的临床过程，与心脏代偿功能的情况有密切关系，一般以孕妇对日常体力活动的耐受能力为依据，将心脏功能分为四级：

Ⅰ级：体力活动不受限制，一般体力活动不引起过度的乏力、心悸、气促和心绞痛。

Ⅱ级：轻度体力活动稍有限制，静息时无不适，但低于日常活动量即感疲劳不适、心悸、呼吸困难及心前区憋闷，休息后症状消失。

Ⅲ级：一般体力活动受到严重限制，稍做一些轻微工作即感不适，出现上述症状。静息时无不适感觉。此外，孕妇以往有过心力衰竭（不包括急性风湿病期间的心力衰竭），而心力衰竭原因未经手术矫正者，不论目前心功能情况如何，因其容易再发心力衰竭，均属于心功能Ⅲ级患者。

Ⅳ级：不能进行任何活动，休息时仍有心悸、呼吸困难等心力衰竭表现。心功能分级应动态进行，每月1次。它与决定可否妊娠、分娩时机、分娩方式及判断预后有关。

心脏病患者对妊娠耐受能力的判断：能否安全度过妊娠期、分娩及产褥期，取决于心脏病的种类、病变程度、是否手术矫治、心功能级别及具体医疗条件等因素。

可以妊娠：心脏病变较轻，心功能Ⅰ级及Ⅱ级患者，一般可以妊娠，在适当的治疗后，估计能承受妊娠和分娩而很少发生心力衰竭。

不宜妊娠：心脏病变较重，心功能Ⅳ级或以上，风湿性心脏病有肺动脉高压，慢性心房颤动，高度房室传导阻滞，活动性风湿热，并发细菌性心内膜炎，先天性心脏病有明显发绀或肺动脉高压者，孕、产期心力衰竭或休克的发生率显著增高，皆不宜妊娠，应劝其避孕；如已妊娠，则应在孕早期人工终止妊娠。

（七）妊娠期常见的心脏病

1. 先天性心血管病

是由于胎儿心脏在母体内发育有缺陷或部分发育停滞所造成的畸形。一些先天畸形其血流动力学障碍可自我调节和代偿，以至于能自然存活达成年。由于心胸外科手术的发展及心血管内科介入治疗技术的崛起，为先天性心血管病矫治提供了更为有效的措施，给先天性心血管病的女性获得妊娠和分娩带来了福音。在妊娠合并心脏病中，目前先天性心血管病已占35%~50%，超过了以往排名第一的风湿性心脏病而跃为榜首。

1）肺动脉高压：无论肺动脉高压是原发的或是继发于左向右分流型的先天性心脏病，对孕妇及胎儿均非常危险，为妊娠的禁忌证。原发性的肺动脉高压死亡率为30%~70%。孕妇死亡可发生在妊娠期、分娩期或产褥期。即使母体存活，胎儿死亡率也高达40%。合并肺动脉高压者应早期中止妊娠。

2）心房间隔缺损：是最多见的先心病类型。在孕前症状轻微的患者，妊娠后一般不会出现严重问题，比较严重的病例则常可发生肺动脉高压。如发生细菌性心内膜炎，多可发生特异的栓塞病。

3）动脉导管未闭：占先心病孕妇发生率的第2位。对临床产科的重要性已渐渐下降，因诊断容易，手术较简单，患者多半在早期已进行手术纠正。未行手术的孕妇，孕产期过程一般正常，但并发细菌性心内膜炎的危险性较大，产妇常因此而致死。此外，如分娩时进行传导阻滞麻醉或第3产程失血过多，引起低血压时，肺动脉血液可倒流入主动脉而发生严重发绀，甚至致死性休克。因此，对这类患者应尽量避免发生全身性低血压，如有早期发生趋势，应积极治疗，提高血压。

4）心室间隔缺损：孕产期过程与心室间隔缺损的位置、大小及肺血管情况有关。

因为只有轻症患者能存活到生育年龄。因此，孕妇在孕产期间只要自左向右的血液分流不发生倒流，一般不会引起并发症。缺损较大的病例常会有肺动脉高压症状，妊娠期这一症状会加重，产妇的危险性加大，尤其在分娩或胎儿娩出片刻，由于血流动力学的急遽改变可引起原来自左向右的血液分流、倒流，从而发生严重的心功能减退，心力衰竭出现。该病心内膜炎发生率较高，在临产开始应注射抗生素防治。

5）肺动脉口狭窄：单纯肺动脉口狭窄合并妊娠轻症者，常无并发症发生。妊娠期由于心排出量增大，右心室压力增高更明显，与肺动脉压力差超过 50 mmHg，则将发生右心力衰竭，妊娠期也可进行瓣膜手术。妊娠期间应注意防治心内膜炎及心力衰竭。

6）主动脉缩窄：妊娠者合并主动脉缩窄较少见。此病预后较差，合并妊娠时 20% 会发生各种并发症，死亡率为 3.5% ~ 9%。围生儿预后也较差，胎儿死亡率为 10% ~ 20%。轻度主动脉缩窄，心脏代偿功能良好，患者可在严密观察下继续妊娠。中、重度狭窄者即使经手术矫治，也应劝告避孕或在孕早期终止妊娠。

7）马方综合征：表现为主动脉中层囊性蜕变。一旦妊娠，死亡率为 4% ~ 50%，多因血管破裂。胎儿死亡率超过 10%。患本病的妇女应劝其避孕，已妊娠者若超声心动图见主动脉根部直径 >40 mm 时，应劝其终止妊娠。本病于妊娠期间应严格限制活动，控制血压，必要时使用 β 受体阻滞剂以降低心肌收缩力。

8）法洛四联症（自右向左分流型先心病）：是包括四种畸形的先天性心脏血管病，主要是心室间隔缺损和肺动脉口狭窄，此外还有主动脉右位和右心室肥大。由于这类患者身体发育及生育能力受到严重阻碍，很少能存活到生育年龄，故合并妊娠者极少。偶有妊娠则对母婴双方均有极大的危害，如血细胞比容太高，常在早孕期发生自发性流产。即使轻度红细胞增多，也可增高流产及低体重儿发生率。Shime（1987）报道 23 例患者中有 13 例在妊娠期中出现心功能衰退及 7 例发生心力衰竭，围生期死亡率 13%（3/23）。出生低体重儿现象极为普遍。因此，未经心脏手术矫正的患者不宜妊娠。妊娠期间进行手术也较安全，术后胎儿的生存环境可得到显著改善，孕妇的危险性也可显著下降。

9）艾森曼格综合征：本病与法洛四联症不同之处在于无肺动脉口狭窄，其主要特征是心室间隔多为大的高位缺损，原来自左向右的分流量大，及至肺动脉压力渐渐增高，使左至右分流转变为自右向左分流后，即出现本病的临床特征：肺动脉显著高压及自右向左的血液分流。合并这类综合征的孕妇预后不好，常可发生严重的心功能不全、细菌性心内膜炎及栓塞病。由于长期的缺氧，很少可达足月分娩，胎儿死亡率也高。

2. 风湿性心脏病

是风湿性炎症过程所致瓣膜损害。主要累及 40 岁以下人群。我国风心病的人群患病率 20 世纪 70 年代成人为 1.9‰ ~ 2.9‰，80 年代下降至 0.25‰，但它仍为我国常见的心脏病之一。由于青霉素在预防链球菌感染中的广泛应用，人们居住条件的改善，风湿性瓣膜病的发病率有所下降，但风湿性二尖瓣狭窄仍是我国主要的瓣膜病，且 2/3 的患者为女性。单纯二尖瓣狭窄占风心病的 25%，二尖瓣狭窄伴有二尖瓣关闭不全占 40%，主动脉瓣常同时受累。

1）二尖瓣狭窄：妊娠期心源性动力学的改变，对二尖瓣狭窄患者具有潜在的危险性，血容量和心排出量的增加，需有更多的血液量通过狭窄阻塞的瓣膜口，同时由于脉搏加快、舒张期缩短，对心脏充盈更为不利，结果左心房压力增加及一系列严重的血流动力学改变，最后出现：①左心房注入血液量大于排出血量，致压力增高；肺静脉、肺毛细血管压力增高，超过血浆渗透压，大量血清渗出至肺间质；②或由于左心房负荷增加，导致心律不齐发生率增高，尤其是心房颤动，左心房房颤致舒张期充盈时间缩短。两者均可引起严重并发症：肺水肿、肺及其他部位动脉栓塞和冠状动脉供血不足而发生心绞痛或心力衰竭。在临产过程中，由于子宫收缩及屏气用力增加了胸腔内压力，使心脏工作量更为增加。因此，轻症患者虽在非孕状态可无症状，但在妊娠期、临产或产后片刻都可突发危及生命的肺水肿。医生必须密切注意充血性心力衰竭的早期症状，并加强防治那些可促进发生心力衰竭的因素，如感染等，以使患者能安全度过产期。

2）二尖瓣关闭不全：单纯二尖瓣关闭不全者，一般能较好地适应妊娠期心脏负荷的增加，很少发生肺水肿或心力衰竭。在妊娠期及分娩过程中应给予抗生素以预防感染性心内膜炎。

二尖瓣关闭不全者，妊娠期发生心力衰竭的危险取决于反流量和心脏扩大程度。左心明显扩大的严重病例，有发生心房颤动、心房内血栓形成及心力衰竭的危险。宜择期中止妊娠或行手术治疗。

3）二尖瓣脱垂综合征：本病发病率为5%～10%；是一种最常见的瓣膜病变。其主要并发症为感染性心内膜炎、心律失常、脑栓塞、二尖瓣关闭不全、体循环栓塞和猝死。妊娠期可轻微增加上述并发症的发生率。一般病例无须特殊治疗，对伴有明显收缩期杂音、心脏明显扩大的孕妇，也应择期中止妊娠或行手术治疗。

4）主动脉瓣狭窄：由于这类患者多半长期无明显症状，只有在左心室心肌严重受损后才出现心力衰竭。这类孕妇大多数年龄较轻，未到这一严重程度，故多无严重不适。如有心力衰竭情况，则在早孕期应进行疗病流产，晚期则应做瓣膜手术，但危险性较二尖瓣手术大得多。

5）主动脉闭锁不全：常与二尖瓣狭窄并存，故病程经过及预后判断都以后者为主。单纯主动脉闭锁不全孕妇常无并发症，如有心力衰竭存在，则与主动脉瓣狭窄一样，预后严重，不宜妊娠。

3. 心律失常

妊娠期心律变化较常见，心脏功能正常的孕妇，均能较好地适应这些变化。妊娠前未被发现的心脏疾病，妊娠后心律失常是较早的症状之一。对危及生命的心律失常必须及时地、恰当地治疗。而对正常心脏在妊娠期的心律变化，一般无须处理。

1）窦性心动过速：是妊娠期常见的症状。妊娠期心率均较快，双胎妊娠者更甚。妊娠期合并其他疾病如发热、甲状腺功能亢进、贫血以及运动、焦虑不安等均可使心率加快。

2）窦性心动过缓：通常无须治疗，除非出现症状或影响母体血流动力学。

3）期前收缩：房性、室性或两者均有。除非有器质性心脏病变，否则不必治疗。

4）房性快速心律失常：在年轻孕妇中较多见。可表现为室上性心动过速、心房扑动或心房颤动。处理时应尽可能避免应用药物，首先应去除外界因素的影响（如吸烟、喝咖啡等）以及疲劳、焦虑。如果需要治疗，应尽量选用常规药物。

5）室性心动过速：较少见。如有发生应及时请心脏专家会诊治疗。电除颤一般对母儿无特殊不良影响。

6）心脏传导阻滞：可根据传导阻滞的类型及程度决定是否需要特殊治疗。人工起搏器安装的指征与非妊娠期相同。

4. 围生期心肌病

本病是扩张型（充血型）心肌病的特殊类型，占特发性心肌病的5%～10%，在妊娠前半期从无心脏病病史及体征，在晚期妊娠（孕38周）或在产褥期（甚至最迟可在产后6个月）发病，由于发展阶段不同，临床表现差异很大。起病突然或隐匿，症状以充血性心力衰竭为主，最初可有浮肿，患者感到乏力、倦怠，以后出现劳累后气急，逐渐发展成休息时也有气急或夜间有阵发性气急、咳嗽，部分患者由于肺栓塞（来源于右心室肌壁血栓形成）而有咯血、胸痛，有一半患者因右心力衰竭并有外周水肿及肝充血增大而引起上腹部不适。由于心排出量下降而四肢发凉、发绀，脉细弱，颈外静脉压高而怒张，常有心率加速；心尖搏动向左下移位，有抬举性冲动；常存在室性奔马律。由于心腔扩大、乳头肌松弛，有相对性二尖瓣及三尖瓣闭锁不全而出现吹风样收缩期杂音，向左腋部传导，吸气时增强，病情好转后上述杂音减轻或消失。各种心律失常均可发生。心力衰竭时常有轻度舒张期血压升高。水肿多从下肢开始，晚期可出现胸水、腹水，可并发脑、心、肾或肺栓塞等症状而死亡。

X线检查心影普遍增大，呈球形，累及所有心腔，但以左室为主，有时难以与心包渗出鉴别；在透视下心搏无力，肺淤血，上叶肺动、静脉高度扩张而下叶血管狭窄，有的病例可见到间质性肺水肿及肺梗死阴影。

心电图主要改变为心律失常，常见的是期前收缩、左束支传导阻滞及心房颤动；心房负荷增加，P波改变，几乎全部病例均有围生期心肌病第一次心力衰竭发作，对常规治疗反应很快，但不能预测以后恢复情况，保持心脏增大状态的患者预后不良，心力衰竭反复发作，最后在几年内日益恶化而死亡。死亡最常见的原因是再次妊娠，复发充血性心力衰竭、肺栓塞或室上性心律不齐。因此，这类心脏持续增大的患者应避免再次妊娠。约有50%患者治疗后增大的心脏很快缩小，并恢复至接近正常状态，可是其中有些患者心脏大小虽恢复正常，但仍有一些其他心脏病体征，如心电图不正常、有心律不齐倾向、活动后血流动力学有异常反应。

5. 原发性心肌病

合并妊娠虽不多见，可是与上述围生期心肌病的鉴别极为重要，本病患者在非孕期已出现心脏肥大及心力衰竭，死亡率可达75%，而围生期心肌病患者虽在围生期出现心力衰竭，一旦应用呋塞米等利尿剂及一般抗心力衰竭治疗和处理伴随的产科并发症后，可迅速把逆势扭转过来，几天内扩大的心脏即可恢复至正常大小。

1）肥厚型（肥大梗阻型）心肌病：多为常染色体显性遗传病，特点是特发性左心室肌壁肥大，通过超声心动描记术才能确诊。轻症者多无症状，但活动后可出现呼吸困难、心绞痛或非典型胸痛及心律不齐，偶可发生复杂心律不齐而致猝死。出现症状可用β受体阻滞剂普萘洛尔以减弱心肌收缩，减轻流出道受阻；严重者则室间隔及左心室壁肌肉明显肥厚增生，影响主动脉瓣开启，导致左心室流出道狭窄，故称特发性肥大性主动脉下狭窄，安静时可感到心悸、胸闷、气短；轻度活动后可出现头晕、四肢无力、眼前发黑，甚至晕厥。妊娠后心脏负担加重，症状越到妊娠晚期越明显，有时可因交感神经兴奋，心肌收缩加强，心室流出道狭窄加重，梗阻加剧，导致心排出量骤减而引起重要器官缺血，出现晕厥，甚至猝死。一般根据临床症状、心电图检查（左室肥厚、出现病理性 Q 波、ST 段压低、T 波平坦或倒置等心肌损害表现）及超声心动检查即可诊断。易发性心力衰竭，在按一般心力衰竭原则处理同时，不宜应用洋地黄、毒毛旋花素等正性心力药物，避免加重血液流出道梗阻。

2）扩张型心肌病：由于心肌病变导致进行性心肌变性、萎缩、纤维化，心室的心肌收缩力减弱。体力活动时，心率不能随代谢增加而加快，因此也可发生头晕、无力等缺血、缺氧症状，甚至晕厥和猝死。且常并发各种心律失常、房室传导阻滞。严重三度房室传导阻滞、结性心律者必须安装起搏器，使心率维持在能从事日常活动的水平，以保证患者安全度过妊娠及分娩期。由于心脏扩大，可出现二、三尖瓣闭锁不全及充血性心力衰竭。处理心力衰竭时，因心肌损害广泛，对洋地黄的耐受力差，易出现中毒反应，需掌握好用量，加强监测。并要注意附壁血栓及栓子脱落的危险。

分娩方式与一般心脏病孕妇的处理原则相同，以选择剖宫产为宜。对肥厚型者在采用硬膜外麻醉时，必须采取防止麻醉中血压骤降措施，否则左室心搏量减少有发生猝死的可能。产后也禁用麦角胺等子宫收缩药物，以免引起选择性血管强烈收缩，导致心搏量减少而发生意外。

6. 心肌炎

近年病毒性心肌炎呈增多趋势，急、慢性心肌炎合并妊娠的比率也在增加。妊娠期合并心肌炎的诊断较困难。主要表现为既往无心瓣膜病、冠心病或先心病，在病毒感染后 1~3 周出现乏力、心悸、呼吸困难和心前区不适。检查可见心脏扩大，持续性心动过速、心律失常和心电图 ST 段及 T 波异常改变等。急性心肌炎病情控制良好者，可在密切监护下继续妊娠。

7. 妊娠高血压性心脏病

指以往无心脏病的病史，在妊娠期高血压疾病的基础上，突然发生以左心力衰竭为主的全心力衰竭者。这是由于冠状动脉痉挛，心肌缺血，周围小动脉阻力增加，水、钠潴留及血黏度增加等，加重了心脏负担而诱发急性心力衰竭。妊娠期高血压疾病合并中、重度贫血时更易引起心肌受累。这类心脏病在发生心力衰竭之前，常有干咳，夜间更明显，易被误诊为上呼吸道感染或支气管炎而延误诊疗时机。产后病因消除，病情会逐渐缓解，多不遗留器质性心脏病变。

8. 冠心病

妊娠合并冠心病死亡率为 30%～44%，年轻的生育年龄妇女很少有冠心病。年龄较大的患有冠心病的妇女，妊娠期可能发生心肌梗死。对有吸烟习惯或有过心绞痛史者，必须限制其活动量。因为冠状动脉的储量有限，妊娠期心肌耗氧量增加，心率加快，心输出量及总血容量都增加，患者多不能耐受，尤其是妊娠晚期易发生心肌缺血，临产后及分娩时缺血容易加重。若发生心肌梗死，对母婴极为危险。有心力衰竭先兆及心功能Ⅱ级以上者禁忌妊娠。

妊娠期发现冠心病或出现心绞痛，其处理原则与非孕期相同。即限制活动、注意卧床休息、避免精神紧张、给予治疗心绞痛的药物。若发生急性心肌梗死，则应绝对卧床休息、吸氧、静脉注射硝酸甘油等药物，妊娠前或妊娠期曾有过心肌梗死者，应在硬膜外麻醉下行选择性剖宫产术，避免宫缩负荷对心脏的冲击，诱发心力衰竭。产后可选用不含加压素的合成催产素，预防产后出血。分娩过程中须监护心脏情况。

9. 感染性心内膜炎

非孕妇患心内膜炎者，待治愈后半年心脏情况稳定后方可妊娠。孕妇与非孕妇女一样，均有发生本病的危险。因此，当孕妇发生口腔、呼吸道、胃肠道、泌尿系统感染时，或手术检查时，均须注意预防感染，已有感染应积极治疗。妊娠早期发病应在内科治疗同时中止妊娠。妊娠晚期发病者，应避免临产后宫缩所致血流动力学冲击，以剖宫产为宜。

10. 肺源性心脏病

肺源性心脏病是由肺组织、肺动脉或其分支病变引起肺循环阻力增加、肺动脉高压，致右心增大，甚至发生充血性心力衰竭。引起肺心病的常见原因有支气管病变，如慢性支气管炎（占80%以上）、支气管哮喘、支气管扩张等。肺纤维变性亦是引起肺心病的重要原因。肺结核、尘肺、结节病、胸廓畸形等，均与肺心病发生有关。由于通气和换气功能异常，患者表现为低氧血症及高碳酸血症，动脉血二氧化碳分压升高，日久可致中枢神经功能紊乱及脑水肿。酸中毒时，钾离子由细胞内转至细胞外，钠离子由细胞外转至细胞内，引起血钾升高和血钠降低。缺氧和高血钾均可引起胎儿死亡。孕妇亦可因心、肺代偿失调、电解质紊乱、心律失常及心力衰竭等而危及生命。因此，肺动脉高压及肺心病患者，未经控制和治疗前不宜妊娠。

11. 驼背性心脏病

严重的驼背（脊柱后凸）常可引起严重的心肺功能障碍，即所谓驼背性心脏病。由于胸廓的严重畸形，以致肺的某些部位形成气肿，而在另一些部位发生肺不张，致使通气量不足，往往形成肺心病。妊娠及分娩促使氧需要量及心工作量加重。因此，对这类孕妇必须及早明确是否可以继续妊娠，或必须进行疗病流产。

这类孕妇分娩时取仰卧位常可引起严重低血压；临产过程中，镇痛剂如哌替啶等麻醉剂应慎用，因可抑制呼吸而使孕妇不能耐受。由于骨盆可能有严重畸变而需剖宫产者，术中更需要密切注意心脏功能情况。分娩时及分娩后要重视预防肺不张的进一步发展，因可由此发生严重缺氧导致迅速死亡。间断性、含适量氧浓度的正压呼吸及溶黏液剂的应用，有助于避免上述并发症的发生。顺利度过孕产期后，应建议患者做节育手术，不宜再次妊娠。

（八）妊娠合并心脏病的主要并发症

1. 心力衰竭

原有心功能受损的心脏病患者，妊娠后可因不能耐受妊娠各期的血流动力学变化而发生心力衰竭。风湿性心脏病二尖瓣狭窄的孕产妇，由于心排血量增加，心率加快或生理性贫血，增加了左房的负担而使心房纤颤的发生率增加，心房纤颤伴心率明显加快使左室舒张期充盈时间缩短，引起肺血容量及肺动脉压增加，而发生急性肺水肿和心力衰竭。先天性心脏病心力衰竭多见于较严重的病例，随先天畸形种类的不同，心力衰竭的发生机制及表现也不同。

2. 亚急性感染性心内膜炎

妊娠各时期发生菌血症的危险性增加，如泌尿道或生殖道感染，此时已有缺损的心脏则易发生亚急性感染性心内膜炎。是心脏病诱发心力衰竭的原因之一。

3. 缺氧和发绀

发绀型先心病平时已有缺氧和发绀，妊娠期周围循环阻力下降，可使发绀加重。左至右分流的无发绀型先心病，如合并肺动脉高压，分娩时失血等原因引起血压下降，可发生暂时性右至左分流，引起缺氧和发绀。

4. 静脉栓塞和肺栓塞

妊娠时血液呈高凝状态，心脏病患者静脉压增高及静脉血液淤积，易引起栓塞。静脉血栓形成和肺栓塞发生概率较非孕妇女高 5 倍。是孕产妇死亡的主要原因之一。

二、病情评估

（一）病史

除一般产科病史，还要评估与心脏病诊治有关的既往史，包括：所患心脏病的类型，既往治疗经过与心功能状态，是否出现过心力衰竭等。评估是否存在增加心脏负荷的因素，如感染、贫血、便秘、日常工作状况、心理感受，是否缺乏支持系统等。

（二）临床表现

1. 妊娠期

随着孕周的增加，子宫不断增大，心脏负担加重，出现心悸、气短、浮肿、容易疲劳等或有经常性夜间端坐呼吸，咯血，经常性胸闷、胸痛等症状，心功能不全的孕妇，这些症状会更加明显，甚至出现心力衰竭。对于心脏病孕产妇早期发现心力衰竭并及时做出正确评估极为重要，如出现下列症状和体征，应考虑为早期心力衰竭：

1）轻微活动后即出现胸闷、心悸、气短。

2）休息时心率超过 110 次/分，呼吸超过 20 次/分。

3）夜间常因胸闷而坐起呼吸，或到窗口呼吸新鲜空气。

4）肺底部出现少量持续性湿啰音，咳嗽后不消失。

2. 分娩期

由于宫缩频繁，孕妇需半卧位或端坐呼吸，咳嗽或痰中带血，脉搏加快，肺底部出现持续性啰音，这些都是心力衰竭的表现。

3. 产褥期

患有心脏病的产妇还有可能出现心力衰竭症状、生活不能自理和无法照顾新生儿。心功能好的产妇，分娩顺利，经过休息后一般状态良好。

（三）实验室及其他检查

1. X 线检查

X 线胸片示心界扩大（包括心房或心室扩大）。

2. 心电图检查

心电图提示各种心律失常、ST 段改变。

3. 二维超声心动图检查

可提示心脏结构及各瓣膜异常情况。

4. 胎心电子监护仪

提示胎儿宫内健康状况。无应激试验（NST）可以观察胎动时胎心的变化情况；催产素激惹试验（OCT）是使用催产素诱发宫缩以了解宫缩时胎心的变化情况；若孕妇已有自然宫缩者，做宫缩应激试验（CST），观察宫缩时胎心的变化情况。

三、处理

心脏病孕妇的处理与非孕妇无区别，但妊娠加重了心脏负担，致使心脏病病情有恶化趋势，为此需在整个孕产阶段加强宣传教育工作，取得患者的密切配合，接受医疗监护，这对预后有重要影响。

治疗措施根据心脏功能状态而不同，首先必须明确是否能继续妊娠，这一决定越早越好，一般应在孕 12 周前根据病史、体检及其他具体情况决定处理方案。

（一）未妊娠时

对有器质性心脏病的育龄妇女，做好宣教工作，使其了解妊娠和分娩对心脏病的影响。并根据心脏病的种类、心脏病代偿功能和病情等，决定是否可以妊娠。

（二）妊娠期的处理

1. 治疗性人工流产

不宜妊娠而已妊娠者则应于妊娠 12 周以前做人工流产。

2. 加强产前检查

继续妊娠者必须按时做产前检查，适当增加检查次数，密切观察心脏功能。

3. 心力衰竭的处理

妊娠期心力衰竭发生的诱因有心房颤动、上呼吸道感染、妊高征、重度贫血、产后发热或过度劳累等。心脏病孕妇随时可以突然发生心力衰竭，也可逐渐发展。因此，要积极防止并及早纠正各种妨碍心脏功能的因素如贫血、维生素 B 缺乏、蛋白质缺乏及感染等。遇有各种感染，须及早治疗。如并发妊娠高血压疾病时，更应及早治疗，并控制病情发展。

1）休息：避免过劳及情绪激动，保证充分休息，每日至少睡眠 10 小时。

2）饮食：孕期应适当控制体重，整个孕期体重增加不宜超过 10 kg，以免加重心脏负担，进食不宜过饱，以少量多次为宜。低盐饮食，在心力衰竭急性期，必须严格限盐。

3）改善缺氧：对呼吸困难及发绀者，应给予吸氧，一般采用鼻导管法，每分钟氧流量为 4~6 L，血氧饱和度维持在 92% 以上。有条件的医院用氧帐较好，氧流量为 8 ~ 10 L/min，维持帐内氧浓度为 40% ~ 45%。

4）强心剂的应用：洋地黄类药物是主要的和最常用的强心药，它能加强心肌收缩，减慢心室率，减低心肌耗氧量，增加心排血量。根据病情缓急，可口服地高辛或静脉注射毛花苷 C 等。

适应证和注意事项：

（1）洋地黄类药物治疗心力衰竭最主要的适应证为：心肌收缩功能不全（心肌收缩力减退），心脏明显扩大伴有室性奔马律、窦性心动过速或室上性快速性心律失常（如快速心房颤动）的慢性心力衰竭。

（2）对心脏无明显扩大的窦性心律轻度心力衰竭的患者是否有效，尚不能肯定。

（3）对高排出量心力衰竭，如甲亢性心脏病的治疗效果较差。

（4）对急性心肌梗死早期出现的心力衰竭、肺心病伴急性呼吸功能不全者和严重的二尖瓣狭窄伴窦性心律而有右心力衰竭者应慎用。

（5）有下列情况者应禁忌使用洋地黄：洋地黄过量或中毒、肥厚型梗阻性心肌病、房室传导阻滞而未用人工心脏起搏器者。

洋地黄制剂的临床应用方法见表 3 - 1。

表 3 - 1　洋地黄制剂的临床应用方法

制剂	给药途径	作用时间（天）				剂量	用药量治疗法	平均每日维持量
		开始	高峰	持续	消失			
洋地黄叶	口服	2~4	8~12	4~7	2~3周	0.7 g	每日 3 次，每次 0.1 g，共 2 天	0.05 g
洋地黄毒苷	口服	2~4	2~4	4~7	2~3周	0.7 mg	每日 3 次，每次 0.1 g，共 2 天	0.05 mg
地高辛	口服	1~2	4~2	1~2	3~6周	1.5 mg	每日 3 次，每次 0.25 mg，共 2 天	0.25 mg 0.05 mg
	静脉	10分钟	第一峰 30~60 分钟 第二峰 4~6 小时			0.75 mg	首剂 0.25 ~ 0.5 mg，4~6 小时后可再注射 0.25 mg	
毛花苷 C	静脉	10分钟	1~2	1~2	3~6 天	0.8 mg	首剂 0.8 mg，开始 0.4 mg，2~4 小时后再注射 0.2 mg	
毒毛花苷 K	静脉	5分钟	1小时	1~2	2~3	0.25 ~ 0.5 mg	首剂 0.25 mg，必要时在 2 小时后再注射 0.125 mg	

洋地黄的给药方法：以往的给药方法强调"洋地黄化"或"饱和"量，即必须在短期内给予较大剂量，以达到最大疗效而不出现毒性反应。这种剂量约为中毒剂量的 60%，以这种剂量给药，洋地黄中毒的发生率可达 20%。目前认为，洋地黄的疗效与剂量呈线性关系，每日给予维持量，经过 5 个半衰期（毒毛花苷 1 月）其血浆浓度与先给负荷量继以维持量所达到的浓度相同。因此除急性严重心力衰竭外，一般心力衰竭的患者每日给予维持量即可，这样可以避免洋地黄的毒性反应。两周内用过洋地黄毒苷、洋地黄叶或 3 日内用过地高辛者，一般不用负荷量。但如病情需要，可小剂量分次给药。急性左心力衰竭伴快速性房性心律失常者，宜将负荷量一次给予。对急性心肌炎、贫血及黏液性水肿等引起的心力衰竭，负荷量不宜过大，肾功能不全者禁用负荷量。一般宜选用作用快的洋地黄制剂。

维持量后可给予维持血浆药物浓度，或一开始即以维持量逐步建立血浆洋地黄治疗浓度。维持时间随病情而异，若心力衰竭的病因或诱因如感染、分娩或大量输液等可除去者，待病情稳定后，不必继续给予维持。在慢性心力衰竭患者，病因不能去除，伴有慢性心房颤动且心室率增快者，应长期用洋地黄维持。休息时心室率 60~70 次/分，运动后不超过 90 次/分者，常表示维持量适当；若房颤的心室率超过 100 次/分者，大多表示洋地黄量不足。窦性心律时有时心率不能很好地反映洋地黄的用量，如急性心肌炎、甲亢及贫血等本身可引起窦性心动过速，不能作为洋地黄不足的依据。在服用洋地黄过程中，心律突然改变，是洋地黄中毒的重要依据。维持量的个体差异很大，不同患者，甚至在同一患者，在不同的条件下可有不同，其剂量应结合心功能改善情况和有无洋地黄中毒反应而随时进行调整，若患者病情危重，而一时难以判断用量不足或过量时，可在严密观察下试用毛花苷 C 0.2 mg 静脉注射，在 1 小时后，用量不足的患者可见疗效，而在已经足量或过量患者则出现中毒表现。

在孕妇妊娠期中，由于血容量增加，体液重新分布，影响洋地黄的吸收和排泄。如妊娠期口服一个剂量地高辛后，其血清浓度仅为通常口服剂量的 50%。为了要达到临床治疗水平的血清浓度，必须适当地增加剂量。在治疗剂量的洋地黄血浆浓度，通常对孕妇和胎儿均较为安全。该药可通过胎盘进入胎儿体内，若剂量过大，在母体出现洋地黄中毒时，也必然会使胎儿受害，应加注意。

洋地黄的毒性反应：

（1）胃肠道反应：食欲缺乏、恶心和呕吐，在心力衰竭好转时或增加洋地黄过程中出现胃肠道反应，排除其他药物影响后，应考虑为洋地黄毒性反应。

（2）心律失常：洋地黄中毒可引起各种心律失常。在服用洋地黄过程中心律突然转变，如心率突然显著减慢或加速、由不规律转为规律或由规则转为特殊的不规则等，是诊断洋地黄中毒的重要根据。但心脏病和心力衰竭本身也能引起多种心律失常，应仔细鉴别。

（3）神经系统表现：视觉改变，较为少见。

测定血清洋地黄含量，可作为判断洋地黄用量和毒性反应的参考。

洋地黄毒性反应的处理：一旦作出洋地黄毒性反应的诊断，应立即停用洋地黄，并仔细寻找并去除中毒的诱因，如低血钾，并应同时停用排钾利尿药。药物治疗包括钾盐、苯妥英钠及利多卡因等。

（1）钾盐：对治疗由洋地黄毒性反应引起的各种房性快速心律失常和室性早搏有效。口服多用于治疗偶发性室性早搏，常用剂量为每日 3~4 g，分 3~4 次服用。静脉滴注常用于治疗频发性室性早搏，尤其是多源性室早呈二联律时和各种房性快速性心律失常，一般以 1 g 氯化钾用 5% 葡萄糖液 500 ml 稀释，静脉缓慢滴注。同时以心电图监测，注意心律失常或出现高血钾心电图表现时立即停药，多数患者在滴完 1 g 左右时可转复为窦性心律，此时可改为口服氯化钾维持。若有房室传导阻滞者不宜用钾盐治疗。

（2）苯妥英钠：是治疗洋地黄中毒所引起的各种期前收缩和快速性心律失常最安全有效的药物，作用快、不良反应较少。首剂量 125~250 mg 加注射用水 20 ml 稀释，以 2~3 分钟静脉注射。无效时，可每 5~10 分钟静脉注射 100 mg。共 2~3 次。大多数患者用药后 5 分钟内心律失常缓解。疗效可维持 5 分钟至 6 小时不等。心律失常转复后，可每小时口服 50～100 mg，维持 2～3 日。该药有抑制呼吸，引起短暂低血压和嗜睡等不良反应，应密切观察。

（3）利多卡因：对洋地黄中毒引起的室性心律失常有一定的疗效。首剂 50～100 mg静脉注射，1～2 分钟注完。必要时 5～10 分钟再给 50 mg，共 2～3 次，有效后以 1～4 mg/min 速度继续点滴。

（4）阿托品：每 4～6 小时 0.5 mg 肌内或静注，常用来治疗洋地黄中毒引起的二度以上的房室阻滞或窦房阻滞。

异丙肾上腺素因可导致室性心律失常而禁用。

5）利尿剂的应用：利尿是消除体内钠水潴留的主要手段，是在减少整个体液容量的基础上，减轻心脏前负荷及组织水肿。利尿治疗配合以洋地黄、限盐及休息，方能取得较理想的效果。常用的利尿剂有：

（1）呋塞米：呋塞米是一种强利尿剂，适用于急性心力衰竭患者，常用剂量为 20～40 mg 加 25%～50% 葡萄糖 20 ml，缓慢静注，用药后 5 分钟发挥作用，30 分钟达高峰，药物持续作用时间为 2 小时。必要时，2～4 小时后可重复用药。

（2）氢氯噻嗪：适用于慢性心力衰竭患者，常用剂量为 25 mg，3 次/天，服药后 2 小时开始发挥作用，4 小时达高峰，药物持续时间为 12 小时。

（3）氨苯蝶啶：抑制肾小管对钠离子的重吸收，通过增加对钠和氯的排泄而利尿，不排钾离子。每次口服 50～100 mg，3 次/天。服药后 2 小时发挥作用，4～8 小时达高峰，持续时间为 12～16 小时。

应用利尿剂尿量增多者应注意补钾，常选用口服 10% 氯化钾 10 ml，3 次/天。长时间应用氨苯蝶啶应注意低钠血症发生。

6）血管扩张剂的应用：应用血管扩张剂，可有效地降低外周血管阻力，减轻心脏前、后负荷，减少心肌耗氧量，适用于妊高征性心脏病，围产期心肌病及急性心力衰竭肺水肿等。

（1）肼屈嗪：直接作用于小动脉平滑肌，解除动脉平滑肌痉挛，降低外周阻力，减轻心脏后负荷，同时改善肺静脉回流，缓解肺淤血，治疗肺水肿。用药方法为肼屈嗪 12.5～25 mg 加入 5%～10% 葡萄糖 200～300 ml 中，静脉点滴。或每次 25 mg 口服，每 6 小时 1 次，服药后 30 分钟发挥作用，持续时间约 6 小时。用药期间注意观察血压、心率。个别人用药后可感头痛。

（2）酚妥拉明：能直接松弛血管平滑肌，对动、静脉均有扩张作用，但以扩张小动脉为主，治疗左心力衰竭，既能增加心排血量，同时也减轻肺淤血。用药方法为酚妥拉明 10～20 mg 加入 5%～10% 葡萄糖 200～300 ml，静脉滴注，用药期间注意低血压及心动过速。

（3）硝苯地平：为钙离子拮抗剂，可阻止细胞外钙离子进入细胞内，降低细胞内钙离子水平，降低血管平滑肌兴奋性。用药方法为每次硝苯地平 10～20 mg，舌下含化，3～4 次/天，含化后 1～5 分钟发挥作用，可持续数小时。或每次口服 10 mg，每 6 小时 1 次，口服后 10～20 分钟发挥作用，持续 2～3 小时。

（4）硝酸甘油：扩张容量血管（静脉），减少回心血量，减轻心脏前负荷，是一种作用快、半衰期短、且容易调节的降压药，对心绞痛为特效药。用药方法为硝酸甘油0.3～0.6 mg 舌下含化，2 分钟内发挥作用，8 分钟达高峰，持续 15～20 分钟。或 5～10 mg 加入 5% 葡萄糖 100～200 ml，以每分钟 6～10 滴的速度静脉滴注。

（5）硝普钠：为强力血管平滑肌扩张剂，其作用机制与兴奋环磷酸鸟嘌呤有关，可同时扩张动、静脉。在严重的左心力衰竭时，既减低心脏后负荷及增加左心排血量，又能减低心脏前负荷及缓解肺淤血。因效果确实，常为紧急病情的首选药。本药作用时间很短且须静脉滴注。用药方法为硝普钠 50 mg 加入 5% 葡萄糖 500 ml 中，避光缓慢静脉滴注，用药期间应密切观察血压变化。该药可通过胎盘，其代谢产物（氰化物）可致死胎。

（6）哌唑嗪：为口服的 α_1 受体阻滞剂，但不阻滞交感神经末梢泡囊上的 α_2 受体，因为保存了去甲肾上腺素通过 α_2 的反馈作用，从而抑制泡囊对去甲肾上腺素的释放，所以不引起反射性心动过速。哌唑嗪还能通过抑制磷酸二酯酶而对血管平滑肌有直接舒张作用，对动、静脉都有扩张作用，可视为口服的硝普钠。用药方法为每次派唑嗪0.5～2 mg，3 次/天，首次剂量宜小，避免首次剂量综合征。

（7）巯甲丙脯酸：血管紧张素 Ⅱ 转化酶抑制剂，用药后血管紧张素 Ⅱ、醛固酮减少，钠水潴留减轻，体循环血管阻力减低，心排血量增加，还可增加肾血流量。用药方法为每次口服巯甲丙脯酸 12.5～25 mg，3 次/天。若舌下含化，5 分钟发挥作用，30 分钟达高峰，作用可持续 2 小时。

4. 肺水肿的处理

1）速效洋地黄制剂：可用毛花苷 C 0.4～0.8 mg 或毒毛花苷 0.25 mg 加 50% 葡萄糖 40 ml，静脉缓慢推注。

2）利尿剂：依他尼酸 50 mg 或呋塞米 40 mg 加 50% 葡萄糖 40 ml，静脉推注。争取在 20 分钟内大量利尿而减轻心脏负担。注意水、电解质及酸碱平衡紊乱。

3）镇静剂：症见烦躁不安、气促过度者，可皮下或肌内注射吗啡 10～15 mg。但昏迷、休克、严重肺病或痰液过多者忌用，以免呼吸过度抑制。

4）糖皮质激素：地塞米松 10 mg 加 50% 葡萄糖 40 ml，静脉推注。

5）血管扩张剂：瑞基亭 30～40 mg 或硝普钠 50 mg，加入 10% 葡萄糖 500 ml，静脉滴注，每分钟 15～30 滴为宜，并应严密进行血压监测。在上述药物治疗的同时，患者应取半卧位或坐位、两腿下垂。给氧，最好面罩加压给氧，氧气输入时通过 50%～70% 的酒精，目的在于减低肺泡表面张力，达到去泡沫作用，改善呼吸。四肢结扎止血带，以减少回心血量，但每隔 5～10 分钟交替放松 1 次，对孕妇需要安慰鼓励，消除恐慌心理。

5. 心律失常的处理

1）常用的抗心律失常药对妊娠期母体及胎儿的影响：某些抗心律失常药不仅对孕妇可产生明显不良反应，而且可以通过胎盘或母乳分泌对胎儿或新生儿产生不良影响。

（1）β 受体阻滞剂：普萘洛尔等非选择性 β 受体阻滞剂。主要用于治疗妊娠高血压、各种心律失常、子宫活动障碍和胎儿心动过速等，但有严重的不良反应，如宫内胎儿发育迟缓、母体或胎儿心动过缓、早产、新生儿呼吸窘迫、低血糖及高胆红素血症。其中以宫腔内胎儿发育迟缓更为常见。选择性 β_1 受体阻滞剂和具有内在交感活性的 β 受体阻滞剂对母体和胎儿方面的不良反应均较少。因而，在妊娠期使用 β 受体阻滞剂应遵循以下原则：①避免在妊娠头 3 个月内使用；②使用最小的有效剂量；③最好在分娩前 3 天内停用，以减少 β 受体阻滞剂对子宫收缩的影响，并预防新生儿并发症；④选用 β_1 受体选择性、内在交感活性或具有 α 受体阻滞活性的制剂可能更好。因为不会影响 β_2 受体对周围血管扩张和子宫张力的调节。

（2）奎尼丁：治疗剂量的奎尼丁很少引起早产，中毒剂量时可引起流产。该药在妊娠期妇女已使用多年，未发现致胎儿畸形，对子宫肌的影响很少，故在妊娠期心律失常时可安全使用。

（3）普鲁卡因胺：对母体及胎儿均无明显不良反应，但如长期使用，母体和胎儿的狼疮样综合征的发生率较高。

（4）丙吡胺：用于妊娠期妇女的资料不多，但证实可通过胎盘。脐血中药物浓度未达到有效水平，对母体和胎儿无不良影响。

（5）苯妥英钠：胎儿可发生各种先天性畸形，即"乙酰脲胎儿综合征"，胎儿的出血发生率高。故孕妇若患心律失常时，不应选择。

（6）利多卡因：可通过胎盘，使子宫张力增加，子宫胎盘血流减少。在有效浓度时，不致胎儿畸形，但可发生心动过缓，高浓度时 Apgar 评分降低，但可迅速转为正常。因而本药是一种可用于孕妇心律失常较为安全的药物。

（7）美心律：能通过胎盘，母体和胎儿中血浓度相等，产后数小时新生儿心率可能减慢，以后恢复正常。孕妇使用本药需慎重。

（8）胺碘酮：可影响胎儿，引起胎儿脑积水，在孕妇心律失常时应避免使用。

（9）普鲁帕酮：具有膜抑制作用，能轻度延长动作电位时间和有效不应期。适用于预防和治疗室上性或室性异位搏动，对妊娠期应用的资料不多，在妊娠期 3 个月内最好不用。

（10）维拉帕米：为钙通道阻滞剂，对母体和胎儿均无不良反应。

2）常见心律失常的治疗

（1）窦性心动过速：在妊娠期中，窦性心动过速非常常见，其临床意义决定于基本病因。由生理或心外因素引起者，主要治疗病因。

（2）室上性期前收缩：包括房性和房室交界处性期前收缩，该心律失常多无症状，故无须治疗。如房早诱发阵发性室上性心动过速，则需治疗。可试用温和的镇静药或 β 受体阻滞剂。如无效时可选用普鲁卡因胺，口服 $0.25 \sim 0.5$ g，每 $4 \sim 6$ 小时 1 次；丙吡胺，口服 $100 \sim 200$ mg，每 $6 \sim 8$ 小时 1 次。

（3）阵发性室上性心动过速

发作期的处理：

A. 刺激迷走神经：对无低血压的患者可采用此法。a. 用压舌板刺激悬雍垂，诱发恶心呕吐。b. Valsalva 法：深吸气后屏气，用力作呼气动作。c. 颈动脉窦按摩：患者取仰卧位，先按摩右侧 $5 \sim 10$ 秒，如无效则按左侧。切忌两侧同时按摩，以免引起脑缺血。d. 压迫眼球，患者平卧位闭眼并向下看，用拇指在一侧眶下适度压迫眼球上部，每次 10 秒。压迫眼球有时可引起视网膜剥离，青光眼或高度近视者禁用。使用新斯的明或升压药兴奋迷走神经等方法，目前已较少使用。

B. 使用抗心律失常药：如上述方法无效时，患者无心功能障碍，首选抗心律失常药物为维拉帕米，一般用 2.5~10 mg（常用 5 mg）静注。β 受体阻滞剂也可使用。有器质性心脏病者的室上性心动过速，首选洋地黄制剂。两周内未使用过这类药物者，可用毛花苷 C 0.6~0.8 mg，用葡萄糖稀释后静脉缓注，但起效较慢。2 小时后如无效可再静注 0.2~0.4 mg，总量不超过 1.2 mg。其他可选用的药物尚有胺碘酮、普罗帕酮、奎尼丁和普鲁卡因胺等。但胺碘酮可影响甲状腺代谢和脑积水，妊娠时尽可能避免使用。

C. 电复律：药物治疗无效或室上速伴有严重血流动力学障碍时，可用同步直流电复律。

预防复发：对症状不严重，且无器质性心脏病患者无须长期服药预防。有器质性心脏病，症状严重，发作频繁者，可选用下列药物口服维持，预防复发。洋地黄维持量；奎尼丁 0.2 g，3~4 次/日；普鲁卡因胺 0.5 g，3~4 次/日；维拉帕米 80 mg，3 次/日。β 受体阻滞剂也可选用，必要时可二药合用，如奎尼丁加 β 受体阻滞剂，洋地黄加奎尼丁，但 β 受体阻滞剂不宜与维拉帕米定合用。

（4）心房扑动和心房颤动：除病因及诱因治疗外，治疗措施还包括心室率的控制，心律失常的转复等。控制心室率：发作时心室率不快且无症状的房扑和房颤，可以不予治疗。根据发作时心率增快和影响循环功能等情况，可选用 β 受体阻滞剂、维拉帕米或洋地黄制剂。有器质性心脏病，尤其是伴有心功能不全，首选洋地黄制剂静脉给药，使心室率控制在 100 次/分以下。以后改为口服维持，并调整用量，使休息时心室率在 60~70 次/分，轻度活动时不超过 90 次/分。预激综合征的房颤，尤其是 QRS 波增宽畸形者，禁用洋地黄类药物。

复律：房颤患者有下列情况者，可考虑复律：a. 基本病因去除后如甲亢、二尖瓣病术后，房颤持续存在；b. 由于房颤使心衰加重，而用洋地黄制剂疗效欠佳者；c. 有动脉栓塞史者；d. 房颤持续 1 年以内，心脏扩大不显著且无严重心肌受损者；e. 房颤伴肥厚型心肌病者。药物复律常采用奎尼丁，胺碘酮对胎儿可致脑积水。也可采用同步直流电复律。

预防复发：房扑、房颤反复发作，用药物转复后，常需长期口服奎尼丁等药物维持。

此外，持续房颤伴心功能不全者、二尖瓣病变及心肌病者宜长期用华法林等抗凝，预防血栓形成，但此类药物对胎儿有严重不良反应。

（5）频发室性早搏及短阵室速：利多卡因 50~75 mg，加入 25% 葡萄糖 20~40 ml，静脉推注，必要时 5~10 分钟后重复 1 次。病情稳定后，用利多卡因 400 mg，加 10% 葡萄糖 500 ml 静脉滴注，维持 1~3 天。适当选用营养心肌和改善心肌代谢的药物。

（6）房室传导阻滞：阿托品 0.03 g 或莨菪类 10 mg，每日 3 次，肌内注射或静脉滴注。视病情变化，决定增减数量。维生素 C 200 mg 每日 3 次口服；肌苷片 0.4 g，每日

3 次口服；地塞米松 0.75 ~ 1.5 mg，每日 3 次口服，3 日后逐渐减量至停药。如属Ⅲ度房室传导阻滞，可在内科医生指导下抢救，有条件可安装心脏起搏器。

（三）分娩期的处理

妊娠晚期应提前选择适宜的分娩方式。

1. 阴道分娩及分娩期处理

心功能Ⅰ~Ⅱ级、胎儿不大、胎位正常、宫颈条件良好者，可考虑在严密监护下经阴道分娩。

1）第一产程：安慰及鼓励产妇，消除紧张情绪。适当应用地西泮、哌替啶等镇静剂。密切注意观察血压、脉搏、呼吸、心率。一旦发现心力衰竭征象，应取半卧位，高浓度面罩吸氧，并给毛花苷 C 0.4 mg 加 25% 葡萄糖 20 ml 缓慢静脉注射，必要时 4 ~ 6 小时重复给药 0.2 mg。产程开始后即应给予抗生素预防感染。

2）第二产程：要避免屏气增加腹压，应行会阴后侧切手术、胎头吸引或产钳助产术，尽可能缩短第二产程。

3）第三产程：胎儿娩出后，产妇腹部放置沙袋，以防腹压骤降而诱发心力衰竭。要防止产后出血过多而加重心肌缺血，诱发先心病出现发绀，加重心力衰竭。可静注或肌内注射缩宫素 10 ~ 20 U，禁用麦角新碱，以防静脉压增高。产后出血过多者，应适当输血、输液，注意输液速度不可过快。

2. 剖宫产

近年来越来越多的心脏病产妇以剖宫产结束分娩。由于手术技术提高及术中监护手段进展，使得心功能三级以上的心脏病产妇能安全度过手术，主要使用全麻，避免产妇血压波动大，术中操作快，5 分钟内将胎儿娩出，术中尽量不用宫缩剂，术中内科医生在场监测心脏。

（四）临产及产褥期处理

临产前应对孕妇做细致的思想解释工作，消除顾虑，增加信心，求得密切配合，共同完成这一任务。如孕妇精神紧张，顾虑重重，不能很好合作，则必然增加耗氧量，加重心脏负担。在临产处理中，重点是尽量减少孕妇的心脏工作量及避免血流动力学方面发生剧烈变动。心脏病孕妇的产程比较短，可能是因水肿，宫颈软而容易扩张之故。

临产过程中取半坐位，第一产程时，每小时测脉搏、呼吸 3 或 4 次，在第 2 产程每 10 分钟测 1 次。每 1 ~ 2 小时进行胸部听诊，有无啰音及心律失常；每小时测尿量。出现上述体征及尿量减少，均为心力衰竭先兆。也应经常听取胎心音。心脏病孕妇如无发绀，心脏代偿功能良好，对胎儿影响不大，可适当应用吗啡、镇静剂或各种止痛剂以减轻产痛，保证产妇休息，减轻心脏负荷；但又不能过度，否则对心脏病孕妇不利。临产开始即给患者输液，应用 5% 葡萄糖液，禁用含盐液体，严格控制输液量，每小时维持 50 ml，便于随时给予药物。

宫颈开全后，尽可能避免产妇用力，等胎头下降至骨盆出口时，可通过低位产钳或胎头负压吸引术结束分娩。如胎头 30 分钟无进展，则应根据胎头高低、产妇、胎儿情况，决定施行产钳手术或剖宫产。整个产程及分娩阶段均予以面罩吸氧。

第三产程血流动力学发生突然变动，腹压降低、横膈下移、心脏轴突然改变是发生心力衰竭的原因。因而心脏病孕妇的第三产程处理就显得更为重要。为了防止心脏轴的突然改变和腹压降低，胎儿正将娩出时，可于产妇腹部放置几只沙袋加压，并用多头腹带包扎，防止大量血液向腹腔内脏血管倾注；同时可置下肢于略低位置，以防下肢静脉血大量回到右心。应避免静注未稀释的缩宫素，尤其对二尖瓣狭窄及血液自左向右分流的先心病孕妇，因缩宫素快速静脉滴注 5~10 U，可使子宫血液突然涌入右心，使心排出量增加 >50%，而使心脏负担过重；未稀释缩宫素又可直接作用于心肌，引起明显的低血压或心律失常。由于麦角新碱有升压作用不宜使用。需用缩宫素时，应稀释后静脉滴注，≤5 mU/min（5~10 U 溶于 500 ml 液体），未见不良影响。心功能 > 二级，产后不可快速、大量静脉滴注缩宫素，以免发生危险。

产后出血虽可减轻静脉系统的过度负担，但仍应与健康产妇一样重视产后出血并积极治疗之，对有些先天性心脏病产妇，产后出血可能较正常产妇还要危险，原因已于前述。

产褥期处理：在孕产期未发生心功能障碍者，产褥期（产后 1~3 天）仍有可能出现心力衰竭。刘陶等（1996）报道 62 例妊娠合并心脏病患者中，有 6 例发生充血性心力衰竭，其中仅 2 例发生于产前，其余 4 例均发生在产后 24 小时之内，因此不能只注意患者分娩前易发生心力衰竭，而忽略了产后患者（2~3 天内）仍然有巨大血流动力学方面的改变，尤其在 24 小时之内，必须同样地予以严密监护。此外还需要重视产褥感染及产褥期血栓形成。一般对心功能一级产妇，产褥期除应用抗生素预防感染外，与正常产妇无大区别；心功能二级则应卧床 5~10 天，但须经常活动下肢，注意下肢静脉回流，以后在监护下逐渐增加运动量，出院后加强随访及给予必要的生活指导。如孕产妇最近无心力衰竭出现，仍可哺乳。回奶一般可用维生素 B_6 200 mg/d，局部可用皮硝贴附。

（五）胎儿及新生儿的处理

由于胎儿与新生儿属高危儿，产程中应注意缺氧导致的宫内窘迫及出生后窒息，作好抢救准备实属必要。

（六）心脏手术

指征：妊娠期血流动力学的改变使心脏储备能力下降，影响心脏手术后的恢复，加之术中用药及体外循环对胎儿的影响，一般不主张在孕期手术，尽可能在幼年、孕前或延至分娩后再行心脏手术。如果妊娠早期出现循环障碍症状，孕妇不愿做人工流产，内科治疗效果又不佳且手术操作不复杂，可考虑手术治疗。手术时期宜在妊娠 12 周以前进行，手术前注意保胎及预防感染。

1. 二尖瓣球囊扩张术（PTMC）

风湿性心脏病二尖瓣狭窄孕妇常难以承受孕期高动力循环的超负荷改变，多在妊娠晚期和分娩前后出现严重左心功能不全。早在 1952 年国外已有人在孕期进行二尖瓣狭窄分离术，近年又有经皮二尖瓣球囊扩张术，方法简单，经皮做股动脉穿刺，插入猪尾型导管至左心室，通过球囊扩张狭窄的二尖瓣口。这一介入性疗法无须全身麻醉，不需体外循环，手术简便安全，手术中出血量极少，对患者及胎儿没有像心脏手术那样有血流动力学波动或不稳定的干扰；放射线对胎儿的致畸作用仅发生于妊娠 20 周之内胎儿器官形成阶段，且多发生于接受较大放射线剂量者（＞0.1 Gy）。手术理想时间为孕 20～26 周。手术过程中，在孕妇的横膈至耻骨间并未采用铅衣遮挡，应尽量减少透视时间。国内曾有 5 例手术报道，手术时间在 22～32 周，术前心功能均在 3～4 级，术后均改善为 1～2 级（其中 4 例三级改善为一级），安全度过分娩期，随访婴儿，生长发育良好，未发现任何因接触放射线而引起的异常病症。

2. 心脏瓣膜置换术（CVR）

尽管为挽救孕妇生命有人建议在妊娠后仍可进行心脏直视手术或心脏瓣膜置换手术，可是 Bernal（1986）回顾分析自 1965 年开始，对 21 例孕妇应用心肺分流体外循环进行心脏直视手术，其中有一半为二尖瓣或主动脉瓣置换人工瓣膜，孕妇均能耐受这一复杂手术，但发生 1 例早产及 1 例死产；胎儿受心肺分流术影响，常发生心动过缓，有人建议应用高流速常温灌注，可避免发生胎儿缺氧的危险。由于手术后胎儿死亡率仍然较高，故大多数受术者愿意选择在非孕期间进行手术。我国尚无在孕期进行这类手术的报道。

（七）妊娠合并心脏病的疗病流产及计划生育

心脏病育龄妇女有下列情况之一者不宜妊娠：心功能三级以上、有心力衰竭史、伴有房颤者、心脏明显扩大者、严重先天性心脏病而又不能手术者、高血压心脏病患者、年龄＞35 岁初产者。

如已妊娠，具有下列情况之一者应终止妊娠进行疗病流产：上次妊娠曾有严重心力衰竭史再次妊娠、急性风湿活动、二尖瓣狭窄合并主动脉瓣膜病、先心病（法洛四联症、艾森曼格综合征）而又不能手术者、风心病有心力衰竭和（或）房颤者、高血压＞200 mmHg、心脏扩大者。孕早期即出现心力衰竭、心力衰竭控制后终止妊娠。孕 3 个月以内人工流产，孕 12～20 周中期妊娠引产，以羊膜腔注射雷夫奴尔引产较为安全，可避免感染。引产过程中应与足月分娩同样处理。

经阴道分娩者的输卵管绝育手术最好延迟至孕妇肯定无感染、无其他症状及能稍活动后进行，一般在产后 1 周为妥。也有人提出推迟到产后 2 个月进行，因手术可加重产妇负担。

口服避孕片有可能引起血栓栓塞、高血压、液体潴留及血清脂类增加等危险，故心脏病患者不宜选用；最好采用宫腔节育器避孕。

四、监护

1. 住单人房间，保持环境安静及空气清新，每日至少睡眠 10 小时，睡眠时多取侧卧位。心力衰竭者需绝对卧床，取半卧位或坐位。

2. 饮食上进低盐、易消化、无刺激性并含丰富维生素和适量纤维素的饮食，少食多餐。

3. 防止便秘，避免受凉。

4. 加强心理护理，消除患者精神紧张、忧虑、恐惧等不良情绪，使其建立安全分娩的信心。

5. 对心脏病孕妇要注意观察病情变化，如有气急、发绀、端坐呼吸、咳嗽或痰中带血，肺底部持续性啰音，颈静脉过度充盈、上肢静脉压增高，循环时间延长、肝脏肿大及压痛等症状和体征时，均为心力衰竭的表现，应及时报告医生处理。

6. 使用洋地黄类药物时，要遵医嘱定时、定量给药，并注意观察药物疗效及反应，如发现中毒症状，及时报告医生，暂停给药，并做相应处理。

7. 分娩期要使产妇保持安静，密切注意宫缩和胎心音，适当使用镇静剂、给氧。做好心理护理，使产妇积极配合分娩。第二产程时，应备好手术助产、新生儿窒息的抢救器械、氧气和急救药品。胎儿娩出后，立即在产妇腹部放置沙袋，并用腹带包扎固定。

8. 产褥期应密切观察心率、心律、呼吸、血压及体温等变化，使产妇充分休息，防止心力衰竭的发生。

9. 心力衰竭时，应专人护理，并行心脏监护，严密观察病情变化，做好记录。

10. 静脉输液时，严密观察滴速，每分钟不能超过 30 滴。

11. 心功能三级以上者，不宜哺乳，禁用雌激素回奶，以免引起水、钠潴留而致心力衰竭或静脉血栓形成。

五、健康教育

1. 认真宣传计划生育对心脏病患者的重要性，对心功能 3～4 级者应劝其绝育，不绝育者也须严格避孕。

2. 心功能 1～2 级者，鼓励并指导其正确执行母乳喂养过程；心功能三级或以上者，宜退奶，指导家属协助人工喂养。

3. 患有心脏病的产妇可延迟 1～2 周出院；并指导产妇选择有效的计划生育措施。

4. 出生婴儿出现意外的产妇可先避孕一年后视情况再育。

5. 出院时需与产妇、家属讨论并作出产妇休息、饮食、活动及新生儿照顾的计划，使产妇具备识别心功能不全症状的能力，以便随时按需回医院复诊。

（刘文娟）

第二节　病毒性肝炎

一、概述

病毒性肝炎为多种病毒引起的以肝脏病变为主的传染性疾病，致病病毒包括甲型（HAV）、乙型（HBV）、丙型（HCV）、丁型（HDV）及戊型（HEV）5 种肝炎病毒。近年又发现庚型肝炎病毒和输血传播病毒，但这两种病毒的致病性尚未明确。文献报道孕妇病毒性肝炎的发病率为 0.8%～17.8%，我国属于乙型肝炎的高发国家，因此，妊娠合并病毒性肝炎的研究长期以来一直是产科与传染科医生共同的研究重点。同时妊娠合并病毒性肝炎有重症化倾向，是我国孕产妇死亡的主要原因之一。

（一）妊娠时肝脏的生理变化

妊娠期肝大小形态不变，组织学正常。肝糖原稍增加。部分正常孕妇的肝功能，于妊娠晚期轻度超过正常值，于分娩后多能迅速恢复正常。

正常妊娠时肝脏的生理性变化如下：

1. 肝脏的组织学

除肝糖原有所增加外，肝脏的大小、组织结构、血流总量均无明显变化。

2. 肝功能

某些肝功能试验于妊娠晚期可轻度超过正常值，分娩后迅速恢复正常。

1）血清蛋白：由于妊娠期血容量增加，血液稀释，血清总蛋白约半数低于60 g/L，主要是白蛋白降低，γ球蛋白不变，α和β球蛋白稍升高。

2）血清胆固醇及脂类：自妊娠4个月起开始升高，至妊娠8个月时达最高水平，半数孕妇高达 6.50 mmol/L，血清总脂质、磷脂及 α 和 β 脂蛋白均增加。

3）血清总胆红素：多在正常范围。少数孕妇可轻度升高，不足以出现黄疸。

4）血清谷草转氨酶（SGOT）和谷丙转氨酶（SGPT）：多在正常范围，少数在妊娠晚期升高，产后很快恢复正常。

5）血清碱性磷酸酶（AKP）：妊娠早期可有轻度升高，妊娠晚期可达非孕时的 2 倍，其升高系由胎盘产生的一种碱性磷酸酶同工酶（AKP4）所致。

6）凝血功能检查：妊娠晚期时血浆纤维蛋白原较非孕时增加50%，凝血因子Ⅱ、Ⅴ、Ⅶ、Ⅷ、Ⅸ、Ⅹ增加。凝血酶原时间正常。

7）磺溴酞钠（BSP）试验：非孕时 45 分钟潴留 <0.05，妊娠晚期潴留率增多达0.15。BSP 不通过胎盘，其排泄减慢原因可能与肝血流量相对不足有关，BSP 试验对急性肝炎的诊断有帮助，且较其他肝功能指标改变早。

（二）妊娠对病毒性肝炎的影响

妊娠期母体各种营养消耗多，营养不足时常以肝糖原补充，且新陈代谢增高，肝负荷加重。容易感染病毒性肝炎，或促使原来存在的肝病恶化。此外，分娩时疲劳、出血、手术和麻醉均可加重肝脏损害，尤其在合并妊高征时，由于全身小动脉痉挛，肝脏可出现缺血性损害，在此基础上如再合并病毒性肝炎，易致病情急剧恶化。

（三）病毒性肝炎对妊娠的影响

1. 对母体的影响

妊娠早期合并病毒性肝炎，可使妊娠反应加重，妊娠中、晚期合并病毒性肝炎者，易发展为重症肝炎，病死率高；同时易并发妊高征。患者肝功能受损，凝血因子合成功能减退，易导致产后出血，重者分娩时常并发 DIC，出现全身出血倾向，威胁母儿生命。

2. 对胎儿影响

妊娠早期患肝炎时胎儿畸形发生率较正常孕妇高 2 倍，流产、早产、死胎、死产和新生儿死亡率明显升高。有资料报道，肝功能异常孕妇的围生儿死亡率高达 46%。

3. 母婴传播

病毒的种类不同，传播的方式也不同。

1）甲型肝炎病毒（HAV）：为微小核糖核酸肠道病毒属，HAV 能否通过母婴传播，目前尚缺乏证明。一般认为 HAV 经粪—口传播，不会通过胎盘或其他途径传给胎儿。1988 年上海甲肝大流行中，未发现甲肝孕妇所生的新生儿受染，说明母婴传播的可能性很小，但近年来国外资料报道，妊娠晚期患急性甲肝可引起母胎传播。这可能是胎儿在分娩过程中，暴露于污染的母体血液或粪便的结果。

2）乙型肝炎病毒（HBV）：病毒外层含乙型肝炎表面抗原（HBsAg），内层含核心抗原（HBcAg）及核心相关抗原（HBeAg）即 e 抗原。乙型肝炎病毒通过注射、输血、生物制品、密切的生活接触等途径传播。母婴传播为重要途径，不同地区母婴传播状况不同，在东南亚地区母婴传播极为普遍，据报道每年发患者中 35% ~40% 是由于围产期传播造成的，而在北美与西欧围产期传播并不常见。乙肝的母婴传播途径可分下列三个方面：

（1）子宫内经胎盘传播：以往认为 HBV 很少通过胎盘，其宫内感染率为 5% ~10%，近几年较多资料证明宫内感染率为 9.1% ~36.7%。Tong 等应用分子杂交法，在引产胎儿肝、脾、胰、肾、胎盘等组织中均检出 HBV - DNA，证实宫内感染的存在。Wong 等曾提出宫内传播的诊断标准：①脐血或出生后第 3 天婴儿静脉血存在抗 - HBcIgM，由于 IgM 不能通过胎盘，提示婴儿近期有 HBV 感染；②出生后第 3 天静脉血 HBsAg 水平高于脐血水平，往往说明婴儿本身有病毒的复制；③出生时婴儿注射乙肝高效价免疫球蛋白（HBIG），由于 HBsAg 可被被动免疫的 HBs 抗体所中和，如第三天静脉血中存在 HBsAg，无论水平高低都意味宫内感染。

（2）分娩时通过软产道接触母血或羊水传播：根据目前资料，分娩期感染是 HBV 母婴传播的主要途径，占 40% ~60%。由于阴道分泌物 HbsAg 阳性率较羊水阳性率高，产时新生儿通过产道时吞咽含 HBsAg 的母血、羊水、阴道分泌物，或在分娩过程中因子宫收缩使胎盘绒毛血管破裂，母血渗漏入胎儿血液循环，只要有 10^{-8}ml 母血进入胎儿即可使乙肝传播。

（3）产后接触母亲唾液或喂母乳传播：Lee 研究 HBsAg 阳性产妇的乳汁病毒携带率为 70%，所以认为哺乳是母婴传播途径之一，但以后的流行病学调查未能证实。多数学者认为血中乙肝三项阳性者和 HBsAg 加上抗 HBc 者其初乳中 HBV - DNA 阳性率为 100%，不宜哺乳。但目前对 HBsAg 阳性母亲，尤其是双阳性者是否母乳喂养问题，尚未达成一致意见。

所以，乙型肝炎病毒的母婴传播情况归纳如下：①孕晚期患急性乙型肝炎者，约 70% 胎儿发生感染；孕中期患病者，胎儿感染率为 25%；孕早期患病者，胎儿无 1 例感染；②围生期感染的婴儿，85% ~90% 将转为慢性病毒携带者；③孕妇 HBsAg 阳性；其新生儿约半数为阳性；④孕妇 HBeAg 阳性，表示为感染期，胎儿多数受感染。

3）丙型肝炎病毒（HCV）：主要通过输血、输血制品、注射、性生活、母婴传播等途径传播。根据对 HCV 研究资料，大多数人认为 HCV 能在母婴之间垂直传播。晚期妊娠时患 HCV 者中约 2/3 发生母婴传播；其中 1/3 以后发展为慢性肝病，这些小孩除转氨酶增高外无其他临床表现。另外，孕妇为静注毒品成瘾者和 HIV 感染者是导致 HCV 围产期传播的危险因素。但也有作者认为，HCV 在血液中浓度很低，其垂直传播很少发生。有关 HCV 的母婴传播尚需更多的资料研究。HCV 感染易导致慢性肝炎，其发生率比 HBV 更高，至少 40% 患者转为慢性肝炎，最后发展为肝硬化和肝癌。

4）丁型肝炎病毒（HDV）：必须同时有 HBV 感染。传播方式基本同 HBV，与 HBV 相比，HDV 的母婴垂直传播少，而性传播相对较多，易发展为重症肝炎。

5）戊型肝炎病毒（HEV）：通过粪—口间传播，水及食物型暴发流行，一旦感染，病情重，孕妇于妊娠后期病死率为 10%～20%。

二、病情评估

妊娠期病毒性肝炎诊断比非孕期困难，尤其在妊娠晚期，因可伴有其他因素引起的肝功能异常，不能仅凭转氨酶升高作出肝炎诊断。

（一）病史

有与病毒性肝炎患者密切接触史，或半年内曾接受输血、注射血制品史。

（二）病毒性肝炎的潜伏期

甲型肝炎 2～7 周（平均 30 天）；乙型肝炎 1.5～5 个月（平均 60 天）；丙型肝炎 2～26 周（平均 7.4 周）；丁型肝炎 4～20 周；戊型肝炎 2～8 周（平均 6 周）。

（三）临床表现

出现不能用妊娠反应或其他原因加以解释的消化系统症状，如食欲减退、恶心、呕吐、腹胀、肝区痛。继而出现乏力、畏寒、发热，部分患者有皮肤巩膜黄染、尿色深黄。可触及肝大，肝区有叩击痛。妊娠晚期受增大子宫影响肝脏极少被触及，如能触及应考虑异常。

（四）实验室检查

血清 ALT 增高。病原学检查，相应肝炎病毒血清学抗原抗体检测出现阳性。血清胆红素在 17 μmol/L 以上，尿胆红素阳性。

凡具有上述不同程度的肝炎症状、体征及化验检查异常结果，则可确诊。

（五）妊娠合并重症肝炎的诊断要点

1. 消化道症状严重，表现食欲极度减退，频繁呕吐，出现腹胀、腹水。

2. 黄疸迅速加深，血清总胆红素值 >171 μmol/L。

3. 出现肝臭气味，肝呈进行性缩小，肝功能明显异常，酶胆分离，白/球蛋白倒置。

4. 凝血功能障碍，全身出血倾向。

5. 迅速出现肝性脑病表现，烦躁不安、嗜睡、昏迷。

6. 肝肾综合征，出现急性肾功能衰竭。

（六）鉴别诊断

1. 妊娠期肝内胆汁淤积征

其发生率仅次于病毒性肝炎，临床主要特点是孕中晚期出现不同程度的皮肤瘙痒，随后出现皮肤黄染，而症状于产后数小时至数日迅速消退。此病具有明显的家族性倾向及复发性。实验室检查可见约 1/3 患者血清胆红素（直接和总胆红素）、谷丙转氨酶升高，几乎全部患者血清胆酸明显升高，常为正常值的 10 ~ 100 倍。

2. 妊娠急性脂肪肝

本病少见，多发生于妊娠晚期，初孕妇及妊娠高血压疾病患者的发病率高。临床上病情急骤发展，症状极似急性重型肝炎，但尿胆红素多呈阴性。B 型超声可见到典型的脂肪肝声像图。

3. 妊娠高血压疾病引起的肝损害

常见于重度妊高征患者，肝功能各项指标检查显示轻、中度升高。胃肠道症状不明显，妊娠结束后迅速恢复。但值得注意的是妊娠期肝炎常合并妊娠高血压疾病，少数先兆子痫、子痫患者可并发 HELLP 综合征。

三、处理

妊娠期病毒性肝炎与非孕期的病毒性肝炎处理原则是相同的。

（一）妊娠合并普通型肝炎的处理

1. 严格隔离，及时治疗

妊娠期间应住传染病房，临产后转入产科隔离病房或隔离分娩室。必须卧床休息，进低脂肪饮食，保证足够营养，给予大量、多种维生素和葡萄糖，进行中西医结合治疗。

2. 积极护肝治疗

注意休息，保证营养，补充蛋白质、葡萄糖及维生素 B、C、K_1，护肝药物如肌苷、肝宁等。孕期密切监护，警惕病情恶化。

3. 避免应用可能损害肝脏的药物

如禁用四环素，因其对母儿均有严重危害，可引起急性脂肪肝及死胎。尽量不用可能损害肝脏的镇静药及麻醉药，尤在合并妊娠高血压疾病时更应谨慎。

4. 预防感染

产时严格消毒外，可并用广谱抗生素预防产道及肠道中细菌扩散，一旦发生内源性感染，可诱发肝昏迷甚至直接致死。

5. 防止产后出血

当有血小板下降或凝血因子减少时，宜及早补充。

（二）妊娠合并急性重症肝炎的处理

1. 一般治疗

在昏迷前期应禁食蛋白，保持大便通畅，以减少氨及毒素的吸收。

2. 药物治疗

1）维生素：给予多种维生素同时给予大量葡萄糖，每日 200 ~ 300 g。

2）高血糖素—胰岛素联合疗法：高血糖素 1 ~ 2 mg 加胰岛素 4 ~ 8 U，溶于 5% 葡萄糖 250 ml，静脉滴注，每日 1 次。可减少肝细胞坏死，促进肝细胞再生。

3）降氨药物：重症肝炎时蛋白质代谢异常，出现高血氨、高血胺及高芳香类氨基酸。控制血氨的传统办法除限制蛋白质摄入，每日 < 0.5 g/kg，增加碳水化合物，保持

大便通畅，减少氨及毒素的吸收之外，可口服新霉素抑制大肠杆菌，减少游离氨及其毒性物质的形成。如出现肝昏迷前驱症状或发生肝昏迷时，每日静脉滴注谷氨酸钠或钾盐23～46 g，精氨酸25～50 g，或 γ－氨酪酸2～6 g。左旋多巴开始以0.1 g，静脉滴注，以后每12小时增加0.05 g，直至神志明显好转再逐渐减量。近年来主张用支链氨基酸，将此注射液250 ml加于等量葡萄糖液中，缓慢静脉滴注，每日1次，10～15天为1个疗程。因其能调整血清氨基酸比值，使昏迷患者清醒。

4）脱水剂：可选用20%甘露醇200 ml，快速静脉滴注，每6～8小时1次。并酌情应用糖皮质激素，如地塞米松等。

5）肝素：DIC是重症肝炎的致死原因之一，应积极处理肝炎，防止DIC的发生。若合并DIC，需用肝素治疗，量宜小而不宜大，还应补充新鲜血。但临产期和产后12小时内不宜应用肝素，以免发生创面大出血。

（三）产科处理

上述药物治疗同时，应及时进行产科处理。

1. 妊娠期

妊娠早期应积极治疗，待病情好转后行人工流产。中、晚期妊娠给予维生素C和K，并防治妊高征。经治疗，病情仍继续发展者，终止妊娠。

2. 分娩期

做好分娩出血的预防工作，可提前用氨甲苯酸、酚磺乙胺、维生素 K_1、纤维蛋白原等。分娩方式可根据产科情况而决定。乙肝产妇，新生儿娩出24小时后，应肌内注射高效价乙肝免疫球蛋白或乙肝疫苗，母婴应隔离，不用母乳喂养。

3. 产褥期及对新生儿的处理

选用对肝脏损害较少的抗生素预防感染，如氨苄西林、先锋霉素，避免用四环素及红霉素。乙肝患者不宜给新生儿哺乳，一是耗损体力不利恢复，再者病毒可经乳汁垂直传递给新生儿。回乳时可用皮硝包敷乳房，或服用炒麦芽，避免使用雌激素。新生儿于24小时内接受乙肝疫苗，肌内注射30 μg，一月时注20 μg，半岁时注10 μg。

四、监护

1. 急性期严格卧床休息，直至症状与肝功显著好转。当黄疸减轻、肝区痛消失、肝功能正常时，逐渐增加活动，一般需1个月左右。病情严重者应专人护理。

2. 给予高糖、高蛋白、低脂肪、含大量维生素的饮食，忌用酒类饮料。晚期肝功能不良者给低蛋白饮食。

3. 停止哺乳，回奶者避免应用雄激素制剂，以免加重肝脏负担。可选中药退奶方法。

4. 医护人员接触患者时必须穿隔离衣，戴口罩，出入病房要用消毒水如0.5%过氧乙酸液洗手。患者的食具、便器应单独使用，用后及时消毒。呕吐物、排泄物（包括羊水、阴道流出的血液、恶露等）均须严格消毒处理。

5. 新生儿应注意与患者及其他新生儿隔离4周，并密切观察有无肝炎症状。产妇不应哺乳，以防母婴感染。

6. 妊娠合并急性病毒性肝炎，应定期产前检查，必要时与传染科共管。产前检查时如发现孕妇皮肤、巩膜黄染加深，尿色黄，皮肤瘙痒等，需按医嘱立即做辅助检查及治疗，以免病情恶化。

7. 分娩期应严密观察孕妇的一般情况，尽量解除孕妇因宫缩引起的紧张、恐惧和不适感。在密切观察产程进展的同时注意孕妇的出血倾向，注意产妇血压、神志、尿量情况，以防肝、肾衰竭。

8. 产后应严格观察出血量及子宫收缩情况，观察恶露性质，预防感染。

五、健康教育

1. 加强宣传教育工作，肝炎流行地区的孕妇尤应注意加强营养，摄入富含蛋白质、碳水化合物和维生素的食物，否则可因营养不良增加对肝炎病毒的易感性。患病毒性肝炎的育龄妇女必须避孕，待肝炎痊愈后至少半年，最好 2 年后怀孕。

2. 加强围产保健，重视孕期监护，警惕病情恶化。HBsAg 及 HBeAg 阳性孕妇分娩时，应严格执行消毒隔离制度，特别注意防止产道损伤及新生儿产伤、窒息、羊水吸入等，以减少母源传染。

3. 向产妇及家属宣讲不宜哺乳的理由，并提供人工喂养常识及技能，使产妇及家属理解并配合；指导产妇选择相应的避孕措施，以免再度怀孕影响身体健康，加重病情。宣讲新生儿应隔离 4 周的理由，确保新生儿出生后接种乙肝免疫球蛋白（HBIG），即刻获得被动免疫，或应用乙肝疫苗，使新生儿获得主动免疫。

（谢英华）

第三节　糖尿病

一、概述

妊娠合并糖尿病，指在原有糖尿病的基础上合并妊娠；或妊娠前为隐性糖尿病，妊娠后进展为临床糖尿病；或妊娠后新发糖尿病。妊娠后新发糖尿病又称妊娠期糖尿病（GDM）。GDM 发病率约为 5%。妊娠合并糖尿病属高危妊娠，对母儿均有很大的危害，死亡率高，故应加以重视。

（一）妊娠对糖尿病的影响

1. 易出现低血糖和酮症酸中毒

妊娠是一种加速的饥饿状态，母体除本身消耗葡萄糖外，尚须供应胎儿所需葡萄糖，若摄入不足则脂肪分解增加，因而妊娠早期呕吐、进食减少时易出现低血糖和饥饿性酮症酸中毒。妊娠中、晚期胰岛素拮抗激素分泌增多及胰岛素降解加速，使糖尿病患者胰岛素需要量增多，若胰岛素用量不足、血糖控制不好，易出现糖尿病酮症酸中毒。

分娩后胎盘排出，多种胰岛素拮抗因素迅速消失，孕妇对胰岛素敏感性突然增加，若胰岛素用量未及时减少，则易发生低血糖症。

2. 对糖尿病肾病的影响

目前尚未明确妊娠是否会使隐匿性肾病加速变为显性肾病，但认为如能严格控制血糖及适当处理妊娠，并不会使显性肾病加速进展为终末期肾病。显性肾病患者由于有血管病变，子宫胎盘灌注减少，胎儿宫内生长迟缓，胎儿窘迫及母体妊高征发生率均增高，并常由于母体或胎儿原因而需要提前分娩。糖尿病肾病伴肾功能减退者不宜妊娠。

3. 对糖尿病视网膜病变的影响

目前认为糖尿病妇女妊娠期间出现的非增殖性或增殖性视网膜病变一般是可逆的，可能于产后消退，但仍应按常规指征进行光凝治疗。良好的预后与血糖控制及密切随访有关。糖尿病视网膜病变患者如果血糖不迅速得到严格控制，往往会出现视网膜病变恶化，因而主张于 6~8 个月使血糖慢慢正常化，然后才受孕。但是，如果糖尿病视网膜病变患者已合并妊娠，仍主张尽快使血糖正常化，同时密切观察视网膜状态，必要时积极治疗。

4. 合并缺血性心脏病的糖尿病妇女

有报道母亲围产期死亡率为 50%~67%，因而不主张妊娠，一旦受孕，应终止妊娠。

5. 合并高血压的糖尿病妇女

随着妊娠进展，血压增高，不利于糖尿病肾病及视网膜病变的治疗，先兆子痫发生率增高，胎儿死亡率也增高。尽管目前母婴预后已明显改善，但对于有高血压的糖尿病妇女是否适宜妊娠仍需事先作全面考虑。

（二）糖尿病对围产儿的影响

1. 巨大儿的发生率增高

糖尿病孕妇血中的葡萄糖值高，葡萄糖容易通过胎盘进入胎儿血循环，而胰岛素不能通过胎盘，致使胎儿长期处于高血糖状态，刺激胎儿胰岛 β 细胞数目增多，产生较多量的胰岛素，活化氨基酸转移系统，促进蛋白质和脂肪合成，抑制脂解作用，使胎儿全身脂肪聚集增多，脏器增大，导致胎儿巨大。

2. 畸形胎儿的发生率增高

糖尿病合并妊娠时的畸胎率为正常孕妇的 2~3 倍。发生原因尚不清楚，可能与妊娠早期（特别是妊娠 7 周以前）的高血糖有关，也可能与治疗糖尿病的药物（如 D_{860}、格列本脲、格列齐特等）有关，但至今尚缺乏足够的证据。畸形胎儿包括心血管、中枢神经、骨骼、胃肠道等系统的畸形。

3. 死胎的发生率增高

糖尿病孕妇若伴有严重血管性病变或产科并发症（如重度妊高征等），影响胎盘血供可致死胎。预防死胎需加强在妊娠期间对糖尿病的治疗，以及对胎儿健康状况的系统监测。由于死胎多数发生在妊娠 36 周以后。故应在妊娠 35 周时住院，在严密监护下待产。根据胎儿肺成熟度、胎盘功能等综合分析，通常以妊娠 37 周时终止妊娠为宜。若在待产过程中出现胎儿宫内窘迫征象，则应立即终止妊娠。

4. 新生儿低血糖的发生率增高

新生儿脱离母体高血糖环境，而胎儿胰岛 β 细胞增生，引起胰岛素分泌过多，使新生儿发生低血糖。低血糖可使新生儿脑神经组织受到损伤，甚至死亡。

5. 新生儿呼吸窘迫综合征的发生率增高

糖尿病孕妇娩出的新生儿患呼吸窘迫综合征比正常孕妇娩出的新生儿高 5～10 倍，是新生儿死亡的主要原因。孕妇血糖增高，可以导致胎儿高胰岛素血症。高胰岛素有拮抗肾上腺皮质激素及促胎儿肺成熟的作用，高胰岛素血症影响胎儿肺泡表面活性物质的形成，而致表面活性物质减少，加之常在妊娠 37 周左右引产或剖宫产，均是导致新生儿发生呼吸窘迫综合征的重要因素。

二、病情评估

孕前即患有糖尿病者或糖尿病症状典型者，诊断比较容易。但 GDM 常无典型的症状，空腹血糖有时可能正常，容易漏诊、误诊和延误治疗，更具危害性，诊断时应予重视。

1. 病史

有糖尿病家族史、患病史，特别是不明原因的死胎、死产、巨大儿、畸形儿、新生儿死亡等分娩史。

2. 临床表现

妊娠期有"三多"症状，即多饮、多食、多尿或反复发作的外阴阴道念珠菌感染体征。孕妇体重 >90 kg，本次妊娠伴有羊水过多或巨大胎儿者应警惕糖尿病。

3. 实验室及其他检查

1）初次产前检查时常规查尿糖。

2）空腹血糖检查。

3）50 g 葡萄糖筛查试验：如尿糖阳性，或具有妊娠糖尿病高危因素，于孕 24～28 周行此试验。结果 ≥7.8 mmol/L，应进一步做糖耐量试验。

4）糖耐量试验：口服 >5 g 葡萄糖耐量试验中空腹血糖及腹腔后 1、2、3 小时四项血糖值有两项达到 5.6、10.5、9.2、8.0 mmol/L，可诊断为妊娠期糖尿病。

4. 妊娠合并糖尿病分期

糖尿病的严重程度按 White 分级

A 级：妊娠前已有糖耐量异常，仅需饮食控制，年龄及病程不限。

B 级：妊娠前已用胰岛素治疗，发病年龄 ≥20 岁，病程 <10 年。

C 级：发病年龄 10～20 岁，或病程 10～20 年。

D 级：发病年龄 <10 岁，或病程 >20 年，或伴慢性高血压，或良性背景性视网膜病变，有微血管瘤或小出血点。

E 级：有盆腔血管钙化症。

F 级：糖尿病性肾病，有蛋白尿。

H 级：有冠状动脉病变。

R 级：有增生性视网膜病变。

RF 级：肾病合并视网膜病变。

5. 鉴别诊断

孕期生理性糖尿其发生率为 10%～20%，多因暂时性肾糖阈降低而有糖尿，但血糖正常，可疑时测定空腹血糖和糖耐量试验确诊。

三、处理

（一）治疗原则

1. 糖尿病妇女于下列情况禁忌妊娠，一旦受孕，应及时终止：①严重糖尿病肾病伴肾功能减退；②晚期缺血性心脏病；③增生性视网膜病治疗效果不好；④年龄较大的妇女；⑤年龄小于 20 岁的妇女；⑥血糖控制极差，即糖化血红蛋白（HbA$_1$）>12%，或 HbA$_{1c}$>10%；⑦妊娠早期患酮症酸中毒。

2. 要求生育的糖尿病妇女应接受孕前咨询：①了解糖尿病对妊娠的影响、妊娠对糖尿病及其并发症的影响、妊娠禁忌证等；②全面检查，对血压、心、肾、视网膜等情况进行评价，以决定是否适宜妊娠；③尽可能严格控制血糖至正常或接近正常，同时避免低血糖，要求空腹血糖<5.6 mmol/L，餐后 2 小时血糖<8.0 mmol/L，HbA$_{1c}$接近正常上限，即<6%；④指导采取避孕措施至达到上述控制要求 2 个月后才可受孕；⑤对存在的糖尿病并发症进行相应治疗。

3. 妊娠期间应在医生指导下，严格控制血糖，达到上述要求。为此，孕妇须密切配合，自我监测，每日查 4 次尿糖及酮体，尽可能自备血糖计，自己监测血糖，按需要测定三餐前及餐后 2 小时血糖。

4. 产前首次就诊应做全面检查，包括了解心、肾、眼科情况等。妊娠早、中期每 2 周 1 次，28 周后每周 1 次复诊，进行常规产前检查，尽可能至妊娠足月（40 周）才分娩。近年来仅通过门诊处理也可得到良好母婴预后。产前住院指征包括先兆子痫、羊膜早破及早产等，妊娠期任何时候若血糖控制不佳均应住院治疗。

（二）妊娠合并糖尿病的母、儿监护

患者应在有经验的产科、内分泌科和儿科医生共同监护下度过妊娠及分娩期。

1. 母体监护

1）妊娠前

（1）血糖控制：受孕后最初几周是胚胎发育的关键时期，该阶段孕妇高血糖可致胎儿发生严重结构畸形。孕前已确诊糖尿病的妇女在计划妊娠前应进行血糖控制，确保孕前及孕早期血糖正常。

（2）检测血压、眼底及心肾功能，血压≥150/100 mmHg、眼底检查有增生性视网膜病变、心电图示冠状动脉硬化、肾功能减退等患者均不宜妊娠，如已妊娠应早日终止妊娠并落实绝育措施为妥。

2）早孕反应：呕吐严重者容易产生低血糖及尿酮症，可影响胎儿脑发育和智力，应每日空腹测尿酮体以调节热能摄入。

3）对允许继续妊娠的糖尿病患者应在高危妊娠门诊检查与随访，孕 28 周前每月检查 1 次，孕 28 周以后每 2 周检查 1 次，每次均应做尿糖、尿酮体、尿蛋白及血压、体重的测定。

4）孕期严格的血糖控制

（1）定期产前检查：加强对糖尿病孕妇及其胎儿的监护。初诊时应全面评估既往妊娠分娩史，根据 White 分级确定病情严重程度，并做血糖、尿常规、眼底、肾功能及 B 型超声检查等。A1 级糖尿病孕妇产前检查次数同非糖尿病孕妇，A2 级以上的糖尿病孕妇则 28 周前每 2 周一次，28 周以后每周一次，如有特殊情况，须增加检查的次数，必要时住院检查和治疗。

（2）饮食控制：是糖尿病治疗的基础。由于孕妇对营养的特殊需要，要保证充足热量和蛋白质的摄入，避免营养不良或发生酮症而危害胎儿。每日控制总热量为每日每千克体重（标准体重）35～38 kcal，并根据血糖和酮体情况适当调整。其中碳水化合物占 40%～50%，蛋白质占 12%～20%，脂肪占 30%～35%，并给予维生素、叶酸 0.5 mg、铁剂 15 mg 和钙剂 1.0～1.2 g。提倡少量多餐，适当限制食盐的摄入，勿食糖果，建议多食富含粗纤维的食物。如饮食控制得当，孕妇体重正常增长，血糖在正常范围且无饥饿感，则无须药物治疗。

（3）运动治疗：适当的运动可降低血糖，提高对胰岛素的敏感性，并保持体重增加不至过高，有利于糖尿病的控制和正常分娩。运动方式可选择极轻度运动（如散步）和轻度运动（如中速步行），而不提倡过量运动，每次持续 20～40 分钟，每日至少 1 次，于餐后 1 小时左右进行。一般散步 30 分钟，可消耗热量约 90 kcal；中速步行 30 分钟可消耗热量 150 kcal。通过饮食治疗和运动治疗，最好使患者在整个妊娠期体重增加保持在 12 kg 的范围内。

（4）药物治疗：不用磺脲类降糖药，因其可通过胎盘导致胎儿胰岛素分泌过多，致使胎儿低血糖死亡，亦有致畸报道。故多采用胰岛素治疗，剂量应根据血糖值确定。血糖控制标准为：0 点和三餐前血糖值 ≤5.6 mmol/L，三餐后 1 小时 ≤7.8 mmol/L，2 小时 ≤6.7 mmol/L。药物治疗时应注意防止低血糖或酮症酸中毒。若发生酮症酸中毒，现主张应用小剂量治疗法，胰岛素首次剂量 0.1 U/kg 静脉滴注，直至酸中毒纠正（血 pH 值 >7.34），尿酮体转阴。如小剂量治疗 2 小时血糖仍无变化，可增大剂量。

2. 胎儿监护

1）早孕时孕妇糖化血红蛋白测定：大于 8% 者，则胎儿畸形率增加，经 B 超等检查确定为畸胎者，终止妊娠。

2）B 超检查：孕 18～20 周常规检查，以后密切随访胎儿生长发育，及时发现异常情况。

3）胎儿情况监护：胎动计数，胎儿心率数，生物生理监测。36 周前发现有胎儿宫内窘迫时测羊水卵磷脂/鞘磷脂（L/S）比值，以适时计划分娩。

（三）分娩期管理

1. 分娩时间选择

应根据胎儿大小、成熟程度、胎盘功能和孕妇血糖控制及并发症情况综合考虑终止妊娠时间，力求使胎儿达到最大成熟度而又避免胎死宫内。妊娠 35 周前早产儿死亡率较高，而妊娠 36 周后胎死宫内的发生率又逐渐增加，故主张选择 36～38 周终止妊娠。

出现以下情况考虑随时终止妊娠：①严重妊高征，特别是发生子痫者；②酮症酸中毒治疗效果不佳时；③严重肝肾损害、增生性视网膜病变、动脉硬化性心脏病；④严重感染；⑤孕妇重度营养不良；⑥重度胎儿发育迟缓；⑦严重胎儿畸形或重度羊水过多；⑧胎盘功能不良或胎儿处境危险时。

2. 分娩方式的选择

糖尿病本身不是剖宫产指征，有巨大儿、胎盘功能不良、糖尿病病情重、胎位异常或其他产科指征者，应行剖宫产。术前 3 小时需停用胰岛素，以防新生儿发生低血糖。

（四）终止妊娠过程中注意事项

1. 促胎肺成熟

引产或剖宫产前遵医嘱应用地塞米松，以减少新生儿呼吸窘迫综合征的发生。

2. 防止低血糖

产程中遵医嘱应用葡萄糖与胰岛素，防止低血糖的发生。

3. 密切观察产程

阴道分娩时严密观察宫缩与胎心，避免产程过长导致胎儿缺氧与产妇发生酮症酸中毒。

4. 预防产后出血

遵医嘱于胎肩娩出时肌内注射缩宫素。

5. 预防感染

保持腹部及会阴部伤口清洁干燥。遵医嘱继续应用抗生素，适当推迟伤口拆线时间。

6. 遵医嘱及时调整胰岛素用量

胎盘娩出后抗胰岛素物质急剧下降，产后 24 小时内胰岛素用原量的 1/2，第二天用原量的 2/3，并根据空腹血糖值调整用量。胰岛素的用量一般在产后 1~2 周逐渐恢复至孕前水平。

7. 新生儿的处理

糖尿病孕妇所生的婴儿，抵抗力较弱，均应按早产儿处理。密切观察新生儿有无低血糖、呼吸窘迫综合征、高胆红素血症及其他并发症的发生。为防止新生儿低血糖，出生后 30 分钟开始定时滴服 25% 葡萄糖溶液，多数新生儿在生后 6 小时内血糖可恢复至正常值，必要时静脉缓慢滴注 10% 葡萄糖液 30~40 ml（每分钟 10~15 滴）。

（五）产褥期

预防产褥期感染，除保持腹部和会阴部伤口清洁外，还应注意皮肤清洁。如产妇未用对婴儿有害的药物，鼓励母乳喂养；但母乳喂养可使母体血糖降低，对于使用胰岛素者需调整胰岛素用量。指导产妇定期接受产科及内科复查，动态评估糖尿病情况。产后应长期避孕，根据情况选择适宜的避孕方式。与工具和宫内节育器避孕方式相比，口服避孕药的避孕成功率较高，但有血管病变或高血压、血栓性疾病的妇女慎用雌孕复合激素；单纯孕激素的口服避孕药较复合避孕药容易发展成糖尿病，所以有糖尿病家族史者不宜使用；无生育要求者可选择绝育手术。

（六）糖尿病妇女的避孕问题

糖尿病妇女避孕具有特殊重要意义。血糖控制不好时，卵母细胞成熟和胚胎发育前的损伤可能与自发性流产发生率增高有关，而妊娠 2~8 周（器官形成期）的损伤则与胎儿先天畸形之间存在着密切关系。因此，糖尿病妇女必须在达到良好代谢控制以后才能受孕。

糖尿病患者避孕方法与一般人群相同。屏障方法（阴道隔膜或避孕套）不影响糖代谢，但失败率较高。糖尿病妇女常常有排卵和月经紊乱，采用安全期避孕比较困难。一般认为宫内避孕装置有效，但也有报道糖尿病妇女宫内避孕装置效果降低，而且由于糖尿病妇女易于发生感染和盆腔炎症，因而未怀孕过的妇女不宜采用。口服避孕药对年青、不吸烟的妇女仍较安全有效，其绝对禁忌证与非糖尿病患者相同，包括雌激素依赖的肿瘤、血栓栓塞性疾病或血栓性静脉炎、冠心病、脑血管疾病、严重肝病、原因不明的阴道流血、年龄超过 35 岁的吸烟妇女及先天性高脂血症等。口服避孕药有可能使糖、脂代谢情况恶化，需密切观察，必要时调整胰岛素剂量及/或用药方案。

妊娠合并糖尿病属高危妊娠。自胰岛素问世，围生儿死亡率已由 60% 左右下降至 3%。但由于孕妇糖尿病的临床过程较复杂，至今母婴死亡率仍较高。本病预后与 White 分级有一定联系：H 级孕妇及胎儿危险均大，故不应妊娠；R 级孕期可有致盲危险；F 级胎儿死亡率高，婴儿存活者智力较低及有运动障碍者较多，产妇分娩后糖尿病性肾病可能恶化加速；A~R 级可选择适当的时机妊娠。此外分娩时间与预后也有一定的关系。

四、监护

（一）孕前期

怀孕前应征求医务人员意见，以指定适宜的怀孕时间、合理饮食、用药和运动方案。对病情严重不能妊娠者，应当指导避孕。可以妊娠者应当控制血糖在正常或接近正常后再怀孕，怀孕前至少是怀孕开始应停止使用口服降糖药。

（二）妊娠期

1. 加强产前检查

孕早期每 2 周检查 1 次，孕中、晚期每周检查 1 次。除产科常规检查内容以外，还应进行尿糖、尿酮体的测定，监测胎儿发育情况，特别是及早发现胎儿畸形、巨大儿。

2. 监测胎儿宫内情况

测量子宫底高度、胎动、胎心音、胎方位，评估胎儿生长速度、胎儿成熟度及胎盘成熟度等。教会孕妇及家属进行自我监护。

3. 饮食控制

饮食控制要达到使血糖维持在 6.11~7.77 mmol/L 水平而孕妇又无饥饿感，否则须给药物治疗。控制总热量为每日每千克体重 36 kcal，建议每日糖类约占 40%，蛋白质 20%，脂肪 40%。多食蔬菜和豆制品，注意补充维生素、钙、铁等，忌糖，如伴高血压者适当限制食盐摄入量。通常将热量分配于三餐及 3 次点心：早餐摄入 10% 的热量，午餐及晚餐各 30%，点心（3 次）占 30%。

4. 药物治疗

应严格在内分泌医生指导下用药。磺脲类降糖药可通过胎盘影响胎儿，故不宜使用。使用胰岛素用量必须准确，一般饭前半小时皮下注射，每日 3～4 次，用药期间仔细观察用药反应。

5. 预防感染

由于血糖高使渗透压增高而抑制白细胞的吞噬能力，降低了机体对感染的抵抗力，同时又有利于某些细菌的生长，导致孕产妇的上呼吸道、泌尿生殖系统和皮肤均易感染。因此，应注意指导孕产妇注意个人卫生，避免皮肤、黏膜破损。尤其要加强口腔、皮肤、会阴部的清洁，以防止泌尿和生殖系统感染。

（三）分娩期

剖宫产或引产当日早晨的胰岛素用量一般仅为平时的一半，临产及手术当天应每 2 小时测血糖或尿糖，以便随时调整胰岛素用量；鼓励孕妇正常进食，保证热量供应；注意听胎心，有条件者给予连续胎心监护；分娩前做好产钳助产准备，预防肩难产；胎儿前肩娩出后立即给 20 U 缩宫素肌内注射，以减少产后出血。

（四）产褥期

1. 密切观察低血糖表现，如出汗、脉搏快等。产后主要的护理目标是控制血糖及建立亲子关系。如果新生儿需要住在新生儿监护室时，护理人员需提供支持及有关新生儿的信息，并尽可能提供亲子互动的机会。

2. 糖尿病产妇娩出的新生儿的抵抗力弱、无论其体重大小，均应按早产儿护理，注意观察有无低血糖、低血钙、高胆红素血症和新生儿呼吸窘迫综合征等症状。由于产后血糖来源断绝，而新生儿本身又有胰岛 β 细胞增生，极易发生反应性低血糖，因此，新生儿娩出 30 分钟开始定期喂服糖水。

（谢英华）

第四节　弥散性血管内凝血

弥散性血管内凝血（DIC）是在多种疾病基础上，促凝血因素激活凝血系统，导致全身小血管内广泛性纤维蛋白沉积和血小板聚集，微血栓形成；因凝血因子的大量消耗并继发纤维蛋白溶解亢进，从而引起全身性出血的综合征。DIC 过程中所引起的组织和器官的损伤及源于凝血因子消耗的出血倾向，是该病突出的临床表现。

妊娠期母体的适应性改变，在孕晚期孕妇的血液呈现高凝趋势，绝大多数的血浆凝血因子均有明显增多，血小板聚集增强，加之蜕膜、胎盘和羊水中含大量凝血活酶，因而一些产科并发症极易诱发 DIC。

一、发病原因及发病机制

（一）诱发因素

妊娠晚期及分娩期血液呈高凝状态是机体为了防止大出血而发生的一种自然保护性机制。在正常情况下，凝血系统与纤溶系统处于动力平衡状态，即纤维蛋白不断形成又不断被裂解，这样避免了 DIC 的发生。

妊娠期绝大多数血浆凝血因子均有明显增多，尤其以纤维蛋白原最为显著，它自孕 4～6 个月即有增加，及至晚孕期及产时常为 4～6g/L，最高可达 8g/L，但在产后 24h 即可恢复正常或比正常稍高。

纤溶系统于妊娠期同样发生明显变化，纤溶酶原的含量在孕晚期可增加两倍，但血管内皮细胞释放的纤溶酶原激活物质及血液活化素等反而减少，导致孕期的纤溶活性降低，而使孕期血液处于高凝状态。

（二）大量组织凝血活酶进入血循环

胎盘绒毛、子宫蜕膜、羊水及死胎产物中均含有大量组织凝血活酶，它与血浆凝血活酶不同，不需借助其他因素，且只要少量就能很快激活凝血因子，启动整个凝血过程。因此，一旦含丰富促凝物质的胎盘或宫腔内容物进入母体血流，即易发生 DIC。如：

1. 羊水栓塞症

羊水中所含大量组织凝血活酶随羊水进入母体血循环。

2. 胎盘早期剥离

从损伤的胎盘绒毛组织释出的组织凝血活酶可经胎盘绒毛间腔进入母体，或由于胎盘后突然蓄积血块使胎盘边缘的羊膜破裂，羊水进入母体而促发 DIC。上述两病发病均较急骤。

3. 死胎宫内稽留、过期流产

系吸收浸软变性的死胎组织及（或）变性的胎盘组织所释出的组织凝血活酶所致。死胎宫内稽留也可使羊膜和绒毛膜的通透性增加，羊水得以渗入母血循环而致病。

4. 重症妊高征

由于小动脉痉挛，可导致管壁上皮细胞坏死，管壁胶原纤维暴露，引起血小板黏附，释出血小板因子，从而激发 DIC。

（三）严重感染

产褥感染并发革兰阴性杆菌败血症时，细菌及其内毒素直接或通过被损害的血管内皮细胞激活Ⅷ因子而启动内凝血系统。内毒素还可损害网状内皮系统，使其失去清除血液中已被激活的各种凝血因子、异常促凝物质、纤溶酶及纤维蛋白裂解产物的作用，而可诱发 DIC。

（四）休克状态

DIC 与休克可互为因果，DIC 可为休克的原因，但在多数情况下是由于休克状态的恶化而发生 DIC。

在休克后期微循环血液淤滞、血液浓缩、红细胞聚集，组织缺血、缺氧，加之酸性代谢产物积聚，均可引起血管内皮损伤，血小板附着聚集导致微血栓形成。此外，休克本身就是一种应激，借交感神经系统及垂体前叶 ACTH 活动增强而促使凝血系统处于动员状态，表现为血中凝血因子增加（尤其凝血Ⅷ因子），血小板黏附与聚集能力增加，血小板第Ⅳ因子利用率增加，血液变为高凝性。

（五）纤溶亢进

在 DIC 的同时机体纤溶系统活性增高。增高的原因有：

1. 子宫及孕产物组织中也含有丰富的组织活化素，在促凝物质进入母血循环引起 DIC 同时，所带入的组织活化素也激活了纤溶系统。

2. 纤维蛋白沉积在血管内皮，强烈地刺激血管内皮释放血液活化素。

3. 激活的Ⅻ因子可使胰舒血管原变为血管舒缓素，后者激活纤溶酶原，使之成为纤溶酶。

4. 其他如缺氧、凝血酶等均能触发纤溶功能，生成大量纤溶酶。纤溶酶不但裂解纤维蛋白，并能消化纤维蛋白原及水解凝血因子Ⅴ、Ⅷ、Ⅸ与凝血酶原。纤维蛋白原及纤维蛋白的裂解产物均具有强烈的抗凝作用。

由此可见，在 DIC 过程中消耗大量凝血因子，尤其是纤维蛋白原、凝血酶原、凝血因子Ⅴ、Ⅷ、Ⅹ和血小板，再加上纤维蛋白裂解产物的抗凝作用使血液的低凝状态更趋严重，最终导致多发性出血，所谓"消耗性凝血障碍"就是从这种认识而定名。

二、病理生理

（一）DIC 的早期

由于各种病因，引起凝血因子相继大量被激活，在微血管（如肾、肺、肝、皮肤等）形成血小板和（或）纤维蛋白血栓。这些组织和脏器缺血、坏死或出血，而功能受损。

（二）DIC 的中期

因血栓大量形成，消耗大量纤维蛋白原，因子Ⅶ、Ⅹ、Ⅴ、Ⅷ、Ⅻ等，使这些凝血因子浓度明显降低。由于凝血酶、纤溶酶和激活的蛋白 C 使因子Ⅷ和Ⅴ浓度进一步降低。其次凝血酶又可激活血小板使之聚集、释放，形成血栓。进一步消耗血小板。在 DIC 时，因子Ⅻ碎片的作用下，激肽释放酶原转变为激肽释放酶，后者使高分子量激肽原转变为激肽，因而消耗了激肽释放酶原和高分子量激肽原。抗凝血酶Ⅲ和α_2-纤溶酶抑制物也被消耗。由于凝血因子和其他血浆因子，如高分子量激肽原和激肽释放酶原，抗凝血酶Ⅲ和α_2-纤溶酶抑制物均明显减少，血液凝血机制衰竭，血液不能凝固，临床表现出血倾向，此即消耗性低凝血期。

（三）DIC 的晚期

微血栓大量沉积在小血管。血管内皮细胞或单核细胞释放细胞激活物，通过组织激活物，因子Ⅻ$_a$和凝血酶的作用而激活纤溶系统。大量纤溶酶可降解纤维蛋白（原）或纤维蛋白降解产物（FDP），水解因子Ⅴ、Ⅷ，凝血酶原，使之进一步减少。FDP 具有强大抗凝作用。因凝血因子进一步消耗，FDP 的强大抗凝作用，致使出血症状进一步恶化。此期即为继发性纤溶亢进期。

三、病情评估

（一）病史

DIC 是一个继发病症，在其发生之前，均先有诱发病症存在，应注意详细询问，如羊水栓塞、严重的胎盘早期剥离、重症妊高征、死胎宫内稽留过久、产褥感染并发感染性休克、严重失血性休克等。

（二）临床表现

DIC 的临床表现可因原发病、DIC 类型及分期不同而有较大差异。最常见的表现有出血倾向、休克、微血管栓塞及微血管病性溶血等。

1. 出血倾向

发生率为 84%～95%，特点为自发性、多发性出血，可遍及全身，多见于皮肤、黏膜、伤口及穿刺部位，也可见某些内脏出血，如咯血、呕血、血尿、便血、阴道出血，重者可发生颅内出血。

2. 微血管栓塞症状

多发生在 DIC 较晚期时，慢性者可反复发作。由于微血管广泛栓塞，受累器官缺血缺氧，代谢障碍，使组织变性、坏死，器官功能衰竭。内脏栓塞以肺、脑、肝、肾及胃肠道多见。肺部有广泛微血栓可致肺间质水肿和呼吸功能衰竭，表现为突发的呼吸困难、胸闷、发绀及呼吸窘迫综合征。脑栓塞可有头痛、抽搐、昏迷、瞳孔异常及神经系统症状。肾小球毛细血管微血栓形成，可有少尿、蛋白尿、血尿、管型尿甚至尿毒症。胃肠道血管栓塞可表现为消化道出血。

3. 微循环障碍

可发生低血压和休克，急性者发生率高，革兰阴性杆菌败血症最易发生休克。主要原因为栓塞后回心血量减少，心排血量降低，凝血因子Ⅻ被激活，血中缓激肽增多引起血管扩张等。休克常突然发生，促使病情恶化，形成恶性循环。

4. 溶血

较轻微，早期多不易察觉。其发生原因系毛细血管内纤维蛋白沉着、管腔狭窄，使通过纤维蛋白网的红细胞受机械性损伤而发生血管内溶血。

不同原发病引起的 DIC 其临床表现有很大差异，且复杂多变，使本病的表现呈多样化。

（三）实验室检查

有下列 3 项以上异常：

1. 血小板 $<10 \times 10^9/L$ 或进行性下降。

2. 凝血酶原时间正常延长或缩短 3 秒以上，或呈动态性变化。

3. 纤维蛋白原定量减少，常低于 2 g/L，但在感染、妊娠、创伤、休克等情况时，因机体处于应激状态，纤维蛋白原仍可维持在较高水平。因此在 DIC 早期，纤维蛋白原可能并不降低，但动态观察中，纤维蛋白原有持续下降趋势。若含量低于 1.5 g/L，有诊断价值。用凝血酶的方法测定时，因受纤维蛋白降解产物的影响而数值偏低，故常用纤维蛋白原滴定度的半定量方法。

4. 鱼精蛋白副凝试验（3P）阳性或血清纤维蛋白（原）降解产物（FDP）超

过20 mg/L。

5. 血涂片中破碎细胞比例超过 2%。

6. 部分疑难病例在条件允许时可行下列检查：抗凝血酶Ⅲ（ATⅢ）含量测定；因子Ⅷ活性或Ⅷ：C/ⅧR：Ag 比例测定；血小板 β - 血栓球蛋白（β - TG）测定；纤维蛋白原转换率测定。

（四）诊断标准

1. 存在易于引起 DIC 的基础疾病。

2. 有下列 2 项以上临床表现：①多发性出血倾向；②不易用原发病解释的微循环衰竭或休克；③多发性微血管栓塞的症状、体征，如皮肤、皮下、黏膜栓塞坏死及早期出现的肾、肺、脑等脏器功能不全；④抗凝治疗有效。

3. 实验室检查有下列 3 项以上异常：①血小板低于 100×10^9/L 或呈进行性下降（肝病 DIC 低于 50×10^9/L）。②纤维蛋白原低于 1.5 g/L 或进行性下降，或高于 4 g/L（肝病 DIC 低于 1 g/L）。③3P 试验阳性或 FDP 高于 0.2 g/L（肝病 DIC 高于 0.6 g/L）。④凝血酶原时间缩短或延长 3 秒以上或呈动态性变化，APTT 缩短或延长 10 秒以上。⑤优球蛋白溶解时间缩短，或纤溶酶原减低。⑥疑难、特殊病例应有下列 1 项以上实验异常：因子Ⅷ：C 降低，VMF：Ag 升高，Ⅷ：C/VWF：Ag 比值降低；AT - Ⅲ含量及活性减低；血浆 B - TG 或 $Tx\beta_2$ 升高；血浆纤维蛋白肽 A（FPA）升高或纤维蛋白原转换率增速；血栓试验阳性。

判定：具备第 1 项及第 2 项中任何 2 条，第 3 项中任何 3 条即可确诊。

（五）鉴别诊断

1. 重症肝病

因有出血、黄疸、意识障碍、肾功能衰竭、血小板和纤维蛋白原下降、凝血酶原时间延长而易与 DIC 混淆。但肝病无血栓表现，3P 试验阴性，FDP 和 ELT 正常。

2. 原发性纤溶亢进

本病罕见。链激酶、脲激酶治疗不当所致的纤溶亢进是典型实例。与 DIC 临床鉴别较难，主要鉴别在于原发性纤溶无血小板骤减和大量的凝血因子消耗。

3. 血栓性血小板减少性紫癜

本病是在毛细血管广泛形成微血栓：具有微血管病情溶血，易与 DIC 混淆。但本病具有特征性透明血栓，血栓中几无红、白细胞，不涉及消耗性凝血，故凝血酶原时间及纤维蛋白原一般正常。

四、处理

（一）清除病因和诱因

是防治 DIC 的重要措施。去除病因如及时清理病理产科的子宫内容物，积极有效地控制感染和败血症，对抗休克，纠正缺 O_2，加强支持疗法。

（二）改善微循环障碍

原则为扩容、解痉，降低血液黏滞度。

1. 低分子右旋糖酐

500 ml 静脉滴注，1～2 次/日。

2. 复方丹参注射液

20～30 ml + 5% 葡萄糖液 500 ml，静脉滴注，2 次/日。

其他可用阿司匹林，前列腺素 E 和脉通等任选一种口服。

（三）抗凝治疗

用于 DIC 早期（即高凝期）及中期（低凝血期），后期（继发性纤溶期）不用。临床上常用抗凝剂为肝素。其应用原则为早期、足量、足够时间。使用肝素期间应进行试管法凝血时间的测定，进行监护肝素用量。肝素剂量要求凝血时间维持正常值的 2 倍为宜。

肝素用法：

微剂量：20～50 mg/d 皮下注射，用于预防 DIC；小剂量：50～100 mg/d，用于轻型 DIC 患者治疗；中剂量：100～200 mg/d，用于重型 DIC 患者治疗；大剂量：200～400 mg/d，少用。

肝素疗效判断：病情好转，出血停止或减轻，血压回升、尿量增多，DIC 实验指标改善或正常。通常可持续用药 5～7 天待病情稳定后停药。

（四）补充凝血因子和血小板

必须肝素化后用，可输新鲜全血或血浆、血小板悬液、纤维蛋白浓缩剂等。

（五）溶栓治疗

在顽固性休克或有危及生命的重要脏器功能衰竭（均由于微血栓所致），包括肝素在内的各种治疗无效时，才考虑试用纤溶激活剂。目前多选用尿激酶，一般每日给予 3 万～6 万 U，同时应用凝血酶原时间及 FDP 的测定来监护及观察疗效。

（六）纤溶抑制剂的应用

纤溶抑制剂可抑制纤溶酶原激活剂的形成，从而使纤溶酶生成减少，降低机体的纤溶活性，大剂量时尚可直接灭活纤溶酶。纤溶抑制剂在 DIC 早期的高凝阶段忌用，因可加重微血管内的血栓形成，导致 DIC 恶化。故纤溶抑制只适用于 DIC 的消耗性低凝血期及继发性纤溶亢进期，如此时不能肯定血管内凝血是否已中止，应与肝素合用。

1. 6 - 氨基己酸（EACA）

一般与肝素同时用，5 g 稀释后静脉滴注，以后 500～1 000 mg 维持，或 4～10 g 加入 5% 葡萄糖或生理盐水 100 ml 稀释，维持量每小时 1 g，小剂量每日 5 g 以下，中等剂量每日 10 g 以下，大剂量可达每日 20 g。

2. 抗血纤溶芳酸（PAMBA）

适用于 DIC 中后期。200～300 mg 加入 25% 葡萄糖 20 ml 中，静脉注射，每日 1～2 次。或加入液体静脉滴注，每小时维持 100 mg。

3. 抑肽酶

5 万 U 静注，以后每小时 1 万 U，缓慢静注。

4. 氨甲环酸

250 mg 加入葡萄糖内静注，每日 2 次，或 500 mg 加入葡萄糖液内静脉滴注，每日

1 次。

5. 凝血酶

小剂量每日 0.5 g，中等剂量每日 1 g 以内，大量可达每日 2 g，口服。

五、监护

（一）一般护理

1. 按出血性疾病的一般护理。绝对卧床休息。根据病情，可禁食，也可进高热量、高蛋白饮食。多饮水。

2. 做好患者的心理护理。及时向患者解释病情、发病原理、治疗措施和治疗反应。消除紧张恐惧和失去信心的心理状态，保持乐观和协助治疗的心态。

3. 保持皮肤清洁、干燥，衣服被褥应清洁柔软，衣服要宽松，避免皮肤受挤压，护理和治疗时动作要轻柔，预防感染。

（二）病情观察与护理

1. 严密观察病情变化，及时识别 DIC 的早期征象，注意有无寒战、面色苍白、四肢厥冷、指（趾）发绀、皮肤有无花斑、脉细弱、血压降低、尿少等情况。注意有无嗜睡、烦躁、意识障碍、昏迷及肢体瘫痪等神经系统表现。发现异常，及时报告医生并协助处理。

2. 护士应备齐抢救设备及药品，积极配合医生及时治疗原发病及抗休克治疗，并协助医生及时测定凝血时间，以助诊断。DIC 晚期可有广泛性出血，常见有皮肤黏膜或内脏出血、鼻衄、齿龈出血处、血尿、脑出血等，应配合医生抢救，如鼻出血时可用0.1%肾上腺素棉球或碘仿纱条填塞鼻腔。齿龈出血时先用生理盐水含漱，再用消毒纱布压迫牙龈出血处。穿刺或注射部位易出血不止，操作后用消毒棉球或棉球按压局部 3 分钟以上，至出血停止为止。如有呕血、黑便等消化道出血时，可暂禁食，按病情需要给予流质饮食，并按消化道出血常规护理。剧烈头痛、视物模糊疑为脑出血时，应将头部抬高和冷敷。疑有颅内压增高时，按医嘱及时给降颅压药物。护士要熟悉肝素、链激酶等药物的药理、用法及不良反应，发现异常，速告医生并协助处理。

（三）对症护理

1. 出血的护理

DIC 的消耗性低凝期及纤溶亢进期，肝素治疗时，应尽量减少创伤性检查和治疗。静脉注射时止血带不可扎过紧。操作要细心、准确、力争一针见血。操作后用干棉球压迫穿刺点 5 分钟。保持鼻腔湿润，防止鼻出血。

2. 休克的护理

配合医生降低血液黏滞性，解除微血管痉挛，纠正酸中毒，提高动脉血 O_2 分压，维持组织、器官良好的微循环灌注，详见休克常规护理。至于产科疾病、儿科疾病、恶性肿瘤、外科手术后、抗原—抗体反应以及广泛组织损伤等，应按各原发疾病制定护理计划。

3. 肝素疗法的护理

要熟悉肝素的药理、适应证、不良反应。要注意皮肤出血情况。根据凝血时间，或凝血仪检查，随时调节肝素用量，掌握肝素过量的处理方法。

六、健康教育

1. 给患者讲述疾病的有关知识，如药物、输血治疗的目的、氧气吸入的重要性，使患者主动配合治疗。

2. 指出易诱发 DIC 的疾病，对于感染性疾病或病理产科的患者要积极预防 DIC 发生的可能。

（谢英华）

第五节　妊娠合并甲状腺功能亢进

甲状腺功能亢进（甲亢）合并妊娠中，绝大多数（85% 以上）为 Grave 病，其他包括毒性甲状腺肿（Plummer's 疾病，约占 10%）及少见的亚急性甲状腺炎、毒性单一腺瘤等。此外还有治疗甲状腺病不当，应用甲状腺素过量，造成医源性甲亢。这类患者血清游离甲状腺素指数（FT_4I）或游离 T_4 量仍保持正常水平，而血清促甲状腺激素（TSH）水平下降。大多数患者并无症状出现，仅偶有诉述心悸者，减少激素量后，一般要在 4~6 周甲状腺试验才能恢复正常。因甲状腺癌切除术后应用激素治疗的患者例外，因其治疗目的即要求血清 TSH 水平维持在低水平范围。

一、妊娠对甲亢的影响

妊娠本身可使代谢增加，甲状腺功能亢进可加重心血管系统的症状，甚至诱发心力衰竭和甲亢危象。这主要与胎盘除了分泌各种激素和绒毛膜促性腺激素以外，还分泌部分促甲状腺激素释放激素（TRH）有关。在 TRH 的作用下，甲状腺释放更多的甲状腺激素进入外周循环，晚孕期的血液循环总量增加，心脏负荷加重，以及分娩期的用力和能量的大量消耗，很容易诱发甲状腺功能亢进危象。

二、甲亢对妊娠的影响

轻症或经治疗能控制的甲亢病例，通常对妊娠影响不大。重症或经治疗不能控制的甲亢病例，由于甲状腺激素分泌过多，产生多方面的影响，使神经、肌肉的兴奋性刺激增加，抑制垂体促性腺激素的作用，以及影响三羧酸循环的氧化磷酸化过程，能量不能以 ATP 的形式予以贮存而消耗殆尽，故可引起流产、早产和死胎，妊高征、产时子宫收缩乏力、产后感染等的发生率也都相应增高。

三、病情评估

(一) 临床表现

轻症甲亢及妊娠后首次发生的甲亢有时与正常妊娠时代谢亢进、易激动、脉搏快、生理性甲状腺肿大不易区别。妊娠早期恶心、呕吐、体重下降也有类似甲亢之处。当孕妇反复出现心悸、休息时心率超过 100 次/分、食欲旺盛但体重不能按孕周增加、脉压 >50 mmHg、怕热多汗、皮肤潮红、腹泻等，应警惕本病的可能。查体可见皮温升高、突眼、手震颤、心律不齐、心界扩大、血 T_3、T_4 增高。

甲状腺危象是本病恶化时的严重症状，多发生于手术、妊娠分娩、感染以及各种应激时，孕产妇死亡率较高，必须紧急处理。表现为焦虑、烦躁、大汗淋漓、恶心、厌食、呕吐、腹泻、大量失水引起虚脱、休克甚至昏迷；体温 >39℃、脉速 >140 次/分、甚至 >160 次/分、脉压增大；常因心房颤动或心房扑动而病情危重；有时伴有心力衰竭或肺水肿；偶有黄疸；血白细胞及游离 T_3、T_4 增高。

(二) 诊断

1. 症状

典型患者以高代谢综合征、甲状腺肿大、突眼为主要表现。本病起病缓慢，常不易确定其发病日期。一般在明确诊断数月以前，已经有甲亢症状存在。只有妊娠剧吐孕妇随着恶心、呕吐，常有手震颤及心悸等轻度症状而得到及时诊断。最常见的主诉有：性格改变、神经过敏、烦躁、容易激动、多言多动多疑、思想不集中或寡言抑郁、心悸（阵发性或持续性）、易倦、畏热（睡眠时较常人盖被少）、体重减轻、肠蠕动加强、少数有腹泻，日晒后可出现皮肤瘙痒或皮疹。

Grave 病时有典型的三联征：甲状腺功能亢进、突眼、胫骨前黏液性水肿，此病被认为是具有 TSH 特性的自身抗体引起的，此抗体可与 TSH 受体结合并激活受体。毒性甲状腺肿的典型症状是神经过敏、怕热、心悸、出汗、腹泻、体重下降。

2. 体征

体格检查可发现典型的体征：突眼、睑反射迟缓、心动过速、震颤、皮肤潮湿和温热，甲状腺肿大。可发现甲状腺呈弥漫性、对称性增大（2~3 倍于正常），质从柔软到结实随个体而异，很少有压痛，表面光滑，但不规则或呈叶状结构者亦不少见。偶有在弥漫性增大的腺体中触及孤立结节者，其恶性发生率增高，应做进一步检查。可扪及血管震颤及闻及杂音，后两者是甲亢的特异性体征。

由于多汗，皮肤常热而潮，尤以掌心更为明显，偶见掌红斑及毛细血管扩张。头发细而脆、易脱落，有的出现裂甲症，指甲远端与甲床分离，即所谓 Plummer 甲。手及舌有震颤现象，有少数病例小腿下段胫骨前处出现局限性黏液性水肿。由于不同程度的肌无力，在坐姿或卧姿时要借助手的力量才能站起来。

心血管功能改变也是最为突出的临床表现之一。常有心动过速，心率常 >90 次/分。静止时外周血管阻力下降，心率增快，心搏量加大，致心排血量增高，收缩压升高，舒张压降低而脉压增大。心尖冲动范围扩大而有力，心音加强，在心尖部位可闻及收缩期及收缩前期杂音。约 10% 患者甚至出现心房纤颤。无心脏病的本病孕妇也可发生心力衰竭。

3. 实验室及其他检查

对诊断很有价值。

1）基础代谢率（BMR）在 +30% 以上。

2）血清 TT_4 在 130 mg/L 以上，TT_3 在2.3 g/L以上。

3）血清游离 FT 在 7.4 ng/L 以上。FT_4 为 20 ~ 40 ng/L。

4）甲状腺素结合球蛋白（TBG）在 250 μg/L 以上。

（三）鉴别诊断

妊娠期甲亢的鉴别诊断须考虑：正常妊娠妇女的高代谢综合征、神经症、单纯性甲状腺肿、自主性高功能性甲状腺结节等。

四、处理和监护

处理原则是既要控制甲亢发展，又要确保胎儿正常发育，安度妊娠及分娩。甲亢不是终止妊娠的适应证，病情轻者给予适量镇静剂，卧床休息，尽量少用抗甲状腺药物。除非伴甲亢性心脏病及高血压等重症病例，才考虑终止妊娠。

（一）支持疗法

同一般甲亢患者，但应更注意足够热量的摄取，尤其是蛋白质、维生素和矿物质的给予，以补充甲亢孕妇的消耗和胎儿发育的需要。

（二）抗甲状腺药物治疗

硫脲类药物阻断甲状腺激素合成，但不阻止激素分泌，用药后 1 周临床症状开始改善，4 ~ 6 周甲状腺功能接近正常。

1. 丙硫氧嘧啶（PTU）

主要抑制甲状腺过氧化物酶所中介的酪氨酸的碘化及耦联，从而抑制甲状腺激素的生物合成。又可抑制外围组织中 T_4 向 T_3 转化，且通过胎盘的能力相对较小，故应作为首选。开始可用中等剂量，即 PTU200 ~ 300 mg/d，分次口服，每月复查 FT_4、FT_3 和 TSH 水平，逐渐调整至最低剂量。妊娠中期可停药数周观察，然后酌情继续观察或恢复治疗。晚期用较低剂量，过量会使胎儿甲状腺肿大或功能低下，并影响脑和骨骼发育。出现甲低时即停药，改服甲状腺素。

2. 咪唑类药物如甲巯咪唑（他巴唑）

亦有较好疗效，剂量为 10 ~ 15 mg/d，顿服。曾有过出现胎儿头皮发育异常的报道，但近年未再发现。卡比马唑（甲亢平）在体内水解游离甲巯咪唑而发挥作用，药效慢而持久，据临床观察，在疗效和不良反应方面均优于其他，但在甲状腺危象时不适用。

各种抗甲状腺药物（ATD）的药物反应大致相同，主要有：①白细胞减少，严重时出现粒细胞缺乏症，以甲巯咪唑最多，丙硫氧嘧啶最少，故应定期检查周围血象和白细胞分类；②药疹，多为轻型，剥脱性皮炎少见；③血清 ALT 升高，可加保肝药。

（三）放射性核素碘治疗

列为绝对禁忌，因损伤胎儿甲状腺。

（四）β 受体阻滞药

多数主张普萘洛尔不作为治疗孕妇甲亢的基本药，因 β 肾上腺素能使子宫舒张，长期服用普萘洛尔将持续增加子宫肌张力，可引起胎盘过小及子宫内生长迟缓，对缺氧反应差，出生时抑郁及心动过缓和低血糖等。β 受体阻滞剂只宜用于严重病例如甲亢危象，或抗甲状腺药物未发挥效应前短期使用，但使用时间不应超过 7 天。

（五）分娩方式

应尽量争取阴道分娩，产程中适当应用镇静镇痛药物，并缩短第二产程，产后积极防治感染。有产科剖宫产指征应行剖宫产。手术时及术后应用麻醉剂，出血时应防止发生甲亢危象。

（六）孕妇合并甲状腺危象的抢救措施

1. 支持治疗

临床高度怀疑甲状腺危象时，应立即给予支持治疗。给患者吸氧，静脉补充液体及电解质。物理降温、镇静。可给予异丙嗪 25～50 mg + 哌替啶 25～50 mg，肌内注射，1 次/4～6 h。持续心电监护，记出入量。

2. 心血管异常的处理

心动过速应用普萘洛尔 1 mg，静脉缓注，1 次 5 分钟或稀释于 5% 葡萄糖液中静脉滴注，1 mg/min；或 40～60 mg/6 h，口服。该药能阻断周围 T_4 转化为 T_3，并阻碍儿茶酚胺释放，改善高热、震颤和躁动等。但能穿越胎盘，影响胎儿发育及对缺氧应激的耐受性，可能发生 IUGR、低血糖和胎心缓慢等不良作用；故只宜在危象期间短时间应用，分娩期禁用。

对心力衰竭者治疗时要注意输液速度和血钾浓度，应用快速洋地黄要进行心电监护。在心力衰竭控制后才能应用普萘洛尔，警惕该药有增加洋地黄毒性的作用。

3. ATD 治疗

首选 PTU（抑制 T_4 于外周转化为 T_3），先用负荷量 300～600 mg，口服或经鼻饲管注入或直肠灌注。以后 150～300 mg，6 小时 1 次。对 PTU 过敏者可应用相应剂量的甲巯咪唑。

4. 碘剂

具有立即抑制甲状腺素释放的作用，可在 ATD 给药后 1～3 小时给药，以避免合成的激素储存于腺体内。复方碘溶液，30～60 滴/天，分次滴服，或静脉滴注碘化钠液 0.5 g 加入 10% 葡萄糖液，12 小时 1 次。碘能通过胎盘，引起胎儿甲状腺肿大和功能减退，甚至新生儿死亡，故须在危象初步控制后停注。

5. 糖皮质激素

可阻断 T_4 向 T_3 转化，并可防止发生急性肾上腺皮质功能不全。在以上治疗不满意时可加用。氢化可的松 100 mg，静脉滴注，1/8 小时；或地塞米松 8 mg 或泼尼松 60 mg/d，分次给药。在病情控制后减量直至停药。

6. 诱因及并发症的治疗

及早应用广谱抗生素。难产或胎盘早期剥离等情况时，快速结束分娩，必要时行剖宫产。

7. 监护

妊娠 24~28 周，须持续做胎儿心电监护。危象纠正后，仍需留院直至分娩或等心血管及代谢功能完全恢复正常后，才能出院。如胎儿持续心动过速并有甲状腺肿大提示胎儿甲亢，此时可改用能穿越胎盘的甲巯咪唑治疗。

8. 手术

患者分娩后应积极建议行次全甲状腺切除手术或先行 ^{131}I 放射治疗（简称放疗）。个别病例在孕 24 周前甲状腺功能已恢复正常，则建议继续妊娠并做手术治疗。

（七）新生儿甲亢的诊治

母亲有甲亢病史的新生儿，均应警惕母体甲状腺刺激性抗体穿过胎盘致新生儿甲亢。其发病率为 1%。婴儿在出生时可没有甲亢，而是数天后才出现，其原因可能是刚出生时，对甲状腺刺激性抗体不敏感，或是来自母体抗甲状腺药物穿越胎盘阻断新生儿甲亢的表现。

新生儿甲亢表现为躁动不安、皮肤潮红、心动过速、体重增加缓慢或体重下降、食欲亢进、甲状腺肿大等。处理：①轻症无须特殊处理，因该病多为自限性，3~10 周自行消退；②中度至重度者用碘化物或抗甲状腺药物治疗，可用 10% NaI 溶液，每日 3 次，每次 1 滴；甲巯咪唑每日 0.5~1 mg/kg 或 PTU 每日 5~10 mg/kg；③必要时用普萘洛尔每日 2 mg/kg，分 3~4 次口服。

胎儿甲亢，直接给孕妇抗甲状腺药物。

（谢英华）

第六节 肺结核

肺结核是由耐酸性结核分枝杆菌引起的呼吸系统急、慢性传染病，主要通过呼吸道传播。妊娠合并肺结核属高危妊娠，其发病率在世界范围内呈增加的趋势。目前全球约有活动性肺结核患者 500 余万，我国 1990 年的调查结果显示，活动性肺结核患者约有 60 万。VoQT 等分析近年来结核分枝杆菌感染上升的原因为人免疫缺陷病毒的感染以及耐药结核分枝杆菌的增多。其中以 25~44 岁的成人增加最快。相当一部分妇女是在妊娠期间初次诊断为结核分枝杆菌感染。结核分枝杆菌易引起慢性肺部感染，在机体抵抗力降低时发病，或扩散至全身长期潜伏。本病病理特点是结核结节和干酪样坏死，容易形成空洞；甚至引起肺功能不全。因此妊娠期该病的及时诊断与积极治疗十分重要。

一、肺结核对妊娠的影响

妇女患肺结核，除非合并有生殖器结核，通常不影响受孕。非活动性肺结核或病变范围不大、健康肺组织尚能代偿、肺功能无改变者，对妊娠经过和胎儿发育无大影响。而活动性肺结核妇女妊娠，可致流产、胎儿感染、胎死宫内，尤其是已有肺功能不全者，妊娠分娩会加重其病情，甚至引起孕产妇死亡。围生儿死亡率为 30% ~ 40%。结核病孕产妇在产前及产时均可将结核分枝杆菌传染给胎儿，引起围生期感染。

二、妊娠对肺结核的影响

有关妊娠对肺结核的影响新的看法已有过数次改变。

（一）妊娠有利于肺结核的观点

最初认为妊娠有利于肺结核，因为子宫增大，横膈上升，压迫胸腔有利于空洞愈合，结核预后改善。有学者认为妊娠期新陈代谢增加，胎盘产生大量激素，同时随着宫体的增大，宫底随着妊娠月份的增加而增高，使膈肌升高，均有利于肺结核病的稳定和恢复。

（二）妊娠对肺结核无明显影响

19 世纪认为妊娠对肺结核有不利的影响。直至 1953 年，通过对妊娠与未孕妇女的对照研究，看到妊娠及分娩对结核无不利的影响；Maccato 等（1989）也报道妊娠不改变结核病的性质。

（三）妊娠不利于肺结核的观点

我国毕瑶等（1995）报道分娩诱发了 7 例急性粟粒型肺结核，这与妊娠期肺结核的严重程度及诊断是否及时，是否有足够的治疗有关。过去多报道产后一年结核常易复发或病情可有恶化，可能与产后急剧的激素变化、细胞免疫的改变、横膈下降、营养消耗及睡眠不足有关。目前由于有效的化疗药物使结核预后明显改进，孕期、产后其预后基本与未孕同龄妇女相同。Hawadeh 等（1992）提出没有任何母儿指征因为患有结核需终止妊娠。有学者认为，早期妊娠合并肺结核出现恶心、呕吐和食欲缺乏影响孕妇营养，肺结核患者妊娠时能量消耗增加，分娩时体力消耗亦增加，产后腹压骤然降低，膈肌下降，可使活动肺结核发生的危险性增加。

三、病情评估

（一）临床表现

1. 病史

常有孕前肺结核病史或孕前肺结核密切接触史。

2. 临床表现

有下列表现应考虑肺结核的可能，应进一步做痰和胸部 X 线检查。应注意约有 20% 活动肺结核患者也可以无症状或仅有轻微症状。

（1）咳嗽、咳痰 3 周或以上，可伴有咯血、胸痛、呼吸困难等症状。

（2）发热（常午后低热），可伴盗汗、乏力、食欲降低、体重减轻、月经失调。

（3）结核变态反应引起的过敏表现：结节性红斑、泡性结膜炎和结核风湿症（Poncet 病）等。

（二）实验室及其他检查

1. 痰涂片或培养检查结核分枝杆菌

痰中找到结核分枝杆菌是确诊肺结核的主要依据，无痰或儿童不会咳痰，可采用清晨的胃洗涤液查找结核分枝杆菌，成人可用纤支镜刷检或在冲洗液中查找，痰涂片找到结核分枝杆菌或培养有结核分枝杆菌生长是诊断结核分枝杆菌感染的精确指标。痰菌量较少（＜1万/ml），可用集菌法，培养法更精确，除能了解结核分枝杆菌有无生长繁殖能力，并可能做药敏感试验和菌型鉴定，且可进一步做药敏试验指导治疗。

2. X线检查

若有症状且结核菌素试验由阴性变为阳性，应拍胸片。肺部X线检查不但可早期发现肺结核，而且可对病灶部位、范围、性质、发展情况和治疗效果做出判断，对决定治疗方案很有帮助。检查时注意遮挡腹部。肺结核常见的X线表现如下。

1）多发生在肺上叶尖后段、肺下叶背段、后基底段。

2）病变可局限也可多肺段侵犯。

3）X线影像可呈多形态表现（即同时呈现渗出、增殖、纤维和干酪性病变），也可伴有钙化。

4）易合并空洞。

5）可伴有支气管播散灶。

6）可伴胸腔积液、胸膜增厚与粘连。

7）呈球形病灶时（结核球）直径多在3 cm以内，周围可有卫星病灶，内侧端可有引流支气管征。

8）病变吸收慢（一个月以内变化较小）。

3. 结核菌素试验

1）方法：旧结核菌素（OT）是从生长过结核分枝杆菌的液体培养基中提炼出来的结核分枝杆菌代谢产物，主要含有结核蛋白。结核菌素的纯蛋白衍生物（PPD）更为精纯，不产生非特异性反应。

2）结果判断：在健康人群中做普查时，常用0.1ml 1:2 000的OT稀释液（5TU），在左前臂屈侧做皮内注射。经48～72小时测量皮肤硬结直径：＜5 mm为阴性反应（－）；5～9 mm为弱阳性反应（±）；10～19 mm为阳性反应（＋）；＞20 mm或局部皮肤发生水疱与坏死者为强阳性（＋＋）。使用WHO统一供应的PPD－RT23.2TU，硬结直径＞6 mm为弱阳性（±）；＞10 mm为阳性（＋）。

结核菌素试验阳性反应仅表示结核感染，并不一定患病，故用5TU结核菌素进行检查，其一般阳性结果意义不大，但若用高稀释度（1TU，即1:10 000 OT）做皮试呈强阳性者，常提示体内有活动性结核灶，结核菌素试验对婴幼儿诊断价值比成年人大，因为年龄越小，感染率越低。

（三）诊断

主要依靠病史、症状、体征等诊断。孕妇有低热、消瘦、乏力、盗汗等症状，应做结核菌素试验、胸部X线摄片、胸部CT检查和痰抗酸杆菌的培养以明确诊断。

（四）鉴别诊断

本病应注意与慢性支气管炎、支气管扩张、肺脓肿、肺癌及某些肺炎相鉴别，鉴别依据为胸部X线检查和痰液检查。

四、处理

1. 一般治疗

除产时、产褥期之处理外，其余与非孕期基本相同。有条件者可由结核病科与产科共同观察处理。根据具体情况给予不同教育，使患者消除顾虑，增强信心，注意适当休息及营养等活动性肺结核患者最好住院以保证休息和及时治疗。

2. 药物治疗

活动性肺结核应尽早联合用药，但应注意药物对胎儿有毒性和致畸作用。给药原则是及早、适量、联用、规律和全程使用，以减少抗药性，从而增强疗效。

1) 方案选择：可疑病例用异烟肼 100 mg，3 次/天，口服。确诊肺结核者用异烟肼加乙胺丁醇或利福平，乙胺丁醇用 25 mg/kg，2 次/周，利福平 10 mg/kg，1 次/天。用药前查肝、肾功能。妊娠期一般不用链霉素，必须用时，可间歇用药，2～3 次/周，1 次/天，或 0.75 g/d，肌内注射，防止耳毒性。产后继续抗结核治疗。活动性肺结核者的婴儿不哺母乳，并应予隔离。

2) 药物种类

(1) 异烟肼：对结核分枝杆菌有很强的抑制及杀灭作用，对静止期结核分枝杆菌有抑制作用，对繁殖期结核分枝杆菌有杀灭作用，对细胞内外结核分枝杆菌都有作用。单用易产生耐药性，多和其他抗结核药合用。用法：餐后口服，0.1 g/次，3 次/天。通常 3 个月后病情稳定，改冲击疗法，0.3～0.4 g/d 顿服，共 9 个月。注意事项：属妊娠期 C 类用药，常见周围神经炎，可拮抗维生素 B_6 作用，精神病患者及癫痫患者禁用，肝功能异常者慎用，严重者可导致死亡。维生素 B_6 可预防神经系统损害，大剂量 B_6 可解毒。

(2) 利福平：具有广谱抗菌作用，对结核分枝杆菌作用强，低浓度抑菌，高浓度杀菌，对静止期及繁殖期结核分枝杆菌均有效，与异烟肼等合用可降低结核分枝杆菌耐药性。用法：0.45～0.60 g/d，空腹顿服，共 9 个月。注意事项：属妊娠期 C 类用药，肝功能不全者禁用，孕 12 周以前禁用，孕中、晚期慎用，与乙胺丁醇合用增加视力损害，有药酶诱导作用，偶见"流感综合征"。

(3) 乙胺丁醇：选择性对结核分枝杆菌有效，对利福平及异烟肼耐药的菌也有效，可与利福平及异烟肼等联合治疗各型活动性结核病。用法：25 mg/（kg·d），分 2～3 次，口服，8 周后改 15 mg/kg，顿服。注意事项：属妊娠期 B 类用药，易发生球后神经炎，痛风及视神经炎、肾功不良者慎用，安全域窄，剂量应严格控制。

(4) 链霉素：穿透力较弱，结核病二线药物。用法：2～3 次/周，1 g/d 或 0.75 g/d，肌内注射。注意事项：属妊娠期 D 类用药，一般妊娠期禁用，有明确的耳毒性，易致胎儿第 8 对脑神经损害，可能引起新生儿耳聋。

利福平、异烟肼和乙胺丁醇对抗结核感染有协同作用，疗效较好，其主要不良反应是影响肝功能，使谷丙转氨酶升高，甚至发生黄疸。由于利福平对动物有致畸胎作用，故有提出妊娠 12 周以前禁用。但近年来有认为异烟肼、利福平和乙胺丁醇等在正常剂量下，对人类胚胎均无致畸作用。一般建议对肺结核病变不广泛者每日用异烟肼 0.3 g

加乙胺丁醇 0.75 g 治疗，妊娠后期（12 周以后）酌情加用利福平 0.45 g/d，疗程 9 个月左右。对重症肺结核如粟粒性肺结核则需异烟肼、利福平、乙胺丁醇三药并用，疗程 1 年左右。但不宜用对胎儿听神经有毒性的药物如链霉素。

对于耐药的结核分枝杆菌感染，常见是耐异烟肼和利福平，对单种药耐药治疗不困难，可加其他抗结核药和适当延长疗程。对 2 种以上药物耐药则治疗困难，须加用二线药物，疗程 2 年。且二线药物如氟喹诺酮类（氧氟沙星、环丙沙星）对孕妇及哺乳期妇女不宜应用；氨基糖苷类（如丁胺卡那和卡那霉素）对胎儿有耳、肾毒性；吡嗪酰胺可致肝毒性，对致畸胎作用未明。故必须正规用药及消除外界传染源以防止耐药性的产生。

3. 手术治疗

妊娠期间一般不宜做肺结核的外科治疗。若肺部空洞久治不闭，药物治疗无效，且伴有其他肺部疾患，如支气管扩张反复大量咯血或结核性脓胸等，可根据病情需要而进行必要的手术，以免病情恶化而增加治疗困难，但手术宜在妊娠前半期进行。

4. 产科处理

除非有产科指征，尽量不用剖宫手术而从阴道分娩。如需剖宫产，麻醉应选用硬脊膜外持续阻滞麻醉，术中酌情行输卵管结扎术。分娩后 6 周及 3 个月，应做肺部 X 线复查，以了解肺部病灶的变化。肺结核产妇娩出的新生儿，应及时接种卡介苗，预防感染。活动性肺结核产妇应禁止哺乳，并严格与新生儿隔离。

5. 关于终止妊娠和绝育问题

患肺结核的孕妇并非须常规终止妊娠，若有下述情况，则须终止妊娠。

1）严重肺结核或伴有其他部位结核而不宜妊娠的患者，或早孕并发剧吐而经积极治疗无效者以及避孕失败的肺结核患者，则应在妊娠 3 个月内终止妊娠。

2）肺结核患者虽经积极治疗而病情仍不稳定，或妊娠使肺结核有显著恶化者，则应终止妊娠及考虑做绝育手术。

6. 其他

活动性肺结核产妇应立即与婴儿隔离，禁止哺乳及照顾婴儿，以减少母体的消耗和新生儿的接触感染，其新生儿应及时接种卡介苗以预防感染。

五、监护

1. 加强卫生宣教

做好卡介苗的接种工作。在肺结核活动期应避免妊娠；若已妊娠，应在妊娠 8 周内行人流产，1 ~ 2 年后再根据治疗情况考虑妊娠。既往有肺结核史或与结核患者有密切接触史，均应在妊娠前行胸部 X 线检查，以便早期发现及处理。

2. 加强产前检查

因妊娠合并肺结核患者属于高危妊娠，应增加产前检查次数，以便在治疗期间及时了解病情变化，及时发现妊娠期并发症，使之得到及时治疗。

（谢英华）

第七节 贫 血

妊娠合并贫血是妊娠期最常见的合并症。妊娠期间的血容量与非孕期相比约增加50%，达 1 500 ml，但血浆的增加较红细胞多且出现的时间早，前者约增加 1 000 ml，后者仅 500 ml 左右，故在妊娠晚期容易出现血液稀释。在工业化国家妊娠期缺铁的发生率约为 20%，东南亚国家妇女妊娠期缺铁的发生率高达 50%，叶酸缺乏的发生率为30% ~50%。由于全身血液循环中的红细胞数的测定比较复杂，故更多以血循环中血红蛋白的浓度作为诊断标准。我国将血红蛋白浓度是否低于 100 g/L 作为判断生理性贫血和病理性贫血的标准。除此之外，红细胞数量、血细胞比容也是判断贫血的病因、类型、程度以及疗效的重要依据。妊娠合并贫血以缺铁性贫血最为常见，其次是巨幼红细胞性贫血和再生障碍性贫血。

一、缺铁性贫血

缺铁性贫血可发生于不同性别的各年龄组，尤其多见于青壮年妇女，是孕期贫血中最常见的一种，约占妊娠期贫血之 90%。

（一）发病率

缺铁性贫血在妊娠妇女中普遍存在。国外报道，85% ~100% 的孕妇体内有铁的不足，尤其是在妊娠后期。但并不是所有缺铁的孕妇都发生贫血。在非生理性贫血中，80% 以上的贫血是缺铁性贫血。

缺铁性贫血的发生率随各国、各民族饮食习惯及经济状态的不同而有差异。例如在某些地区缺铁十分严重，可能因当地肠道寄生虫（如钩虫）感染率甚高，铁的丢失比一般人群为多。而我国人民习惯喜用生铁锅作炊具，缺铁的发生率相对低些。

（二）妊娠期缺铁的发生机制

正常非孕妇女，铁的微量排泄和代偿摄取量保持着动态平衡。但在妊娠 4 个月以后，铁的需要量逐渐增加，如果饮食中含铁量不足，胃酸分泌减少造成吸收不全，或者铁排泄增多，都容易发生缺铁性贫血。

（三）缺铁性贫血对孕妇的影响

轻度贫血影响不大，重度贫血（红细胞计数 $1.5 \times 10^{12}/L$、血红蛋白 50 g/L、血细胞比容 0.13）时，心肌缺氧导致贫血性心脏病；胎盘缺氧易发生妊高征或妊高征性心脏病；严重贫血对失血耐受性降低，易发生失血性休克；由于贫血降低产妇抵抗力，易并发产褥感染，危及生命。

（四）缺铁性贫血对胎儿的影响

孕妇骨髓和胎儿是铁的主要受体组织，在竞争摄取孕妇血清铁的过程中，胎儿组织占优势，而铁通过胎盘又是单向运输，不能由胎儿向孕妇方向逆转转运。因此，一般情况下，胎儿缺铁程度不会太严重。但当孕妇患重症贫血（Hb < 60 g/L）时，才会对子宫内的胎儿产生影响，引起胎儿发育迟缓、胎儿窘迫、早产或死胎。重度贫血孕妇娩出的新生儿，尽管出生时血红蛋白含量接近正常值，实际上铁蛋白含量降低，提示影响了铁的贮存，常在 1 ~ 2 岁生长发育增快需铁量增加时出现贫血。

（五）病情评估

1. 临床表现

1）病史：孕前可能有月经过多等急慢性失血史，肠道寄生虫病、消化道病史，孕期食欲缺乏、偏食、前置胎盘反复出血史等。

2）症状：孕妇感头昏、耳鸣、乏力，严重者出现浮肿、心悸气短、食欲下降、腹胀、面色苍白。

3）体征：脱发、皮肤毛发干燥、指甲脆薄、舌炎等。

2. 实验室及其他检查

1）血常规：显示小细胞低色素性贫血。

2）血清铁测定：铁量下降，总铁结合力增高，运铁蛋白饱和度下降。

3）血清铁蛋白测定：血清铁蛋白下降。

4）游离红细胞原卟啉（FEP）测定：增高。

3. 诊断

缺铁性贫血诊断标准：一般认为正常妊娠期血细胞比容的下限为 0.30 ~ 0.33，血红蛋白为 100 ~ 119 g/L。如血细胞比容 < 0.33、血红蛋白 < 100 g/L 常提示为真性贫血。

典型缺铁性贫血的血常规为：①血片上应是低血红蛋白、小红细胞，血红蛋白之降低较红细胞减少更明显，还应参考红细胞指数；②血清铁降低 < 10.7 μmol/L，铁结合力增高，要显示红细胞系统增生，细胞分类见中幼红增多，晚幼红相对减少，说明骨髓储备铁下降，因此，含铁血黄素及铁颗粒减少或消失。

上述诊断指标还宜同时参考血象对铁剂治疗的反应。

4. 鉴别诊断

妊娠期铁需求量增加，在诊断妊娠期贫血时应注意有无其他贫血原因存在或仅单纯由于铁供应不足所致。下列情况可加重缺铁：慢性失血（阴道、直肠失血，鼻出血或寄生虫病引起失血）；妊娠呕吐或慢性腹泻；双胎；铁质吸收不良；偏食或生活困难。

国内较常见的贫血为珠蛋白生成障碍性贫血（地中海贫血）；许多因慢性病或感染所致贫血可通过询问病史协助诊断。对用药史必须详细询问，因为多种药物会引起溶血性或再生障碍性贫血，或阻碍食物的吸收，有些药物（如阿司匹林、糖皮质激素等）则可引起上消化道出血。如上次就诊后已给予铁剂，复诊时须问明是否按时服用。

体格检查除贫血一般体征外，重点应放在排除可能导致贫血的其他一些较少见的原因上，如溶血、慢性肾病、肝病、感染和肿瘤等。

（六）处理

孕妇一旦出现缺铁性贫血，即予以治疗量的铁剂，每天补充铁元素 180 mg，相当于硫酸亚铁 0.3 g，每天分 3 次口服。5 ~ 10 天网织红细胞开始上升，2 周后血红蛋白开始升高，血象恢复至正常约需 2 个月。但对妊娠妇女，由于胎儿不断摄取铁，铁剂治疗达到血红蛋白正常水平的时间比常规治疗要慢。即使血红蛋白已完全正常，小剂量铁剂治疗仍需继续 3~6 个月，以补充体内的铁贮存量。

铁在酸性环境下容易吸收，与维生素 C 同服可增加胃肠道对铁的吸收，浓茶或咖啡可影响铁的吸收，服药前后 1 小时应避免饮用。若孕妇同时患有溃疡病需服抗酸剂者，抗酸剂与硫酸亚铁应错开时间服用，如餐前服抗酸剂，餐后服硫酸亚铁，以减少硫酸亚铁对胃肠道的刺激。目前，国外已有铁的缓释剂 ——力蜚能，投入临床使用。力蜚能是低分子量多糖和铁的复合物，所含的铁，以正铁血红素形式存在，不产生游离的铁离子，与硫酸亚铁一样易被肠黏膜吸收，而没有硫酸亚铁引起的便秘、腹泻及恶心等胃肠道症状，有利于完成疗程，是目前较理想的口服铁剂。常用剂量 150 mg，每天 1~2 次，用至血红蛋白达正常值，约需 2 个月。

血宝，是国产纯中药制剂，含当归、熟地、丹参和芦荟等，有养血补血功效，对缺铁性贫血有一定的辅助治疗作用。

如口服疗效差，不能口服或病情较重须迅速纠正者，可考虑给予注射铁剂，其优点是利用率较高，可为 90%~100%。常用制剂为：右旋糖酐铁，首次量 50 mg，肌内注射，如无反应，可增量至 100 mg，肌内注射，每日 1~2 次。山梨醇铁，剂量每日 50~70 mg，肌内注射，注射后吸收迅速，局部反应小。右旋糖酐铁与山梨醇铁注射时，个别病例会出现类似过敏性休克的不良反应，须严密观察。铁剂的静脉注射反应多且严重，一般不主张用。

对于血红蛋白在 60 g/L 以下，且近预产期或在短期内需进行手术者，可采用输血迅速纠正贫血，但应少量多次输血，滴速应慢，以防心力衰竭。

临产时可适当给予止血剂，如维生素 K、维生素 C、卡巴克洛等。为防止产后出血，当胎儿娩出前肩后立即肌内注射催产素 20 U。

（七）监护

1. 孕前积极治疗失血性疾病，如月经过多，以增加铁的储备。

2. 加强孕期营养指导，多吃蔬菜、水果、瓜豆类、肉类、动物肝及肾等含铁、叶酸、维生素丰富的食物。

3. 定期进行产前检查，发现贫血及时纠正。

4. 孕期避免服用影响造血系统的药物，避免接触放射线等影响造血系统的有害物质。

二、巨幼红细胞性贫血

巨幼红细胞性贫血临床上较为少见，其在妊娠期的发病率为 0.5%~2.6%，占全部贫血的 7%~8%，多发生于经济情况较差的贫困地区，与叶酸或维生素 B_{12} 缺乏有关。当叶酸或维生素 B_{12} 缺乏时，DNA 合成减少，红细胞核发育停滞，RNA 与 DNA 比例失调，导致红细胞体积大而核仍处于幼稚状态，形成巨幼红细胞。妊娠期的叶酸及维生素 B_{12} 缺乏主要因摄入量减少或吸收不良造成。为了满足妊娠和胎儿生长发育的需要，孕期需要的叶酸量比非孕期增加 5 倍以上，可导致叶酸及维生素 B_{12} 的摄入量相对不足，若伴随长期偏食、挑食以及有慢性胃炎、胃大部切除术后等异常情况，可加重叶酸和维

生素 B_{12} 的缺乏。另外，遗传性内因子缺乏亦可导致巨幼红细胞性贫血。

（一）病因

本病系由营养不良、叶酸缺乏或核酸代谢障碍不能使叶酸变为四氢叶酸所致。妊娠期因缺乏维生素 B_{12} 而引起巨幼红细胞性贫血者极为罕见，因为：①育龄妇女缺乏造血内因子导致维生素 B_{12} 吸收不良引起恶性贫血者极为罕见，且患者如不补充维生素 B_{12} 多有不孕；②维生素 B_{12} 来源不缺，加之体内储存量可为 300~600 μg，孕妇日需要量为 4.8 μg，供应不足也足可维持整个孕期，故很少因缺乏维生素 B_{12} 而致贫血。其缺乏主要与胃肠疾病及吸收障碍、维生素 B_{12} 利用障碍，如胃大部或全部切除术后及严重的肝病影响维生素 B_{12} 吸收和储备。

本病多发生于青壮年，近一半患者发生于妊娠期，贫血程度多很严重，Hb 可30 g/L。

（二）巨幼红细胞性贫血对孕妇及胎儿的影响

严重贫血时，贫血性心脏病、妊高征、胎盘早剥、早产、产褥感染等的发病率明显增多。对胎儿影响主要有畸形胎儿（以神经管缺损最常见）、胎儿宫内发育迟缓、死胎等。

值得指出的是，孕妇缺乏叶酸时，胎儿体内叶酸仍呈高值并不缺乏，是因能按需要从孕妇血液中摄取的结果。

（三）病情评估

1. 临床表现

除一般贫血症状外可有以下特点。

1）多发生在妊娠晚期，约50%发生于孕31周后，其余发生在产褥期；孕20周以前发生者多系双胎妊娠、感染、呼吸不良、服用苯妥英或因各种原因而致不正常的红细胞破坏（非溶血），造成叶酸缺乏；极个别发生于孕早期，可促发流产。

2）起病急，消化道症状多明显，有恶心、呕吐及腹泻，伴有舌唇疼痛，急性发作时舌尖、周边及舌体部发红，呈鲜牛肉色，伴剧痛，可出现血性小疱或浅小溃疡，进一步发展成光舌。

3）皮肤可有干燥、脱屑，或有晒斑状皮炎及色素沉着，有时皮肤呈鱼鳞状变化。

4）孕妇年龄大者易发本病，经产妇多于初产妇，多胎多于单胎，25%患者于下次孕期易再发。

5）妊娠后期发病时，如及时处理，早产率并不明显增加，预后较好；如不及时处理则可有早产、胎盘早期剥离等并发症，且常伴有呕吐、水肿、高血压、蛋白尿等发病前期症状（20%）。症状发生在产褥期或者多发生于产后第一周，在原有缺乏叶酸的基础上给婴儿哺乳又丢失一部分（60 μg/d），如不及时补充则诱发症状。

2. 实验室检查

外周血象为大细胞正常血红蛋白性贫血，MCV > 94 fl，平均红细胞血红蛋白（MCH）>32 pg，有中性粒细胞分叶过多现象，网织红细胞正常。骨髓血片呈巨幼红细胞增多，红细胞体积较大，核染色质疏松。血清叶酸值 <6.8 mmol/L、红细胞叶酸值 < 227 mmol/L 提示叶酸缺乏。若叶酸值正常应测孕妇血清维生素 B_{12} 值，若 <90 pg/ml，

提示维生素 B_{12} 缺乏。

3. 诊断标准

妊娠期间出现病理性贫血的患者，应该考虑到叶酸或维生素 B_{12} 缺乏而导致的巨幼细胞性贫血的可能性。其实验室检查的特点：①外周血象呈大细胞正色素性贫血，红细胞压积降低，平均红细胞体积（MCV）大于 100 μm^3，平均红细胞血红蛋白浓度（MCHC）常在正常范围（32% ~ 35%），血片中红细胞大小不均、异形明显，以卵圆形的大红细胞较多，中性粒细胞核分叶过多。②骨髓造血细胞成熟障碍，核质发育不平衡，胞核发育晚于胞质，呈巨幼样变，出现巨型及分叶过多的细胞。③血清叶酸及维生素 B_{12} 浓度测定，这是诊断叶酸或维生素 B_{12} 缺乏最直接最可靠的方法。但测定方法技术复杂，难以普及。

4. 鉴别诊断

1）慢性肠道感染及再生障碍性贫血：叶酸缺乏引起的巨幼细胞性贫血易与上述疾病相混淆。通过周围血常规、骨髓象、血清叶酸测定以资鉴别。

2）骨髓巨幼样变的红血病、红白血病、骨髓增生异常综合征：维生素 B_{12} 缺乏引起的巨幼细胞性贫血在骨髓穿刺诊断时需注意与上述疾病相鉴别。

（四）处理

本病一旦诊断明确，应用叶酸和维生素 B_{12} 治疗能迅速获效。配合中药治疗将会起协同作用，在较短时间内改善虚弱状态。

1. 一般治疗

积极治疗原发病，预防和控制感染，特别是肠道感染。嘱孕妇注意营养，合理安排饮食，补充缺失的维生素 B_{12}、叶酸。禁烟及酒。

2. 药物治疗

1）叶酸：体内代谢成 5 - 甲基四氢叶酸，提供甲基使维生素 B_{12} 转变为甲基 B_{12} 参与核酸代谢。

一般常用量为 10 ~ 20 mg/d，肠胃道不能吸收者，可肌内注射叶酸 10 ~ 30 mg，效果明显，3 ~ 6 天网织红细胞计数即显著增加，同时，白细胞及血小板减少的现象也可迅速矫正。属妊娠期 A 类用药。

2）维生素 B_{12}：为细胞分裂和维持神经组织髓鞘完整所必需。有神经系统症状者必须用维生素 B_{12}。

用法：0.1 mg，1 次/天，肌内注射。属妊娠期 A 类用药。

3）同时给予铁剂。

4）维生素 C：300 mg，3 次/天，口服。

3. 产时处理

分娩时应避免产程延长，预防产后出血，预防感染。

（五）健康教育　加强孕期指导，注意营养，多吃新鲜蔬菜、水果、瓜豆类、肉类、动物肝及肾等食物。妊娠晚期每日口服叶酸 5 mg。

三、再生障碍性贫血

再生障碍性贫血（简称再障）是因骨髓造血组织明显减少导致造血功能衰竭，外周血常规全血细胞（红细胞、白细胞、血小板）减少所发生的贫血。国内报道，妊娠合并再障占分娩总数的 0.03% ~ 0.08%。

（一）病因

所有文献报道都指出氯霉素在药物引起的再障中占最重要位置，其次是保泰松、三硝基甲苯、有机农药等都可引起骨髓衰竭。其中部分是在使用药物或接触过量时发生骨髓抑制（药物性反应）；有的是对药物敏感引起意外的特应性反应。特应性反应者可能骨髓有遗传缺陷。自身免疫可能是部分再障患者的病因。近年有人证实，再障患者血浆中的红细胞生成素的水平虽较高，但它对骨髓不起促红细胞生成的作用，并证实在血浆中有抗早幼红细胞核的抗体存在，用巯嘌呤（6-巯基嘌呤）治疗，抗体消失后，红细胞可再生。因此，从发病机制分类：再障可分自体免疫（占 50%），造血干细胞损伤（占 45%），不明缺陷（占 5%）三型。

（二）妊娠对再障的影响

再障合并妊娠在临床上并不罕见，而再障继发于妊娠也有可能。国内外有报道，有些孕妇妊娠后才出现初发再障，其中有些于分娩后 1 ~ 5 个月再障自然缓解，再次妊娠又发生再障，分娩后又可缓解。某些再障合并妊娠的孕妇，妊娠后多数使再障复发或进一步恶化。贫血加重、出血及感染的机会增大，一旦出现，病情较难控制，往往因颅内出血或严重感染而死亡。即使能足月妊娠，贫血性心脏病和心力衰竭的发生率亦增高。此外，因妊娠对一般治疗再障的药物有禁忌，以致病情难以控制。

（三）再障对妊娠的影响

妊娠期间患再生障碍性贫血者极少，绝大多数患者在妊娠之前已合并有此病。由于妊娠前患者已存在贫血，妊娠后血容量增加，血液稀释加重可使贫血更加恶化，此时容易发生贫血性心脏病，甚至是充性心力衰竭。外周血中白细胞减少，病态造血又使血小板的质发生异常，使患者的出血倾向加重，容易导致鼻黏膜以及胃肠黏膜的出血。孕妇若再伴有其他妊娠合并症或感染，亦可使病情加重，导致孕产妇死亡率增加。合并再生障碍性贫血的孕妇常因严重的败血症、心力衰竭以及颅内出血而死亡。再生障碍性贫血发生于新生儿的可能性不大，贫血较轻者可对胎儿无太大的影响，贫血严重者可使早产、胎儿发育迟缓、死胎、死产的出现机会增加。

（四）病情评估

1. 临床表现

1）症状

（1）出血：最多见。分布极为广泛，轻者见于皮肤及黏膜，重者可遍及所有脏器，可因颅内出血、蛛网膜下隙出血而昏迷死亡。出血与血小板减少有关，但出血的程度与血小板数目不一定成比例，因血小板中有功能异常者。

（2）感染：其途径可通过呼吸道、泌尿道、皮肤、消化道（如口腔炎）、扁桃体等，周围血中粒细胞、γ-球蛋白减少是机体防御功能低下的原因。

（3）重度贫血：血红蛋白可降为 10 ~ 20 g/L，因而有心力衰竭、肺水肿。患者常显苍白，无力。

2）体征：皮肤紫癜，重度贫血时出现心力衰竭、肺水肿的相应体征。

2. 实验室检查

血液化验全血细胞减少,红细胞、白细胞及血小板减少,网织红细胞减少,骨髓造血机能明显减低。

3. 诊断

根据临床表现及上述外周血常规和骨髓象即可诊断。

(五)处理与监护

应由产科医生及血液科医生共同管理。

1. 妊娠期

1)治疗性人工流产:再障患者在病情未缓解之前应避孕,若已妊娠,在妊娠早期应做好输血准备的同时行人工流产。妊娠中、晚期患者,因终止妊娠有较大危险,应加强支持治疗,在严密监护下继续妊娠直至足月分娩。

2)支持疗法:注意休息,左侧卧位,加强营养,间断吸氧,少量、间断、多次输入新鲜血,提高全血细胞。或间断成分输血,可输入白细胞、血小板及浓缩红细胞。

3)有明显出血倾向者,给予肾上腺皮质激素治疗,如泼尼松 10 mg,每日 3 次口服,但肾上腺皮质激素抑制免疫功能,易致感染,不宜久用。也可用蛋白合成激素,如羟甲烯龙 5 mg,每日 2 次口服,有刺激红细胞生成的作用。

4)预防感染:选用对胎儿无影响的广谱抗生素。

2. 分娩期

1)纠正贫血:临产时中、重度贫血的孕妇,首先要纠正贫血,输注浓缩红细胞或新鲜血,使孕妇的血红蛋白浓度维持在 90 g/L、血小板计数在 30×10^9/L 以上,顺利度过分娩期,防止心力衰竭的出现。再障孕妇,血小板数一般较低,但由于妊娠期凝血系统的变化及分娩后子宫的强烈收缩,分娩时过量出血较少见。然而,应配备浓缩的血小板悬液以备应用;若分娩前血小板数少于 20×10^9/L,主张分娩时输注浓缩血小板悬液以预防出血。

2)预防产后出血:当胎头娩出后立即用催产素 20 U 稀释后静脉推注,随后用 20 U 催产素加入 5% 葡萄糖液 500 ml 中静脉滴注,以加强子宫收缩,减少产后出血。

3)加强抗感染:临产时做好输血准备,给予广谱抗生素预防感染,加强产力。

4)加强新生儿护理:妊娠合并再生障碍性贫血时,宫内多缺氧,胎儿体重偏低,分娩前做好复苏准备;处理好出生后第 1 次呼吸,防止窒息及吸入性肺炎;早喂糖水,注意保温。

3. 产褥期

再障孕妇往往因贫血、白细胞低、抵抗力弱,恶露长期不净,容易发生产褥期感染,严重者引起死亡,所以产后常规应用抗生素。另一方面,产后子宫收缩力减弱,可发生子宫延迟出血。必须重视,密切观察,予以及时处理。

(谢英华)

第八节 急性肾盂肾炎

肾盂肾炎是妊娠期间最常见的内科并发症，占孕产妇的 1%～2%，炎症病变不仅局限于泌尿道的空腔部位，肾实质亦常受累，因此称肾盂肾炎，以代替以往"妊娠期肾盂肾炎"的旧称。

一、妊娠期间易患肾盂肾炎的因素

1. 妊娠期雌激素及孕激素分泌增加，特别是孕酮，抑制输尿管、肾盂及肾盏的平滑肌，使其扩张而蠕动减弱。

2. 膨大的子宫压迫盆腔内输尿管而形成机械性梗阻，由于子宫常向右旋转，故右侧输尿管、肾盂及肾盏扩张常较左侧更明显，妊娠晚期输尿管及肾盂积尿可达200 ml。

3. 妊娠中期，由于盆腔淤血，而增大的子宫和胎头将膀胱向上推移变位，易造成排尿不畅及尿潴留。

4. 妊娠期间肾小球—肾小管平衡有缺陷，滤过的葡萄糖、氨基酸较多，而肾小管重吸收相对减少，尿液中葡萄糖、氨基酸等营养物质增多，有利于细菌滋长。

5. 分娩前后常需导尿或留置导尿管，导尿既可把前尿道的细菌带入膀胱，又可造成尿道或膀胱黏膜的损伤，从而增加尿路感染发生率。分娩前常规导尿，产褥期发生尿路感染者占9%；留置导尿管72小时以上，几乎全部病例发生菌尿。细菌沿尿道与导尿管之间的黏膜上升而进入膀胱。

二、急性肾盂肾炎对妊娠的影响

（一）流产、早产及死胎

Kass 观察一组妊娠合并菌尿症患者，15%～20%发生早产，20%～25%发生死胎。尿路感染引起高热，也是引起流产、早产的原因之一。

（二）急性肾盂肾炎

有寒战、高热、肾区疼痛及尿频等症状。高热除可引起流产或早产外，在妊娠早期，高热还可使胎儿神经发育障碍，因此无脑儿的发生率远较正常妊娠者高。而且妊娠期的急性肾盂肾炎有3%可能发生中毒性休克。

（三）妊娠合并尿路感染

并发妊高征较无合并尿路感染者高2倍以上。

三、病情评估

（一）临床表现

急性肾盂肾炎多发生于中期妊娠以后和产褥期，早、中、晚期妊娠发病的比例为

1：10：20。很明显与妊娠引起的泌尿系统适应性改变有关。病变常为单侧，尤以右侧为多，可占半数以上；双侧约占 1/4。典型症状为发病急骤，可能先有轻度膀胱刺激症状，尿痛或血尿，单或双侧腰痛，迅即发生高热、寒战，一侧或双侧肾区叩击痛，重压肋脊角常有压痛。尿沉渣含大量白细胞，常聚集成堆或有白细胞管型出现；涂片常可看到大量细菌。尿细菌培养，如因菌尿曾接受抗菌治疗者常呈阴性。约有 10% 血培养阳性。

（二）实验室及其他检查

1. 尿液检查

临床常取新鲜中段尿标本做尿液检测。

1）中段尿沉渣检查。

2）新鲜中段晨尿细菌培养，细菌数 $\geq 10^5 /$ ml，主要是大肠杆菌，其次为厌氧菌。

3）中段清洁尿常规，白细胞每高倍视野超过 10 个或聚集成团，也可有蛋白尿、血尿及管型尿。

2. 血液检查

外周血白细胞数可增高，血肌酐与尿素氮可一过性增高。

3. 其他检查

如经积极处理而 96 小时后仍无好转，应做腹部 B 超检查，甚至肾盂静脉造影，以排除梗阻所引起的感染。

（三）诊断

根据病史、临床表现，结合体格检查，季肋部及双侧、单侧（尤其右侧）肾区叩击痛，再参照辅助检查结果，不难做出诊断。

四、处理与监护

1. 治疗原则

支持治疗，积极控制感染，严密观察病情变化，及时发现、处理中毒性休克。

2. 药物治疗

原则应根据中段尿培养及药敏试验结果而定。由于常见革兰阴性菌感染，一般首选对此敏感药物（头孢菌素或氨苄西林）。

对于无症状性菌尿，2 周为 1 个疗程；有症状的患者，4 周为 1 个疗程。如用药得当、有效，一般 24 小时后尿培养阴性，48 小时后症状基本控制；如 72 小时无法控制，应重新评估抗生素选择及有无其他泌尿系疾患。

抗生素一般均可通过胎盘影响胎儿，严禁使用有致畸作用的药物，慎重使用影响胎儿代谢的药物，一般禁用氯霉素、磺胺类药物及具有耳毒性的氨基糖苷类抗生素。

1）常用抗菌药物：氨苄西林、头孢菌素类、磺胺类或呋喃类药物。其他抗生素如青霉素、庆大霉素、卡那霉素、红霉素、多黏菌素等亦可选用。

2）用药注意事项：用于肾盂肾炎的抗菌药物，均能透过胎盘而影响胎儿，故用药时宜注意，如四环素可引起胎儿肝坏死，氯霉素易发生胎儿灰色综合征。磺胺类药物偶可引起细胞磷酸脱氢酶缺失而导致溶血性贫血，且有抗叶酸的作用，引起先天畸形的可能，故在孕早期不用；在妊娠最后两周内，也不宜用磺胺药，因可使胎儿血液中已和蛋白结合的胆红素游离，有引起核黄疸的危险。

本病经抗生素治疗后，85%患者48小时内体温可降至正常，97%在4天内可消除症状，但尿内细菌可持续多日，故体温正常后，仍需继续用药10日以上。若治疗不彻底，可转为慢性肾盂肾炎，甚则发展成为肾衰竭。

（谢英华）

第九节　慢性肾小球肾炎

慢性肾小球肾炎（简称慢性肾炎）常由多种原发性肾小球疾病迁延所致。由链球菌感染引起急性肾小球肾炎后、未全部康复迁延而成的仅少数，大多是对肾实质的免疫炎性病变持续发展的结果。

一、慢性肾炎分型

根据临床表现特点，通常将慢性肾炎分为三型。

Ⅰ型：为蛋白尿型，有浮肿而无高血压，肾功正常。此型孕妇发生并发症者较少，约30%发生妊高征，胎儿预后较好。

Ⅱ型：为高血压型，以蛋白尿和舒张期血压持续中度以上升高为特点，肾功能正常，孕妇在妊娠过程易发生妊高征，肾功能易受损，围生儿死亡率增高。

Ⅲ型：为氮质血症型，有蛋白尿、高血压和肾功能明显损害及氮质血症，预后极差，甚至发生尿毒症直至死亡。此型患者不宜妊娠。

二、妊娠对慢性肾炎的影响

妊娠能使原有的慢性肾炎加重。但也有少数学者认为，妊娠对普通型和早期肾病型慢性肾炎，并无明显的不良影响。目前公认肾功能不良伴有氮质血症的慢性肾炎妇女，不宜妊娠，妊娠会使慢性肾炎的病情恶化，威胁孕妇生命。若已妊娠，应在妊娠早期行人工流产。

三、慢性肾炎对妊娠的影响

慢性肾炎对妊娠影响大小，取决于肾脏病变损害的程度，以及妊娠期间是否并发妊高征。若病情轻，仅为Ⅰ型，血清肌酐值 < 132.6 μmol/L 者，对孕妇和胎儿的影响不大。若为Ⅱ型，妊娠期血压越高，妊高征发病率也越高，并发先兆子痫、子痫机会增加。围生儿死亡率也很高。慢性肾炎病程长者，由于胎盘绒毛表面被纤维素样物质沉积，滋养层的物质交换受阻，胎盘功能减退，影响胎儿发育，甚至胎死宫内。若为Ⅲ型，孕妇已有氮质潴留、血清肌酐值 > 132.6 μmol/L 时，肾功能随妊娠进展恶化概率增高，流产、死胎、死产发生率随之增加。血压越高，肌酐值越高，对母儿危害越大。应特别强调的是，高血压程度比氮质潴留更有意义。

四、病情评估

（一）临床表现

由于病因、病变类型、病变程度不同，临床表现就有很大差异。早期并无自觉症状，只在尿常规检查时发现尿蛋白及红细胞。晚期患者则多伴有明显的肾功能损害。一般的临床表现为蛋白尿、血尿、水肿、高血压。自觉症状可有头痛、心悸、夜尿多等。

慢性肾炎合并妊娠时，根据临床症状可分成 3 型，其妊娠经过及预后有明显差别。

1. 蛋白尿型

患者只有蛋白尿而无高血压。这组孕妇发生妊娠并发症者较少，出现妊高征症状者仅占 17%，胎儿预后较好（活婴率 93%）。妊娠后长期随访，原有肾病变不受妊娠影响而恶化，有些病例连续妊娠数次，并未发生严重并发症。

2. 蛋白尿及高血压型

这组孕妇在妊娠过程中发生妊高征者占 70%；肾病症状严重，并且症状出现亦早，一般在孕 28 周前已出现，因此新生儿病死率很高（活婴率仅 55%）。产妇在孕期及产后由于肾病变恶化而有在 2 年内死亡者。

3. 蛋白尿、高血压及血氮质潴留型

即肾功能不全临床表现已较明显，这类孕妇预后极为不利，胎儿一般至孕 28 周前即胎死宫内或早产娩出；产妇本人也极危险，这些病例可能在产后不久因明显肾衰竭而死亡。

（二）实验室及其他检查

1. 尿常规

有不同程度的蛋白尿、红细胞及管型。

2. 血常规

常有贫血，属正常色素正常细胞型贫血。

3. 24 小时尿蛋白质定量

大于 0.5 g/L。

4. 过夜尿浓缩试验

比重 <1.020 时，示浓缩功能受损。

5. 肾功能

血清肌酐值 >79.6 μmol/L 示轻度肾功能损害，>132.6 μmol/L 示肾功能受损；血清尿素氮 >4.46 mmol/L 示肾功能受损。

6. 血内生肌酐廓清试验

若降至 51～70 ml/min 为肾功能轻度损害，31～50 ml/min 为中度，20 ml/min 以下为重度损害。

7. 尿酸清除率

清除率在 40%～60%、20%～40%、5%～10% 及 5% 以下，示肾功能损害分别为轻、中、重及严重。

8. 尿素氮/肌酐比值

如大于 15 时示肾功能受损害或血容量减少。

9. 眼底检查

可见出血、渗出及符合肾炎的视网膜炎。

（三）诊断和鉴别诊断

既往有急、慢性肾炎史或链球菌感染史，大约有半数病例进展至肾功能不全时无此病史；临床症状：慢性肾炎早期常先有夜尿增多、色清、比重下降（＜1.020），提示肾浓缩功能受损；患者可有头痛、心悸、体力衰退、水肿、贫血等症状，严重者少尿，或出现胸腔积液、腹水；孕 20 周以前出现蛋白尿、血尿、甚至高血压，是区别于妊高征的重要依据；慢性肾炎以尿的异常为主，除蛋白尿及血尿外，常见各种管型；产后 6 周至 3 个月尿检仍为阳性者多为慢性肾炎；眼底有视网膜血管变化，并有渗出或出血；血生化检查：血清尿素氮值 ＞4.6 mmol/L 提示肾功能受损，＞10.7 mmol/L 提示肾功能受损严重。孕妇血清肌酐 ＞79.6 μmol/L 为肾功能轻度受损，＞132.6 μmol/L 为肾功能明显受损。尿素氮或肌酐检查可疑时查 24 小时内生肌酐清除率，＜100 ml/min 为肾功能受损。慢性肾炎的血清尿酸值正常，此值升高提示妊高征；血清补体测定，有些慢性肾炎患者可出现低补体血症，而妊高征的血清补体在正常范围；肾功能不全者多有贫血，并随病程进展而加重。肾性贫血属小细胞性，补铁效果不明显；B 超检查肾脏缩小。

五、处理

（一）合理营养

1. 蛋白质摄入原则上应以维持氮平衡，又不超过肾排氮功能为宜。饮食中的蛋白质每日每千克体重不超过 0.5 g，目的是使血尿素氮降低。但要给予丰富的必需氨基酸。

2. 低磷饮食，可减轻肾小球的高灌注、高压、高滤过状态，防止肾小球硬化。

3. 低盐饮食，可减轻血压升高。

4. 应补充多种维生素，特别是维生素 B 族及维生素 C。

（二）对症治疗

1. 控制血压是防止慢性肾炎孕妇病情恶化的关键。当血压 ＞160/110 mmHg 时应用降压药，首选甲基多巴和肼屈嗪。但降压不应太快，以防肾血浆流量骤减。

2. 水肿严重时可用呋塞米等利尿药，治疗中防止低血钾。

3. 纠正贫血和水、电解质紊乱与酸碱失衡，禁用肾毒性药物也不容忽视。

（三）预防感染

选用无肾毒性的抗生素如头孢菌素类预防感染，是防止病情发展的重要措施。

（四）改善肾功能

妊娠期间给予丹参注射液 16 g 加于 10% 葡萄糖液 500 ml 中静脉滴注，每日 1 次，7～10 日为 1 个疗程。

（五）产科处理

1. 孕期加强监护

①定期监测尿 24 小时蛋白总量，血浆蛋白含量及肾功能；②密切监测胎儿在宫内情况（生长发育及成熟度）及胎盘功能；③预防并发症，特别是妊娠高血压疾病，避免使用影响肾功能的药物。

2. 适时终止妊娠

有下列情况者宜终止妊娠：①蛋白尿、高血压持续加重，肾功能进行性恶化。如血压超过 160/100 mmHg，血肌酐 > 265.2 μmol/L，积极治疗仍不能控制时，应终止妊娠；②胎盘功能明显减退，出现胎儿窘迫，估计胎儿已不能存活；③既往有死胎、死产史，经促胎肺成熟，在孕 36 周后终止妊娠。

3. 分娩方式

以剖宫产为宜，同时进行绝育术。

4. 产后处理

重视早产儿、新生儿护理，重视产后随访。

六、监护

1. 有慢性肾炎病史者，孕前应进行咨询，了解肾炎分型、有无肾功能损害，以决定能否妊娠。已有明显高血压及中、重度肾功能不全者，不宜妊娠。

2. 有慢性肾炎病史且允许妊娠者，孕早期即开始进行孕期检查，严密监测胎儿及母体状况，严防并发症的发生。

（谢英华）

第十节　急性阑尾炎

妊娠合并急性阑尾炎占妊娠急腹症的首位，发生率为 0.1‰ ~ 0.5‰。因妊娠期盆腔充血使局部防御功能下降，妊娠中晚期大网膜移位，感染难以局限，阑尾坏死、穿孔、弥漫性腹膜炎发生率增多，对母儿预后有一定影响，故亦属高危妊娠。

一、妊娠期阑尾位置的改变

妊娠期子宫逐渐增大，盲肠和阑尾的位置也随之改变，由下腹部移位至右上腹部。妊娠 3 个月阑尾基底部在髂嵴下二横指。5 个月后达髂嵴平面。8 个月后至髂嵴上二横指。在盲肠向上移动的同时，阑尾呈逆时针方向旋转，并被子宫推向外上和后方，部分阑尾易被妊娠期胀大的子宫所覆盖。由于位置的变化使阑尾发生病理性改变。愈近妊娠后期，发生阑尾炎的可能性愈大。

二、妊娠与急性阑尾炎之间的相互影响

妊娠并不诱发阑尾炎，但因妊娠期盆腔器官及阑尾充血，局部防御功能下降，阑尾炎发展很快。增大的子宫使阑尾位置改变，增大了诊断的难度，使阑尾坏死、穿孔、弥漫性腹膜炎发生率增高，炎症波及子宫浆膜，可诱发子宫收缩，引起流产、早产、子宫强直性收缩，其毒素还可能引起胎儿缺氧甚至死亡，威胁母儿安全。

三、病情评估

（一）临床表现

妊娠早期急性阑尾炎的症状和体征与非孕期基本相同，即有发热、恶心、呕吐、食欲缺乏，70% ~80%患者有转移性右下腹痛、右下腹有压痛、反跳痛和肌紧张。妊娠中、晚期因增大的子宫使阑尾的解剖位置发生改变，常无明显的转移痛，腹痛和压痛的位置较高。阑尾位于子宫背面时，疼痛可能位于右侧腰部。增大的子宫撑起腹壁腹膜，腹部压痛、反跳痛和肌紧张常不明显。由于妊娠期有生理性白细胞增加，当白细胞超过 $15 \times 10^9/L$ 有诊断意义。

（二）鉴别诊断

在诊断妊娠期急性阑尾炎时应注意与以下几种疾病相鉴别。

1. 妊娠期急性肾盂肾炎

此类患者有明显的泌尿系统刺激症状，双侧肾区可有疼痛，同时全身症状较明显。尿内可查到大量脓细胞。

2. 妊娠期卵巢囊肿扭转

有时与阑尾炎相混淆。可以行肛诊检查，触及痛性包块。必要时 B 型超声检查有助于诊断。

3. 急性胆囊炎

患者一般有同样的发作史，胆囊区有明显的压痛，B 超可显示胆囊的改变。

4. 妇产科其他疾病

如卵巢梗死，子宫周围组织炎，胎盘早期剥离等。值得注意的是在诊断急性阑尾炎患者中，经阑尾切除后有 20%的阑尾病理学检查正常或无病理性改变。

四、处理与监护

妊娠合并急性阑尾炎，一旦确诊，需根据不同情况，采取最佳治疗方案。阑尾切除术仍是本病的主要治疗方法。对高度可疑患急性阑尾炎的孕妇，也可剖腹探查。病情较轻的急性单纯性阑尾炎和轻型化脓性阑尾炎以及急性阑尾炎合并腹膜炎者，可采用中西医结合保守治疗，但需密切观察病情变化，如有加重，立即手术。

（一）手术治疗

手术时多选择硬膜外连续阻滞麻醉，术中吸氧和输液，防止孕妇缺氧及低血压。妊娠早期取右下腹斜切口（麦氏切口）。妊娠中期以后应取高于麦氏点的右侧腹直肌旁切口（相当于宫体上1/3部位），手术时孕妇体位稍向左侧倾斜，使妊娠子宫向左移，便

于寻找阑尾，减少在手术时过多刺激子宫。阑尾切除后最好不放腹腔引流，以减少对子宫的刺激。若阑尾已穿孔，切除阑尾后尽量吸净脓液，并放腹腔引流，术后脓汁细菌培养并做药敏试验，给予大剂量广谱抗生素。若妊娠已近预产期，术中暴露阑尾困难，应先行剖宫产术，随后再切除阑尾。先行腹膜外剖宫产术，随后再切开腹膜切除阑尾更好。如为阑尾穿孔并发弥漫性腹膜炎、盆腔感染严重或子宫、胎盘已有感染征象时，应考虑剖宫产同时行子宫次全切除术，并需放引流。若孕妇需继续妊娠，术后 3~4 日内，给予宫缩抑制剂及镇静剂，如静脉滴注利托君、硫酸镁，也可口服沙丁胺醇，肌内注射黄体酮注射液，口服维生素 E 和肌内注射绒促性素等，以减少晚期流产及早产的发生。

（二）保守治疗

无论手术及保守治疗，均需用有效抗生素控制感染及抑制宫缩药物和支持治疗。

1. 抗生素类

1）氨苄西林：广谱青霉素，对革兰阳性及阴性细菌均有杀菌效果，对耐药的金黄色葡萄球菌无效，变态反应多见，常见皮疹，易导致肠道功能紊乱。用法：2~4 g/d，分 2~4 次静脉注射。注意事项：属妊娠期 B 类用药。

2）舒他西林（舒氨新）：氨苄西林与舒巴坦复方制剂，摩尔比 1:1。对革兰阳性及阴性细菌均有杀菌效果，对耐药金黄色葡萄球菌无效，但效果较氨苄西林好而持久。不良反应同氨苄西林。用法：6~12 g/d，分 2~4 次静脉注射。注意事项：属妊娠期 B 类用药。

3）阿莫西林：常见变态反应，多见皮疹、胃肠道反应、白细胞下降及二重感染。用法：1~3 g/d，分 3~4 次，口服；1.5~4.0 g/d，分 3~4 次，静脉注射。注意事项：属妊娠期 B 类用药。

4）复方阿莫西林（安美汀）：含有克拉维酸的复方制剂，每 1.2 g 含克拉维酸 0.2 g，常见变态反应为皮疹。用法：0.75 g/次，3 次/天，口服；1.2 g/次，3~4 次/天，静脉注射。注意事项：属妊娠期 B 类用药。

5）头孢拉定（先锋霉素Ⅳ）：主要为杀菌作用，不良反应少见，常见为过敏反应、皮疹，偶尔有过敏性休克的报道。用法：0.5 g/次，4 次/天，口服；4~6 g/d，分 2 次，静脉注射。注意事项：属妊娠期 B 类用药，肾功能损害者慎用。

6）头孢哌酮（先锋必）：变态反应主要为皮疹、药物热，可有肠道菌群失调，偶有出血报道。用法：1~2 g/次，2 次/天，静脉注射，严重者可 8 g/d。注意事项：属妊娠期 C 类用药。

7）头孢他啶（复达欣）：对于铜氯假单胞菌感染有效，除皮疹外，可有支气管痉挛反应，与氯霉素有拮抗作用。用法：1~2 g/次，2~3 次/天，静脉注射（严重时可加量）。注意事项：属妊娠期 B 类用药，肾功能严重损害者减半使用。

8）头孢曲松（头孢三嗪）：半衰期 6~9 小时，对肠杆菌有效。用法：1~2 g/d，不超过 4 g/d，1 次/12 h，静脉注射。注意事项：有皮疹变态反应，易致肠道菌群失调。妊娠 3 个月内慎用。

9）甲硝唑：对厌氧菌有效，为阑尾炎辅助用药。用法：0.4~0.8 g/次，3 次/天，口服；0.2 g/d，静脉注射。注意事项：孕早期及哺乳期妇女慎用。

2. 抑制宫缩药物

1）沙丁胺醇：β受体兴奋药，抑制子宫平滑肌收缩。用法：2.4～4.8 mg/次，6～8 小时 1 次。注意事项：可有头痛、失眠、心悸、血压波动及手指震颤等不良反应，属妊娠期 C 类用药。有报道发现肺损害，甚至有 ARDS 报道，须慎用。

2）硫酸镁：可拮抗神经—肌肉接头钙离子，解痉、抑制宫缩。用法：5 g，静脉滴注，加入 250～500 ml 5% 葡萄糖注射液中。注意事项：防止用药过快，过量抑制呼吸。

妊娠期患急性阑尾炎的预后，与妊娠时期和手术时阑尾病变严重程度相关。妊娠早期，阑尾炎症诊断较易，预后良好。越近妊娠晚期，诊断越困难，误诊概率越大，延误治疗导致阑尾穿孔，甚至发生弥漫性腹膜炎，致使孕妇死亡率增高。

（谢英华）

第四章　高危妊娠

第一节　高危妊娠

高危妊娠是指在妊娠期有某种并发症或致病因素可能危害孕妇、胎儿与新生儿或导致难产者。

一、病因

高危妊娠几乎包括了所有的病理产科：①孕妇年龄 >35 岁；②有异常妊娠史者；③各种妊娠并发症；④各种妊娠合并症；⑤可能发生分娩异常者；⑥胎盘功能不全；⑦妊娠期接触大量放射线、化学性毒物或服用过对胎儿有影响的药物；⑧盆腔肿瘤或曾有手术史者等。

二、病情评估

（一）病史

年龄 <18 岁和 >35 岁者分娩的危险因素增加，大于 35 岁的妇女分娩的新生儿遗传缺陷发生率明显升高。

应详细询问病史：①过去病史中有无心脏病、原发性高血压、慢性肾炎、糖尿病、甲状腺疾病、肝炎及内分泌疾病等。②有无异常孕产史如难产、宫内死胎等。③此次妊娠有否异常，如妊高征、阴道出血等。

（二）临床检查

1. 全身检查

1）一般体态：身高 140 cm 以下者头盆不称发生率显著增加；骨骼粗大者易有男性化骨盆，应注意中骨盆及出口的大小；对步态不正常者应注意有无骨盆不对称。

2）体重如 <40 kg 或 >85 kg 者危险性增加。

3）血压有否异常。

4）心脏各瓣膜区有无杂音，心脏是否扩大和其他异常。

5）阴道出口是否过小，外阴部有否静脉曲张。

6）常规检查血液常规，尿液常规，必要时可检查肝功能、肾功能及眼底检查。

2. 产科检查

1）子宫大小是否与停经月份相符，过大者应注意有无羊水过多或双胎；过小者应注意胎儿宫内生长迟缓。

2）胎位有无异常。

3）足月妊娠时估计胎儿≥4 000 g 或 <2 500 g 者均应注意。

4）阴道出口是否过小，外阴部有无静脉曲张。

5）注意妊娠期中胎动的变化，有无突然减少的情况。

3. 分娩期注意事项

1）有无胎膜早破，羊水中有无胎粪、羊水量的估计。

2）产程进展是否属于正常产程曲线，胎头是否已入盆并正常下降。

3）宫缩是否正常，有无继发性子宫收缩乏力，有无出现尿潴留、肠胀气。

4）注意听胎心率，有无心动过速、心动过缓，并注意有无各种类型的减速现象。

（三）实验室及其他检查

1. B 型超声

诊断孕龄、估计胎儿发育情况是一种简便、有效和可靠的方法。通常可测量胎头双顶径、头臀径、股骨长、胸径和腹径等综合判断。

2. 胎盘功能检查

通过测胎动，尿 $E_3/24\ h$，尿雌激素/肌酐（E/C）比值判定，如孕晚期连续监测尿 $E_3/24\ h$ 小于 10 mg，E/C 比值小于 10 均为胎盘功能低下表现。

3. 胎儿成熟度检查

通过 B 超观察胎儿双顶径大于 8.5 cm，胎盘功能 III 级提示胎儿成熟，测定羊水中卵磷脂/鞘磷脂比值大于 2，提示胎儿肺成熟。

4. 胎儿监测

无激惹试验（NST）：观察胎动时胎心率加快现象，若评 8 ~ 10 分，胎儿一周内无死亡之虞。催产素激惹试验（OCT）或收缩激惹试验（CST），观察宫缩时胎心率变化情况。如出现重度变异减速、延长减速、晚期减速均提示胎儿储备不良，需马上终止妊娠。胎儿头皮血 pH 值小于7.20提示胎儿宫内窘迫。

5. 胎儿畸形的检查

1）B 超显像：可探测出胎儿神经系统、消化系统、泌尿系统畸形及短肢畸形、胎儿胸腹积水等。

2）甲胎蛋白（AFP）测定：AFP 异常增高是胎儿患有开放性神经管缺损（无脑儿、开放性脊椎裂及脑膨出）的重要指标。但多胎妊娠、死胎及胎儿上消化道闭锁等也伴有孕妇血清 AFP 值升高。

（四）诊断标准

初诊时，根据病史及体征有无危险因素进行初步评分，筛选出高危妊娠和低危妊娠，引起临床重视。以后随着妊娠进展，再重新评分。

国内以改良 Nestitt 评分指标为主。

评分标准：10 分高危、5 分中危、0 分低危。评分内容及分值如下（括号内是分值）：

1. 孕妇年龄

≤18 岁（5）；>35 岁（5）；>40 岁（10）。

2. 产科史

经产妇（5 次以上）（5）。不孕史：3 年治愈得孕（10），3 年未治得孕（5）。自然流产：3 次以上（10），2 次流产（5）。早产：3 次早产无活婴（10），1 ~ 2 次早产无活婴（5），有活婴（0）。急产：（5）。剖宫产：2 年之内（10），2 年以上（5）。阴道难产：产钳（5），穿颅（5），内倒转（5），吸引产（5），中孕引产（5），子宫破裂（10），子宫修补（10）。肌瘤挖出（5）。卵巢切除（5）。死产：新生儿死亡（10），新生儿畸形（10），胎儿畸形（10），重症新生儿黄疸（ABO 血型不合，Rh 血型不合）（10）。

3. 体型

身长 < 150 cm（10），体重 < 40 kg（5），胸廓畸形（10），脊柱畸形（10），骨产道畸形（10）。

4. 全身疾患

高血压（非妊娠时 130/90 mmHg）（10）。心脏病：心功能 3 ~ 4 级（10），1 ~ 2 级（5），联合瓣膜病（10），青紫型（10）。肺疾患：结核（10），支气管哮喘（10）。糖尿病：药物控制（10），饮食控制（5）。甲亢：药物控制（10），不需用药（5）。贫血：血红蛋白 60 g/L 以下（10），60 ~ 80 g/L（5）。精神病（10）。孕期确诊急性肝炎（10），慢性迁延性肝炎（10）。肾脏病：肾功能受损（10），病史（5）。遗传病：生活、身体、智力受影响（10），生活、智力发育不受影响（5）。卵巢瘤或子宫肌瘤：对分娩有影响（10），对分娩无影响（5）。

5. 本次妊娠经过

末次月经不明确（5）。受精后服药：前 3 个月用激素（10），后 6 个月用激素（5），用避孕药（10），麻醉药长期大量应用（10）。病毒感染：孕 3 个月内患风疹病毒，确诊（10），不确诊（5）。不明高热 39℃，持续 3 天以上（5），7 天以上（10），流感（10）。产前不明原因出血（5），前置胎盘（10），胎盘早剥（10），横位、臀位、斜位（10），羊水过多（10），羊水过少（10），双胎（10），胎儿宫内发育迟缓（10），早产（10），过期妊娠（10），重度妊高征（子痫、先兆子痫）（10），中度妊高征（5），胎心 100 ~ 120 次/分（10），胎心 160 次/分以上（5），胎动少于 3 次/小时（10），胎膜早破（10）。

6. 社会史

吸烟（11 支/天以上）（10），饮酒长期（10），近亲结婚（10），未婚（10），离婚或离婚中妊娠（10），无产前检查（5），经济困难（5）。

7. 实验室检查

ABO 血型（10），HBsAg 阴性（10），风疹、巨细胞病毒、弓形体抗虫阴性（10）。产前检查复诊时注意再次评分，及时根据病情决定复诊时间。进一步进行监护。

三、处理

对高危妊娠应针对不同病因进行不同的治疗。

孕妇年龄在 37 ~ 40 岁，曾分娩过先天性愚型儿或有家族史者，孕妇有先天性代谢障碍或染色体异常的家族史者，孕妇曾娩出过神经管开放性畸形儿者，均应转遗传咨询门诊作有关的检查，早期诊断妥善处理。

（一）卧床休息

注意孕妇休息，特别是左侧卧位休息可避免增大的子宫对腹部椎前大血管的压迫，改变肾循环及子宫胎盘的供血；有时改变体位还可减少脐带受压，改善胎儿缺氧状态，有条件者给予间歇性吸氧。

（二）增加营养

凡营养不良或显著贫血的孕妇，新生儿体重比正常为轻，故应给孕妇足够的营养，积极纠正贫血。对伴有胎盘功能减退、胎儿宫内发育迟缓的孕妇应给予高蛋白、高能量饮食，并补充足够维生素和铁、钙、叶酸，静脉滴注葡萄糖及多种氨基酸，有助于促进胎儿生长发育。

（三）提高胎儿缺氧的耐受力

10% 葡萄糖 500 ml 中加入维生素 C 2 g，每日 1 次，5～7 天为 1 个疗程，停药 3 天后再重复，可能有助于增加胎儿肝糖原储备或补偿其消耗，增强对缺氧的代偿能力。

（四）间歇吸氧

给胎盘功能减退的孕妇定时吸氧亦为重要措施之一，每日 3 次，每次 30 分钟，有助于提高血浆中氧的含量。

（五）病因处理

1. 遗传性疾病

做到早期发现，及时处理，预防为主。对有下列情况的孕妇应做羊水穿刺进行遗传学诊断：①孕妇年龄在 37～40 岁或以上；②上胎为先天愚型或有家族史；③孕妇有先天性代谢障碍（酶系统缺陷）或染色体异常的家族史；④孕妇曾娩出过神经管开放性畸形儿，如无脑儿、脊柱裂等。一般在妊娠 16 周左右做羊水穿刺，有异常要终止妊娠。

2. 妊高征

此病易引起死胎。应认真做好围生期保健，及时发现高危人群，积极控制血压，预防子痫。

3. 妊娠合并肾病

此病主要危及孕妇，产生肾功能衰竭，胎儿可发生宫内发育迟缓。如妊娠早期就有肾衰竭的症状和体征应终止妊娠。如妊娠晚期，估计胎儿已能存活，应及时终止妊娠，以免胎死宫内。孕期给予低蛋白饮食，积极控制血压，预防感染。

4. 妊娠合并心脏病

由于缺氧，常导致早产与胎儿生长迟缓。同时妊娠加重孕妇的心脏负担并可对孕妇生命产生威胁。应加强孕期保健和产前检查，预防心力衰竭，防止感染。必要时使用作用和排泄都较快的地高辛治疗。

5. 妊娠合并糖尿病

由于胎儿血糖波动与酸中毒，可发生胎儿在临产前突然死亡。应与内科共同监护，控制饮食，积极用药治疗，按医嘱正确使用胰岛素。如同时发生①重度妊高征，特别是发生子痫者；②酮症酸中毒；③严重肝肾损害；④恶性、进展性、增生性视网膜病变；⑤严重感染；⑥胎儿畸形和羊水过多等应及时终止妊娠。

（六）预防早产

有早产倾向者可用硫酸镁抑制宫缩。5% 葡萄糖液 1 000 ml 内加 25% 硫酸镁 60 ml 静脉慢滴，速度 2 g/h，直到宫缩停止。

（七）终止妊娠

1. 指征

①凡继续妊娠将危及母亲或胎儿健康时，应适时终止。②估计胎儿成熟。

2. 终止妊娠方法

有引产和剖宫产两种方法。应根据宫颈成熟度、孕妇病情、胎盘功能、胎儿宫内情况作出选择。

（八）产时处理

严密观察胎心率变化，及时吸氧，适时破膜，如有羊水污染合并胎心音减弱，应及时剖宫产。不论阴道产或剖宫产，均应做好抢救新生儿的准备，必要时与麻醉科、小儿科联系。重危新生儿转新生儿监护中心治疗。同时防止产后大出血，及时给宫缩剂及做好配血输血的准备。产后酌情给予抗生素，防止会阴及手术切口的感染。

四、监护

（一）心理护理

评估孕妇的心理状态，鼓励诉说心理的不悦。指导正确的应对方式。采取必要的手段减轻和转移孕妇的焦虑和恐惧。鼓励和指导家人的参与和支持。提供有利于孕妇倾诉和休息的环境，避免不良刺激。各种检查和操作之前向孕妇解释，提供指导，告之全过程及注意事项。

（二）一般护理

增加营养，保证胎儿发育需要，与孕妇讨论食谱及烹饪方法，尊重饮食嗜好，同时提出建议。对胎盘功能减退、胎儿发育迟缓的孕妇给予高蛋白、高能量饮食，补充维生素、铁、钙及多种氨基酸，对妊娠合并糖尿病者则要控制饮食；卧床休息，以改善子宫胎盘血液循环，增加雌三醇的合成和排出量；一般取左侧卧位；注意个人卫生，勤换衣裤；保持室内空气新鲜，通风良好。

（三）病情观察与护理

1. 孕期应注意观察胎儿在宫腔内发育与胎龄是否相符，胎动次数有无减少，孕妇腹围及宫底的高度与孕周是否相符。孕妇有无异常妊娠史，有无妊娠合并症。

2. 产时应严密观察胎心率的变化及胎动情况。观察有无阴道流血、高血压、水肿、心力衰竭、腹痛、胎儿缺氧等症状和体征，及时报告医生并记录处理经过。

3. 认真执行医嘱并配合处理。为妊娠合并糖尿病孕妇作好尿糖测定，正确留置血尿标本如 24 小时尿标本等；妊娠合并心脏者则按医嘱正确给予洋地黄类药物；间歇吸氧；宫内发育迟缓者给静脉治疗；前置胎盘患者作好输血、输液准备；如需人工破膜、阴道检查、剖宫产术者应做好用物准备及配合工作；同时做好新生儿的抢救准备及配合，若为早产儿或极低体重儿还需准备好暖箱，并将高危儿列为重点护理对象。

五、健康教育

加强产前检查，凡有遗传病、胎儿畸形或染色体异常家族史的孕妇，或为高龄（35 岁以上）初孕妇等，应进行遗传学检查和诊断处理。对妊娠合并全身性疾病和其他属于高危妊娠范围的孕妇，应加强监护，必要时住院观察治疗。

（赵艳霞）

第二节　胎儿窘迫

胎儿窘迫是指胎儿在宫内因急、慢性缺氧引起的一种应激反应。如未及时处理，可危及胎儿健康及生命，多发生在临产后。

一、病因和发病机制

胎儿窘迫多见于以下情况：

（一）母体血循环中含氧量不足

如产妇有严重心血管疾患、贫血、呼吸控制、休克、低血压等。

（二）胎盘病变

如过期妊娠、高血压、慢性肾炎、妊高征，有胎盘梗死、纤维化，降低了子宫胎盘血流量；子宫收缩过频，甚至痉挛性子宫收缩，胎盘血流受阻，发生胎儿缺氧。

（三）脐带血管受压

如脐带绕颈或肢体、打结、脱垂等引起母儿间循环受阻。

孕期胎儿宫内轻度缺氧及营养供应不良，可致发育迟缓，如胎儿血氧显著降低即出现呼吸性酸中毒。通过自主神经反射，兴奋交感神经、肾上腺儿茶酚胺及皮质醇分泌增多，使血压上升、心率加快。如继续缺氧，则转为兴奋迷走神经，胎心率因而减慢。为补偿能量消耗，无氧糖酵解增加，故而丙酮酸、葡萄糖、乳酸等有机酸增加，血 pH 值下降，细胞膜通透性增加，胎儿血中及氮素增加。随即胎儿呼吸运动加强，肠道蠕动加强，肛门括约肌松弛，胎粪排出，易于发生吸入性肺炎。倘若临产、子宫阵缩将加剧胎儿缺氧状态。

二、病情评估

（一）病史

孕妇患有妊娠并发症，如妊高征、糖尿病、贫血或过期妊娠、前置胎盘等。

（二）临床表现

1. 急性胎儿窘迫

1）胎心率变化：胎心率的变化是胎儿窘迫最明显的临床征象。根据我国目前情况，多以临床听诊诊断胎儿窘迫，如能仔细听诊，仍可及时较准确地进行诊断。听取胎心音应在宫缩结束 30 秒钟内，否则会失去检出异常胎心率的机会。听诊必须持续至少1 分钟，如有可疑时，应延长持续听诊时间。胎儿窘迫时，初起胎心加快，超过每分钟160 次，严重者减慢，降至每分钟 100 次以下。

2）胎动计数：急性胎儿窘迫往往胎动突然频繁剧烈，慢性胎儿窘迫胎动则逐渐减少到消失。后者发生率高于前者。孕妇可每日上下午及晚上各计数 1 小时，凡每小时胎动小于 3 次，或 3 次胎动次数相加乘 4 即 12 小时小于 10 次者或胎动突然频繁剧烈时，象征胎儿宫内窘迫。

3）羊水胎粪污染：正常晚期妊娠的羊水为白色半透明的液体，质薄，内含有胎儿上皮细胞、毳毛及胎脂等，当胎儿宫内缺氧、胎血中氧含量降低至 30% 时，由于缺氧导致胎儿肠蠕动增加及肛门括约肌松弛，使胎粪排入羊水中。根据胎粪污染羊水的程度可分为三度。

Ⅰ度：羊水呈淡绿色，稀薄，往往表现胎儿呈慢性缺氧，但胎儿仍有一定的代偿功能。

Ⅱ度：羊水呈深绿色，质较厚，可污染胎儿皮肤，胎膜及脐带，多为急性胎儿缺氧所致。

Ⅲ度：羊水呈黄褐色，质厚，呈糊状，可污染胎膜、胎盘及脐带呈褐绿色。提示胎儿缺氧已超过 6 小时，如伴有羊水量的减少，表示严重的胎儿缺氧。

若胎膜未破，可用羊膜镜协助诊断，根据羊水的颜色及黏稠度判定胎儿窘迫的程度。头先露有诊断意义。

4）脐带异常：当临产过程发现有胎儿宫内窘迫时，应做阴道检查，排除隐性或显性脐带脱垂。脐带缠绕也是胎儿窘迫原因之一。

2. 慢性胎儿窘迫

可能表现为胎儿生长发育缓慢，常发生于高危妊娠者。可根据孕周、宫底高度和胎儿成熟度估计胎儿发育是否迟缓。具有妊娠合并症或并发症的孕妇，妊娠晚期应作胎盘功能检查，测定胎动数。慢性胎儿窘迫表现之一为胎动减慢。必要时用羊水膜镜检查羊水颜色，以便尽早发现胎儿有无宫内缺氧。

（三）实验室及其他检查

1. 胎盘功能检查

24 小时尿 E_3 测定并动态连续观察。若急骤减少 30% ~40%，或于妊娠末期连续多次测定 24 小时尿 E_3 值在 10 mg 以下；或测定血浆胎盘生乳素（HPL）<4 μg/ml，表示胎儿胎盘功能减退，胎儿可能存在慢性缺氧。

2. 胎儿电子监护

进行无负荷（NST）试验，胎儿窘迫者表现为无反应型及正弦波。无反应型是指胎心率基线为每分钟 120 ~160 次，胎动每 10 分钟 <2 次，与胎动相应出现的心率加速不明显，加速幅度每分钟 <15 次，时间不足 15 秒。正弦波是指胎心率基线为每分钟 120 ~160 次，无胎动出现，无加速反应。

3. 羊膜镜检查

见羊水混浊，呈黄色或浓绿色。

4. 胎儿头皮血 pH 值测定

是产时胎儿宫内状况监测的一种可靠手段，对胎儿宫内窘迫判断的准确率达 80% ~90%。头皮血气测定应在电子胎心监护异常的基础上进行。胎儿头皮血 pH 值 =7.20 ~

7.24为病理前期,可能存在胎儿窘迫,应立即进行宫内复苏。间隔15分钟复查,pH值=7.15~7.19提示胎儿酸中毒及窘迫,应立即复查。如pH值≤7.19,除外母体酸中毒后,应在1小时内结束分娩;pH值<7.15是严重胎儿窘迫的危险信号,须迅速结束分娩。

5. 五项生物物理指标监护

1980年Manning报道,胎儿生物物理指标[NST、胎儿呼吸运动(FBM)、胎动(FM)、胎儿肌张力(FT)、羊水容量(AFV)]用于妊娠期诊断胎儿低氧,已被较广泛的应用于临床监测高危妊娠的胎儿是否处于低氧状态。在分析监护结果时,除考虑总分外,还应特别注意其单项指标。

6. 胎儿心电图

本法有助于诊断胎儿窘迫。当胎儿在宫内缺氧时,其心电图中ST段抬高或压低,QRS时限延长>0.10秒。

7. B型超声检查

可观察胎动、胎儿呼吸(出现喘息型呼吸表示胎儿缺氧,应予处理)、脐带情况(位置、打结、缠绕、搏动等)、羊水量、胎盘有无老化等,观察胎儿及其附属物诊断胎儿有无缺氧。

(四)诊断

1. 产前或临产过程中,在宫缩间歇时胎心率≥160次/分或≤120次/分,或心律不齐,心音减弱。听诊时间宜稍长。

2. 胎动少于3~5次/小时,早期可有躁动。

3. 头先露时羊水内混有胎粪。

4. 辅助检查(适用于慢性胎儿窘迫)

1)尿雌三醇持续低值或突然大幅度下降。

2)经腹壁抽取羊水,可见含有胎粪,其中雌三醇小于0.6 mg/L者为危险值,0.6~1.0 mg/L为警戒值,大于1.5 mg/L为安全值。

3)羊水镜检查见羊水混浊,呈黄绿色。

4)有条件时,用电子监护仪监护。

三、处理

(一)急性胎儿窘迫

一旦发生胎儿窘迫立即分析产生缺氧的原因,积极处理。

1. 左侧卧位

可缓解子宫右旋,减少子宫对下腔静脉的压迫,改善子宫及全身的血液循环。改变体位也是对松解脐带受压的有效措施。在第一产程侧卧位时可减少子宫收缩的频度,加子宫收缩的强度,有利于子宫胎盘的循环。

2. 吸氧

提高母体血氧含量,改善胎儿血氧供应,可用面罩吸高浓度氧。为了避免长期连续供氧使子宫血管发生收缩,导致胎盘血循环量减少,妨碍胎儿的氧气供应,一般主张间歇吸氧，第一产程需给氧 30 分钟，间歇 5 分钟。

3. 积极处理低血压

因失血或产妇衰竭所致低血压，可输血或输液以纠正低血压的状况，麻醉引起的低血压可通过加快输液速度，给麻黄碱等药物来纠正。

4. 抑制宫缩

如因子宫收缩过强引起胎儿缺氧，可静脉滴注 β 受体兴奋药物以抑制宫缩，改善胎盘的血液供应。

5. 纠正酸中毒

必要时静脉滴注 5% 碳酸氢钠 100～200 ml。此时产妇往往有衰竭现象，故应给予足够的水分和营养，并让其适当休息。

6. 一般支持

50% 葡萄糖溶液 100 ml 加维生素 C 500 mg 及尼可刹米 0.375 g 静注，2 小时重复 1 次。葡萄糖能迅速增加胎儿组织主要是心肌及脑组织糖储备量，以提高对缺氧的耐受性；尼可刹米或咖啡因可兴奋血管收缩中枢，改善胎儿—胎盘血循环，减轻主要脏器的淤血程度，促进新陈代谢的正常进行；维生素 C 能大大提高脑组织对氧的利用能力，并延长与氧的结合过程，增强对严重缺氧的耐受力。

7. 积极寻找缺氧原因，分别处理

如通过肛查或阴道检查排除脐带先露或脱垂。如系宫缩过强者，可采用 β 受体兴奋剂、硫酸镁及钙离子通道拮抗剂以抑制宫缩。

8. 重症胎儿窘迫

除采用上述措施外，有下列情况应立即分娩：①胎心率持续增速或过缓合并或羊水 Ⅱ～Ⅲ度污染者，尤其伴羊水量减少者。②NST 无反应型，CST（＋）AFV 下降（最大羊水池深度≤2 cm）。③FBSpH 值＜7.20 者。④应缩短第二产程者。第二产程是胎儿处于酸中毒最危险阶段。可酌情经阴道助产。施术前均应作好对新生儿窒息的抢救准备。

（二）慢性胎儿窘迫

应根据妊娠合并症或并发症特点及其严重程度，结合孕周、胎儿成熟度及胎儿窘迫的严重程度综合判断，拟定处理方案。

1. 一般处理

卧床休息，常取左侧卧位。间歇吸氧，每日 2～3 次，每次 30 分钟。积极治疗妊娠合并症及并发症。

2. 终止妊娠

妊娠的足月者胎动减少或 OCT 出现晚期减速、重度变异减速，或胎儿生物物理评分≤3 分时，以剖宫产终止妊娠为宜。

3. 期待疗法

孕周小、估计胎儿娩出后存活可能性小，应根据当地医疗条件，尽量采取保守治疗，以期延长孕周，同时促胎肺成熟，争取胎儿成熟后终止妊娠。并向家属说明，期待过程中，胎儿可能随时胎死宫内；胎盘功能低下可影响胎儿发育，预后不良。

四、监护

1. 孕妇左侧卧位，间断给氧。

2. 准备好抢救新生儿的物品如吸痰管、气管插管、氧气等。随时配合新生儿的抢救工作。

3. 为手术者做好术前准备，如宫口开全，胎先露部已达坐骨棘平面以下 3 cm 者，应尽快助产经阴道娩出胎儿。

4. 做好心理护理，此时孕产妇可能激动、烦躁，护士应耐心做其思想工作，帮助孕、待产妇分析目前的现实情况，让孕妇作出正确的抉择，如遇胎儿不测，帮助孕、待产妇度过心理危机期。

5. 临产后要严密观察产程和胎心音，对产力异常、滞产的产妇尤须加强监护。胎动是胎儿宫内窘迫的一个重要指标，胎动消失后，24 小时内胎心也会消失，故应注意此点，以免贻误抢救时机。

6. 进行胎儿监测，每 10~15 分钟听胎心 1 次，注意宫缩后胎心变化。疑有隐性脐带脱垂时应抬高床尾，通知医生即刻处理。

7. 经观察及处理，胎心音 <120 次/分或 >160 次/分，此时宫口尚未开全者，应准备行剖宫产术，宫口开全，迅速行会阴切开，必要时加用胎头吸引或产钳助产，尽快结束分娩。

8. 婴儿出生后，按新生儿窒息抢救常规处理。

9. 对产力异常、滞产的产妇尤须加强监护。慎用麻醉剂、镇静剂，正确使用催产素。发现胎儿窘迫按医嘱立即给氧，给予 50% 葡萄糖 40~60 ml 加维生素 C 500 mg 和尼可刹米 375 mg 静推。

五、健康教育

加强孕期保健及监护，积极防治妊娠合并全身性疾病的妊娠并发症。

（赵艳霞）

第五章　异常分娩

异常分娩又称难产。影响分娩的主要因素为产力、产道、胎儿及精神心理因素，这些因素相互影响。任何一个或一个以上的因素发生异常及 4 个因素不能相互适应，而使分娩进展受到阻碍，称为异常分娩。

第一节　产力异常

产力是使胎儿及其附属物从子宫内排出的力量，是由子宫的节律性收缩辅以腹肌、横膈肌及盆底肌群的协同收缩所产生。产力是决定分娩能否顺利的四大因素（包括胎儿、产道、产力和产妇精神因素）之一。子宫收缩力是产力的主要来源，它有对称性、节律性、极性及缩复性之特点。产力异常主要是针对子宫收缩异常而言，可分为以下几种异常情况。

一、子宫收缩乏力

子宫收缩强度低，其节律性、对称性和极性表现正常的协调性，但其阵缩间歇时间长，且不规则，持续时间短，称子宫收缩乏力（简称宫缩乏力），又称低张性宫缩乏力。羊膜腔的压力测定，子宫收缩力小于 30 mmHg，间歇时为小于 8~12 mmHg，故又称为低张型子宫收缩乏力。

按时间可分为原发性宫缩乏力（产程开始即表现为子宫收缩乏力）及继发性宫缩乏力（当产程进行到某一阶段时表现出子宫收缩乏力）。

（一）病因

临床上所见的原因是多方面的，常与以下因素有关。

1. 精神因素

产妇对分娩过程的认识不足，尤其在临产后出现较强的宫缩，腹痛渐剧，心理准备不充分，信心不足，精神过度紧张，对医护人员的言谈不注意所产生的疑虑。此外休息、睡眠不足，体力消耗过大，进食少，亦是产生宫缩乏力的原因。常见于原发性宫缩乏力。

2. 头盆不称、胎位不正

由于胎先露不能紧贴和压迫子宫下段及宫颈，不能有效地使 Fergusson's 反射诱发子宫收缩，多见于继发性宫缩乏力。

3. 内分泌失调

妊娠后期雌激素、孕激素、内源性缩宫素及前列腺素分泌不足或相互不协调，产时出现原发性宫缩乏力。

4. 子宫发育异常、多胎、羊水过多

子宫平滑肌发育不良或并有子宫肌瘤时，子宫收缩常力量不足或对缩宫素不敏感。多胎妊娠或羊水过多则是由于子宫过度膨胀，宫壁变薄，子宫平滑肌纤维过度伸张，在临产后出现收缩乏力。

5. 水、电解质平衡失调

妊娠期间因呕吐、腹泻、发热、进食进水不足及妊娠并发症、合并症，发生脱水、酸中毒及电解质紊乱，导致宫缩乏力。

6. 医源性因素

临产前或产程中应用过多镇静药、宫缩抑制剂等。

（二）分类

根据发生时间的不同，可分为原发性和继发性子宫收缩乏力2种。

1. 原发性子宫收缩乏力

产程开始后即表现子宫收缩乏力，宫缩强度不增加，频率不加快。

2. 继发性子宫收缩乏力

产程开始时子宫收缩良好，在产程中因某种原因，影响子宫收缩，使产程停滞不前或进展缓慢。

（三）病情评估

1. 临床表现

子宫收缩虽协调，但持续时间短，间歇时间长，力量弱。宫缩高峰时子宫底部不硬，宫腔压力不超过 30 mmHg，不足以使宫颈按正常速度扩张，胎先露下降缓慢，通过产程图观察可有下列情况。

1）潜伏期延长：宫颈扩张 3 cm 之前为潜伏期，正常为 8 ~ 16 小时，＞16 小时为延长，多见于原发性子宫收缩乏力。

2）活跃期延缓或停滞：宫口从 3 cm 至完全开大为活跃期，正常 4 ~ 8 小时，宫颈扩张进程每小时 ＜1.2 cm 为延缓，宫颈停止扩张达 2 小时以上为停滞，多见于"继发性子宫收缩乏力"。

3）胎头下降延缓或停滞：宫口扩张达 9 ~ 10 cm 阶段，胎头下降速度每小时 ＜1 cm 为胎头下降延缓，1 小时以上不下降为胎头下降停滞。

4）第二产程延长或停滞：＞1 小时无进展为停滞，＞2 小时为延长。

如正规宫缩开始后，总产程超过 24 小时，称为滞产。

2. 对母儿的影响

1）对产妇的影响

（1）体力损耗：由于产程延长，产妇休息不好、进食少，重者引起脱水、酸中毒、低钾血症；产妇精神疲惫及体力消耗可出现肠胀气、尿潴留等，加重子宫收缩乏力。

（2）产伤：由于第二产程延长，膀胱被压迫于胎先露部（特别是胎头）与耻骨联合之间，可导致局部组织缺血、水肿、坏死脱落以致形成膀胱阴道瘘或尿道阴道瘘。

（3）产后出血：由于子宫收缩乏力，影响胎盘剥离、娩出和子宫壁的血窦关闭，容易引起产后出血。

（4）产后感染：产程进展慢、滞产、多次肛查或阴道检查、胎膜早破、产后出血等均增加产后感染的机会。

2）对胎儿、新生儿的影响：由于产程延长、子宫收缩不协调而致胎盘血液循环受阻，供氧不足；或因胎膜早破脐带受压或脐带脱垂易发生胎儿窘迫，新生儿窒息或死亡；又因产程延长，导致手术干预机会增多，产伤增加，新生儿颅内出血发病率和死亡率增加。

（1）对母体的影响：宫缩过强，产程过快，可导致初产妇宫颈、阴道及会阴撕裂伤。接生时来不及消毒可致产褥感染。产后子宫肌纤维缩复不良易发生胎盘滞留或产后出血。

（2）对胎儿及新生儿的影响：宫缩过强过频影响子宫胎盘的血液循环，使胎儿宫内缺氧，易发生胎儿窘迫、新生儿窒息或死亡。胎儿娩出过快，使胎头在产道内受到的压力突然解除，可致新生儿颅内出血。来不及消毒、接生，易发生先产（BBA），新生儿易发生感染、坠地，导致骨折、外伤。

（四）处理

1. 协调性子宫收缩乏力

影响宫缩的原因比较复杂，不可能在分娩前或分娩刚开始就能预见，只能在分娩进展中严密观察产程，找出主导因素，检查有无头盆不称与胎位异常，阴道检查了解宫颈扩张和胎先露部下降情况等才能作出判断，正确处理。

1）第一产程

（1）一般处理：消除精神紧张，多休息，鼓励产妇多进食，注意营养与水分的补充。不能进食者静脉补充营养，静脉滴注 10% 葡萄糖液 500～1 000 ml 内加维生素 C 2 g。伴有酸中毒时应补充 5% 碳酸氢钠。低钾血症时应给予氯化钾缓慢静脉滴注。产妇过度疲劳，缓慢静脉推注地西泮 10 mg 或哌替啶 100 mg 肌内注射。初产妇宫口开大不足 4 cm，胎膜未破者，应给予温肥皂水灌肠。排尿困难者，先行诱导法，无效时及时导尿。破膜 12 小时以上应给抗生素预防感染。

（2）加强宫缩：加强宫缩的处理一定是在密切观察胎心变化的前提下进行。具体处理有物理方法及应用外源性缩宫药。

鼓励产妇进食进水，对摄入量不足者需补充液体，不能进食者每日液体摄入量不少于 2 500 ml，按医嘱可将维生素 C 1～2 g 加入 5%～10% 葡萄糖液 500～1 000 ml 中静脉滴注。对酸中毒者根据二氧化碳结合力，补充适量 5% 碳酸氢钠液，同时注意纠正电解质紊乱。

指导产妇在宫缩间歇时休息、睡眠或在胎膜未破前适量下床进行活动，对产程时间长产妇过度疲劳或烦躁不安者，按医嘱可给予镇静剂，用地西泮 10 mg 缓慢静脉推注或哌替啶 100 mg 肌内注射，使其休息后体力有所恢复，子宫收缩力也得以恢复。

督促产妇喝水并定时排空膀胱，对自然排尿有困难者可先行诱导法，无效时应予导尿，因为排空膀胱能增宽产道。

如能排除头盆不称、胎位异常和骨盆狭窄，无胎儿窘迫，产妇无剖宫产史，可按医嘱给予哌替啶 100 mg 或吗啡 10～15 mg 肌内注射。在不协调性宫缩转化为协调性宫缩的前提下，按医嘱可选用以下方法加强子宫收缩：a. 刺激乳头可加强宫缩。b. 人工破膜：宫颈扩张 3 cm 或 3 cm 以上，无头盆不称，胎头已衔接者，可行人工破膜。破膜后先露下降紧贴子宫下段和宫颈，引起反射性宫缩，加速宫口扩张。c. 催产素静脉滴注：

第一产程用5%葡萄糖液500 ml静脉滴注，每分钟8~10滴，然后加入催产素2.5~5 U，摇匀，每隔15分钟观察一次子宫收缩、胎心、血压和脉搏，并予记录。滴速一般不宜超过40滴/分，以子宫收缩达到持续40~60秒，间隔2~4分钟为好。催产素静脉滴注，必须专人监护，随时调节剂量、浓度和滴速，以免因子宫收缩过强而发生子宫破裂或胎儿窘迫。d. 第二产程于胎儿前肩娩出时用催产素10 U肌内注射或静脉滴注，以预防产后出血。胎儿、胎盘娩出后加大宫缩剂用量，以防止产后出血。

2）第二产程的处理：如无头盆不称，出现宫缩乏力时，也应加强宫缩，促进产程进展，并积极结束分娩。枕先露者，若胎头双顶径已通过坐骨棘平面，等待自然分娩，或行会阴侧切，胎头吸引或产钳助产；如双顶径在坐骨棘水平以上者，或伴有胎儿窘迫征象者应行剖宫产术。

3）第三产程的处理：当胎儿前肩露于阴道口时，可给予缩宫素10~20 U静脉滴注，预防产后出血，若破膜时间长、产程长，应给予抗生素预防感染。

2. 不协调性子宫收缩乏力

处理原则是调节子宫收缩，恢复其极性。给予镇静剂哌替啶100 mg，或吗啡10~15 mg肌内注射，或地西泮10 mg静脉滴注，使产妇充分休息，醒后多能恢复为协调性宫缩。在未恢复为协调性宫缩前，禁用缩宫素。若经处理不协调宫缩已被控制，但宫缩仍弱，可用协调性宫缩乏力时加强宫缩的各种方法处理。若经处理不协调宫缩未能得到纠正，或伴胎儿窘迫现象，均应行剖宫产术。

（五）预防

1. 加强孕期保健，积极治疗营养不良和慢性全身性疾病。做好产前心理疏导，解除其顾虑和恐惧心理。

2. 分娩前关心产妇休息，注意饮食，及时排空直肠膀胱，避免过多使用镇静剂。

3. 严密观察产程进展，及时发现可能导致难产的因素，并积极给予处理。

二、子宫收缩过强

（一）病情评估

1. 协调性子宫收缩过强

协调性子宫收缩过强是指宫缩的节律性、对称性和极性均正常，仅是子宫收缩力过强、过频。如果子宫收缩过强，且产道无阻力，宫颈在短时间迅速开全，分娩在短时间内结束，总产程不足3小时者，称为急产，经产妇多见。

2. 不协调性子宫收缩过强

1）强直性子宫收缩：常见于缩宫药使用不当。特点是子宫收缩失去节律性，呈持续性、强直性收缩。产妇因持续性腹痛常有烦躁不安、腹部拒按表现，常不易查清胎位及胎心。若合并产道梗阻，可形成病理缩复环。

2）子宫痉挛性狭窄环：子宫壁某部肌肉呈痉挛性不协调性收缩所形成的环形狭窄，持续不放松，称子宫痉挛性狭窄环。常出现在子宫上下段交界处，也可发生在胎体某一狭窄部位，如颈、腰部。多因精神紧张、过度疲劳、催产素使用不当或粗暴的产科检查、处理所致。产妇可出现持续性腹痛、烦躁不安、宫颈扩张缓慢，胎先露停滞，胎心音时快时慢。阴道检查可触及狭窄环，特点是此环不随宫缩上升，与病理缩复环不同。狭窄环可发生在任何产程，若发生在第三产程，表现为胎盘滞留。

3. 对母儿的影响

1）对母体的影响：由于宫缩过强、过频，软产道未充分扩张，助产人员未来得及准备接生，易导致会阴、阴道、宫颈撕裂伤；接生时来不及消毒，可致产褥感染。产后肌纤维恢复能力差，易造成胎盘滞留或产后出血。

2）对胎儿及新生儿的影响：因宫缩过强、过频影响子宫胎盘的血液循环，胎儿窘迫的机会增多，出生后导致新生儿窒息。由于胎儿娩出过快，颅内压突然改变，可造成颅内出血。如急产坠地可造成新生儿骨折、外伤。产程过快未来得及消毒就接生，可致新生儿感染。

（二）处理

1. 协调性子宫收缩过程

凡有急产史的产妇，预产期前 1~2 周不要外出远行，最好提前入院待产。临产时不应灌肠，提前做好接产和抢救新生儿的准备。胎儿娩出时勿让产妇向下屏气。产后应仔细检查宫颈、阴道、外阴，若有撕裂应及时缝合。若属未消毒接产，应予抗生素预防感染，并密切观察新生儿有无颅内出血。

2. 不协调性子宫收缩过强

1）强直性子宫收缩：当确认为强直性子宫收缩时，应及时给予宫缩抑制剂，如 25% 硫酸镁 20 ml 加于 5% 葡萄糖液 20 ml 内缓慢静脉推注（不少于 5 分钟），或肾上腺素 1 mg 加于 5% 葡萄糖液 250 ml 内静脉滴注。若属梗阻性原因，应立即行剖宫产术。若胎死宫内，可用乙醚吸入麻醉，若仍不能缓解强直性宫缩，应行剖宫产术。

2）子宫痉挛性狭窄环：认真寻找原因，及时纠正。停止一切刺激，如阴道内操作，停用缩宫素。若无胎儿窘迫征象，可给镇静剂如哌替啶或吗啡等。在充分休息后环多能自行消失。当子宫恢复正常时，可等待自然分娩或行阴道助产。痉挛不能松解或伴有胎儿窘迫，均应行剖宫产术。若胎死宫内，宫口已开全，可行乙醚麻醉，经阴道分娩。

（三）预防

做好孕期保健，消除孕妇紧张情绪。产程中避免粗暴阴道操作。注意宫缩剂使用。

（赵艳霞）

第二节　产道异常

产道包括骨产道（骨盆腔）及软产道（子宫下段、宫颈、阴道、外阴），是胎儿娩出的通道。产道异常可使胎儿娩出受阻，临床上以骨产道异常多见。

一、骨产道异常

骨盆形状异常或径线过短可直接影响胎儿娩出，是造成难产的主要原因之一，常导致头盆不称及胎位异常。因此，在对分娩预先做出估计时，首先要了解骨盆是否有异常。常见的骨盆异常有以下类型。

（一）分类

1. 骨盆入口平面狭窄

骨盆入口平面前后径狭窄。我国妇女常见的有以下两种。

1）单纯扁平骨盆：骨盆入口呈横扁圆形，骶岬向前下突出，骶凹存在，骨盆入口前后径短，横径正常。

2）佝偻病性扁平骨盆：佝偻病骨骼软化致骨盆变形，骨盆入口呈横的肾形，骶岬向前突出，骶凹消失，骶骨下段后移变直，尾骨前勾。髂骨外展致髂嵴间径≤髂棘间径，坐骨结节外翻，耻骨弓角度增大，出口横径变宽。

2. 中骨盆及骨盆出口平面狭窄

包括漏斗骨盆及横径狭窄骨盆。

1）漏斗骨盆：骨盆入口各径线值正常，两侧及前后骨盆壁内聚，形成漏斗型，因此中骨盆及骨盆出口平面狭窄，坐骨棘间径 <9 cm，耻骨弓角度 <90°，坐骨结节间径与出口后矢状径之和 <15 cm，男型骨盆属于此类。

2）横径狭窄骨盆：骨盆 3 个平面横径均缩短，前后径稍长，坐骨切迹宽大。骨盆测量骶耻外径正常，髂棘间径、髂嵴间径缩短，胎头常以枕后位入盆，并持续于枕后位。类人猿型骨盆属于此类。

3. 骨盆 3 个平面狭窄

骨盆外形属女型骨盆，但骨盆上口、中骨盆及骨盆下口平面均狭窄，骨盆各径线均比正常值小 2 cm 或更多，称均小骨盆。多见于身材矮小，体形匀称的妇女。如胎儿较小，胎位正常，产力好，胎头常可经变形或极度俯屈以最小径线通过骨盆，可能经阴道分娩。如胎儿较大，胎位异常，子宫收缩乏力，则不能经阴道分娩。

4. 畸形骨盆

骨盆外形失去正常形态及对称性，此类骨盆较少见。有先天发育异常或外伤引起的骨盆畸形、脊柱病变所致的畸形骨盆或髋关节病变所致的骨盆畸形。骨软化症骨盆等。

严重的畸形骨盆从阴道分娩困难，需行剖宫产结束分娩。

（二）病情评估

在分娩过程中，骨盆是个不变的因素。狭窄骨盆影响胎位和胎先露部在分娩机制中的下降及内旋转，也影响宫缩。在估计分娩难易时，骨盆是考虑的一个重要因素。在妊娠期间应查清骨盆有无异常，有无头盆不称，及早做出诊断以决定适当的分娩方式。

1. 病史

详细询问病史，有无影响骨盆异常的疾病，如佝偻病、脊髓灰质炎、脊柱和髋关节结核及外伤史。如为经产妇还应详细询问既往分娩史，了解既往有无难产史及其发生原因，新生儿有无产伤等。

2. 体格检查

1）一般检查：身高是否在 141.5 cm 以下；脊椎有无侧弯、后突；米氏菱形窝是否对称，有无歪斜，两髂嵴是否等高；有无悬垂腹，如有应考虑骨盆异常；两下肢是否对称，有无膝关节病变，有无 O 形或 X 形腿等。

2）产科检查

（1）腹部检查

腹部形态：观察腹型，测量宫高与腹围大小，预测胎儿大小；或用 B 超观测胎头双顶径、胸径、腹径、股骨长度等预测胎儿体重，判断胎儿是否能通过骨盆。

胎位异常：如臀先露、肩先露，或持续性枕横位、枕后位等。

估计头盆关系：近预产期是否有头盆不称，胎头是否骑跨于耻骨联合。方法如下：孕妇排空膀胱平卧，两下肢屈曲，检查者一手置于耻骨联合，用另一手将胎头向骨盆方向推压，胎头进入骨盆，胎头突出部分低于耻骨联合，则头盆相称，为跨耻征阴性；如与耻骨联合平行，则可能不相称，为跨耻征可疑；如高于耻骨联合，表示头盆不称，为跨耻征阳性。然后再使孕妇半卧位，同法检查胎头能否入盆，如原为阳性而现在能入盆，表示骨盆倾斜度问题，而非头盆不称。

（2）阴道检查：除腹部检查外，亦可用阴道腹部双合诊检查法。即用两手指置于阴道内，另一手置于腹部向下加压，加压时阴道手指感觉胎头有下降入盆情况，否则应考虑头盆不称可能。

（3）骨盆测量

a. 骨盆外测量：可供临床参考。

骨盆外测量各径线均较正常值小 2 cm 或更多者，提示均小骨盆。

骶耻外径 <18 cm，常为扁平骨盆。

坐骨结节间径 <8 cm，耻骨弓角度 <90°，为漏斗骨盆。

米氏菱形窝不对称，各边不等长者，可能为偏斜骨盆。

b. 骨盆内测量

对角径 <11.5 cm，属扁平骨盆。

中骨盆及骨盆出口平面狭窄常同时存在，需检查骶骨前面弧度、坐骨棘间径、坐骨切迹宽度（即骶棘韧带宽度）。若坐骨棘明显突出，棘间径估计 <10 cm，坐骨切迹底部 <2 指宽，考虑为中骨盆平面狭窄。若坐骨结节间径 <8 cm，应测量出口后矢状径及检查骶尾关节活动度，估计骨盆出口平面的狭窄程度。若坐骨结节间径加后矢状径 <15 cm，提示骨盆出口平面狭窄。

3. 对母儿影响

1）对产妇的影响

（1）骨盆入口平面狭窄：胎先露不能衔接于骨盆入口平面，引起继发性宫缩乏力，产程延长，甚至停滞。

（2）中骨盆、出口平面狭窄：胎先露内旋转受阻，形成持续性枕横位或枕后位。长时间压迫局部软组织，引起组织缺血、缺氧、坏死，导致生殖道瘘；产程延长易致宫内感染。

2）对胎儿、新生儿的影响：易发生脐带脱垂、胎儿宫内窘迫；胎膜早破、胎儿宫内感染；胎头受压致胎儿颅内出血；因难产增加手术产及产伤的机会。

（三）分娩时的处理

明确狭窄骨盆类别及程度，了解胎儿大小、位置、是否存活、孕产次、宫缩强弱、产程进展等，综合分析，从而决定分娩方式。

1. 一般处理

安慰产妇，保证营养及水分的摄入，必要时补液；注意休息，监测宫缩及胎心音，检查胎先露部下降及宫口扩张程度。

2. 明显头盆不称

骶耻外径<16 cm，入口前后径<8.5 cm，足月活胎不能入盆，应作剖宫产。

3. 轻度头盆不称

骶耻外径17～18 cm，入口前后径8.5～9.5 cm，胎儿体重2 500～3 000 g，在严密监护下试产。如宫缩每隔3～5分钟1次，每次持续40～50秒，胎膜已破观察2小时，未破观察4～6小时，胎头能入盆，产程有进展为试产成功，可经阴道分娩，反之为失败，需剖宫产。

4. 头盆不均倾

胎头进入骨盆时以一侧顶骨先入盆，称头盆倾度不均，靠近耻骨的顶骨先入盆，为前头盆倾度不均，反之为后头盆倾度不均。前者分娩有困难，常需作剖宫产，后头盆倾度不均如先露下降达棘下3 cm以下，可以阴道助产分娩。

5. 中骨盆狭窄

试产时根据胎头双顶径能否通过坐骨棘水平来决定分娩方式。

6. 骨盆出口狭窄

出口横径与出口后矢状径之和<15 cm，3 000 g足月活胎通过有困难，应及早施行剖宫产。可以阴道分娩者应做较大会阴切开，以免发生严重撕裂。

二、软产道异常

软产道包括子宫下段、宫颈、阴道、外阴。软产道异常致难产较少见，易被忽视。软产道异常可因先天发育异常或后天疾病所致。

（一）外阴异常

1. 会阴坚韧

多见于初产妇，尤其35岁以上高龄初产妇更多见。由于组织坚韧，缺乏弹性，会阴伸展性差，使阴道口狭小，在第二产程常出现胎先露部下降受阻，且可于胎头娩出时造成会阴严重裂伤。应作预防性会阴后一侧切开术。

2. 外阴水肿

常见于重度子痫前期、重度贫血、心脏病和慢性肾炎的孕妇。分娩时妨碍胎先露部下降，造成组织损伤、感染和愈合不良等情况。在临产前，可局部应用50%硫酸镁液湿热敷；临产后，仍有严重水肿者，可在严格消毒下进行多点针刺皮肤放液；分娩时，可行会阴后一侧切开术。产后加强局部护理，预防感染。

3. 外阴瘢痕

外伤或炎症后遗症瘢痕挛缩，可使外阴及阴道口狭小，影响胎先露部下降。若瘢痕范围不大，分娩时可作会阴后—侧切开术。若瘢痕过大，应行剖宫产术。

（二）阴道异常

1. 阴道横隔

常见于阴道上段，横隔中央或侧方有一小孔，易被误认为宫颈外口，但该孔并不随产程进展而开大，若横隔厚阻碍胎先露下降，需剖宫产分娩，横隔薄者在确认后可将横隔"X"形切开，胎盘娩出后再用肠线缝合残端。

2. 阴道纵隔

伴有双子宫、双宫颈者，纵隔多被推向对侧，胎儿能顺利娩出；若发生于单宫颈者，可在分娩时切断挡在胎先露前方的纵隔，产后用肠线缝合残端；若孕前诊断，亦可先行矫形术、手术切除或电刀切除。

3. 阴道狭窄

对瘢痕性狭窄，若瘢痕不重且位置低时，可行会阴侧切后阴道分娩；若瘢痕重，尤其是曾行生殖道瘘修补术者，或瘢痕位置高时，应行剖宫产术。

4. 阴道尖锐湿疣

经阴道分娩可感染新生儿患喉乳头状瘤，湿疣在妊娠期生长迅速，病变部位组织质脆，阴道分娩易致软产道裂伤及感染，故行剖宫产为宜。

（三）宫颈异常

1. 宫颈瘢痕

宫颈电烙、激光、裂伤、宫颈锥形切除术等均可出现宫颈瘢痕。若宫缩强，宫颈口不能扩张，不宜久等，应行剖宫产术。

2. 宫颈坚韧、水肿

宫颈坚韧多见于高龄初产妇，宫颈组织缺乏弹性。宫颈水肿多见于持续性枕后位或滞产，宫口未开全过早用腹压，多发生宫颈前唇，影响宫颈扩张。宫口近开全，用手将水肿的宫颈前唇上推，使其越过胎头经阴道分娩。宫颈坚韧或水肿均可在宫颈两侧各注入 0.5% 利多卡因 5 ~ 10 ml 或地西泮 10 mg 静脉推注。若经过处理无明显效果，应行剖宫产术。

3. 宫颈外口黏合

多在分娩受阻时发现，宫颈管已消失，产力良好，宫口却不扩张，仍为一很小的孔，此时用手指稍加压力分离黏合的小孔，宫口可以在短时间内开全。

4. 宫颈肌瘤

生长在宫颈或子宫下段较大肌瘤，影响先露部入盆，应行剖宫产术。若肌瘤在骨盆入口以上而胎儿已入盆，不阻塞产道者可经阴道分娩，肌瘤产后再处理。

5. 宫颈癌

宫颈硬而脆，缺乏伸展性，为防止大出血、裂伤、癌扩散，应行剖宫产术，术后放疗。若为早期浸润癌，可先行剖宫产术，随即行广泛性子宫切除术及盆腔淋巴结清扫术。

（赵艳霞）

第三节　胎位异常

除枕前位为正常胎位外，其余胎位均为异常胎位。临床可见异常胎位有：胎头不屈不伸入盆者，为高直位；因胎头旋转受阻者，为持续性枕后位、枕横位；因胎头俯屈不良呈仰伸者，有面先露、额先露；因胎先露异常者，有臀先露、复合先露。

一、持续性枕后位、枕横位

（一）原因

1. 骨盆异常

常发生于男型骨盆或类人猿型骨盆。这两类骨盆的特点是骨盆入口平面前半部较狭窄，后半部较宽，胎头容易以枕后位或枕横位衔接。此类骨盆常伴有中骨盆平面及骨盆出口平面狭窄，使内旋转受阻，枕部不能向前旋转。扁平骨盆及均小骨盆的骨盆入口平面横径最长，胎头常以枕横位衔接，由于骨盆偏小，影响胎头内旋转，从而形成持续性枕横位。

2. 胎头俯屈不良

以枕后位入盆时，胎儿脊柱与母体脊柱接近，不利胎头俯屈。俯屈不良的胎头以较大的径线通过骨盆各平面，故胎头内旋转和下降均困难。

3. 其他

子宫收缩乏力、头盆不称、胎儿过大、前置胎盘、复合先露等均可影响胎头俯屈及内旋转，造成持续性枕后位或枕横位。

（二）病情评估

1. 临产后表现

临产后因胎头俯屈不良，不能紧贴子宫颈，子宫收缩乏力，使子宫颈口扩张缓慢，产程延长。枕骨位于后方，直肠直接受压，故在宫口未开全时，产妇即有下坠、排便感及明显的腰部酸痛感，常过早地使用腹压，引起疲劳。此外，子宫颈受压过久，容易发生水肿。以上情况均可影响产程进展，常见宫颈扩张活跃期及第二产程延缓。

2. 腹部检查

胎背比较偏向于母体后方或侧方，胎儿肢体在母体腹中线稍过处即能扪及。胎心亦较枕前位时更近胎体侧母腹外侧。枕后位时，胎心在胎儿肢体侧的胎胸部位也能听到。

3. 肛门及阴道检查

枕后位肛查时感到盆腔后部空虚，查明胎头矢状缝位于骨盆斜径上。前囟在骨盆右前方，后囟（枕部）在骨盆左后方为枕左后位，反之则为枕右后位。查明胎头矢状缝位于骨盆横径上，后囟在骨盆左侧方，则为枕左横位，反之为枕右横位。如肛查不清时，需行阴道检查，借助胎儿耳郭及耳屏位置及方向判定胎位，若耳郭朝向骨盆后方，为枕后位，朝向骨盆侧方则为枕横位。

4. B超检查

根据胎头颜面及枕部位置，能准确探清胎头位置以明确诊断。

5. 分娩机制

多数枕横位或枕后位在强而有力的宫缩又无明显头盆不称的情况下，胎头枕部可向前旋转90°～145°成为枕前位，自然娩出。如不能转为枕前位者，有以下两种分娩机制。

1）枕左（右）后位：胎头枕部到达中骨盆向后行45°内旋转，使矢状缝与骨盆前后径一致，胎儿枕骨朝向骶骨正枕后位。其分娩方式如下。

（1）胎头俯屈较好：胎头继续下降，大囟门抵耻骨弓下时，以大囟门为支点，胎头继续俯屈使顶部、枕骨自会阴前缘娩出，继之胎头仰伸、额、鼻、口及颏相继由耻骨联合下娩出。此种方式为枕后位经阴道助娩最常见的方式。

（2）胎头俯屈不良：当鼻根出现在耻骨联合下缘时，以鼻根为支点，胎头先俯屈，使大囟门、枕部从会阴娩出，然后头仰伸，使鼻、口、颏依次从耻骨弓下娩出。但少数人产力强，胎儿小，可以正枕后位自然娩出。由于胎头以较大的枕额周径旋转，胎儿娩出更加困难，多数需产钳或胎头吸引器助产分娩。

2）枕横位：部分枕横位于下降过程中无内旋转动作，或枕后位的胎头枕部仅向前旋转45°，受阻时，成为持续性枕横位，有的持续性枕横位虽能阴道分娩，但多数需用手或胎头吸引器协助转成枕前位娩出。

（三）处理

临产后应详细询问病史及检查，严密观察，耐心等待，不宜过早干预，明显头盆不称应行剖宫产术。

1. 第一产程

注意使产妇保持体力，关心其情绪、休息和饮食，指导产妇勿过早屏气用力。尽量让产妇以反胎背的方向侧卧，以利于胎头枕骨向前旋转。若先露仍高或胎儿窘迫，应考虑剖宫产。

2. 第二产程

宫口开全，胎头双顶径已达或超过坐骨棘水平，产程已逾2小时，可在宫缩时试用手或胎头吸引器将胎头枕部转向前方，使矢状缝与骨盆下口前后径一致或转为正枕后位，再施以胎头吸引术或产钳术娩出胎儿，结束分娩。如胎头位置高，旋转有困难，则行剖宫产术。

3. 第三产程

产后立即注射宫缩剂，预防产程延长引起的子宫乏力性出血；手术助产或有产道损伤者，及时检查并修补，给抗生素预防感染；新生儿应重点监护。

二、胎头高直位

胎头以不屈不仰姿势衔接于骨盆上口，其矢状缝与骨盆上口平面前后径相一致时，称为胎头高直位，其发生率国外资料为0.6%～1.6%，国内资料为1.08%。胎头以不屈不伸姿势衔接于骨盆上口，枕骨位于母体骨盆耻骨联合后方，称为高直前位（枕耻位）；枕骨位于母体骨盆骶岬前方，称为高直后位（枕骶位）。胎头高直位分娩难度大，特别是高直后位，几乎均需剖宫产，故认为是严重的异常胎位。

（一）病因

与下列因素有关：头盆不称，骨盆上口狭窄，胎头大，腹壁松弛，胎膜早破，均可使胎头矢状缝被固定在骨盆前后径上而形成。

（二）病情评估

1. 临床表现

胎头衔接与下降均困难；有的衔接后不再下降，产程延长。

2. 腹部检查

高直前位时，胎头靠近腹前壁，不易触及胎儿肢体，胎心音位置稍高，在近腹中线听得最清楚。高直后位时，胎儿肢体靠近腹前壁，有时在耻骨联合上方可清楚触及胎儿下颏。

3. 阴道检查

胎头矢状缝与骨盆上口前后径一致，后囟在耻骨联合后，前囟在骶骨前，为胎头高直前位，反之为胎头高直后位。

4. B 超检查

可探清胎头双顶径与骨盆上口横径一致，胎头矢状缝与骨盆前后径一致。

5. 分娩机制

高直后位时，胎背与母体腰骶部贴近，妨碍胎头俯屈及下降，使胎头处于高浮状态，迟迟不能入盆，即使入盆下降至盆底，也难以向前旋转180°，故以枕前位娩出的可能性极小。如高直前位时，胎儿如较小，而宫缩较强，可使胎头俯屈，下降双顶径达坐骨棘水平面以下时，可能经阴道分娩。如高直前位胎头俯屈不良而无法入盆，须行剖宫产术结束分娩。

（三）处理

胎头高直后位时，因很难经阴道分娩，一经确诊应行剖宫产术。如胎头高直前位时，若骨盆正常、胎儿不大、产力强，应给予试产机会，加强宫缩促使胎头俯屈，使胎头转为枕前位，可经阴道分娩或助产结束分娩。在试产过程中要严密观察产程进展和胎心音的变化，如试产失败应行剖宫产术结束分娩。

三、颜面位

胎头极度仰伸，使胎儿枕部与胎背接触，以颜面为先露，以颏骨为指示点，称为颜面位（面先露）。有颏左前、颏左横、颏左后，颏右前、颏右横、颏右后 6 种胎位，以颏左前及颏右后位较多见。我国 15 所医院统计发病率为 0.8‰～2.7‰，国外资料为 1.7‰～2.0‰。经产妇多于初产妇。

（一）病因

凡影响胎头俯屈及使胎体伸直的因素，如骨盆狭窄、脐带绕颈、孕妇腹壁松弛、先天性胎儿甲状腺肿大、无脑儿等，均可致面先露。

（二）病情评估

1. 腹部检查

因胎头极度仰伸，入盆受阻，胎体伸直，宫底位置较高。颏前位时，在孕妇腹前壁容易触到胎儿肢体，清楚地听到胎心音。颏后位时，于耻骨联合上方可触到胎头枕骨隆突与胎体间有明显的凹沟，胎心音较遥远而弱。

2. 肛门及阴道检查

若肛查不清时，应做阴道检查与胎臀鉴别。可辨别胎儿鼻、口、颧骨及颏部，而依颏部所在位置确定其胎位。颏在前方为颏前位，颏在后方为颏后位。

3. B 型超声检查

可以明确面先露并能探清胎位。

4. 分娩机制

若产力、产道、胎儿均正常，颏前位时多能自然娩出。当临产后颏前位时，以颏为先露，胎头以仰伸姿势入盆、下降，胎儿面部达骨盆底时，胎头极度仰伸，颏部为最低点，向前行内旋转45°，转向前方，胎头继续下降并极度仰伸，当颏部自耻骨弓下娩出后，胎头经俯屈动作，口、鼻、眼、前囟、顶骨、枕骨相继从会阴前缘娩出。

此后有外旋转与胎肩及胎体的娩出，但产程明显延长。颏后位时，胎儿面部达骨盆底后，多数能经内旋转135°以颏前位娩出。少数因内旋转受阻成为持续性颏后位，胎颈已极度伸展，不能适应产道的大弯，故足月活胎不能经阴道自然娩出，需行剖宫产术结束分娩。

（三）处理

颏前位时，子宫收缩良好，若无头盆不称，产力良好，有可能自然分娩；若出现继发性宫缩乏力，第二产程延长，可用产钳助娩，但会阴后一斜切开要足够大。如有头盆不称或出现胎儿窘迫征象，应行剖宫产术。持续性颏后位时，易发生梗阻性难产，难以经阴道分娩，应行剖宫产术结束分娩。若胎儿畸形，无论颏前位或颏后位，均应在宫口开全后行穿颅术结束分娩。

四、臀先露

臀先露是指胎儿以臀部或下肢为先露，是最常见的异常胎位，占足月分娩总数的3%～4%。因胎臀小于胎头，分娩时胎头后娩出，缺乏变形机会，易导致后出头困难，易发生新生儿产伤、窒息，使围生儿死亡率增高，是枕先露的3～8倍。以胎儿骶骨为指示点，有骶左前、骶左横、骶左后、骶右前、骶右横、骶右后6种胎位。

（一）原因

妊娠30周以前，臀先露较多见，妊娠30周以后多能自然转成头先露。临产后持续为臀先露的原因尚不十分明确，可能的因素如下。

1. 胎儿在宫腔内活动范围过大

羊水过多、经产妇腹壁松弛以及早产易致臀先露。

2. 胎儿在宫腔内活动范围受限

见于子宫畸形（如单角子宫、双角子宫等）、胎儿畸形（如无脑儿、脑积水等）、双胎妊娠及羊水过少等，容易发生臀先露。

3. 胎头衔接受阻

狭窄骨盆、前置胎盘、肿瘤阻塞骨盆腔及巨大胎儿等，也易发生臀先露。

（二）分类

根据胎儿双下肢所取的姿势不同将臀先露分为 3 种。

1. 完全臀先露（混合臀先露）

胎儿双髋关节及双膝关节均屈曲，先露为胎儿臀部及双足。

2. 单臀先露（腿直臀先露）

胎儿双髋关节屈曲、双膝关节伸直，先露为胎儿臀部。

3. 不完全臀先露

以一足或双足、一膝或双膝，或一足一膝为先露。

（三）病情评估

1. 临床表现

孕妇常感肋下有圆而硬的块状物（即胎头）。由于胎臀不能紧贴子宫下段及宫颈，常导致子宫收缩乏力，宫颈扩张缓慢使产程延长。

2. 腹部检查

子宫呈纵椭圆形，宫底部可触及圆而硬按压时有浮球感的胎头；未衔接时在耻骨联合上方可触及不规则较软而宽的胎臀，胎心音在脐上方听得最清楚。

3. 肛门或阴道检查

可触及软而不规则的胎臀、胎足或胎膝。

4. B 超检查

能准确探清臀先露类型及胎儿大小、胎头姿势、有无脐带绕颈等。

5. 分娩机制

现以骶右前臀先露为例，分述如下。

1）胎臀娩出：临产后，胎臀以粗隆间径衔接于骨盆上口右斜径上。骶骨位于右前方，胎臀逐渐下降，前髋下降稍快，当其抵达盆底遇到阻力时，即向母体的右侧方向做 45°内旋转，使前髋达耻骨联合后方、粗隆间径与母体骨盆下口前后径一致、胎儿骶骨位于母体右侧。胎臀继续下降，胎体适应产道侧屈，后髋先自会阴前缘娩出，胎体稍伸直，使前髋自耻骨弓下娩出。随即，双腿双足相继娩出。当胎臀及下肢娩出后，胎体行外旋转，胎背转向前方或右前方。

2）胎肩娩出：胎臀娩出时胎儿双肩径衔接于骨盆上口的右斜径或横径上，继续下降，双肩达骨盆底时，前肩以逆时针方向做 45°或 90°内旋转，使双肩径与骨盆下口前后径一致，胎体侧屈后肩及其上肢由会阴部娩出。继之，前肩及其上肢从耻骨弓下娩出。

3）胎头娩出：当胎肩娩出时，胎头矢状缝衔接于骨盆左斜径或横径上，在继续下降中，胎头俯屈。枕骨达盆底，以顺时针方向内旋转 45°或 90°，枕骨转向耻骨联合，儿背也转向前方。当枕骨到耻骨弓下缘时，以此处为支点，胎头继续俯屈，使颏、面及额相继自会阴前缘娩出。随后，枕部自耻骨弓下娩出。至此，胎儿娩出完成。

6. 对母儿影响

1）对产妇的影响：胎臀形状不规则，前羊水囊压力不均，易致胎膜早破；子宫收缩差，宫颈扩张慢，产程延长，增加产后出血及产褥感染的机会；如宫颈口未开全即行强力牵拉，容易造成子宫颈撕裂，甚至延及子宫下段。

2）对胎儿及新生儿的影响：可因胎膜早破或脐带脱垂而发生胎儿窘迫；分娩时后出胎头困难致新生儿窒息；牵拉过程中胎儿易发生颅内出血、骨折、臂丛神经损伤等产伤。故围产儿死亡是臀先露分娩的主要问题。

（四）处理

1. 妊娠期

于妊娠 30 周前，臀先露多能自行转为头先露。若妊娠 30 周后仍为臀先露应予矫正。常用的矫正方法有以下几种。

1）膝胸卧位：让孕妇排空膀胱、松解裤带，取膝胸卧位姿势。每次 10~15 分钟，每日 2~3 次，连做 1 周后复查。此法可使胎臀退出盆腔，借助胎儿重心改变，增加转为头先露的机会。

2）激光照射或艾条灸至阴穴：近年多用激光照射两侧至阴穴，可使胎动活跃，胎位回转。每日 1 次，每次 15~20 分钟，可与膝胸卧位联合应用，效果更好。激光照射每日 1 次，每次 15 分钟，5~7 次为 1 个疗程。也可用艾条灸，每日 1 次，每次 15~20 分钟，5 次为 1 个疗程。

3）外倒转术：上述处理无效者，可于妊娠 32~34 周时试行外倒转术。因有发生胎盘早剥、脐带缠绕等严重并发症的可能，应用时要慎重。应用 B 超排除脐带缠绕再行外倒转术，不过最好在 B 超监测下进行。术前半小时口服沙丁胺醇 4.8 mg。但如有骨盆狭窄、产前出血，有剖宫产史，羊水过多或过少，妊娠合并严重疾病等，一般不应做外倒转术。行外倒转术时，孕妇应术前排尿，屈膝仰卧，腹壁放松，先使先露松动，沿胎头俯屈方向转。倒转过程中要注意胎心变化。如有胎心变化或孕妇感腹痛，应立即停止操作或转回原位。外倒转成功，胎心正常者，应在胎头两侧放置毛巾垫，再用腹带包扎固定，按时做产前检查。

2. 分娩期

应根据产妇年龄、胎产次、骨盆类型、胎儿大小、胎儿是否存活、臀先露类型及有无并发症，于临产初期做出正确判断，决定分娩方式。

1）择期剖宫产的指征：狭窄骨盆、软产道异常、胎儿体重大于 3 500 g、胎儿窘迫、高龄初产、有难产史、不完全臀先露等，均应行剖宫产术结束分娩。

2）经阴道助娩：无剖宫产指征的产妇，应以臀位助产结束分娩。需做好新生儿窒息的抢救准备。除非产程中发现胎儿窘迫需改行剖宫产外，应耐心等待，严密观察产程，勤听胎心率。

五、肩先露

胎体横卧于骨盆上口之上，胎体纵轴与母体纵轴相垂直，先露部为肩，称为肩先露，其发生率占妊娠足月分娩总数的 0.1%~0.2%。是对母儿最不利的胎位，足月活胎不能经阴道娩出，若不及时处理，容易造成子宫破裂，威胁母儿生命。引起肩先露的因素基本同臀先露。

（一）病因

1. 经产妇产次多、腹壁过松、羊水过多宫内空间大

致使胎儿易在子宫腔内活动空间过大，不易保持纵产式而导致横位。

2. 骨盆狭窄

由于骨盆入口小，胎儿先露不能入盆而使胎儿在宫内处于不稳定体位，易于临产前后因宫缩而固定于横位。

3. 子宫畸形

如双子宫、残角子宫、纵隔、斜隔、横隔等畸形，导致宫内形态异常，不能以纵产式存在。

4. 前置胎盘或盆腔肿瘤

由于阻碍胎儿先露下降，使胎儿不易固定。

5. 双胎、多胎

多胎妊娠的子宫腔大，胎儿小，但活动空间却很小，不易使两胎或多胎都能以纵产式存在。

6. 早产或胎儿过小

胎儿小而宫内空间大，本为暂时、过渡的横位，一旦临产、早产而无法转归成纵产式。

（二）病情评估

1. 临床表现

先露部胎肩不能紧贴子宫下段及宫颈，不能直接刺激，容易发生子宫收缩乏力。由于胎肩对子宫颈压力不均，容易发生胎膜早破。胎膜破后往往可伴有脐带和上肢脱出，导致胎儿窘迫甚至死亡。随着宫缩不断加强，胎肩及胸廓一部分被挤入盆腔内，胎体折叠弯曲，胎颈被拉长，上肢脱出于阴道口外，胎头和胎臀仍被阻于骨盆上口上方，形成忽略性（嵌顿性）肩先露。子宫收缩继续增强，子宫上段越来越厚，子宫下段被动扩张越来越薄，由于子宫上下段肌壁厚薄相差悬殊，形成环状凹陷，并随宫缩逐渐升高，甚至可以高达脐上，形成病理缩复环，是子宫破裂的先兆，若不及时处理，将发生子宫破裂。

2. 腹部检查

1）子宫外形：呈横椭圆形，子宫横径宽，子宫底低于妊娠周数。

2）四步手法检查：母腹一侧可触及胎头，另一侧可触及胎臀，耻骨联合上方空虚。胎背朝向母体腹壁的为肩前位，胎儿小肢体朝向母体腹壁的为肩后位。胎心音在脐周两旁最清楚。

3. 肛门检查或阴道检查

胎膜未破，胎先露部浮动于骨盆上口上方，肛查不易触及，胎膜破裂后，若子宫颈口已经开大，阴道检查可触及肩胛骨或肩峰、肋骨及腋窝，腋窝的尖端指向胎头，可确定胎位；有时可触及搏动的脐带或脱出的胎手，可用握手法鉴别胎儿左手或右手。胎位

确诊后，临床上除早产儿或死胎已浸软，经折叠后能自阴道娩出外，足月活胎不能经阴道娩出。临产后，由于胎肩不能紧贴子宫下段及子宫颈，缺乏直接地刺激，常出现协调性子宫收缩乏力；由于对宫口的压力不均匀，易发生胎膜早破，破膜后脐带脱垂，上肢脱出，宫缩增强时脐带受压，而发生胎儿窘迫，甚至死亡；宫缩进一步增强，迫使胎肩下降，羊水流尽，子宫壁紧裹胎体，先露部被挤入盆腔，胎体折叠，上肢脱出于阴道外，胎头、胎臀被阻于骨盆上口之上，胎颈被拉长，成嵌顿性横位或忽略性横位；为迫使胎儿娩出，子宫收缩增强，子宫上段继续增厚，下段被拉长变薄，伴有压痛，子宫上下段之间由于组织厚薄悬殊，形成一环形凹陷，并随子宫收缩逐渐上升，甚至达到脐上，形成病理缩复环，是子宫破裂的先兆，如不及时处理，将导致子宫破裂，危及产妇生命。胎儿常因缺氧、受压而死亡。

4. B 型超声检查

做 B 超能准确探清肩先露，并能确定胎方位。通过以上检查仍不清楚或疑有胎儿畸形、盆腔肿瘤等，亦可用 B 超明确。

5. 对母儿的影响

1）对产妇的影响：肩先露很难有效扩张子宫下段及宫颈，易致宫缩乏力；对前羊膜囊压力不均又易导致胎膜早破，破膜后宫腔容积缩小，胎体易被宫壁包裹、折叠，随着胎肩被挤入骨盆上口，胎儿颈部进一步侧屈使胎头折向胎体腹侧，嵌顿在一侧髂窝，胎臀则嵌顿在对侧髂窝或折叠在宫腔上部，胎肩先露侧上肢则脱垂入阴道，形成所谓忽略性横位，直接阻碍产程进展、导致产程停滞，此时如宫缩过强，则可形成病理缩复环，有子宫破裂的危险；妊娠足月无论活胎或死胎均无法经阴道自然娩出，因此绝对增加了母体手术产及术中术后出血、感染等机会，是对母体最不利的一种胎位。

2）对胎儿的影响：胎膜早破同时先露不能有效衔接，可致脐带及上肢脱垂，直接增加胎儿窘迫甚至死产机会。妊娠足月活胎均需手术助产，若处理不及时，如形成嵌顿性肩先露时，增加了手术助产的难度，使分娩损伤机会增加。故肩先露也是对胎儿最不利的胎位。

（三）处理

处理的关键是预防直至临产时仍为对母儿均不利的肩先露。

1. 妊娠期

定期产前检查，做好计划生育及妇女保健宣教。于妊娠后期发现肩先露应及时纠正。可用膝胸卧位、激光照射或艾灸至阴穴。上述方法无效可行外倒转术。转成头位并包扎腹部固定胎头，如外倒转不能转成头位，可转成臀位。若外倒转失败应提前入院观察，以决定分娩方式。

2. 分娩期

按胎产次、骨盆大小、胎儿大小、有无畸形、胎儿是否存活、宫颈扩张程度、羊水多少、是否胎膜破裂、有无感染及先兆子宫破裂等决定处理方式。

1）初产妇足月活胎：无论宫口扩张程度及胎膜是否破裂，都应行剖宫产术结束分娩。

2）足月活胎有骨盆狭窄，前置胎盘、有难产史等，应于临产前择期剖宫产结束分娩。

3）经产妇足月活胎可行剖宫产术，亦可在宫口开大 5 cm 以上，胎心好，破膜不久，羊水未流尽，无先兆子宫破裂者，可在全麻下行内倒转术，牵引胎足使胎臀压迫子宫颈，待宫口开全以臀先露娩出。

4）忽略性肩先露：在纠正酸中毒、抗感染等一般处理的同时积极准备剖宫产术。尤其是有先兆子宫破裂或破裂者，不论胎儿死活均应行剖宫产术。如感染严重应切除子宫。

5）如胎儿已死、宫口开全者，可在麻醉下行断头术和除脏术。凡经阴道分娩者，常规检查软产道有无损伤，如有损伤及时处理，并预防出血和感染。有血尿者留置尿管一周，防止尿瘘发生。

六、复合先露

先露入盆时，除头或臀外，尚有小肢体同时进入者，称为复合先露。

（一）病因

胎先露部不能完全充填骨盆上口或在胎先露部周围有空隙均可发生复合先露。以经产妇腹壁松弛、临产后胎头高浮、骨盆狭窄、胎膜早破、早产、双胎妊娠及羊水过多等为常见原因。

（二）临床经过及对母儿影响

仅胎手露于胎头旁，或胎足露于胎臀旁者，多能顺利经阴道分娩。只有在破膜后，上臂完全脱出则能阻碍分娩。下肢和胎头同时入盆，直伸的下肢也能阻碍胎头下降，若不及时处理可致梗阻性难产，威胁母儿生命。胎儿可因脐带脱垂死亡，也可因产程延长、缺氧造成胎儿窘迫，甚至死亡等。

（三）病情评估

复合先露于腹部检查时，不易发现，多数因产程进展缓慢，行阴道检查时，才发现先露为头或臀，且其旁有小肢体，注意与臀先露和肩先露之小肢体鉴别。

（四）处理

排除头盆不称后，可按以下处理。

1. 头与手为先露时，嘱产妇向手之对侧卧，利用体位使胎手自然缩回。若头与手已入盆，应严密观察。必要时在宫口开全后，将手上推，等待自然分娩或用产钳助产。

2. 头与下肢为先露时，送回小肢体。如不成功可行剖宫产或做内倒转术。

3. 臀与上肢为先露时，对产程进展多无妨碍。

（赵艳霞）

第四节　胎儿发育异常

一、胎儿生长受限

胎儿生长受限（FGR）是指孕 37 周后，胎儿出生体重小于 2 500 g；或低于同孕龄平均体重的两个标准差；或低于同孕龄正常体重的第 10 百分位数；是围生期的重要并发症。以往称为胎儿宫内发育迟缓，由于迟缓一词有描述智力功能的含义，为避免增加父母不必要的顾虑，改为 FGR，其发病率 2.75% ~ 15.53% 不等，我国的发病率平均为 6.39%。胎儿生长受限围生儿死亡率为正常儿的 4 ~ 6 倍，不仅影响胎儿的发育，远期也影响儿童期及青春期的体能与智能发育。

（一）病因

胎儿生长受限的病因多复杂，约 40% 的患者病因尚不明确。主要的危险因素如下。

1. 孕妇因素

胎儿体重差异 40% 来自双亲的遗传因素，且以孕妇的遗传因素影响较大，与孕妇的孕前体重、妊娠时年龄及胎产次等有关。

严重的内科合并症或产科并发症，如高血压病、严重贫血、严重心脏病、营养不良、肾病、糖尿病、妊高征等，均可影响胎儿生长发育。

此外，孕妇吸烟、酗酒、滥用药物等不良嗜好以及社会状况、经济条件较差时，FGR 的发生机会也增多。

2. 胎儿因素

已有的大量研究证实生长激素、胰岛素样生长因子、瘦素等调节胎儿生长的物质在脐血中水平的下降，可能会影响胎儿内分泌和代谢，胎儿基因或染色体异常时也常伴有胎儿生长受限。

3. 胎盘因素

胎盘的各种病变导致子宫胎盘血流量减少、胎儿血供不足。

4. 脐带因素

脐带过长、脐带过细（尤其是近脐带根部过细）、脐带扭转、打结等。

（二）发病机制

胎儿宫内生长受限取决于遗传因素、营养供应、子宫胎盘血流量与促胎儿生长激素（葡萄糖与胎儿胰岛素起决定性作用）。体重与身高受基因控制；基因或染色体异常使胎儿生长受限。孕妇营养是胎儿营养的基本来源，母体营养不良，尤其是蛋白质、维生素 A、微量元素锌和能量不足，影响胎儿生长。居住高原地带，红细胞增多、血液浓缩、黏度增高，影响子宫胎盘灌注。感染、辐射线、化学毒物均有害胎儿。烟雾中的二氧化碳和尼古丁可降低胎盘灌注和血液携氧能力。酒精可直接或由其代谢产物乙醛酸影响胰腺功能，妨碍脂肪和脂溶性维生素 A、维生素 D、维生素 E、维生素 K 的吸收。年轻初孕妇的子宫血管床往往发育不全，影响子宫胎盘血管的生理性改变，子宫胎盘供血降低；孕妇患有伴血管病变或心输出量减少的疾病时，子宫胎盘供血不足；胎盘异常以致有效绒毛表面积减少时，胎盘血流量减少，凡此种种均致胎盘输送功能低下。脐带异常，阻碍胎儿、胎盘间的血液循环，胎儿处于低氧、低营养状态，因而发育迟缓。

（三）分类

FGR 有 3 种类型。

1. 内因性均称型 FGR

是原发的生长受限，由于基因或染色体异常，或病毒感染，或中毒和放射性物质或遗传影响所致。新生儿的身长、体重和头围等均相称，但低于胎龄，外表无营养不良，器官分化及成熟度与胎龄相适应，只是器官细胞数减少。

2. 外因性不匀称型 FGR

早期时，胎儿发育正常，直至妊娠末期才受到危害因素影响，基本病因为胎盘功能不足。胎儿的身高和头围均不受影响，只影响体重，因而新生儿发育不均匀。外表有营养不良或过熟情况，常有胎儿及新生儿窒息及代谢不足。器官细胞数正常。

3. 外因性均称型 FGR

为上述两型的混合型，致病因素在整个妊娠期发生作用，主要由于营养不良，缺乏叶酸、氨基酸等重要的营养物质所致。致病因素虽为外因，但其后果与内因性均称型 FGR 相似。特点：①体重、身长、头径均减少，但相称；②外表有营养不良表现；③各器官体积均小，尤以肝脾为著；④胎儿无缺氧表现。

（四）病情评估

1. 临床表现

1）病史：有引起 FGR 的高危因素，或有过先天畸形、FGR、死胎的不良分娩史，或有吸烟、酗酒、吸毒等不良嗜好。

2）症状：妊娠 4～5 个月，孕妇可自觉腹部增大不明显，胎动弱。分类如下。

（1）内因性均称型 FGR：属于原发性宫内发育受限，抑制生长的因素在受孕时或妊娠早期，或由遗传因素引起。特点是体重、身长、头径均相称，但小于该孕龄正常值。外表无营养不良表现。器官分化或成熟度与孕龄相符，但各器官的细胞数均减少，脑重量轻；胎盘小，细胞数少。胎儿无缺氧表现。半数胎儿有先天畸形，预后不良。产后新生儿脑神经发育障碍，伴小儿智力障碍。

（2）外因性不匀称型 FGR：属于继发性生长发育受限，孕早期胚胎发育正常，至孕晚期才受到有害因素的影响。如合并妊高征、高血压、糖尿病、过期妊娠等，致使胎盘功能不全。其特点是新生儿发育不匀称，身长、头径与孕龄相符而体重偏低。外表呈营养不良或过熟儿状态，各器官细胞数均正常，但细胞体积缩小，以肝脏为著。胎盘体积正常，常有梗死、钙化、胎膜黄染等。出生时新生儿常伴有低血糖。

（3）外因性均称型 FGR：为上述两型之混合型，多由母儿双方的影响和缺乏叶酸、氨基酸、微量元素或有害药物的影响。其特点是身长、体重、头径相称，但均较小。外表有营养不良表现。各器官体积均缩小。胎盘小，外表正常。宫内缺氧不常见，存在代谢不良。60%的病例脑细胞数减少。新生儿常有明显的生长与智力障碍。

2. 实验室及其他检查

1）B型超声检查

（1）测胎头双顶径：第4孕月时，平均每周增长5 mm；第5孕月为3.6 mm；第8孕月为2.3 mm；第10孕月为1.4 mm。至少需观察3周。如每3周，双顶径增长<4 mm，或每4周增长<6 mm，即可诊断为FGR。

（2）测羊水量：羊水暗区最大直径<2 cm，并有胎体挤紧征象，为羊水过少的诊断标准。羊水过少可预测FGR。

2）无激惹试验：FGR时，基线胎心率较低，摆动及幅度较低，子宫生理性不规则收缩后有迟发减慢，胎动后胎心率增加≤15次/分。

3）多普勒超声技术：多普勒超声技术对脐血流、胎儿血流的检测，因子宫血管、胎盘血管病变等因素引起的外因性不匀称型FGR常显示血流图异常，如脐动脉、子宫动脉的S/D比值升高，舒张期反流、胎儿静脉导管反流、主动脉流量降低等。

（五）处理

1. 病因治疗

应针对病因，积极治疗原发病及妊娠合并症，如妊高征、贫血、心、肝、肾等疾病。

2. 一般治疗

1）孕妇侧卧位休息每日应达12小时以上，减少长时间站立，保障睡眠，戒烟酒，可明显增加子宫胎盘供血量。

2）吸氧：每日1~2次，每次30分钟，增加血氧浓度以改善胎儿缺氧状况。

3）饮食疗法：孕妇应以高质蛋白、高维生素食物为主，纠正偏食，可口服叶酸5~10 mg，3次/日，玛特纳，1片/日。

3. 静脉补充营养

1）因糖类是胎儿生长发育的主要营养成分，宜静脉滴注25%~50%葡萄糖液，每天100~250 ml，或5%葡萄糖液500 ml内加辅酶A 100 U，7日为1个疗程。尽管麦芽糖液静脉滴注效佳，但制备复杂，至今尚未在国内推广。

2）静脉滴注11氨基酸注射液－833，每日1次，每次250~500 ml。使用时应给予足够量葡萄糖，以防氨基酸进入体内后被消耗。5日为1个疗程。

3）静脉滴注脂肪乳剂250 ml（内含50 g脂肪），每日1次，7日为1个疗程，可提供热量和必需脂肪酸。

4）口服铁剂、叶酸、维生素药物：妊娠自20周起，口服硫酸亚铁0.3 g，每日1次；口服叶酸5 mg，每日3次；维生素C 0.3 g，每日3次；维生素E 100 mg，每日2次；维生素 B_1 20 mg，每日3次。应多吃高蛋白并富含微量元素锌的食物。锌对胎儿生长发育特别是对神经细胞有重要作用，对治疗胎儿宫内发育迟缓（IUGR）有益。

4. 宫内治疗

近年来有学者主张羊膜腔内直接注射氨基酸或脂肪酸，胎儿通过吸收羊水后吸收营养物质有利于宫内生长发育。

5. 改善子宫胎盘微循环

1）小剂量阿司匹林疗法：孕 28~30 周开始肠溶阿司匹林 50~100 mg 每日 2 次口服，连用 6~8 周，以多普勒脐动脉血流速度 S/D 比值设定，作为用药的监测指标，对母亲、胎儿均较安全。天津医科大学第二医院产科应用小剂量阿司匹林治疗 IUGR，取得良好的围生结局。

2）小剂量肝素疗法：对伴有血流减慢，血液黏度升高者即血浆黏度比值≥1.6，全血黏度比值≥3.6，血细胞比容≥0.35，可加用小剂量肝素疗法。标准肝素 50 mg 加入 5% 葡萄糖液 500 ml 中缓慢静脉滴注达 6~8 小时，或 12.5 mg 皮下注射，每日 2 次；亦可用低分子肝素 0.2 ml 皮下注射，每日 1 次，7 日为 1 个疗程。用药期间要注意血小板及凝血时间的改变。

3）活血化瘀疗法：500 ml 右旋糖酐-40 加丹参 24 g（8 支）静脉滴注，每日 2 次，10 日为 1 个疗程，可视病情轻重重复使用。

4）联合用药：500 ml 右旋糖酐-40 加肝素 25~50 mg 或丹参 10 g 配成合剂，静脉滴注，每日 1 次，7 日为 1 个疗程。

5）用药注意事项：①用药期间应密切监测凝血功能的变化，有出血倾向者禁用肝素；②定时监测胎儿生长情况，当 B 超显示胎儿双顶径、股骨长连续 2 周无增长，应考虑治疗失败。

6. 产科处理

1）无激惹试验（NST）监护：用胎心率电子监护仪观察胎动时的胎心率变化，以了解胎儿的储备功能。正常情况下，20 分钟内至少 3 次以上胎动伴有胎心率加速超过 10 bpm，如胎动数与胎心率加速数少于上述，甚或胎动时无胎心率加速，为无反应型，应作收缩激惹试验（CSF）。

2）尿雌三醇或雌激素/肌酐比值测定：每周 1~2 次。

3）超声 5 项生物物理指标监护：每周 1 次。

4）经治疗，胎儿宫内生长情况和胎盘功能良好，且无内科合并症或产科并发症，可继续妊娠。

5）治疗效果不佳，且胎盘功能低下，胎儿宫内处境危险，应终止妊娠。

6）下列情况为剖宫产指征

（1）NST 为无反应型，CST 阳性，且其他生化及生物物理监护结果亦不良。

（2）母体合并症或并发症病情加重，胎儿安全受威胁。

（3）超声显像示羊水过少，尤其合并妊高征的孕妇。

7. 新生儿处理

1）娩出前，做好抢救复苏准备。

2）娩出时，勿将脐带血挤给胎儿，以免加重新生儿黄疸。

3）娩出后，在第一口呼吸前，吸尽喉头分泌物。如在喉镜直视下进行更佳，以减少胎粪吸入综合征的发生。

4）保暖，注意体温变化。

5）及早喂以葡萄糖水及奶。

6）监护及预防低血钙。

（六）监护

1. 加强产前检查，定期测量宫高、腹围、体重。可疑为 FGR 者，要早诊断、早治疗。

2. 加强孕期卫生宣教，注意营养，减少疾病，避免接触有害物质；禁烟酒，在医生指导下用药。

3. 积极防治妊娠合并症及并发症。

4. 外因性不匀称型 IUGR，应在胎儿期治疗，可减少后遗症的发生。

二、巨大胎儿

胎儿体重达到或超过 4 000 g，称为巨大胎儿。国内资料（1990 年）巨大胎儿约占出生儿总数的 6.49%，超过 4 500 g 的胎儿占 1.04%，巨大儿在男婴中较多见，男女婴发生巨大儿的比例约为 2.3:1。近年来，因营养过度而致巨大胎儿的孕妇有逐渐增多的趋势。巨大胎儿在生产过程中，即使胎位、产力及产道均正常，也常发生头盆不称和肩难产，需手术助产，新生儿并发症及产伤发生率也较高。

（一）高危因素

流行病学调查发现巨大胎儿的相关因素有：与遗传、胎儿营养吸收过度、经产妇、过期妊娠及孕妇患糖尿病等有关。

1. 遗传因素

如身材高大的父母其子女为巨大儿的发生率高。

2. 营养

孕妇营养过剩、肥胖、体重过重等均可发生巨大胎儿。

3. 产次

有资料报道胎儿体重随分娩次数增加而增加。

4. 过期妊娠

过期妊娠巨大胎儿发生率较足月妊娠发生率增加 3 ~ 7 倍，肩难产发生率增加 2 倍。

5. 糖尿病

母患糖尿病由于胎儿胰岛素分泌增多，此胰岛素能利用母体供给的葡萄糖而促进糖原合成，防止脂肪分解并促进蛋白质合成而加速胎儿生长。生后由于母血葡萄糖供应中断而易发生低血糖。

6. 羊水过多

羊水过多者巨大胎儿发生率高于羊水过少者。

（二）病情评估

1. 病史及全身状况

多有巨大胎儿分娩史、肥胖、糖尿病史。孕妇腹部过度膨大，有沉重感，呼吸困难，水肿及伴有轻度妊高征者，多疑巨大胎儿。

2. 产科检查

宫高在 35 cm 以上，先露部高浮，胎心正常但位置较高。以腹围及先露估计胎儿体重，达到或超过 4 000 g，或按胎儿出生体重预测方法测定胎儿达 4 000 g 或以上者。

3. 生化检查

糖尿病者血糖及尿糖升高。

4. B 超检查

1）分娩前 72 小时测量胎儿双顶径（BPD）、胸前后径（TD）、腹围（AC）、股骨长度（FL）。腹围≥223 mm，用计算式体重（W）=25.2×AC-1 713.3 预测胎儿体重（kg）；腹围≤223 mm，用计算式 W=23.2×AC+14.0×BPD-2 567.7 预测胎儿体重。这两种公式对巨大胎儿检出的敏感性为 90%、特异性为 89%、阳性预测值为 67%、阴性预测值为 97%。

2）测量胎儿肱骨软组织厚度（HSTT）：在胎体纵轴方向找到胎儿肱骨干，同时显示位于肱骨头端的肱骨大结节和肱骨远端的内、外上髁，三点构成一个平面，在此平面上测量肱骨大结节至皮肤外缘之间的距离，此距离垂直于肱骨长轴。

诊断标准：HSTT≥11 mm 者为巨大胎儿。其灵敏度 91.3%，特异度 95.6%，HSTT可准确定位测量，孕晚期不易受外界干扰而发生变形，检出率可达 100%，是很好的诊断指标。

5. 以宫高、腹围估计胎儿大小

1）子宫底高度、腹围、子宫宽度（脐水平）参数测量法：宫高×子宫宽度×5.5=胎儿体重。

2）分段法：①宫高×腹围>3 770 cm 者，再按 2 900+0.3×宫高×腹围=胎儿估计体重的计算公式计算。②胎头高浮：（宫高-13）×155=胎儿体重（kg）；胎头半固定：（宫高-12）×155=胎儿体重（kg）；胎头固定：（宫高-11）×155=胎儿体重（kg）。

6. 鉴别诊断

1）羊水过多：腹部膨隆大于妊娠月份，腹壁皮肤发亮、变薄，皮肤张力大，有液体震颤感，胎位不清，部分有时扪及胎儿浮沉感，胎心遥远或听不到。B 超检查羊水深度≥7 cm 或羊水指数≥24 cm。

2）双胎、胎儿畸形：采用 B 超检查是可靠的鉴别诊断方法。

（三）处理

1. 妊娠期的治疗

1）发现胎儿巨大，或有分娩巨大胎儿史者应检查有无糖尿病，若为糖尿病应积极治疗。

2）妊娠 36 周后，据胎儿成熟度、胎盘功能及糖尿病控制情况，择期终止妊娠。

2. 分娩期的治疗

1）骨盆及胎位正常者，可在严密观察下试产，但不宜过久。若产程不顺利应行剖宫产术。

2）巨大儿阴道分娩前应及时行会阴侧切，娩出后，应仔细检查软产道，如有损伤，应予修补，并注意预防和处理产后出血。

（四）监护

肩难产处理较困难，新生儿产伤机会多，故应在分娩前准确估计胎儿体重。B 型超声检查测量头围、胸围、肩径，预测有无肩难产可能。更重要的是孕期注意饮食调理，避免营养过剩，增加体育锻炼，积极参加户外活动，勿过肥胖。有糖尿病者应积极治疗，控制饮食。避免多孕多产。

三、胎儿脑积水

胎儿脑积水是由于大脑中央导水管狭窄或中隔形成，或第四脑室出口粘连和狭窄引起胎儿脑脊液循环受阻，脑脊液潴留于脑室，使颅腔增大。积液在 500 ~ 5 000 ml，可使头颅周径明显增大，骨缝和囟门明显增宽，可引起梗阻性难产。约有 1/3 脑积水胎儿合并脊柱裂、脊髓脊膜膨出、足内翻和羊水过多等。且因为胎头大，臀位发生率也较高。

（一）病情评估

四步触诊可触到宽大的胎头明显大于胎体。阴道检查：胎头大，颅缝、囟门宽大，颅骨软而薄，触摸有乒乓球样感觉。B 超检查：颅内大部分被液性暗区占据，中线漂动，胎头周径明显大于腹周径。

（二）处理

脑积水患儿不能存活，处理时应以母体免受伤害为原则，确诊后引产，头先露，在宫口开大 3 cm 时行颅内穿刺放液，缩小胎头娩出胎儿。

四、无脑儿

无脑儿系胎头缺乏头盖骨，脑组织暴露，脑部发育极差，胎儿不可能存活，是先天畸形胎儿中最常见的，其特殊外观为无头盖骨，双眼突出，颈短。

（一）病情评估

腹部检查胎头较小。阴道检查可扪及高低不平的颅底部，这需与面先露，小头畸形鉴别。孕中期 B 超检查见不到完整的圆形颅骨增强光环。

无脑儿的垂体及肾上腺发育不良，孕妇尿 E_3 值常较低、因脑膜暴露于羊水中，故羊水甲胎蛋白值增高。

（二）处理

一经确诊立即破膜引产，终止妊娠。羊水过多者应注意预防胎盘早期剥离及产后出血。

五、联体儿

联体儿极少见，系单卵双胎在孕早期发育过程中未能分离或分离不完全所致，故性别相同。分为：①相等联体儿，以头、胸、腹等联体方式多见。②不等联体儿，以寄生胎多见。腹部检查不易与双胎妊娠相鉴别，B 超诊断不困难，一经确诊，应尽早终止妊娠，分娩时以母体免受伤害为原则。

（赵艳霞）

第六章　分娩并发症

第一节　子宫破裂

子宫破裂是指子宫体部或子宫下段于妊娠期或分娩期发生破裂。常发生于经产妇。若未及时诊断、处理，常导致母儿死亡。随着计划生育的推行及新法接生的推广，子宫破裂的发生率在我国已显著降低。

一、分类

子宫破裂根据其破裂发生的部位、程度和引起的原因分为子宫体部破裂和子宫下段破裂；不完全性破裂和完全性破裂；自然破裂和损伤性破裂。

1. 不完全性子宫破裂

指子宫肌层仅部分或全层破裂，但浆膜层（或反折处腹膜）完整，子宫腔与腹腔不相通，胎儿及其附属物仍在子宫腔内。

2. 完全性子宫破裂

指子宫肌壁全层破裂，继先兆子宫破裂症状之后，子宫腔与腹腔相通。

3. 自然破裂

可发生在子宫原有手术的切口瘢痕上，也可由于阻塞性难产致使子宫下段过度延伸而破裂。

4. 损伤性破裂

是指难产手术操作不当或外伤所致。

二、病因和发病机制

子宫破裂一般认为有以下几种原因。

（一）自发性破裂

多见于子宫纤维的病理改变，分为先天性与后天性。

1. 先天性因素

指子宫发育不良者，如双子宫妊娠、单角子宫妊娠、纵隔子宫等，由于子宫形态异常或子宫肌壁薄弱，不能承受逐渐升高的宫腔压力而发生破裂。

2. 后天性因素

过去有多次分娩及刮宫史，特别是有过子宫穿孔史、感染性流产史、严重宫腔感染史、子宫肌壁曾有绒毛侵蚀史（如葡萄胎、绒癌及胎盘粘连史等）及胎盘异常史等。上述病因可致宫壁纤维组织增生，子宫壁的弹性及扩张性减弱。因子宫血管有过栓塞所引起的子宫壁变薄或坏死也可造成子宫破裂。此外，子宫平滑肌纤维变性所引起的子宫自发性破裂，可形成羊膜腔腹腔瘘，但极少见。

（二）损伤性破裂

有以下几种原因。

1. 梗阻性破裂

是引起子宫破裂最常见的原因。凡梗阻性难产，如骨盆狭窄、头盆不称、胎位异常（忽略性横位，持续性枕后位、枕横位、额先露等）、胎儿畸形（脑积水、联体双胎）、盆腔肿瘤嵌顿于盆腔内而阻塞产道等，未能及时恰当处理，使胎儿先露部下降受阻，为了克服阻力，子宫上段强烈收缩，子宫下段继续被牵拉而伸长变薄，终使子宫破裂。

2. 创伤性破裂

分娩时遇到不同程度的困难，施术不当或过于粗暴的阴道手术均可促进或直接损伤了子宫而致子宫破裂。如宫口未开全而实行臀牵引或产钳术，常可导致严重的宫颈裂伤直至子宫下段破裂。忽略性横位羊水流尽时，强行做内倒转术、穿颅术或毁胎术时，因操作不慎，使器械伤及宫壁，或做困难的人工剥离胎盘术，均可引起子宫破裂。

3. 子宫瘢痕破裂

凡子宫曾行过各种手术（包括剖宫产术、妊娠子宫破裂后或子宫穿孔后的子宫修补术、子宫纵隔切除术等）的孕妇，此次在妊娠晚期或分娩期子宫旧瘢痕可自发破裂。这是最常见的病因，约占子宫破裂的50%。

4. 宫缩剂应用不当

包括宫缩剂使用范围不当、剂量和滴速不当以及宫缩剂的种类应用不当。一般只有在胎位正常、头盆相称的情况下才可使用催产素引产或催产，在无适应证且无监护措施的情况下使用催产素就容易导致子宫破裂。静脉滴注催产素时，常须将其稀释以后再进行，因为不同个体对催产素的敏感性不同，在具体的应用过程中应根据子宫的收缩情况加以调整。另外，麦角制剂的使用应谨慎，因使用不当可引起子宫的异常收缩而导致子宫破裂。Ravasia DJ 等研究发现引产的孕妇发生子宫破裂的概率约为 1.4%，显著高于自然分娩者。另外，不同的引产方式引起子宫破裂的概率亦有区别，应用前列腺素 E_2 者子宫破裂发生率为 2.9%，宫颈管内留置 Foley 管者子宫破裂发生率为 0.76%，其他也为 0.76%。

上述病因中，以剖宫产的瘢痕破裂最为常见，其次为催产素过度刺激宫缩与梗阻性分娩所引起的子宫破裂。

三、病情评估

（一）临床表现

1. 先兆子宫破裂

1）产程延长，宫缩频繁，先露下降受阻，产妇剧痛难忍，烦躁不安，耻骨上有压痛。

2）出现子宫病理缩复环：子宫收缩强或呈强直性收缩，在子宫上下段之间出现病理缩复环，宫体变厚而下段变薄，于脐下可扪及一凹陷，子宫呈葫芦状，下段明显膨隆压痛；并随产程延长而渐次升高。

3）胎儿宫内窘迫：可表现为胎动频繁，胎心音不规则或变慢。

4）阴道少量鲜红血液流出。

5）尿潴留、血尿：主要是膀胱受压，水肿、黏膜挫伤出血所致。有时需导尿才发现血尿。

2. 子宫破裂

根据破裂程度可分为完全性子宫破裂和不完全性子宫破裂两种。

1）完全性子宫破裂：指宫壁全层破裂，宫腔与腹腔相通。破裂一瞬间，产妇常感撕裂样剧痛，随之子宫阵痛消失，转为全腹持续性疼痛。脉搏快而弱，呼吸急促，血压下降，胎动消失，阴道有鲜血流出，量可多可少。腹部检查：全腹压痛、反跳痛和腹肌紧张，在腹壁下可清楚扪及胎体或肢体，子宫缩小位于胎儿侧方或子宫外形轮廓不清，胎心音消失。阴道检查：下降的先露缩回，扩大的宫口缩小，有时可触及子宫破裂口，若确诊为子宫破裂，则不必再经阴道检查子宫破裂口。B 型超声检查：胎儿在腹腔，胎动、胎心消失；子宫缩小有裂口，腹腔有游离液体。

2）不完全性子宫破裂：指子宫肌层全部或部分破裂，浆膜层尚未破裂，腹腔与宫腔不相通，产妇全身症状较轻，破裂多发生在子宫下段的前壁或侧壁。腹部检查：子宫轮廓清楚，下段有压痛，若破裂发生在子宫侧壁阔韧带两叶间，形成阔韧带及后腹膜血肿，有腰部压痛及抬臀困难，在宫体一侧可触及逐渐增大且有压痛的包块。胎心音多不规则或消失。

（二）诊断和鉴别诊断

根据病史、分娩经过、临床表现，典型的子宫破裂诊断并不困难。但若破裂口被胎盘覆盖，或在子宫后壁破裂，或无明显症状的不完全性子宫破裂，诊断比较困难。此时阴道检查不可少，发现宫口缩小，胎先露部上移，甚至有时能触到破裂口。B 型超声检查可协助诊断。

个别难产病例多次阴道检查，可能感染出现腹膜炎而表现为类似子宫破裂征象。阴道检查时由于胎先露部仍高，子宫下段菲薄，双合诊时双手指相触犹如只隔腹壁，有时容易误诊为子宫破裂，但这种情况胎体不会进入腹腔，而妊娠子宫也不会缩小而位于胎体旁侧。

1. 诊断标准

1）先兆子宫破裂：宫缩过强或强直性子宫收缩，在子宫下段形成病理性缩复环，孕妇烦躁不安，宫体部疼痛拒按压，胎心可不规律，导尿可出现血尿。

2）子宫破裂：先兆子宫破裂未及时纠正，产妇突然剧烈腹痛，随即进入休克状态，血压下降、脉搏细弱、宫缩停止，胎心、胎动消失，全腹压痛反跳痛。

3）隐性子宫破裂：多因瘢痕破裂所致，为常见类型，往往缺乏典型的症状。对产时或产后所有不能解释的休克都应疑有子宫破裂。

2. 鉴别诊断

重视分娩受阻史，通过产妇全身及产科情况的典型症状和体征，即可做出诊断。对于症状和体征不典型的子宫破裂应与以下疾病相鉴别：

1）前置胎盘：妊娠晚期无痛性阴道出血，为其主要特点，且全身症状与出血量多少成正比，腹部检查，子宫无收缩，软，无压痛，胎位清楚，胎心正常。

2）卵巢肿瘤蒂扭转或破裂：常有附件包块史。痛区多不在宫体前方，而在附件一侧，如肿瘤破裂，腹膜体征为主，内出血症状不明显。

3）产时宫内感染：多以胎膜早破为多见，子宫除有压痛外，阴道分泌物常为脓性，有臭味，伴有发热，白细胞及中性粒细胞升高。

4）继发性腹腔妊娠：子宫破裂需与晚期腹腔妊娠鉴别。后者多有输卵管妊娠破裂史，由于胎动患者常感腹部不适及腹痛，腹部检查子宫轮廓不清，胎体表浅，胎心音清晰或无，胎位常不正常，先露高，B超可协助诊断。

5）胎盘早剥：鉴别要点见表6–1。

表6–1 胎盘早剥与先兆子宫破裂的鉴别

鉴 别	胎盘早剥	先兆子宫破裂
与发病有关因素	常伴有妊高征或有外伤史	有头盆不称，梗阻性难产史或剖宫产史
腹痛	发病急，剧烈腹痛	强烈子宫收缩伴烦躁不安
阴道出血	有内、外出血，以内出血为主，阴道出血量与全身症状不成正比	少量阴道流血，但可见血尿
子宫	子宫呈板状，有压痛，胎位不清	可见病理缩复环，下段有压痛，胎位尚清
B超	可见胎盘后血肿	尚无特殊变化
胎盘检查	早剥部分有凝血块，压痛	无特殊变化

子宫破裂除与以上疾病相鉴别外，如症状不典型时，需与妊娠合并肠梗阻、胆绞痛、肾结石等鉴别。

四、处理

（一）先兆子宫破裂的处理

1. 出现子宫破裂先兆，立即制止子宫收缩，因每次收缩都有引起子宫破裂的危险。常用乙醚吸入麻醉或给大量镇静剂，如哌替啶100 mg，肌内注射或皮下注射，10分钟内即可产生镇痛、镇静作用，消除紧张焦虑情绪。吗啡10 mg，皮下注射亦可，哌替啶和吗啡可防治因疼痛引起的休克，但可遮蔽腹部症状，所以诊断明确后方可使用。

2. 吸氧、备血、输液，开放二条静脉通道以备抢救时用。

3. 尽快做剖宫取胎术以防子宫破裂。

4. 如胎儿已死或濒死者，宫口已开全，先露头在阴道口，可在麻醉下行穿颅术或碎胎术，手术操作要熟练，动作轻柔避免损伤，术后检查有无裂伤，如有立即修补。

（二）子宫破裂的处理

一旦发现子宫破裂，立即全力抢救，包括立即剖腹探查与大量输血补液以防休克，大量抗生素防治感染。若休克已发生，应就地抢救，减少搬动，以避免加重出血与休克。条件太差确需转院时，也应在大量输液、输血及腹部包扎后再转运。

手术方式的选择，应根据年龄、胎次、一般情况、破裂时间长短、破裂程度与部位、有无感染而决定。

1. 如破口整齐、破裂时间短、无感染，可做子宫裂口修补术，保留子宫。如已有子女，同时行绝育术。

2. 如破口不整齐、受累范围广并发感染，可做子宫次全切除术，如破裂及宫颈可做子宫全切除术。

3. 阔韧带内有巨大血肿，应打开阔韧带，游离输尿管及膀胱，以免误伤，然后清除血块，止血。

4. 术时应详细检查输尿管、膀胱、宫颈、阴道有无损伤，若有应及时修补。

5. 关腹前放置引流，子宫破裂手术后的感染亦为引起死亡原因之一，国内外学者均主张放置引流，因为引流通畅可减少感染机会，可用腹部或阴道引流。阴道引流的有利因素为：位置较低，引流通畅；不影响腹部伤口愈合；阴道引流处伤口可自然愈合。引流时间为 24 ~ 48 小时，应避免引流时间过长而增加感染机会。

6. 术后继续使用大剂量广谱抗生素，术后留置尿管 7 天以上，预防尿瘘形成。

五、监护

（一）预防

加强计划生育工作，减少多产妇或经产妇。加强产前检查，凡有过剖宫产史、多次刮宫史、难产史，或产前检查发现骨盆、胎儿、胎位异常者，均应在预产期前 1 ~ 2 周住院待产，严密观察，必要时提前行剖宫产术。

（二）护理与康复

1. 产前或分娩开始时，仔细评估胎儿及骨盆的关系，若有头盆不称情况，应做好剖宫产准备。

2. 凡存在子宫破裂高危因素的孕妇，应在预产期前 2 周住院待产，以便及时监测子宫收缩或采取必要措施。

3. 严密观察产程，观察子宫收缩情况，当产程异常、出现病理缩复环或其他先兆子宫破裂征象时，应立即通知医生，及时行剖宫产。

4. 严密观察胎心变化，必要时给予氧气吸入，静脉注射二联药物。

5. 严格掌握催产素使用适应证、禁忌证，严禁在胎儿娩出前肌内注射催产素，尽量采用子宫下段剖宫产术。

6. 正确掌握首次剖宫产适应证，阴道助产手术要按规程操作，宫口未开全时不得进行。

7. 准确地估计患者情况，及时查血型、配血、输血输液，尽快补充血容量。

8. 为产妇及家属提供心理支持，向产妇及家属解释子宫破裂的治疗计划及对未来妊娠的影响；若胎儿已死亡，帮助产妇及家属度过悲伤阶段。允许其悲伤，甚至哭泣，倾听其诉说内心感受。劝孕产妇进饮食，给予生活上护理，促进身体舒适。多陪伴产妇，与其谈心，对家属及产妇的悲伤表示理解和同情。同时劝说产妇尽快转变情绪，也有助于产妇情绪的稳定。

（赵艳霞）

第二节 产后出血

胎儿娩出后 24 小时内失血量超过 500 ml 称产后出血。是分娩期严重并发症，居孕产妇死亡原因的首位。产后出血的预后因失血的多少、失血速度及产妇体质不同而有差异，如短时间内快速、大量失血可迅速发生失血性休克，危及产妇生命。

一、病因和发病机制

引起产后出血的原因主要有子宫收缩乏力、胎盘因素、软产道裂伤和凝血功能障碍。其中以子宫收缩乏力所致者最常见，占产后出血总数的 70%～80%。

（一）子宫收缩乏力

妊娠后子宫在几个月内由原来的容量 10 ml 左右增加 500～1 000 倍，而在产后数周内就要恢复到非孕状态，这主要依赖于子宫肌肉的收缩和缩复。子宫体部肌肉特别肥厚，呈螺旋状交错成网状排列，当胎盘剥离排出宫腔后，由于子宫肌纤维的收缩和缩复作用，使肌纤维间的血管、血窦受压闭合，血流停滞、血栓形成，使出血迅速减少。如子宫收缩乏力，胎盘附着部子宫肌壁间血管、血窦不能关闭即可引起出血。子宫收缩乏力的常见原因如下。

1. 子宫肌源性

1）子宫肌肉过度伸展：巨大胎儿、羊水过多、多胎妊娠等使子宫肌肉过度伸展，影响产后子宫正常收缩和缩复。

2）子宫壁异常：子宫畸形、子宫发育不良、子宫肌瘤、子宫体手术瘢痕等使子宫肌纤维失去正常收缩能力。

3）子宫肌纤维有退行变：子宫炎症、多次生育的经产妇子宫肌纤维有退行性变。

4）子宫肌肉水肿：严重贫血、妊娠高血压疾病等患者，子宫肌肉水肿，影响子宫收缩。胎盘卒中时子宫壁有渗血影响子宫收缩。

5）前置胎盘：胎盘附着在子宫下段子宫肌被动收缩部分，胎盘剥离后，由于该部位肌纤维薄弱收缩无力，不易缩复，血窦不易闭合而出血。

6）膀胱、直肠过度充盈影响子宫缩复。

7）缩宫素引产、催产易导致产后子宫弛缓。

8）绒毛膜羊膜炎，严重时炎症累及子宫肌亦可使产后子宫缩复受到影响。

2. 神经源性

1）产妇平素体质虚弱，有急、慢性病史。

2）产程过长，精神过度紧张，较长时间未很好进食。睡眠不佳，神倦体乏，致子宫收缩不良。

3）临产后使用过多镇静药或麻醉药。

（二）胎盘滞留

胎儿娩出后半小时，胎盘尚未娩出者，称胎盘滞留。其发生原因如下。

1. 胎盘剥离不全

胎盘仅部分与子宫壁剥离，影响子宫全面收缩与缩复，剥离部分的血窦开放而出血不止。多见于子宫收缩乏力、第三产程处理不当（过早、过度揉挤子宫或牵拉脐带）等。

2. 胎盘剥离后滞留

由于子宫收缩乏力或膀胱充盈，影响已全部剥离的胎盘及时排出，子宫收缩不良而出血。

3. 胎盘嵌顿

由于使用子宫收缩剂不当或粗暴按摩子宫，致使子宫收缩不协调，子宫内口附近形成痉挛性狭窄环，使已经全部剥离的胎盘嵌顿于子宫腔内而发生隐性出血或大量外出血。

4. 胎盘粘连

胎盘全部或部分粘连于子宫壁上，不能自行剥离，称为胎盘粘连。常见于多次人工流产、引产等子宫内膜受机械性损伤和发生子宫内膜炎，而子宫内膜炎可引起胎盘全部粘连。全部粘连的胎盘不出血，部分粘连者由于剥离部分的血窦不能充分闭合，引起出血。

5. 胎盘植入

因子宫蜕膜发育不良，胎盘绒毛直接植入子宫肌层，称为胎盘植入。根据植入面积分为完全性和部分性胎盘植入两类。完全植入者不出血，部分植入者可发生严重出血。多见于反复多次刮宫，特别是搔刮子宫腔过度或发生子宫内膜炎等，使子宫内膜基底层受损或瘢痕形成，使胎盘绒毛种植肌层所致。

（三）软产道损伤

为产后出血的主要原因之一，它不仅可以发生严重的出血，而且会引起各种并发症，最多见的是感染。分娩所致的软产道裂伤包括子宫下段、子宫颈、阴道、会阴裂伤。常见为宫颈、阴道、会阴裂伤。根据裂伤程度分为3度：Ⅰ度：指会阴皮肤及阴道入口黏膜撕裂，未达肌层；Ⅱ度：指裂伤已达会阴体肌层，累及阴道后壁黏膜；Ⅲ度：指裂伤累及肛门外括约肌或直肠前壁者。宫颈裂伤多在两侧，个别可裂至子宫下段，引起严重出血。

常见原因有胎儿与产道软组织间不相适应，如胎儿过大或产道过小；过期产儿颅骨较硬，不易变形；胎头位置异常，如枕后位等，急产时软产道未充分扩张，手术产如臀牵引术及产钳术和负压吸引术助产时易使宫颈和阴道壁裂伤；会阴过厚过长，高龄初产妇组织坚硬而不易扩张，或上次分娩的瘢痕；滞产引起的局部水肿；产妇营养不良或其他疾病而使会阴组织脆弱或水肿，都是诱发撕裂的原因。

（四）凝血功能障碍

在排除了以上导致子宫出血的原因外，还需考虑全身疾病，如血小板减少症、白血病、重症肝炎等导致的凝血功能障碍及产科并发症如重度妊高征、羊水栓塞、胎盘早剥、死胎滞留等影响凝血功能。

二、病情评估

（一）临床表现

产后出血的主要临床表现为阴道流血过多，继发失血性休克、贫血及易于发生感染。临床表现随不同病因而异，诊断时应明确病因以利及时处理，并注意有多种病因并存引起产后出血的可能。

1. 子宫收缩乏力

多在分娩过程中已有宫缩乏力。出血的特点是：胎盘剥离延缓，胎盘剥离后间歇性阴道多量出血，血色暗红，有血凝块。有时虽阴道流血不多，但按压宫底有大量血液或血块流出。检查宫底较高，子宫软，轮廓不清。

2. 胎盘因素

胎盘娩出前阴道多量流血时，应首先考虑胎盘滞留所致。胎盘剥离不全或剥离后滞留，常表现为胎盘娩出前多量阴道流血伴宫缩乏力或尿潴留；胎盘嵌顿时在子宫下段可发现狭窄环；胎盘部分粘连和植入易混淆，当徒手剥离胎盘时，发现胎盘与宫壁连成一体，剥离极困难，牵拉胎盘时，宫壁随之活动，应想到是植入性胎盘，不可强行剥离。当胎盘、胎膜娩出后，检查有缺损或胎膜边缘有断裂血管，表示有胎盘小叶、胎膜或副胎盘残留。

3. 软产道损伤

胎儿娩出后即可见有活动性持续性出血，色鲜红，能自凝。当胎盘娩出后，子宫收缩良好，胎盘胎膜完整，阴道仍有活动性出血，仔细检查软产道可明确裂伤及出血的部位。

宫颈裂伤多发生在宫颈两侧，严重者延及子宫下段。阴道裂伤多发生在侧壁、后壁，多呈不规则裂伤。会阴裂伤按程度分3度：Ⅰ度系指会阴皮肤及阴道口黏膜撕裂，未达肌层，一般出血不多。Ⅱ度系指裂伤已达会阴体肌层，累及阴道后壁黏膜，甚至沿阴道后壁两侧沟向上撕裂，裂伤多不规则，出血较多。Ⅲ度系指肛门外括约肌已断裂，甚至直肠阴道隔及部分直肠壁有裂伤，此种情况虽严重，但出血量不一定多。

4. 凝血功能障碍

出血是最常见的临床表现，其主要特征是子宫不断出血且流出的血液不能自凝，除此以外还可有淤斑，针孔出血，尿血，便血，创面出血不止。常因失血量大，回心血量减少，心输出量不足，血压下降，微循环内血流淤滞，微血栓形成，最终导致休克；多脏器衰竭，如肾小球毛细血管栓塞可导致肾衰，表现为少尿或无尿，肺毛细血管栓塞可引起呼吸困难，急性呼吸功能衰竭，脑毛细血管栓塞可致抽搐、嗜睡、昏迷等神经系统功能衰竭，胃肠毛细血管栓塞可引起腹痛、腹泻、便血等消化系统症状；DIC时毛细血管内有纤维蛋白沉积，当红细胞通过时受到机械性损害而出现发热、黄疸、进行性贫血、血红蛋白尿等溶血性贫血的症状。

（二）诊断标准

1. 子宫收缩乏力性出血

1）胎盘娩出后，突然发生大量阴道出血或持续性少量或中等量出血。

2）子宫松弛或轮廓不清。

2. 胎盘滞留

1）胎儿娩出后半小时以上胎盘尚未娩出。

2）阴道出血（多因胎盘部分剥离引起，完全剥离者不出血）。

3. 胎盘胎膜残留

1）胎盘娩出后，阴道持续流血。

2）胎盘母体面或胎膜有缺损。

3）刮宫可得残留之胎盘组织或胎膜。

4. 软产道裂伤

1）胎儿娩出后即见阴道出血，胎盘娩出后宫缩良好而阴道仍出血不止。

2）阴道检查，发现宫颈或阴道壁有裂伤出血。

（三）鉴别诊断

产后出血应与急性子宫翻出、产后血循环衰竭、子宫颈癌合并妊娠、妊娠合并阴道静脉曲张破裂等相鉴别。

三、处理

产后出血，严重威胁产妇安全，必须全力以赴地进行抢救。治疗原则是：根据原因制止出血，补偿失血，抢救休克。

（一）防治休克

1. 遇有产后出血患者，应严密观察血压、脉搏及一般情况，产后出血量。

2. 给予吸氧、输液，必要时输血以补充血容量。在输液、输血过程应严密观察血压、脉搏、心率、尿量，以调整输液量。

3. 纠正酸中毒：轻度酸中毒除输入平衡液外，不需补充其他碱性溶液。重度休克应输入5%碳酸氢钠200 ml。

4. 在补足血容量、纠酸后，仍不能维持血压时，可选用血管活性药，一般选用多巴胺为宜，常用量20～40 mg加入500 ml液体中静脉滴注，20滴/分。

（二）胎盘娩出前出血的处理

胎盘排出前发生大出血，首先考虑胎盘滞留或胎盘部分剥离所致，应尽快排出胎盘。如属已剥离而嵌顿于宫腔内者，可先导尿排空膀胱，再压迫宫底和牵拉脐带以助胎盘娩出。若胎盘与宫壁粘连，应徒手剥离胎盘并清查宫腔，这是拯救产妇生命的关键措施。用手难以取出的胎盘残留部分可用大号刮匙进行刮宫。对于用手及刮匙均难以剥离者，应考虑为植入性胎盘，需行子宫全切除，不宜手剥胎盘，以免引起严重出血及子宫穿孔。

（三）胎盘娩出后出血的处理

1. 宫缩乏力

加强宫缩是治疗宫缩乏力最迅速有效的止血方法。

1）按摩子宫

（1）腹部按摩法：按摩子宫必须将宫腔内积血压出，一手从耻骨联合上方将子宫向上托起，另一手置于子宫底部，拇指在前，其余四指在后，有节律地进行按摩，有时不易握持，可于耻骨联合上方按压下腹中部，使子宫向上升高，另一手在腹部按摩子宫，按摩过程中要及时按压宫底使积血排出。

（2）阴道按摩法：腹部按摩无效时及时改用此法。术者一手握拳置于阴道前穹窿，顶住子宫前壁，另一手自腹部按压子宫后壁使子宫前屈，两手相对紧紧压迫子宫并做按摩，此法能刺激子宫收缩，并能压迫子宫血窦，持续 15 分钟多能奏效。手术前须先挤出子宫腔内凝血块，注意无菌操作及阴道内的手压力不可过大。

2）宫缩剂的应用：按摩同时加用子宫收缩剂，临床常用药物如下。

（1）缩宫素：选择性兴奋子宫平滑肌，加强收缩力和收缩频率，对宫颈作用弱。10 ~ 20 U，静推，或加入 5% 葡萄糖 500 ml 中静脉滴注。

（2）麦角新碱：0.2 mg 肌内注射或子宫肌壁内注入及静脉推注均可。

（3）前列腺素：前列腺素对妊娠各期子宫均有收缩作用，产后子宫收缩乏力性出血应用前列腺素 E_2（PGE_2）和前列腺素 F_{2a}（PGF_{2a}）效果好，但不良反应大，用药后可出现恶心、呕吐、腹泻、头痛、心悸等症状，注射部位出现红斑或静脉刺激反应。用法：一般用 PGF_{2a} 0.5 ~ 1 ml（500 ~ 1 000 μg）肌内注射或加入 5% 葡萄糖液 500 ml 中（生理盐水亦可）静脉滴注。PGE_2 阴道栓剂 20 mg 置于后穹窿能有效地促进宫缩，而不良反应较轻。但药源靠进口，近年来国产前列腺素 F_{2a} 衍生物卡前列甲酯栓问世，肛门给药 1 枚（1 mg），就可收到防治产后出血的效果。

3）宫纱填塞止血：经过上述处理产后出血多可控制，如仍继续出血，可宫纱填塞止血。特制的长纱布条，可有不同型号，消毒后备用。填纱时助手固定宫底，术者在严格无菌操作下用长弯钳或卵圆钳将宫纱顺序填入子宫腔，必须从子宫底部开始，坚实填紧，不能留有空隙。剩余的纱布应填满阴道。止血的原因是由于刺激子宫体感受器，通过大脑皮质刺激子宫收缩，以及纱布直接压迫止血。宫纱填塞后，注意患者血压、脉搏，注意有无继续阴道出血，宫底是否升高，有无宫腔积血而未外流，填塞是否起作用，填塞同时进行抗休克治疗，并继续应用宫缩剂及广谱抗生素预防感染。一般在 1 小时内止血，24 小时后取出。取时慢慢抽出，抽出一段停几分钟，待子宫逐渐缩小收缩，然后再抽出部分，再等待，直至全部取出。取出纱条时，有可能再次出血，故需在输液及缩宫素点滴下进行，有条件者配血备用。剖宫产时遇有子宫收缩乏力性出血，有作者认为也可填塞宫纱，但要确实有效时再缝合子宫切口，应尽力避免术后出血仍不能控制，再次开腹手术，给患者带来更大痛苦，甚至危及生命。

4）盆腔血管结扎止血法：包括髂内动脉结扎术、子宫动脉结扎术和卵巢动脉结扎术。髂内动脉结扎术因手术操作比较复杂，术中容易误伤输尿管、膀胱及神经，且腹膜后操作容易引起静脉丛的出血，故大多数临床医生倾向于选择子宫动脉合并卵巢动脉结扎术或子宫切除术治疗难治性产后出血，其次才选择髂内动脉结扎术治疗。对于阔韧带巨大血肿、子宫破裂、子宫动脉结扎失败者亦可尝试采用髂内动脉结扎术。AbdRabbo 提出五步盆腔血管结扎止血法，逐步将血管结扎直至子宫出血停止。方法为：单侧子宫动脉结扎、双侧子宫动脉结扎、子宫动脉下行支结扎、单侧卵巢动脉结扎、双侧卵巢动脉结扎。结果发现对于药物治疗无效的产后出血者，只行单侧或双侧子宫动脉结扎术成功率为 83%，而进行五步法盆腔血管结扎者，成功率可达 100%，且无明显并发症。O'Leary 在进行子宫动脉结扎术时有以下体会：来自剖宫产子宫切口的出血，在结扎子宫动脉上行支时，提起子宫，用 1 号可吸收线从一侧子宫切口上缘于子宫动脉内侧 2~3 cm 处进针，向后穿过子宫肌全层，然后从子宫动脉外侧阔韧带的无血管区向前穿出结扎。缝扎时要尽可能远离宫颈，以防误伤输尿管。据报道治疗剖宫产后出血，成功率可达 95%。

5）髂内动脉栓塞术：难以控制的产后出血可经股动脉穿刺，将介入导管直接导入髂内动脉或子宫动脉，有选择性地栓塞子宫的供血动脉。常选用吸收性明胶海绵颗粒作栓塞剂，在栓塞 2~3 周吸收性明胶海绵颗粒可被吸收，血管复通。若患者处于休克状态应先积极抗休克，待一般情况改善后才行栓塞术，且应行双侧髂内动脉栓塞以确保疗效。

6）子宫切除：应用于难以控制并危及产妇生命的产后出血。在积极补充血容量的同时施行子宫次全切除术，若合并中央性或部分性前置胎盘应施行子宫全切术。

2. 胎盘滞留

1）胎盘嵌顿：应先进行乙醚麻醉，松解子宫内口的痉挛狭窄环，尔后，以手进入宫腔取出已剥离的胎盘。若因膀胱充盈导致胎盘滞留时，先导尿排空膀胱，再用手挤压子宫底部，迫使胎盘娩出。

2）胎盘粘连或部分残留：徒手剥离胎盘，取出胎盘或残留的胎盘组织。必要时清宫。

3）植入性前置胎盘：行子宫切除术，决不可用手强行挖取。

3. 软产道损伤

1）宫颈裂伤：怀疑宫颈有裂伤，在严格消毒下充分暴露宫颈，用卵圆钳夹住宫颈前唇稍牵拉，沿顺时针方向移动检查宫颈裂伤及出血的部位，如撕裂浅，无活动性出血不需缝合；出血多裂伤深，须间断缝合：在撕裂两侧下端用卵圆钳夹住，从裂口顶端稍上方开始缝合，最后一针距宫颈外口端 0.5 cm 处，以避免以后宫颈口挛缩狭窄。

2）阴道裂伤：分娩后常规检查阴道有无裂伤，从裂伤顶部开始缝合，不需遗留无效腔，也不能穿透直肠。如发现阴道血肿，行切开血肿清除术，彻底止血，缝合后可置橡皮管引流。

3）会阴裂伤：应仔细检查分度。正确辨认局部解剖关系，及时、正确进行修补缝合。

4. 凝血功能障碍性出血的处理

如患者所患的全身出血性疾病为妊娠禁忌证，在妊娠早期，应在内科医生协助下，尽早行人工流产术终止妊娠。于妊娠中、晚期发现者，应积极治疗，争取去除病因，尽量减少产后出血的发生。对分娩期已有出血的产妇除积极止血外，还应注意对病因治疗，如血小板减少症、再生障碍性贫血等患者应输新鲜血或成分输血等。如发生弥散性血管内凝血应尽力抢救，其处理见有关章节。

（四）预防感染

产后出血直接导致失血性贫血，使产妇抵抗力降低；手取胎盘等宫腔内操作及产道裂伤增加了逆行感染的机会；此外，产褥期宫颈内口及胎盘、胎膜剥离创面开放，而恶露利于阴道细菌的生长，若恶露潴留阴道过久，同样增加逆行感染的机会。故产后在加强宫缩止血、纠正贫血的前提下，应鼓励产妇尽早活动，通过体位引流促恶露排出、净化阴道环境，减少逆行感染机会。一切产科操作应严格遵循无菌原则，必要时可预防性应用抗需氧菌与抗厌氧菌相配伍的广谱抗生素，尤其有宫腔内操作时。

四、监护

（一）做好产前检查，及时采取相应的措施

为防止发生产后出血，首先要做好产前检查，及时发现引起产后出血的存在因素，给以相应处理。对子宫肌纤维发育不良者给以促进子宫发育成熟的药物，以促进子宫成熟。对合并子宫肌瘤者，若子宫肌瘤较大而且为多发，劝其流产或引产，待子宫肌瘤剔除术后再怀孕，若子宫肌瘤较小，而且为单发者，则可继续妊娠，但应密切观察，经常进行 B 超检查，观察子宫肌瘤的大小。对伴有贫血者给予相应的治疗。对妊高征患者，经常检查血压、尿及体重，以控制症状。对合并血液病患者，根据情况，确不能妊娠者给予引产或流产，能继续妊娠者应定期检查。对胎位不正，巨大胎儿及骨盆狭窄等情况不能经产道娩出者，可行剖宫产术。

（二）饮食护理

产前应摄入足够的蛋白质、维生素及钙、铁等矿物质，尤其对贫血的患者应食入含铁丰富的食物如动物肝、木耳等。住院期间应给以含有高蛋白、高维生素易消化的食物，产后产妇应多吃营养丰富的饮食以利于恢复。

（三）心理护理

子宫收缩乏力占产后出血的 70% ~ 75%，其中因精高度紧张、恐惧引起的占相当比例。由于产妇尤其是初产妇在分娩时下腹部疼痛而出现紧张、恐惧感。出现烦躁不安、大汗淋漓，而造成体力大量消耗，以致子宫收缩乏力，造成滞产，而产后易发出血。住院后，针对孕妇的心理反应，给以适当的心理护理，讲述分娩时腹痛是一种正常现象，精神紧张、恐惧会给分娩带来不良后果。为了消除这种心理反应，可采用音乐疗法，在分娩的过程中放一些能使产妇放松的音乐，这样可减轻心理反应。

（四）产后的护理

产后应测体温、脉搏、呼吸及血压情况，使产妇安静休息，保暖。严密观察子宫收缩，查看会阴垫以了解出血情况。发现有大量出血征象者，根据产后失血原因，尽快配合医生进行必要的处理。出血及宫腔内操作都会增加产妇产褥期感染的机会，应保持会阴部清洁，每天用洁尔阴或呋喃西林液冲洗阴道一次，并应用广谱抗菌药物。

（五）出血及休克的护理

大量出血可引起出血性休克。休克时应设专人护理，休克护理原则：

1. 严密观察病情

应设护理记录，详细记录病情变化及液体出入量（特别记录尿量），每15～30分钟测体温、脉搏、呼吸、血压一次，着重观察下列变化。

1）意识与表情：因血流灌注不足，中枢神经处于缺氧状态，表情淡漠、烦躁、意识模糊或昏迷、神志恍惚，早期休克的患者需要心理护理，耐心劝慰患者，使其接受治疗和护理。

2）皮肤色泽及肢体温度：休克时面色苍白、皮肤湿冷、口唇发白、四肢冰凉、皮肤有出血点或淤斑，提示可能进入弥散性血管内凝血阶段。皮肤逐渐转红，出汗停止，肢体转暖，均说明血流灌注良好，休克好转。

3）血压与脉压：通常血压低于75/45 mmHg，且伴有毛细血管灌流量减少症状，如肢端厥冷、皮肤湿冷等。若血压渐次下降，甚至不能测知脉压减少，说明病情加重。血压回升，脉压 > 30 mmHg，或血压虽低，但脉搏有力，手足转暖则表明休克趋向好转。

4）脉搏：休克时脉搏增快。随着病情恶化，脉搏加速，变为细弱直至摸不到。若脉搏逐渐增强，脉率转为正常，脉压由小变大，提示病情好转。

5）呼吸：注意呼吸次数，有无节律变化。呼吸增速、变浅、不规则为病情恶化；反之，呼吸频率、节律及深浅度逐渐恢复正常，提示病情好转。注意保持呼吸道通畅，有分泌物时及时吸出，鼻管给氧时用40%～50%的高流量（6～8 L/min），以保持呼吸道湿润，防止黏膜干燥。

6）体温：出血性休克时体温均偏低。护理时慎防患者受寒，因低温影响血流速度，增加血液黏稠度，对微循环不利。一般用室内调温，或可用棉被保暖。局部敷热水袋使皮肤血流扩张，破坏机体调节，减少重要器官的血液供应，对休克不利。

7）瞳孔：正常瞳孔双侧等大圆形。瞳孔观察的重点是瞳孔大小，对光反应及双侧是否对称。如双侧散大，对光反应减弱或消失，说明脑组织缺氧，患者濒于死亡。

8）尿量：尿量能反映肾血液灌注情况，对有休克者应留置导尿管，每小时测尿量一次，尿量每小时少于25 ml，比重增加，表明肾脏血管收缩或血流量不足，每小时尿量30 ml 以上提示休克好转。

2. 及时调整输液量和输液速度

休克时尽快建立两条输液通道：一条通道可滴入血管活性药物或其他需要控制滴速的药物。另一条通道可快速滴入液体或输血。抢救休克时，常有大量的临时口头医嘱，执行前后应及时查对，避免差错。每24小时总结一次液体的出入量，保持适量的液体输入，注意纠正电解质紊乱。

3. 应用升压药物的护理

1）用升压药时，应5～10分钟测量血压一次。根据血压的高低适当调节药物浓度和滴数。

2）静脉点滴升压药时，应随时观察有无液体外渗，以免升高药物致组织坏死，如升压药外渗应即用2.5%普鲁卡因、苄胺唑啉在血管周围封闭，并更换输液部位。

3）长期输液患者，注意保护血管，选择血管时宜先难后宜，先下后上。

4）烦躁不安或神志不清时，输液的肢体宜用夹板固定。

（六）预防压疮

对长期卧床患者，随时保持床单清洁、平整、干燥。病情许可时每2小时给患者翻身、叩背一次，身体的受压部位做好皮肤护理。

（赵艳霞）

第三节　胎膜早破

胎膜破裂发生于产程正式开始前称胎膜早破（PROM）。如果发生在37周后，称足月胎膜早破，占分娩总数的10%，而发生在妊娠不满37周者，称足月前胎膜早破，发生率为2.0%～3.5%。胎膜早破易导致宫内感染，危及胎儿及产妇，尚可伴发羊水过少而发生胎儿宫内窘迫。是围产儿死亡及孕产妇感染的重要原因之一。

一、病因和发病机制

（一）胎位异常或头盆不称

是胎膜早破最常见的危险因素。臀位尤其是足先露、横位、枕横位或枕后位、胎头高直位等，以及头盆不称、胎头高浮时，胎儿先露部不能与骨盆入口很好衔接，使宫颈内口处的胎膜承受局部宫腔压力，易使胎膜在临产前破裂。

（二）胎膜的生物物理性状改变

由于羊膜组织缺少弹性蛋白，故其韧性主要依赖羊膜中的胶原蛋白来维持。如果体内颗粒性弹性蛋白酶及胰蛋白酶增加，此两种酶对羊膜中胶原蛋白的分解作用增强，使之弹性下降，脆而易破。已有证据显示胎粪污染可使这两种酶活性增加。另外，孕妇体内微量元素缺乏，如铜与锌的缺乏可致使赖氨酸酰化酶活性受限，羊膜内胶原蛋白合成障碍，脆性增加而易破。

（三）感染

存在宫颈及阴道穹隆部位的链球菌、淋病奈瑟球菌、类杆菌、沙眼衣原体、解脲支原体、病毒（如风疹病毒、巨细胞病毒）等微生物，可以产生蛋白水解酶水解脂膜的细胞外物质，降低组织等张力强度，细菌还可激活白细胞过氧化酶以加强细菌的蛋白水解酶能力，使胎膜抵抗力减弱，导致胶原纤维减少，胎膜脆性增加。另外在细菌作用下，可以诱导产生前列腺素的磷脂酶Ⅱ增加，细菌内毒素也有诱导产生前列腺素的能力，因此局部前列腺素的增加可引起宫缩，导致宫内压力增加，为胎膜早破创造条件。

（四）羊膜腔内压力过高

羊水过多、多胎妊娠、子宫肌张力过高均可导致压力过高而引起胎膜早破；腹部外伤、剧烈持续的咳嗽、体位的突然改变等均可使宫内压力一过性增高而致胎膜破裂。

（五）羊膜腔内压力不均

包括胎位异常，如臀位、横位、头盆不称、先露高浮不能衔接，使宫内压力不均，前羊膜囊承受力过大而引起胎膜破裂。

（六）性生活、阴道检查

妊娠晚期性生活，除了宫颈受冲压外，精液中前列腺素的刺激，感染的诱发均是性生活引起胎膜早破的原因。不规范的阴道检查亦可引起胎膜破裂。

（七）宫颈管松弛

可能是先天性宫颈管发育不良，也可能为前次妊娠分娩或流产导致的创伤，使宫颈功能不全，在妊娠晚期子宫下段形成时宫颈管不能支托先露及羊膜囊，而引发胎膜破裂。

二、对母儿影响

（一）对母体影响

1. 感染

破膜后，阴道病原微生物上行性感染更容易、更迅速。随着胎膜早破潜伏期（指破膜到产程开始的间隔时间）延长，羊水细菌培养阳性率增高，且原来无明显临床症状的隐匿性绒毛膜羊膜炎常变成显性。除造成孕妇产前、产时感染外，胎膜早破还是产褥感染的常见原因。

2. 胎盘早剥

足月前胎膜早破可引起胎盘早剥，确切机制尚不清楚，可能与羊水减少有关。据报道最大羊水池深度 < 1 cm，胎盘早剥发生率 12.3%，而最大池深度 > 2 cm，发生率仅 3.5%。

（二）对胎儿影响

1. 诱发早产

胎膜早破是发生早产的重要原因。30% ~ 40% 早产与胎膜早破有关，早产儿易发生新生儿呼吸窘迫综合征、胎儿及新生儿颅内出血、坏死性小肠炎等并发症，围生儿死亡率增加。

2. 感染

孕妇发生羊膜腔感染，直接威胁子宫内的胎儿，常引起胎儿及新生儿感染，表现为肺炎、败血症、颅内感染。

3. 脐带并发症

胎先露未衔接者，破膜后脐带脱垂的危险性增加，因破膜继发性羊水减少，使脐带受压，亦可致胎儿窘迫，对胎婴儿威胁极大。

4. 胎肺发育不良及胎儿受压综合征

妊娠 28 周前胎膜早破保守治疗的患者中，新生儿尸解发现，肺/体重比值减少、肺泡数目减少。活体 X 线摄片显示小而充气良好的肺、钟形胸、横膈上抬到第 7 肋间。胎肺发育不良常引起气胸、持续肺高压，预后不良。破膜时孕龄越小、引发羊水过少越早，胎肺发育不良的发生率越高。如破膜潜伏期长于 4 周，羊水过少程度重，可出现明显胎儿宫内受压，表现为铲形手、弓形腿、扁平鼻等。

三、病情评估

（一）临床表现

1. 症状

主要症状是阴道流液，其特点为第一次流液较多，以后呈间断性时多时少，当腹压增加时流液明显增多。如第一次流液较多孕妇自觉腹部轻松，子宫缩小。流液中如见到胎脂乳白块状物有助于诊断。

2. 体征

肛诊或阴道检查先露部时触不到前羊水囊，推动先露部时阴道流液增多。用窥器检查时可见到羊水自宫颈口流出。腹部检查时羊水量少，胎儿肢体清晰，加压宫体时羊水流出增多。

（二）并发症

1. 早产

是常见并发症，在妊娠未足月前，胎膜早破将引起早产，致围产儿死亡率升高。

2. 羊膜炎

为重要并发症，破膜后细菌容易侵入宫腔，特别是胎膜早破超过 24 小时者，当出现发热及脉搏增快，伴不明原因的胎心音加速，应首先考虑有羊膜炎的存在。胎儿如吸入感染的羊水，可发生胎儿肺炎，宫内窘迫。

3. 脐带脱垂

当胎位不正或骨盆狭窄时，破膜后，脐带随羊水从胎先露部与骨盆出口的空隙处脱出，严重威胁胎儿生命。

4. 其他

羊水流出后，宫口扩张缓慢产程延长；羊水流尽后宫体紧裹胎儿，可引起子宫收缩不协调，胎盘受压导致胎儿宫内窘迫。

（三）实验室及其他检查

1. 阴道液酸碱度检查

平时阴道液 pH 值为 4.5～5，羊水 pH 值为 7.0～7.5，以石蕊试纸或硝嗪试纸测试阴道液，pH 值≥6.5 时视为阳性，胎膜早破可能性极大。血液、宫颈黏液、尿液、精液等可使测试出现假阳性。破膜时间延长，假阴性率增高。

2. 阴道液涂片检查

阴道液涂片自然干燥后检查见羊齿植物叶状结晶为羊水。涂片用 0.5% 亚甲蓝染色可见淡蓝色或不着色胎儿皮肤上皮及毳毛或用苏丹Ⅲ染色见橘黄色脂肪小粒可确定为羊水。精液与玻片上指纹污染可出现假阳性。用吸管吸取阴道液涂于玻片上，酒精灯加热10 分钟，变成白色为羊水，变成褐色为宫颈黏液。

3. 胎儿纤维连接蛋白（fFN）、胎甲球蛋白（AFP）

在羊水中浓度远比母血、母尿及阴道分泌物高，故可作为羊水标记物用于胎膜早破的诊断。

4. 棉球吸羊水法

用纱布将棉球裹成 4 cm 左右的球形，置于后穹隆，3 小时后取出，若挤出液体大于 2 ml，pH 值 >7，涂片镜检有羊水结晶。3 项均阳性时诊断符合率 100%。

5. 羊膜镜检查

可见羊膜囊张力降低、退缩，看不到前羊水囊，直接看到胎先露部，或可见羊水缓缓流出即可确诊。

（四）诊断

1. 分娩开始前，阴道突然流出液体。

2. 液体多无色、透明，有时含有胎脂，若混有胎粪，则混浊呈黄绿色。

3. 肛指或阴道检查扪不到羊水囊，而直接触到先露部。检查时可有羊水从阴道流出。

4. 阴道流液的 pH 值 >7，流液涂片干燥后，镜检可见十字形或金鱼草样透明结晶。

5. 取阴道后穹隆液体，沉渣涂片、染色，可见羊水膜及胎儿皮肤上皮细胞，以及胎脂及毳毛等。

（五）鉴别诊断

1. 尿失禁

当咳嗽、大哭时尿液溢出可误认破膜、羊水流出。可通过 pH 值或 AFP 等测定而鉴别。

2. 妊娠合并白带过多

白带增多仅外阴潮湿，无大量水分流出，无感觉。

羊水应与尿失禁、阴道炎的溢液鉴别。此外，孕晚期间，阴道分泌物量常增多而变稀，有时可与胎膜早破相混淆。通过硝嗪纸试验或尼罗蓝染色等不难区别。

四、处理

立即住院，根据孕周和胎儿情况可以采取以下方法。

（一）期待疗法

适用于妊娠 28～35 周、胎膜早破不伴感染、羊水池深度 ≥3 cm 者。避免不必要的肛诊与阴道检查，密切观察产妇的体温、心率、宫缩及白细胞计数；破膜 12 小时以上者应预防性应用抗生素；使用药物抑制宫缩；用地塞米松促胎肺成熟。

（二）终止妊娠

依据孕周和是否有临产先兆选择不同的分娩方式。

1. 经阴道分娩

孕龄 >35 周者，胎肺成熟，宫颈成熟，又无头盆不称、胎位异常和脐带脱垂等可等待自然临产；如观察 24 小时无宫缩应给予引产；如有感染，无论胎龄大小，均应引产。

2. 剖宫产

胎头高浮，胎位异常，宫颈不成熟，胎肺成熟，有明显羊膜腔感染，胎儿宫内窘迫或脐带脱垂，胎儿存活者，可采用剖宫产术。

五、监护

1. 加强围生期保健，妇科检查是必要的，了解有无生殖道炎症并予以治疗，避免外伤，妊娠后期禁性交。宫颈口松弛者，应卧床休息，于妊娠 14 周左右施行宫颈环扎术。破膜后是否预防性用抗生素，目前多数学者认为没有必要，主张产后积极进行治疗优于预防性使用抗生素。注意营养平衡，避免腹压突然增加。

2. 护理与康复

1）先露尚未固定者，应绝对卧床休息，取头低脚高位。

2）禁止灌肠，并尽可能避免肛诊。

3）剃去阴毛，消毒外阴，勤换会阴纸垫，保持外阴清洁。

4）教导待产妇选择高热量、高蛋白质及高维生素的食物。

5）密切观察阴道排液量和性状，注意是否混有胎粪，以便观察和判断胎儿有无宫内窘迫。观察体温、脉搏及血压的变化，测量骨盆各径线。如有胎心音异常，怀疑有脐带脱垂或头盆不称时，应做阴道检查，进一步确诊及选择适当分娩途径。

6）破膜 24 小时尚未分娩者，应给予抗生素。足月妊娠破膜 24 小时后仍无宫缩者，可考虑引产。

7）妊娠 35～36 周破膜，如无宫缩及宫腔内感染，可严密观察至足月。已有宫腔内感染者则不宜等待，应尽早结束分娩；必要时行剖宫产并切除子宫，以挽救产妇生命。

8）经常听胎心音，注意宫缩及胎心音的变化，注意胎儿窘迫的发生，如发现胎心异常，应按医嘱给予吸氧，50% 葡萄糖、维生素 C、尼可刹米静脉注射等。

（卢金香）

第四节　羊水栓塞

羊水栓塞是指在分娩过程中羊水进入母体血循环后引起的肺栓塞、休克、DIC、肾衰竭等一系列病理改变，是极严重的分娩并发症。早在 1941 年 Steiner 和 Luschbaugh 等首先提出，在患者血循环中找到羊水有形成分，故名羊水栓塞。但近年的研究认为羊水栓塞的核心问题是过敏，是羊水进入母体循环后引起的一系列过敏反应，故有人建议将羊水栓塞改为妊娠过敏反应综合征。羊水栓塞也可发生在妊娠 10～14 周做钳刮术时。发生在足月分娩者，其死亡率高达 80% 以上。因此，羊水栓塞是孕产妇死亡的重要原因之一，值得重视。

一、病因

羊水栓塞其病因可见于宫缩过强或为强直性收缩（包括催产素应用不当），子宫或宫颈内膜血管开放（如宫颈裂伤、子宫破裂、剖宫产术时、前置胎盘、胎盘早剥以及中期妊娠流产子宫有裂伤者）。死胎不下可使胎膜强度减弱而渗透性显著增加。滞产、过期妊娠、多产妇、巨大胎儿也较易诱发难产，这与产程过长、难产较多、羊水混浊刺激性强有一定关系。

二、病理生理

（一）肺动脉高压，肺水肿及急性心力衰竭

羊水内有形成分如胎脂、角化上皮细胞、毳毛等物质进入母体循环，流经肺动脉，栓塞肺的小血管；同时羊水中含有大量促凝物质，使凝血过程启动，小血管内形成多处血栓阻塞，又反射性引起迷走神经兴奋，使肺血管发生普遍狭窄、阻塞，引起肺动脉高压；羊水内抗原成分引起Ⅰ型变态反应，使小支气管痉挛，支气管内分泌物增多，肺泡换气功能降低，肺毛细血管液体外渗，发生急性肺水肿，急性右心力衰竭，此进程十分迅速，在数分钟内出现明显症状，如措施不得力，死亡将接踵而至。

（二）过敏性休克

羊水中的有形成分为致敏原，进入母体循环后，引起Ⅰ型变态反应，导致的过敏性休克一般在羊水栓塞后即刻出现（血压骤降甚至消失），然后出现心肺功能衰竭症状。

（三）DIC

妊娠时母体血液呈高凝状态（多种凝血因子及纤维蛋白原明显增加），羊水中含有大量促凝物质，可激活母体凝血系统，外周血管内广泛形成微血栓，使凝血因子、血小板、纤维蛋白原大量消耗，致使DIC发生。在母血纤维蛋白原下降同时，羊水中的纤溶激活酶激活纤溶系统。由于大量凝血物质消耗和纤溶系统的激活，产妇血液系统由高凝状态迅速转变为纤溶亢进，血液不凝固，导致产后出血及失血性休克，或全身出血。

（四）急性肾衰竭

心、肺功能衰竭引起全身重要器官缺血、缺氧，发生休克、出血，长时间低血压，使肾灌注不足，肾血管血栓形成，导致肾衰竭。

三、病情评估

（一）临床表现

羊水栓塞多发生在分娩过程中，尤其在胎儿即将娩出前或产后短时间内，典型症状发病急剧、凶险，主要表现呼吸困难、发绀、循环衰竭、凝血不全及昏迷。临床表现病程分为3个阶段。

1. 第一阶段（休克期）

主要是在产程中或分娩后短时间内，尤其在刚刚破膜后不久，产妇突然发生寒战、呛咳、气急、烦躁不安、呕吐等前驱症状，继之出现咳嗽、呼吸困难、发绀、抽搐、昏迷、心率快、脉速而弱、血压下降迅速至休克状态。发病急骤者，甚至惊叫一声后血压消失，于数分钟内迅速死亡。

2. 第二阶段（凝血障碍期）

主要表现为凝血功能障碍，有出血倾向，可表现为产后大出血、血不凝、伤口及针眼出血，身体其他部位如皮肤、黏膜、胃肠或肾出血，休克。休克深度与出血量不符。

在休克、出血的同时，常伴有少尿或无尿现象。

3. 第三阶段（肾功能衰竭期）

主要表现为肾衰竭，出现尿少、无尿和尿毒症征象。有些患者休克与出血控制后，亦可因肾衰竭而死亡。

以上 3 个阶段基本上按顺序出现，但有时不会全部出现，胎儿娩出前发病主要以肺栓塞、肺动脉高压、心肺功能衰竭和中枢神经系统严重缺氧为主要特征。胎儿娩出后发病者以出血及血液凝固障碍为主要特征，很少有心肺功能障碍的表现。

（二）实验室及其他检查

1. 血液沉淀试验

在测定中心静脉压，插管后可抽尽心脏的血液，放置后即沉淀为 3 层：底层为细胞，中层为棕黄色血块，上层为羊水碎屑。取上层物质作涂片、染色、镜检可见鳞状上皮细胞、胎毛、黏液等，诊断即可明确。

2. 痰液涂片

可查到羊水内容物（用尼罗蓝硫酸盐染色）。

3. 血凝障碍试验

1）试管法凝血时间：取静脉血 5 ml 置于 15 ml 容量的试管内，在室温下，正常时则全血在 6 分钟内凝固，且稳定 24 小时后又溶解，若在 6 分钟内仍不凝固、凝固后 1 小时后即溶解，或凝血块只占全血的 1/2 以下者，都属凝血功能异常。此法简单而迅速，所以凡属可疑有 DIC 者均在其他化验进行同时，先进行此项测定。

2）凝血酶原时间：当凝血因子 V、Ⅶ、X 缺乏时或血浆纤维蛋白原少于 1 g/L 时，凝血酶原时间延长。

3）纤维蛋白原定量：孕产妇的纤维蛋白原比非孕期增长 50%，故若症状缓慢，在发病初期并不明显低于正常值，但在弥散性血管内凝血进行到一定阶段时，即明显降低，症状急骤者在早期即可下降至零。

4）血小板减少，或呈进行性减少。如血小板 < 100×10^9/L，凝血酶原 > 15 秒，纤维蛋白原定量 < 200 mg/L，则可诊断为 DIC。如上述 3 项中有 2 项异常，则需一项纤溶异常者方可诊断。

5）纤溶试验

（1）Fi 试验：是一种免疫测定法，用 FDP 抗原制备抗体，附在一种合成乳胶颗粒表面，若患者血中有 FDP 存在，则乳胶颗粒凝聚。

（2）凝血酶时间：用以测定血浆中有无 FDP，亦可测定纤维蛋白原的浓度，FDP 能抑制凝血酶对纤维蛋白的反应，若 FDP 显著增多时，凝血酶时间明显延长。

（3）优球蛋白溶解时间：用以检查纤溶酶原的活性，正常情况下，用醋酸加入血浆后，优球蛋白即析出，其中含纤溶酶原。正常优球蛋白溶解时间为 120 分钟，若溶解时间缩短，则表示继发纤溶活性增强。

（4）鱼精蛋白副凝试验（3P）：用以检查血浆中有无纤维蛋白单体及 FDP 的增多，当血液内凝血活动强时，血液中的纤维蛋白单体即明显增多；并与较大的纤维蛋白降解物形成可溶性复合物。此复合体加入凝血酶后，并不发生凝固现象，但若加入鱼精蛋白时，复合体可再分离，纤维蛋白单体又可结合或纤维蛋白析出形成纤维蛋白束，在试管内呈凝丝状物即为阳性。这种不通过凝血酶的作用而形成的纤维蛋白称为副凝反应。但若纤溶活性处在非常活跃状况，FDP 分裂过小，可不出现副凝反应，则 3P 试验呈阴性。故必须结合其他化验综合分析考虑其临床意义。

（三）诊断和鉴别诊断

根据分娩及钳刮时出现的上述临床表现，可初步诊断，并立即进行抢救。在抢救同时应抽取下腔静脉血，镜检有无羊水成分。同时可做如下检查，以帮助诊断及观察病情的进展情况：①床边胸部 X 线平片见双肺有弥散性点片状浸润影，沿肺门周围分布，伴有右心扩大；②床边心电图提示右心房、右心室扩大；③与 DIC 有关的实验室检查。

本病需与子痫、血栓性肺栓塞、空气栓塞、脂肪栓塞、心脏合并心力衰竭等鉴别。

四、处理

羊水栓塞由于病情危重，需在产科、内科、外科及麻醉科医生共同协作下进行抢救。

（一）正压供氧，迅速改善肺内氧的交换

发病后，因肺栓塞所致肺血管及支气管痉挛出现呼吸困难和发绀，应行气管内插管正压供氧。如插管困难，需气管切开给纯氧，可改善肺泡毛细血管缺氧及减少肺泡渗出液及肺水肿，从而改善肺呼吸功能，减轻心脏负担及脑缺氧，有利于昏迷的复醒。正压供氧被认为是抢救羊水栓塞的一个重要措施。

（二）解除肺血管及支气管痉挛

应用下述药物以解除肺高压。

1. 盐酸罂粟碱

可阻断迷走神经反射引起肺血管及支气管平滑肌痉挛，促进气体交换，解除迷走神经对心脏的抑制，对冠状动脉、肺、脑血管均有扩张作用。剂量为每次 50~100 mg 稀释于高渗葡萄糖溶液中静脉慢注，可隔 1~2 小时复用，每天总量为 300 mg，是解除肺高压的首选药物。

2. 氨茶碱

可解除肺血管痉挛，舒张支气管平滑肌，降低静脉压与右心负担，可兴奋心肌，增加心搏出量，适用于急性肺水肿。剂量为每次 250~500 mg，稀释于高渗葡萄糖溶液中静脉注射。

3. 阿托品

可阻断迷走神经对心脏的抑制，使心率加快，改善微循环，增加回心血量，减轻肺血管及支气管痉挛，增加氧的交换。每次 0.5~1 mg，静脉注射。

此外，毛冬青、硝酸甘油酯亦可应用。

（三）抗休克

1. 扩容

首先选择低分子右旋糖酐 500 ml，每日量不超过 1 000 ml；对失血多者，选用新鲜血。其补充所需量及速度依据测定的中心静脉压决定。

2. 升压药物

在扩容的同时，配合升压药物升高血压。常用多巴胺 10 ~ 20 mg 加于 10% 葡萄糖液 250 ml 中静脉滴注。

（四）纠正酸中毒

5% 碳酸氢钠 250 ml 静脉滴注，2 小时后抽动脉血进行血气分析。根据血气分析结果决定是否继续用药。

（五）抗过敏

在改善缺氧的同时，应迅速抗过敏。肾上腺皮质激素可改善、稳定溶酶体，保护细胞以对抗过敏反应。首选氢化可的松：500 ~ 1 000 mg，先以 200 mg 行静脉缓注，随后 300 ~ 800 mg 加入 5% 葡萄糖液 500 ml 静脉滴注。也可用地塞米松 20 mg 加于 25% 葡萄糖液中静脉推注后，再将 20 mg 加于 5% ~ 10% 葡萄糖液中静脉滴注。

（六）DIC 的处理

采取适当措施，纠正凝血功能障碍，输新鲜血，早期可用肝素，酌情用抗纤溶药。

1. 肝素的临床使用

肝素有强大的抗凝作用，能阻断血小板和纤维蛋白原继续消耗，而羊水物质有高度的促凝活性，一旦进入血循环，迅速触发外源性凝血系统，造成弥漫性血管内凝血，继发纤溶亢进。原则上，这是使用肝素的最强适应证，在肝素化的基础上补充凝血物质或使用抗纤溶药物，凝血功能很快得到改善。要用在 DIC 的高凝期及低凝期或有促凝物质继续进入母血时，症状发生 1 小时内应用肝素效果最佳。试管法凝血时间测定常作为肝素用量的监测指标。按每千克体重 1 mg 计算，首次剂量 25 ~ 50 mg 置 10% 葡萄糖液 100 ~ 250 ml 中，静脉滴注，在 30 ~ 60 分钟内滴完，继以 50 mg 溶于 5% 葡萄糖 500 ml 中静脉滴注。用药量及滴注速度根据病情及化验结果而定。以控制试管法凝血时间在 20 ~ 30 分钟为宜。若肝素过量可予以和肝素等量 1% 鱼精蛋白中和（即 1 mg 鱼精蛋白可中和 1 mg 肝素）。如临床情况好转，出血停止，血压稳定，发绀消失，即停用肝素。停用肝素后 6 ~ 8 小时复查凝血时间，以后每日检查 1 次，连续 3 ~ 5 天。

2. 补充凝血因子及血小板

当抗凝治疗肝素化时，应及时输新鲜血或血浆来补充凝血因子，估计 250 ml 新鲜冻血浆可升高纤维蛋白原 150 mg/dl，血小板减少者可输血小板悬液，纤维蛋白原每次 2 ~ 4 g，可使血中纤维蛋白原浓度升高 100 mg/dl。

3. 抗纤溶治疗

原则是 DIC 早期禁用，中期最好与肝素同用，晚期以纤溶亢进为主而出血者可用抗纤溶治疗。

抗纤溶药物应避免用量过大并进行严密观察，常用为 6 - 氨基己酸，6 ~ 8 g 静脉滴注，亦可用氨甲苯酸、氨甲环酸等。6 - 氨基己酸可通过胎盘，故胎儿未娩出前禁用，有肾功能衰竭时不用，因 6 - 氨基己酸全部由肾排出。

近来有学者应用抑肽酶（即特斯乐或抑肽酶）治疗继发性纤溶症，它可以有效地抑制纤溶酶和纤维蛋白溶酶原激活因子，从而阻止纤溶酶原的活性，一般 8 万 ~ 12 万 U/d，对临床症状严重者，可立即静脉注射 8 ~ 12 U，q2h 重复给药 1 万 U，直至出血停止。(1 ml = 1 万 U,每支 50 ml)。

4. 改善微循环障碍

1)右旋糖酐:低分子右旋糖酐有降低红细胞和血小板黏附性,降低血液黏稠性,疏通微循环,有利于受损血管内皮的修复,用量一般为 500 ~ 1 000 ml/d。临床也可将肝素、双嘧达莫加入低分子右旋糖酐静脉滴注。

2)扩血管药物:促进毛细血管血流量,解除动脉痉挛,改善微循环,可用酚妥拉明 20 mg 加葡萄糖液 20 ml 静脉滴注。

(七)防止肾衰竭

羊水栓塞的患者抢救度过肺动脉高压、DIC、心力衰竭凝血功能障碍几个阶段后,常会因休克、出血及肾小球血管的微血栓形成,有效循环血量不足引起肾组织缺氧受损而发生肾功能衰竭,表现为少尿或无尿。如休克期后血压已回升,循环血容量已补足时仍出现尿少(<400 ml/d)时,应采取以下措施。

1. 应用利尿剂

呋塞米 40 ~ 100 mg 静脉推注;甘露醇 250 ml 静脉点滴,半小时内滴完;依他尼酸钠 50 ~ 100 mg 静脉滴注。

2. 用药后尿量仍不增加,表示肾功能不全或衰竭,按肾衰原则处理及早给予血液透析治疗。

血液透析指征(具备以下条件之一即可考虑):少尿 2 ~ 3 天;出现尿毒症症状如呕吐,精神萎靡,烦躁不安;有钠潴留的现象;BUN≥30 mmol/L 或每天增加 7 mmol/L;血肌酐 >7 mmol/L;血钾 >6 mmol/L;严重代谢性酸中毒。

3. 部分患者往往死于尿毒症,故在一开始抢救过程中应随时注意尿量,使每小时尿量不少于 30 ml 为宜。

(八)给予抗生素

以选用广谱抗生素大剂量为宜,因常有潜在感染,尤其是肺部和宫腔感染。需重视的是应选择对肾功能影响最小的抗生素。

(九)产科处理

1. 产科处理原则上应在母体呼吸循环功能得到明显改善,并已纠正凝血功能障碍之后进行。若在第一产程发病,应行剖宫产术结束妊娠;若在第二产程发病,应尽快经阴道协助娩出胎儿。

2. 除有产科指征或紧急终止妊娠外,经阴道分娩比剖宫产或子宫切除为好。

3. 子宫切除适用于用无法控制阴道流血者,即使处于休克状态也应切除子宫。手术应行子宫全切除术,术后放置引流管。

4. 产后尽早应用子宫收缩剂以减少出血量。

五、监护

(一)预防

1. 避免宫缩过强和产妇屏气时破膜,如子宫收缩过强可用镇静剂。

2. 合理使用缩宫素,注意其适应证、禁忌证、给药浓度、速度,防止引起过强宫缩。

3. 钳刮术中注意操作规程，先破膜缓慢放出羊水后再钳刮；先取胎儿再取胎盘；钳刮术中尽量不用缩宫素，术中尽可能减少子宫壁损伤。

4. 剖宫产术中，切开子宫后，最好先将胎膜切小口，吸出羊水后再扩大切口。

（二）护理与康复

1. 做好产前检查及分娩时的处理

羊水栓塞大多发病突然，病情凶险，甚至来不及抢救就在短期内死亡。因此，做好产前检查，早期发现易引起羊水栓塞的存在的好发因素，及时的或在分娩过程中采取相应的措施，以杜绝或减少羊水栓塞的发生，是医护工作非常重要的一项工作。

2. 饮食护理

羊水栓塞一般病情严重，饮食困难，以输液支持疗法为主。可暂时禁食。对病情轻者给以高维生素、高蛋白、高热量的流质或半流质饮食。对出现昏迷者可给予鼻饲饮食。

3. 心理护理

羊水栓塞的早期，产妇神志尚清楚，由于烦躁不安、寒战、呼吸困难等症状的出现，造成产妇心理紧张，让其保持平静，尽一切力量给她治疗。

4. 保持呼吸道通畅

对神志清醒者应清除口腔、咽和喉部的黏液痰，胃反流物等，在半卧位下采用多孔吸痰管通过鼻腔或口腔进入咽喉和气管，刺激咳嗽，吸出分泌物。在吸氧的条件下，可使用纤维支气管镜清除分泌物或吸入物。对心肺复苏、面罩辅助呼吸而气管插管又不能拔管者，可做气管切开。在施行人工通气后，为防止呼吸道干燥，应给以湿化，注意液体摄入量。

5. 正确合理的氧疗

吸氧时应正确掌握吸氧的浓度与流量。轻度低氧血症一般氧浓度可为 24%～28%。中度低氧血症给氧浓度以 28% 为宜。严重低氧血症给氧浓度可在 28%～35%。

6. 病情观察与护理

1）注意观察病情，羊水栓塞发生后易引起呼吸衰竭、循环衰竭、肾衰竭、DIC。在抢救过程中，要注意观察生命体征如血压、脉搏、呼吸、瞳孔的变化，应每 15～30 分钟测一次，并观察患者的尿量，对昏迷者应插导尿管持续导尿，观察尿量、颜色，注意皮肤有否出血点。发现问题详细做好记录，并向医生汇报，及时采取措施。

2）备好各种抢救药物及器械，对需要使用呼吸兴奋剂者，给药后须严密观察其疗效，若出现不良反应，如恶心、呕吐，面部或肢体抽搐，应及时减量或停药。注意水、电解质平衡，在抢救过程中应严密观察病情的动态变化，给予合理的治疗。用利尿剂时，应记录出入液量，检查血 pH 值、钾、钠、氯的变化。严密观察呼吸和血压的变化，呼吸衰竭时易导致循环功能的障碍，故应严密观察呼吸频率、潮气量、呼出的氧和二氧化碳分压及血压、心率的变化。

7. 症状护理

羊水栓塞死亡的主要因素为呼吸衰竭、休克、急性心力衰竭、大出血及肾衰竭。临床上要针对上述因素进行护理。

1）呼吸衰竭的护理：急性呼吸衰竭的护理原则是保持呼吸道通畅、给氧气吸入、控制呼吸道感染3个方面。

2）急性心功能不全的护理

（1）减轻心脏负担：①休息，休息可减轻心脏负担，让患者绝对卧床，烦躁者可给予适当的镇静药物；②环境要求，室内要保持安静、舒适、空气新鲜，注意室内温度；③体位的选择，急性心功能不全患者出现呼吸困难，端坐呼吸等症状时，立即给患者取半卧位或坐位，以减轻心脏负荷。

（2）吸氧：应给以鼻导管吸入，流量为 6～8 L/min。使用 20%～30% 乙醇湿化，吸氧的时间不宜过长，重患者应考虑面罩或气管插管加压给氧。

3）大出血的护理：羊水内含有丰富的凝血活酶，进入母血后可引起 DIC，呈暂时性高凝状态时，使血中纤维蛋白原下降；同时激活纤溶系统，使血凝由高凝状态迅速转入纤溶状态，血液不凝，发生严重的产后出血及肠胃道、皮下针孔及泌尿道等部位出血。

（1）有效地解除病因：迅速结束分娩，防止羊水继续进入母血。

（2）改善微循环障碍：包括解除小动脉痉挛，扩充血容量，降低血液黏度，纠正酸中毒及充分给氧。

（3）肝素的应用及注意事项：肝素宜早期应用，剂量要足够，疗程要充分。病情好转，出血停止，血压稳定和发绀消失等可逐渐停药。

（4）输新鲜血液或血浆。

（5）肾上腺皮质激素的应用：选氢化可的松 100～200 mg/d 或地塞米松 5～10 mg/d 加入葡萄糖液中 1～2 次静脉滴。

4）肾功能衰竭的护理

（1）预防和控制感染：急性肾衰竭患者由于免疫功能低下，继发感染机会较多，因此必须采取有效的措施防止感染发生。安置单人房间，做好病室清洁与空气净化，保留导尿管者应每天用 1∶1 000 苯扎溴铵液清洁尿道口。加强口腔护理防止口腔炎、鼻炎等。

（2）多尿期的护理：多尿期由于大量排尿，可引起水与电解质紊乱，因此应充分补充营养，给予高糖、高维生素和高热量饮食，不宜摄入蛋白质，以后随病情改善，蛋白质可逐步自饮食增加摄入。

（卢金香）

第五节　胎儿窘迫

胎儿在宫内因缺氧和酸中毒危及胎儿健康和生命者，称为胎儿窘迫。其发生率为

2.7%～38.5%，胎儿宫内窘迫可发生在临产过程，也可发生在孕期。发生在临产过程中者，可以是孕期者的延续或加重，为围产儿死亡主要原因，约占42.6%。

一、病因和发病机制

胎儿窘迫多见于以下情况。

（一）母体血循环中含氧量不足

如产妇有严重心血管疾患、贫血、呼吸抑制、休克、低血压等。

（二）胎盘病变

如过期妊娠、高血压、慢性肾炎、妊高征，有胎盘梗死、纤维化，降低了子宫胎盘血流量；子宫收缩过频，甚至痉挛性子宫收缩，胎盘血流受阻，发生胎儿缺氧。

（三）脐带血管受压

如脐带绕颈或肢体，打结、脱垂等引起母儿间循环受阻。

孕期胎儿宫内轻度缺氧及营养供应不良，可致发育迟缓，如胎儿血氧显著降低即出现呼吸性酸中毒。通过植物性神经反射，兴奋交感神经，肾上腺儿茶酚胺及皮质醇分泌增多，使血压上升、心率加快。如继续缺氧，则转为兴奋迷走神经，胎心率因而减慢。为补偿能量消耗，无氧糖酵解增加，故而丙酮酸、葡萄糖、乳酸等有机酸增加，血pH值下降，细胞膜通透性增加，胎儿血中氮素增加。随即胎儿呼吸运动加强，肠道蠕动加强，肛门括约肌松弛，胎粪排出，易于发生吸入性肺炎。倘若临产、子宫阵缩将加剧胎儿缺氧状态。

二、病理生理

孕期胎儿对宫内缺氧有一定的代偿能力，轻、中度或一过性缺氧，常常通过减少自身及胎盘耗氧量、增加血红蛋白释氧缓解，而不产生严重代谢障碍及器官损害，但长时间重度缺氧则可导致严重并发症。

（一）血气变化

在母体低氧血症引起的胎儿缺氧，胎儿脐静脉血氧分压降低，二氧化碳分压往往正常。如果胎盘功能正常，胎儿排出酸性代谢产物可无障碍，不易发生呼吸性及代谢性酸中毒，胎儿可通过增加红细胞生成代偿低氧血症。当胎盘功能不良引起的胎儿缺氧，可因胎盘血管阻力增高，脐静脉血液回流继发性减少，使下腔静脉中来自肢体远端含氧较少的血液比例相对增加，胎儿可利用氧减少，无氧酵解占优势，乳酸形成增加；又因胎盘功能障碍，二氧化碳通过胎盘弥散减少，致碳酸堆积，故胎盘功能不良所致的胎儿缺氧，常较早地出现呼吸性及代谢性酸中毒。

（二）心血管系统的变化

因母体缺氧致低氧血症时，由于胎儿肾上腺髓质直接分泌或通过化学感受器、压力感受器的反射作用，使血中儿茶酚胺浓度增高，心血管系统产生3种主要变化，即血压增高、心率减慢、血液重新分布。胎盘血流量及胎儿心排出量多无改变。因胎盘功能不良引起的胎儿缺氧，同样可观察到血液重新分布：心、脑、肾上腺血管扩张，血流量增加，其他器官血管收缩，血流量减少；而血压变化则取决于两个相反因素的作用结果：

①胎盘血管阻力增高及儿茶酚胺分泌增加使血压增高；②酸中毒时，心肌收缩力减弱使心排出量减少，引起的血压下降。通常，缺氧早期血压轻度增高或维持正常水平，晚期则血压下降。心率变化取决于儿茶酚胺浓度及心脏局部因素相互作用的结果，前者使心率加快，而心肌细胞缺氧，局部 H^+ 浓度增高时，心率减慢。

（三）泌尿系统变化

缺氧可使肾血管收缩，血流量减少，肾小球滤过率降低，胎儿尿形成减少，从而使羊水量减少。

（四）消化系统变化

缺氧使胃肠道血管收缩，肠蠕动亢进，肛门括约肌松弛，胎粪排出污染羊水。

（五）呼吸系统变化

缺氧初期深呼吸增加，并出现不规则喘气，使粪染的羊水吸入呼吸道深处，继之呼吸暂停直至消失。

（六）中枢神经系统变化

缺氧初期通过血液重新分布维持中枢神经系统供氧，但长期严重缺氧、酸中毒使心肌收缩力下降，当心排出量减少引起血压下降时，则脑血流灌注减少，血管壁损害，致脑水肿及出血；又因脑细胞缺氧，代谢障碍，细胞变性坏死，可能产生神经系统损伤后遗症。

三、病情评估

（一）临床表现

根据胎儿窘迫发生的速度分急性和慢性胎儿窘迫两类。急性主要发生于分娩期，慢性多发生于妊娠末期，往往延续至临产并加重。

1. 病史

1）急性胎儿窘迫：常伴有脐带脱垂、前置胎盘大出血、帆状血管前置、胎盘早期剥离、急产、缩宫素引产或加速产程，或产程中有严重头盆不称等病史。

2）慢性胎儿窘迫：常伴有妊娠期高血压疾病、慢性肾炎、过期妊娠、妊娠期肝内胆汁淤积症、糖尿病、羊水过少、胎儿宫内发育迟缓、严重贫血等病史。

2. 症状及检查

1）急性胎儿窘迫

（1）胎心率异常：胎心率是了解胎儿发育是否正常的一个重要标志，胎心率的改变是急性胎儿窘迫最明显的临床征象。缺氧早期，胎心率于无宫缩时增快，每分钟 > 160 次；缺氧严重时，胎心率每分钟 < 120 次，尤其是 < 100 次，为胎儿严重缺氧，可随时导致胎死宫内。胎心监护仪图像出现以下变化，应诊断为胎儿窘迫：①出现频繁的晚期减速，多为胎盘功能不良。②重症可变速度的出现，多为脐带血运受阻的表现，若同时伴有晚期减速，表示胎儿缺氧严重，情况紧急。

（2）羊水胎粪污染：羊水呈绿色、混浊、稠厚及量少。依据程度不同，羊水污染分三度：Ⅰ度浅绿色、Ⅱ度深绿色或黄绿色、混浊，Ⅲ度稠厚、呈棕黄色。破膜后羊水流出，可直接观察羊水的性状。若未破膜可经羊膜镜窥视，透过胎膜了解羊水的性状。

若胎先露部固定，前羊水囊中羊水的性状可与胎先露部上方羊水不同。因此，胎心率每分钟<120次，而前羊水仍清，应在无菌条件下，于宫缩间隙期轻轻上推胎儿先露部，了解其后羊水性状。注意勿用力上推胎儿先露部，以免脐带脱垂。

（3）胎动改变：急性胎儿窘迫初期表现为胎动频繁，继而转弱及次数减少，进而消失。

（4）酸中毒：胎儿缺氧与酸中毒关系密切，破膜后取胎儿头皮血行血气分析。诊断胎儿窘迫的指标有：pH值<7.20，PO_2 <10 mmHg，PCO_2 >60 mmHg。

2）慢性胎儿窘迫：多发生于妊娠晚期，往往延续至临产并加重。母体常存在引起胎盘供血不足的疾病，可有胎儿宫内发育迟缓。

（二）实验室及其他检查

1. 胎盘功能检查

24小时尿E_3测定并动态连续观察。若急骤减少30%~40%，或于妊娠末期连续多次测定24小时尿E_3值在10 mg以下；或测定血浆胎盘生乳素（HPL）<4 μg/ml，表示胎儿胎盘功能减退，胎儿可能存在慢性缺氧。

2. 胎儿电子监护

进行无负荷（NST）试验，胎儿窘迫者表现为无反应型及正弦波。无反应型是指胎心率基线为每分钟120~160次，胎动每10分钟<2次，与胎动相应出现的心率加速不明显，加速幅度每分钟<15次，时间不足15秒。正弦波是指胎心率基线为每分钟120~160次，无胎动出现，无加速反应。

3. 羊膜镜检查

见羊水混浊，呈黄色或浓绿色。

4. 胎儿头皮血pH测定

是产时胎儿宫内状况监测的一种可靠手段，对胎儿宫内窘迫判断的准确率为80%~90%。头皮血气测定应在电子胎心监护异常的基础上进行。胎儿头皮血pH值=7.20~7.24为病理前期，可能存在胎儿窘迫，应立即进行宫内复苏。间隔15分钟复查，pH值=7.15~7.19提示胎儿酸中毒及窘迫，应立即复查。如pH值≤7.19，除外母体酸中毒后，应在1小时内结束分娩；pH值<7.15是严重胎儿窘迫的危险信号，须迅速结束分娩。

5. 五项生物物理指标监护

1980年Manning报道，胎儿生物物理指标〔NST、胎儿呼吸运动（FBM）、胎动（FM）、胎儿肌张力（FT）、羊水容量（AFV）〕用于妊娠期诊断胎儿低氧，已被较广泛地应用于临床监测高危妊娠的胎儿是否处于低氧状态。在分析监护结果时，除考虑总分外，还应特别注意其单项指标。

6. 胎儿心电图

本法有助于诊断胎儿窘迫。当胎儿在宫内缺氧时，其心电图中ST段抬高或压低，QRS时限延长>0.10秒。

7. B型超声检查

可观察胎动、胎儿呼吸（出现喘息型呼吸表示胎儿缺氧，应予处理）、脐带情况

（位置、打结、缠绕、搏动等）、羊水量、胎盘有无老化等，观察胎儿及其附属物诊断胎儿有无缺氧。

（三）诊断和鉴别诊断

1. 诊断标准

1）产前或临产过程中，在宫缩间歇时胎心率≥160 次/分或≤120 次/分，或心律不齐，心音减弱。听诊时间宜稍长。

2）胎动少于5 次/小时，早期可有躁动。

3）头先露时羊水内混有胎粪。

4）辅助检查（适用于慢性胎儿窘迫）

（1）尿雌三醇持续低值或突然大幅度下降（参阅"过期妊娠"节）。

（2）经腹壁抽取羊水，可见含有胎粪，其中雌三醇小于0.6 mg/L 者为危险值，0.6～1.0 mg/L 为警戒值，大于1.5 mg/L 为安全值。

（3）羊水镜检查见羊水混浊，呈黄绿色。

（4）有条件时，用电子监护仪监护。

2. 鉴别诊断

胎儿窘迫时的心率缓慢应与完全性房室传导阻滞鉴别。完全性房室传导阻滞可使胎心率减慢至每分钟90 次以下，但心律规则，心音强，吸氧无效。

四、处理

治疗原则为消除或部分消除引起胎儿缺氧的因素，改善胎儿供氧，提高胎儿对缺氧的耐受性和氧的利用率，使胎儿尽早脱离缺氧环境等。

（一）急性胎儿窘迫

1. 左侧卧位

侧卧位可减轻孕妇的重量负荷，减轻增大的子宫对腹主动脉、下腔静脉和盆腔血管的压迫，改善子宫—胎盘循环，增加灌注量，增加对胎儿的供氧。如仰卧位正常血容量低血压综合征引起的胎心率减慢、晚期减缓，侧卧位后就可得到纠正。第一产程侧卧位还可减少子宫收缩的频度、增强宫缩的强度，有利于子宫—胎盘循环。

2. 氧气吸入

当胎儿—胎盘气体交换下降的情况下，提高母血氧含量，可以增加对胎儿的供氧。常用的鼻管插入吸氧达不到要求，最好应用面罩输入每分钟流量为10 L 的纯氧，可使胎儿血 PO_2 自 20 mmHg 升高到 25 mmHg。长期吸氧可导致子宫血管收缩，胎盘灌注量下降。因此，采用间断吸氧法，即吸氧30 分钟，停吸5 分钟，反复进行。第二产程可持续吸氧，因产妇屏气停止呼吸，自然地形成了分段吸氧。

3. 氨茶碱治疗

50% 葡萄糖40 ml + 氨茶碱0.25 g 静脉缓慢推注。适用于慢性胎儿缺氧的宫内复苏治疗，可以使胎儿缺血、缺氧缓解，但不能从根本上解除胎儿窘迫的病因，当监测指标改善以后，仍需选择适当方式结束分娩。

4. 积极处理低血压

因失血或产妇衰竭所致低血压，可输血或输液以纠正低血压的状况，麻醉引起的低血压可通过加快输液速度，给麻黄碱等药物来纠正。

5. 抑制宫缩

如因子宫收缩过强引起胎儿缺氧，可静脉滴注 β 受体兴奋药物以抑制宫缩，改善胎盘的血液供应。

6. 纠正酸中毒

必要时静脉滴注 5% 碳酸氢钠 100 ~ 200 ml。此时产妇往往有衰竭现象，故应给予足够的水分和营养，并让其适当休息。

7. 一般支持

50% 葡萄糖溶液 100 ml 加维生素 C 500 mg 及尼可刹米 0.375 g 静脉注射，2 小时重复 1 次。葡萄糖能迅速增加胎儿组织主要是心肌及脑组织糖储备量，以提高对缺氧的耐受性；尼可刹米或咖啡因可兴奋血管收缩中枢，改善胎儿—胎盘血循环，减轻主要脏器的淤血程度，促进新陈代谢的正常进行；维生素 C 能大大提高脑组织对氧的利用能力，并延长与氧的结合过程，增强对严重缺氧的耐受力。

8. 结束分娩

经治疗处理，且胎心不再改变者，可继续观察。对于重症胎儿窘迫除采用上述措施外，有下列情况应立即分娩：①胎心率持续增速或过缓合并（或）羊水 Ⅱ ~ Ⅲ 度污染者，尤其伴羊水量减少者。②NST 无反应型，CSP（＋）AFV 下降（最大羊水池深度 ≤ 2 cm）。③FBS pH 值 <7.20 者。④应缩短第二产程者。第二产程是胎儿处于酸中毒最危险阶段。可酌情经阴道助产。施术前均应做好对新生儿窒息的抢救准备。

9. 羊膜腔内输液、注药治疗宫内窘迫

羊膜腔内输液、注药治疗胎儿疾病是近年来发展起来的新技术，在国内外应用效果均较满意。

羊膜腔内注射碳酸氢钠治疗宫内缺氧、酸中毒：当胎儿宫内缺氧、酸中毒时，给孕妇静脉滴注或静脉注射碳酸氢钠对纠正胎儿酸中毒效果不满意。因为，胎儿缺氧多与脐带血流受阻有关，而且碳酸氢钠通过胎盘屏障的速度极慢。羊膜腔内注入碳酸氢钠后，脐动脉血中碱剩余明显增高，可迅速使胎儿酸中毒得到改善。

给药途径：①经阴道给药，产妇排空膀胱后，取膀胱截石位，常规冲洗消毒外阴后，铺孔巾，宫腔导管一般选用心导管，消毒后由内诊手指引放置宫腔内导管，未破水的先人工破水，将管送入宫腔超过胎头达胎体腹前，将碳酸氢钠 40 ~ 80 mmol/L 经导管注入。②经腹羊膜腔内注药：穿刺部位应用 B 超选择，避开胎盘，在羊水较多的部位，一般在胎先露下方，胎腹前小肢体羊水区或颈后羊水区。如取胎先露下方羊水区，一定要排空膀胱，由助手将儿头向上托，术者在耻骨联合上正中缝进针。B 超下选好进针部位后，进针点作上标志，以此点为中心用碘酒、酒精消毒，铺无菌孔巾，1% 普鲁卡因 2 ml 局麻后，用 22 号腰穿针垂直进针，经过腹壁再经过子宫肌层有二次落空感，拔出针芯，用注射器回抽有羊水随即注入碳酸氢钠 40 ~ 80 mmol/L，再回抽仍有羊水说明药液注入羊膜腔内，插入针芯后拔出穿刺针，局部敷无菌纱布。注药后至胎儿娩出时间不少于30分钟，以便药物吸收。

（二）慢性胎儿窘迫

胎盘功能减退、胎儿宫内生长迟缓的孕妇，可定期给氧，左侧卧位，静脉给予葡萄糖、维生素C，静脉输入氨基酸等。若胎儿已足月，根据胎儿情况及宫颈的状况决定是引产阴道分娩或剖宫产。产时应加强胎儿监护，尽量缩短第二产程。胎盘功能严重减退引起的慢性胎儿窘迫，在临产后可因子宫收缩转为急性胎儿窘迫；故胎儿如已成熟、无先天性异常者，应考虑以剖宫产术结束妊娠。

五、监护

（一）预防

1. 做好围产期保健和产前胎儿监测，积极防治妊娠合并症和围产期疾病。

2. 临产后密切观察产程，早发现、早处理。

3. 临产后避免滥用宫缩剂和镇静剂，必须应用时，要密切注意胎心音的变化。

4. 对胎头浮动或胎位异常，尤其是臀位和横位，应避免发生胎膜早破和脐带脱垂。

5. 产科手术应严格操作规程，减少胎儿损伤。

（二）护理与康复

1. 孕妇左侧卧位，间断给氧。

2. 准备好抢救新生儿的物品如吸痰管、气管插管、氧气等。随时配合新生儿的抢救工作。

3. 为手术者做好术前准备，如宫口开全，胎先露部已达坐骨棘平面以下3 cm者，应尽快助产经阴道娩出胎儿。

4. 做好心理护理，此时孕产妇可能激动、烦躁，护士应耐心做其思想工作，帮助孕妇、待产妇分析目前的现实情况，让孕妇做出正确的抉择，如遇胎儿不测，帮助孕妇、待产妇度过心理危机期。

5. 临产后要严密观察产程和胎心音，对产力异常、滞产的产妇尤须加强监护。胎动是胎儿宫内窘迫的一个重要指标，胎动消失后，24小时内胎心也会消失，故应注意此点，以免贻误抢救时机。

6. 进行胎儿监测，每10～15分钟听胎心1次，注意宫缩后胎心变化。疑有隐性脐带脱垂时应抬高床尾，通知医生即刻处理。

7. 经观察及处理，胎心音<120次/分或>160次/分，此时宫口尚未开全者，应准备行剖宫产术，宫口开全，迅速行会阴切开，必要时加用胎头吸引或产钳助产，尽快结束分娩。

8. 婴儿出生后，按新生儿窒息抢救常规处理。

9. 对产力异常、滞产的产妇尤须加强监护。慎用麻醉剂、镇静剂，正确使用催产素。发现胎儿窘迫按医嘱立即给氧，给予50%葡萄糖40～60 ml加维生素C 500 mg和尼可刹米375 mg静推。

（高秀运）

第六节 脐带异常

脐带异常包括：脐带先露与脐带脱垂、脐带过短、脐带过长、脐带缠绕、脐带打结。正常脐带长度在 30 ~ 70 cm，平均 50 ~ 60 cm。

脐带先露与脐带脱垂

脐带先露又称隐性脐带，指胎膜未破时脐带位于胎先露部前方或一侧。当胎膜破裂，脐带进一步脱出胎先露部的下方，经宫颈进入阴道内，甚至经阴道显露于外阴部，称脐带脱垂。其发生率为 0.4% ~ 10%。

一、病因

胎儿先露部未能与骨盆入口密切衔接时，均有可能发生脐带先露及脐带脱垂。

（一）胎先露异常

臀先露、肩先露、面先露等，使胎儿先露部与骨盆入口之间有空隙，可发生脐带先露及脐带脱垂。

（二）头盆不称、胎儿先露部高浮

均因胎儿先露部不易衔接，使其与骨盆入口之间空隙增大，易发生脐带先露或脐带脱垂。

（三）羊水过多

宫腔内压大，一旦破膜，羊水流出的冲力大，促使脐带脱垂。

（四）胎盘、脐带异常

胎盘低置时，脐带附着部位接近宫口，容易发生脐带先露，一旦破膜，容易发生脐带脱垂。脐带过长常折叠于胎儿先露部旁侧，发生脐带先露。

（五）其他

早产、多胎妊娠、胎膜早破、胎儿先露部高浮行人工破膜时，均可发生脐带脱垂。

二、对母儿的影响

1. 对产妇的影响不大，主要是增加手术产率和感染率。

2. 脐带先露和脐带脱垂对胎儿危害较大。脐带先露或脱垂时，脐带直接受压，如先露尚未入骨盆，仅在宫缩、胎先露下降时引起胎心率异常，造成胎儿宫内轻度缺血、缺氧；如先露部已入骨盆，胎膜已破者，脐带受压较重，可引起胎儿宫内血循环阻断，加之脱垂的脐带受外界环境影响致脐血管反射性痉挛性收缩加重血管阻力。脐血流完全阻断时间超过 8 分钟，可造成胎死宫内。存活的新生儿常因缺氧、宫内深呼吸吸入羊水而致先天性肺炎。

三、病情评估

（一）临床表现

有脐带脱垂的原因存在时，应警惕有无脐带脱垂。

1. 胎心改变

破膜前，于胎动、宫缩后胎心率突然变慢，改变体位、上推先露及抬高臀部后迅速恢复，应考虑有隐性脱垂可能；破水后胎心突然变慢。

2. 阴道检查

触及前羊水囊内有搏动条索状物，为脐带前置。在胎先露部旁，先露部下方及阴道内触及脐带者，或脐带脱出于外阴者，可确诊。

3. 胎儿电子监护仪检查

可发现胎心减慢、变异减速甚至晚期减速。

4. B 超检查

有助于判定脐带位置，用阴道探头会显示更清晰。

（二）诊断

有脐带脱垂危险因素存在时，应警惕脐带脱垂的发生。若胎膜未破，于胎动、宫缩后胎心率突然变慢，改变体位、上推胎先露部及抬高臀部后迅速恢复者，应考虑有脐带先露的可能，临产后应行胎心监护。监护手段包括胎儿监护仪、超声多普勒或听诊器监测胎心率以及行胎儿生物物理监测，并可用 B 型超声判定脐带位置，用阴道探头显示会更清晰。脐血流图及彩色多普勒等也有助于诊断。已破膜者一旦胎心率出现异常，即应行阴道检查，了解有无脐带脱垂和脐带血管有无搏动。不能用力去触摸，以免延误处理时间及加重脐血管受压。在胎先露部旁或胎先露部下方以及阴道内触及脐带者，或脐带脱出于外阴者，即可确诊。

四、处理

一旦发现脐带先露或脱垂，胎心尚存在，需紧急处理。立即改变产妇体位，不见好转时立即置产妇头低脚高位，给氧，并行阴道检查。若阴道检查宫口已开全，胎心音尚好者可根据不同胎位做臀牵引术或行产钳术结束分娩。若宫口未开全，但已超过 5 cm，应使产妇在极度头低臀高位下，还纳脐带，如还纳有困难或宫口开大不足 5 cm，且在短时间内不能结束分娩时，应即行剖宫产术。在准备手术的同时，必须用手在阴道内将先露部往上抵住，使脐带不致受压。

若胎儿已死，则待其自然娩出或等宫口开大后做穿颅术。

五、监护

（一）预防

做好孕期保健工作，纠正异常胎位。胎先露尚未入盆或胎位异常的产妇，应提高警惕、尽量少做肛查、不灌肠，以防胎膜早破。产程中应勤听胎心音，破膜后应立即听胎心音，发现异常，应立即行阴道检查，争取早发现、早处理。

（二）护理与康复

1. 脐带脱垂后，因脐带受压，血循环受阻，会导致胎儿宫内窘迫及威胁胎儿生命，要求及时诊断，及时处理。

2. 破膜后应做胎心监护。必须实行人工破膜者，应采取高位破膜，以避免脐带随羊水流出时脱出。

3. 对胎膜产妇要加强宣教，绝对卧床休息或头低脚高位，使之充分了解脐带脱垂后胎儿的危险性。

4. 破膜后应做胎心监护，密切观察胎心及脐带情况，发现异常及时报告医生并协助处理。

5. 一旦发现脐带先露或脱垂，胎心尚存在，需及时通知医生紧急处理。立即改变产妇体位，不见好转时立即置产妇头低脚高位，给氧，并行阴道检查。若阴道检查宫口已开全，胎心音尚好者可根据不同胎位做臀牵引术或行产钳术结束分娩。若宫口未开全，但已超过5 cm，应使产妇在极度头低臀高位下，还纳脐带，如还纳有困难或宫口开大不足5 cm，且在短时间内不能结束分娩时，应即行剖宫产术。在准备手术的同时，必须用手在阴道内将先露部往上抵住，使脐带不致受压。若胎儿已死，则待其自然娩出或等宫口开大后做穿颅术。

脐带过长

正常足月妊娠时，脐带长度≥70 cm 者称为脐带过长。脐带过长时易发生脐带缠绕、打结、先露、脱垂及脐带受压，使妊娠期及分娩期并发症增高。

经阴道分娩时，在胎头娩出后，遇有脐带绕颈1周且较松者，可用手指将脐带顺胎肩推下或从胎头滑下。若脐带绕颈过紧或绕颈2周或2周以上。可先用两把止血钳将其一段夹住从中剪断脐带，松解脐带后再协助胎肩娩出。

脐带过短

正常足月妊娠时，脐带长度≤30 cm 者称为脐带过短。有时脐带长度虽在正常范围内，但因缠绕胎儿肢体或颈部造成相对脐带过短。脐带过短分娩前往往无临床症状，进入产程后可出现胎心音异常、胎儿宫内缺氧，可使胎儿窒息死亡。也可引起胎儿先露部高浮不易衔接，还可引起脐带断裂、出血及胎盘早剥和子宫外翻。由于上述原因增加手术产机会，对母儿均易产生不良后果。

脐带打结

脐带打结有真结和假结2种。真结发生率较低，系因脐带较长胎儿身体穿越脐带套环1次以上而成。真结形成后未拉紧者，无症状出现；如拉紧后胎儿血液循环受阻，可致胎儿发育不良或死亡。所幸，多数脐带真结往往较松，并不影响胎儿生命。脐带假结较多见，形成原因有 2 种：一种是脐静脉较脐动脉长，静脉迂曲形成结；另一种是脐血管较脐带长，血管卷曲形成结，临床上可致脐血流缓慢影响胎儿发育，若出现血管破裂出血者，可致胎儿死亡。

脐带扭转

脐带扭转较少见。多因胎儿过度活动所致。胎儿在宫腔内活动会使正常脐带变成螺旋状，即脐带顺其纵轴扭转。生理性可扭转 6 ~ 11 周，如脐带扭转超过 12 周，可影响胎儿血运，轻者可致胎儿窘迫，重者可致胎儿死亡。临床遇有脐带某部位特别是根部扭转超过 360°，围产儿死亡者，亦称脐带过度扭转。

其他脐带异常

脐带静脉曲张较常见；脐带血肿较少见。脐带单脐动脉为脐带发育异常，常需详细检查胎儿有无心血管等系统畸形存在。脐带附着于胎膜上，称为脐带帆状附着。脐带血管通过羊膜和绒毛膜之间进入胎盘，属于脐带附着位置异常；当胎膜破裂时，附着的血管随之破裂，可引起大出血和胎儿死亡。

（高秀运）

第七章　产后疾病

第一节 产后腹痛

一、病因和发病机制

1. 产后腹痛的原因也是由于子宫收缩所致。子宫收缩时，引起血管缺血，组织缺氧，神经纤维受压，所以产妇会感到腹痛。当子宫收缩停止时，血液流通，血管畅通，组织有血氧供给，神经纤维解除挤压，疼痛消失，这个过程一般在 1~2 天完成。

2. 产妇在分娩过程中由于失血过多，或者本来气血虚弱，使冲脉、任脉空虚，因而产后腹痛。

3. 产妇在产后若起居不慎，或受生冷，或腹部触冒风寒，或用冷水洗涤，使寒邪乘虚而入，使血脉凝滞、气血运行不畅就会引起产后腹痛。有的产妇产后因过悲、过忧、过怒，使肝气不舒，肝郁气滞，则血流不畅，以致气血淤阻，也会造成腹痛。也有的因产后站立、蹲下、坐、卧时间过长，持久不变换体位，引起淤血停留，而致下腹疼痛坠胀，甚至引起腰酸尾骶部疼痛。

二、病情评估

1. 初产妇因子宫纤维较为紧密，子宫收缩不甚强烈，易复原，且复原所需要时间也较短，疼痛不明显。经产妇由于多次妊娠，子宫肌纤维多次牵拉，复原较难，疼痛时间相对延长，且疼痛也较初产妇剧烈些。

2. 失血引起腹痛表现症状为小腹隐隐疼痛，绵绵不断，腹部喜用热手揉按，恶露量少、色淡红、清稀，或兼头昏眼花、耳鸣、身倦无力，或兼大便结燥，面色萎黄。

3. 血脉凝滞、气血运行不畅引起腹痛则表现症状为产后小腹疼痛喜温喜揉按，或喜温拒按，得热敷则减轻；由情绪不畅引起者；恶露量少，涩滞不畅，色紫暗常夹血块，或兼胸肋胀痛，四肢欠温。

三、处理与监护

1. 卧床休息，保证充分睡眠，避免久站、久坐、久蹲，防止子宫下垂、脱肛等病发生。

2. 加强营养，可选择食用一些药膳，如人参粥、扁豆粥、猪肾粥、红杞鲫鱼汤、当归生姜羊肉汤、黄花当归鸡汤、参枣羊肉汤等。

3. 大便结燥者，可服麻仁丸，早晚服蜂蜜一匙。多吃新鲜蔬菜、水果，如香蕉、红苕、西瓜、西红柿等，以润肠通便。

4. 用热毛巾热敷痛处，或用灸条灸关元穴（脐下 3 寸，即脐下约三横指，注：此处指中医的同身寸。下同）、中极穴（脐下 4 寸，即脐下四横指），或把盐炒热后装布袋热熨痛处，或熨关元穴、中极穴。

5. 若恶露量多，或有创伤流血不止者，必须报告医生及时处理。

6. 按摩法。用手按摩下腹部。方法：先从心下擀至脐，在脐周做圆形揉按数遍，再向下擀至耻骨联合（阴毛处之横骨）上方，再做圆形揉按数遍，然后将热手置于痛处片刻，又重复上述动作，但在做圆形按摩时方向应与前次相反，如此反复按摩，每次10～15遍，早晚各1次。

7. 对血脉凝滞腹痛者可选用中药肉桂、小茴香、吴萸各10 g，干姜12 g，艾叶、陈皮各20 g，木香15 g等温热药适量，以水浸润炒热装袋，趁热温熨痛处，冷再加热，每次熨10～15分钟。或服食益母草。益母草药膏每日3次，以化瘀止痛。

8. 加强食疗。可选用生姜红糖汤、醪糟蛋、益母草煮醪糟、当归生姜羊肉汤、羊肉桂心汤。小腹胀痛，胸肋胀满者，可多食柚子、金橘饼、韭菜等。忌食生冷瓜果、饮料。

9. 心情舒畅。产妇应保持心情愉快，避免各种精神刺激因素。

10. 注意保暖。注意保暖防风，尤其要保护下腹部，忌用冷水洗浴。

11. 适当活动。一种姿势睡卧，很容易造成盆腔淤血，因此应注意随时改变体位。

（高秀运）

第二节　产后缺乳

分娩后乳腺泌乳量少，不能满足新生儿需要，或无乳汁分泌称为产后缺乳。人乳是新生儿理想的食物，内含多种物质及抗体，对新生儿的生长发育的作用是任何食品不可完整替代的，故应提倡母乳喂养，积极防治本病的发生。

一、病因和发病机制

正常情况下，妊娠晚期即可分泌少量的"初乳"，产后1～2天增多，3～4天为移行乳，4天以后即为成熟乳。影响泌乳的主要因素如下。

1. 分娩结束后，胎盘源的甾体激素和HPL迅速下降，解除了对乳腺泌乳细胞的抑制作用，在PRL与肾上腺皮质激素共同作用下，使乳腺泌乳。

2. 产后1周至2个月内，泌乳主要依靠婴儿吸吮刺激，使垂体泌乳素抑制因子（PIN）分泌减少，神经垂体PRL释放增加，致使乳腺泡泌乳，同时刺激神经垂体分泌缩宫素，促使乳汁排出并使子宫收缩。

3. 腺管排空，可作为一种机械刺激，通过下丘脑—垂体促使PRL分泌。

哺乳期间，若发生贫血、营养不良、恐惧、抑郁、焦虑、劳累或疼痛、年龄过大等，均可直接影响丘脑下部，使儿茶酚胺量增多，导致PIF分泌增加，PRL减少，因而缺乳或乳汁过少。此外，若产后婴儿对乳头刺激不够，或因婴儿含接乳头姿势不正确造成乳头皲裂，由于乳头的疼痛，产妇减少泌乳次数亦可引起缺乳。

二、病情评估

（一）临床表现

1. 症状

产妇哺乳时，无乳汁分泌或泌乳甚少，不足以喂养婴儿。乳汁是否不足，应通过观察婴儿喂养和排尿、排便情况来确定。通过观察如不能达到以下 5 点，可考虑为产后缺乳。

1）哺乳次数：出生后 1~2 个月婴儿 24 小时哺乳 8 次以上，哺乳时可听见吞咽声。

2）排泄情况：每天换湿尿布 6 块以上，有少量多次大便。

3）睡眠：两次哺乳之间，婴儿满足并安静，3 个月婴儿常在吸吮中入睡，自发放弃乳头。

4）体重：每周平均增加 150 g 左右，2~3 个月内婴儿每周增加 200 g 左右。

5）神情：婴儿双眼明亮，反应灵敏。母亲在哺乳前有乳房胀感，哺乳时有射乳反射，哺乳后乳房变软。

2. 体征

检查时，乳房柔软，不胀不痛，或稍有胀痛，加压乳房，不见有乳汁排出或排出甚少。

（二）诊断

首先应通过临床观察婴儿喂养和排尿排便情况，来确定母亲的乳汁是否真正充足，以上各项指标可提示母亲乳汁是否充足。

如不能达到上述情况，应诊断产后缺乳或奶水不足。

三、处理

（一）一般治疗

1. 产妇应有充分的休息和睡眠。

2. 提倡早期哺乳。产后 6~8 小时即可哺乳，初乳内含有大量抗体，对新生儿发育十分重要，且可直接刺激乳头，反射性促进泌乳。

3. 正确哺乳。加强乳房护理，学会正确的哺乳方法，每次哺乳应将乳汁排空。

4. 加强产妇营养，给高蛋白、高热量、易消化食物，并注意体液的补充。少食生冷、收敛性食物。

5. 加强心理疏导，避免紧张因素，保持心情舒畅。

（二）药物治疗

对已出现缺乳的产妇，除上述治疗外，应给予维生素、甲状腺素片或催乳灵等药。催产素有诱导乳汁排出的作用，可在授乳前 2~3 分钟，自鼻黏膜给药。

（三）中医治疗

中医治疗产后缺乳主要以调治气血，通络下乳为治疗原则，并注意药物治疗与食疗、精神调护相结合，另外配合针灸、按摩等亦有明显疗效。

1. 中成药

1）催乳丸：具有补气活血，通经下乳之功效。用治气血亏损，经络不通所致的缺乳症。口服，每次 1 丸，每日 2 次。

2）涌泉散：具有活血通经下乳之功效，用治产后气血壅滞型乳汁不行。每次 6 g，每日 2 次。

3）生乳糖浆：具有通经活络下乳之功效。用治乳络不通，气血不调所致的缺乳症。每次 40 ml，每日 3 次。

4）七厘散：文献报道医治产后乳汁不下，用豆油煎鸡蛋，使鸡蛋稍凝固即将成人一次量（1 g）撒在蛋黄上，待药变色后起锅，连鸡蛋一起服下，每日 1 次，连服 3～7 天，可收到良好的通乳效果。

5）通乳冲剂：具有补气养血，通络行乳之功效。用治产后气血亏损，气机不畅型缺乳症。每次 1 袋，每日 3 次。

2. 验方

1）全当归、制香附、佛手片、王不留行各 15 g，通草 10 g，黄芪 18 g。气虚较甚者加潞党参、小红参；肝气郁结较甚者加春柴胡、广郁金、青皮；肝郁火旺者加丹皮、焦山栀；乳房灼热者加蒲公英、栝蒌仁皮、夏枯草、赤芍；血虚甚者加熟地黄、杭芍。

2）潞党参、炒白术、当归身、王不留行各 10 g，炙黄芪 12 g，通草、陈皮、川芎各 6 g。肝郁气滞者加柴胡 6 g，青皮 4.5 g。水煎服，每日 1 剂，早晚分服。一般服用 4～6 剂，乳汁即可通畅。

3）三棱 30 g。煎汁洗乳房，以乳汁出为度。

4）王不留行 18 g。水煎服，每日 1 次。

5）黄芪 30 g，白术 24 g，升麻、柴胡各 9 g。水煎分 2 次服，每日 1 剂。

6）黑芝麻 60 g。炒焦研末，每次 20 g，如用猪蹄汤冲服更好。

7）黑芝麻 25 g，粳米适量。将黑芝麻捣碎，粳米淘净，加水适量煮成粥，经常食用。

8）猪蹄 1 只，通草 10 g。加水适量共炖，熟后食用，每日 1 剂。

9）猪蹄 2 只，黄豆、花生米各 60 g。加水清炖，炖熟后食用，每日 1 剂。

10）赤小豆、小米各 30 g。淘洗干净后加水适量煮粥食用，每日 2 次。

11）鲫鱼 1 条。杀后去鳞及内脏并洗净，与绿豆芽 250 g 共炖，每日食用 1 次。

12）将芝麻 250 g 炒熟研末备用。每次取芝麻 5 g，红糖 25 g，绿茶 1 g，以沸水冲泡片刻，搅匀后分 3 次温服。

13）丹参 10 g，水煎，去渣取汁，打入鸡蛋 2 个，蛋熟后食用，1 次吃下，每日 1 剂。

14）猪肝 100 g。洗净切成小块，放入锅内，与洗净的粳米 150 g 拌匀，加水 1 000 ml，用文火熬粥，每日 1 剂，分次食用。吃时加细盐少许调味，7 天为 1 个疗程。

15）生大麦芽 60～120 g。加水适量煎汤饮用，每日 1 剂。

16）鸡血藤 15 g，红枣 7 枚，桑寄生 24 g。煎水代茶。

17）当归 30 g，王不留行 12 g。水煎服，每日 3 次。蒲公英、夏枯草各 15 g，白酒

10 ml。前两味共捣烂，用酒炒热，敷于乳房上，用纱布固定，每日 1 换。

18）赤小豆 25 g。加水煎煮成浓汤，去豆饮汤，每日 1 次，连用 3～5 天。

19）白鳝鱼 1 条（约 500 g）。去内脏，切段放油锅内炸香，取出，加水 1 500 ml 煎取 500 ml 加盐少许调味吃。每日 1 剂，连服 2～3 天。

20）王不留行子 10 g，通草 5 g，猪蹄 1 只。猪蹄砍成块或药加水 2 000 ml，煎取 1 000 ml，加盐少许调味，饮汤食用。每日 1 剂，连服 2～3 天（哺乳期间忌食消食药物，如麦芽、阳桃等）。

21）取蜂房 1 个（约 10 g，以枣树上的为佳）。将蜂房洗净后，入豆腐 250 g，丝瓜络 10 g，兑水适量煎煮，煮后食豆腐喝汤，每日 2 次，3 天为 1 个疗程。文献报道，总有效率达 94%。

22）炒王不留行 50 g，与豆腐 500 g 共煮，喝汤吃豆腐，1～2 天用完。也可配合运用捏、摩、摇、揉等不同按摩手法，对双乳进行全面按摩。每日按摩 4～5 次，每次 10 分钟左右。有较好疗效。

23）猪蹄 2 只，花生仁 50 g。炖煨，分 2 次服。

24）生南瓜子 18 g。去壳捣泥，温开水冲服，每日 2 次。

25）活虾 60 g。微炒，用黄酒适量煮熟食之，每日 1 次，连服 3 天。

26）活鲫鱼 150 g。猪蹄 1 只。炖煨，分 2 次服。

27）猪肝 250 g，黄花菜、花生仁各 50 g，炖煨食之，每日 1 次。

28）豆腐 120 g，红糖 30 g。并煮熟后加黄酒 30 ml，食之，每日 3 次。

3. 针灸治疗

1）针刺膻中、外关、少泽穴，用强刺激手法。

2）针刺涌泉穴效果更佳。方法：取卧位，针双侧涌泉穴，进针要迅速，得气后强刺激（鸡啄法）3 分钟，留针 10 分钟，乳汁不通者，针刺后立即用双手挤乳乳汁即可涌出，并让婴儿吸吮，乳房红肿硬结可明显消退，一般于 2 天内恢复正常。伴发热者可给予中药配合治疗。泌乳不足者，绝大部分在针刺得气后有针感，由股内侧直到胞宫，同时有子宫收缩感，半小时后乳房发胀，乳汁滴出，一般针 1～3 次显效。

四、监护

1. 孕期做好乳头护理，若乳头凹陷，嘱孕妇经常把乳头向外拉，并常用肥皂擦洗乳头，防止乳头皲裂，造成喂养困难。

2. 纠正孕期贫血，预防产后大出血。

3. 提倡早吸吮，按需哺乳，掌握正确的哺乳方法，积极刺激乳头，加快乳腺排空，促进乳汁分泌。

4. 饮食宜清淡而富有营养，忌辛辣酸咸，以防耗血敛涩。

5. 产后注意充分的睡眠，加强产妇在分娩前后的心理护理，心情舒畅，保持气血调和，避免紧张、焦虑甚至悲伤情绪。

（高秀运）

第三节 产后子宫复旧不全

分娩结束后，在子宫肌肉收缩的缩复作用下，子宫的体积会逐渐缩小。一般来说，子宫的体积在产后42天时就可以恢复到孕前状态，这个过程被称为子宫复旧。如果产后6周子宫仍然没有恢复到非孕状态，就是产后子宫复旧不全的表现。

一、病情评估

子宫复旧不全最明显的一个表现是血性恶露持续的时间很长，从正常的3天左右延长到7~10天，有的甚至更长。血量也会变得更大，恶露十分混浊并伴有难闻的臭味。患有这种病的新妈妈还会感觉到下腹部有坠胀感及腰痛。

二、处理与监护

（一）避免憋尿

经过了漫长的分娩过程后，产妇的身体通常会出现膀胱受压、黏膜充血、肌肉张力降低、会阴伤口疼痛等症状。再加上很多产妇一时难以习惯用卧床姿势排尿，所以很容易导致尿潴留，使得膀胱被撑大，妨碍子宫复旧。因此，产妇产后一定要及时排小便。

（二）适当活动

产后不要长时间卧床。在体力允许的情况下，产妇应该及早下床活动，多活动能促进子宫复旧。如果产妇有子宫后倾后屈的症状，可以采用膝胸卧位的姿势来进行矫正，以促进子宫复旧。

产妇还应做一些提肛运动。每次提肛坚持30秒左右，然后放松，反复5次左右。当然，产妇也可以根据自己的体力，对每次提肛坚持的时间进行调整。通过收缩肛门的运动，也能促进子宫尽早复原。

（三）按摩子宫

为了加速子宫收缩，产妇可以给子宫做按摩：将手放在肚脐周围，沿顺时针方向进行环形按摩。按摩的动作要轻柔，只有好好呵护，子宫才能尽早恢复。

（四）坚持母乳喂养

母乳喂养时，婴儿的吸吮刺激会引发产妇子宫的收缩，能帮助子宫更快恢复。如果不能进行母乳喂养，也可以对乳房进行按摩或者热敷，以达到类似的效果。

（五）避免腹部劳累用力

产妇尽量不要下半身用力，比如搬运重物、下蹲，这些动作都有可能导致子宫复旧不全。

（六）服用生化汤进行调理

生化汤具有化瘀血及补血的功效，化掉的瘀血自然排出之后，子宫收缩就会更加有力。因此，产妇也可以服用生化汤来进行调养。

（七）服用子宫收缩剂

麦角流浸膏 2 ml，每日 3 次；或益母草流浸膏 4 ml，每日 3 次，3 天为 1 个疗程。需要时停药 3 天左右再进行 1 个疗程治疗。

中药益母草膏无任何不良反应，可坚持常服，每日 2 ~ 3 次，每次一匙冲服。

（八）手术治疗

产后长时间出血或有大出血而怀疑有胎盘滞留者，子宫复旧肯定不好，应当手术刮宫，清除宫内滞留物。

（于海祥）

第四节　产后乳腺疾病

一、乳房疼痛

产后双乳房充血，静脉充盈，乳汁大量分泌，腺管不通畅造成乳房充盈、淤积，出现红肿、硬结，个别产妇腋下有副乳也可肿大疼痛，腋下体温可升高，但一般不会超过 38℃。

治疗与护理如下：

1. 局部湿热敷。

2. 双手托住乳房轻轻向乳头方向反复按摩。

3. 让婴儿吸吮或用吸奶器抽吸。

4. 少食汤类饮食，一般 2 ~ 3 天后乳腺管通畅即可好转。

5. 用中药复方涌泉散口服，每日 2 次，每次半包。

二、乳头皲裂

指乳头皮肤发红、起疱或裂口，哺乳时疼痛。

（一）引起乳头皲裂的原因

1. 喂奶不当，时间过长。

2. 乳头皮肤娇嫩，不耐婴儿吸吮或婴儿吸吮时咬破乳头。

3. 乳头畸形，如扁平乳头、乳头内陷，造成婴儿吸吮困难。

4. 乳汁分泌过多而外溢，乳头皮肤被长期浸在乳汁中，引起乳头糜烂或湿疹。

（二）预防

致病菌可经皲裂口进入乳腺组织引起急性乳腺炎，因此要积极预防和治疗乳头皲裂。

1. 在妊娠后期，就应开始注意乳头卫生，每日用肥皂和温开水清洗乳头、乳晕。

2. 经常（2~3天）用75%酒精擦洗、按摩乳头，以增强乳头皮肤的耐磨力，使哺乳时不易被婴儿咬破。

3. 经常更换内衣，戴乳罩，以防乳头皮肤擦伤。

4. 对扁平乳头、内陷乳头应积极给予纠正。

5. 要养成良好的哺乳习惯。哺乳时间不要过长。

（三）处理和监护

1. 用消毒纱布包住乳头使勿触碰，以减轻疼痛。

2. 勤换内衣，使内衣保持干燥。

3. 授乳前后用温开水清洗乳头乳晕，哺乳后裂口处用10%鱼肝油铋剂或复方安息香软膏或用自己的乳汁等涂用。

4. 乳头皲裂严重时，应暂停哺乳，将乳汁用手挤出再喂婴儿，以减轻炎症发展，促进皲裂愈合，待皲裂愈合后再哺乳。

5. 对经久不愈的皲裂口，可用少许25%硝酸银轻涂患处，再用生理盐水洗净，可促使裂口愈合。

三、急性乳腺炎

急性乳腺炎常见于产后哺乳期妇女，尤见于初产妇。可见于乳房的任何象限。多为葡萄球菌感染。

（一）病因

1. 婴儿哺乳时乳头破损或皲裂，细菌进入乳房致感染性炎症。

2. 乳管内乳汁残存、淤滞，成为进入乳管致病菌生长繁殖的培养基。

3. 乳头内陷，乳管内分泌物排出不畅，淤滞感染。

（二）病情评估

1. 患乳红、肿、热、痛，局部可触及硬块，压痛明显，不经治疗可发展为乳房脓肿。

2. 病情严重者伴寒战、高热、白细胞升高等全身感染征象。

3. 急性炎症治疗不当或引流不充分可导致慢性乳腺炎，乳腺内形成硬结，边界不清，活动度不大。

（三）处理和监护

1. 足量有效的抗生素治疗，多用青霉素或头孢类抗生素。

2. 局部热敷或理疗，促进炎症吸收。

3. 未形成脓肿者，可继续哺乳，哺乳后吸净剩余乳汁。如果有乳头破损或皲裂，停止婴儿直接哺乳。

4. 已形成脓肿者，应及时切排，如脓肿与大乳管相通，切排术后伤口不愈形成乳瘘则应停止哺乳，药物退奶。

5. 乳头内陷者，指导患者经常清洗乳头，严重内陷、乳头难以外翻者，可考虑行矫形术。

（于海祥）

第五节　产褥感染

产褥感染是指分娩时或产褥期生殖道受病原体侵袭而引起局部或全身的感染。发病率为6%左右。产褥病率是指分娩结束24小时以后的10日内，每日用口表测体温4次，体温有2次达到或超过38℃。两者的含义不同，造成产褥病率的原因以产褥感染为主，但也包括产后生殖道以外的其他感染，如泌尿系感染、呼吸系感染、乳腺炎等。

一、病因和发病机制

下列情况将增加产褥感染的发生机会，多因素的存在更增加危险性。

（一）感染诱因

病原体入侵机体是否会引起感染及其严重程度与病原体的种类、数量、毒力以及机体的防御能力密切相关。妊娠期及分娩期女性生殖道的防御功能和自净作用下降，使自身防御功能降低，病原体入侵机会增加，所以易被细菌感染。若产妇伴有贫血、体质虚弱、营养不良、胎膜早破、产程延长、产道损伤、产前产后出血过多、胎盘残留或手术产等，均会使机体抵抗力降低，病原体得以繁殖，而成为产褥感染的诱因。

（二）胎儿监护

近年来，子宫内胎儿监护装置的应用逐渐增加。通过宫颈置入胎儿监护装置，有可能使细菌进入宫内，造成产褥期子宫内膜炎的发生率上升。有报道，采用内监护技术超过8小时，子宫内感染机会与时俱增，产褥感染率可达71%。

（三）胎膜早破

胎膜可阻止细菌侵入。破膜后细菌可侵入羊膜腔导致感染。有人报道破膜12小时以上在羊水内发现细菌污染。破膜后的多次肛查或阴道检查则增加感染机会，易发生子宫内膜炎或盆腔炎。

（四）剖宫产

剖宫产产后感染率及其严重程度均较阴道分娩者高。剖宫产产后的子宫内膜炎发生率为38.5%，而阴道分娩仅为1.2%。菌血症的发生率前者为后者的10倍。说明剖宫产产后感染不仅发生率高，且感染严重。目前认为，临产后的剖宫产产后感染率较未临产者为高，胎膜早破或产程延长，更使剖宫产产后感染率显著上升。子宫上段剖宫产的产后感染较子宫下段剖宫产为高。

（五）阴道手术

产钳等阴道助产手术使细菌侵入子宫的机会增多，产道损伤则为细菌开辟侵入机体的门户，感染坏死组织也有利于细菌的滋长。

（六）细菌种类

产褥感染多数为内源性细菌所致，且多为需氧菌和厌氧菌的混合感染。

1. 需氧菌

需氧菌产褥感染多数为内源性细菌所致，且多为需氧菌和厌氧菌的混合感染。

1）革兰阳性杆菌：以大肠杆菌最多见，是产后感染的主要致病菌，产生内毒素，引起菌血症时易发生感染性休克。

2）革兰阳性菌：链球菌是常见的致病菌，包括 A 族、B 族和 D 族链球菌，其中以 β 溶血性链球菌的致病力最强，可产生多种外毒素和溶组织酶，使细菌侵袭、致病和毒力及播散能力增强，从而引起严重的感染，需隔离治疗。近年来，在我国淋病双球菌感染也屡有发生。

2. 厌氧菌

1）厌氧性链球菌：是产褥感染常见的致病菌，这类细菌对青霉素、林可霉素、头孢菌素、氯霉素等多种抗生素均敏感。

2）类杆菌属：常与厌氧性链球菌、大肠杆菌混合感染，是产褥感染的主要致病菌。当组织坏死缺氧时，细菌迅速繁殖并侵入周围组织导致感染，产生大量脓液，常形成局部脓肿。对青霉素、氯霉素、林可霉素、甲硝唑等敏感，但也容易产生耐药性。

在产后生殖道感染中，厌氧菌感染占70%，需氧菌感染约占30%。

二、病情评估

（一）临床表现

有产程过长、胎膜早破及手术等诱因。感染症状一般在 3 ~ 7 天出现，栓塞性静脉炎症状则迟至 1 ~ 2 周出现。

1. 软产道感染

包括会阴、阴道、子宫颈。最常见的是会阴切开缝合伤口及会阴、阴道裂伤的感染。表现为局部红、肿、硬结、疼痛及伤口边缘坏死甚至裂开，创面可有脓性分泌物流出。有时引流不畅，可以形成脓肿，引起全身症状，如发热、寒战等。阴道感染可形成阴道结缔组织炎，脓肿形成或上行累及子宫旁结缔组织，从而形成盆腔炎的一部分。如宫颈裂伤较深而形成感染者，病原菌可经淋巴侵入宫旁结缔组织。

2. 子宫内膜炎及子宫肌炎

病原菌由胎盘剥离面侵入，扩散到整个子宫蜕膜层，引起急性子宫内膜炎。炎症往往累及邻近的表浅肌层，继续发展可扩散到深部肌层乃至浆膜层。因此，子宫内膜炎常伴有子宫肌炎。由于侵入的病原菌不同和产妇的抵抗力有差别，临床可分为轻型和重型。

1）轻型：当病原体毒性较低及产妇抵抗力较强时，炎症主要局限于子宫内膜层。主要的病理改变为局部充血、水肿、白细胞浸润及内膜坏死。产妇于产后 3 ~ 4 天出现低热、下腹隐痛及阴道脓性分泌物增多，导致恶露浑浊有臭味，体温 38 ~ 38.5℃，脉搏稍快，宫底压痛、软，子宫复旧。

2）重型：当侵入的病原菌毒力强且产妇抵抗力低时，特别是剖宫产、阴道手术助产（如产钳、胎头吸引术、毁胎术等），胎盘宫腔残留时，可形成严重感染。此时，病原菌迅速繁殖，直接向宫旁组织、盆腔腹膜扩散，甚至出现菌血症或败血症。出现严重的全身症状，如寒战、高热、脉速、嗜睡、头痛等。周围血象示白细胞及中性粒细胞增高。但是局部症状可轻可重，有时无明显内膜反应，恶露不一定多，臭味亦不一致。虽子宫复旧较慢，但压痛有轻有重。正因为缺乏典型的局部体征，才容易造成误诊，故应引起注意，特别对有全身症状的患者，要进行盆腔脏器的详细检查，包括子宫附件 B 型超声检查，以便早发现宫腔残留，及时处理。

3. 急性盆腔结缔组织炎

多由急性子宫内膜炎发展而造成，或宫颈炎细菌经淋巴或血行蔓延达宫旁组织而致。临床表现为寒战、发热、两侧或一侧下腹疼痛。检查时，子宫固定，其一侧或两侧组织增厚、压痛，病变部位可出现包块，并形成脓肿，病变未控制或脓肿破溃后引起腹膜炎。

4. 急性输卵管炎

大都是由宫颈或宫壁经淋巴扩散而来，病原体先侵犯输卵管系膜、浆膜，后累及管壁及黏膜，管腔内有浆液或脓性分泌物，伞端可闭锁。常和子宫内膜炎并存。淋病双球菌可沿生殖道黏膜上行感染，侵及输卵管后很快波及输卵管各层，其主要病理特点为：黏膜水肿，出现浆液或脓性渗出，输卵管肿胀迂曲，伞端闭锁时形成输卵管积脓。多于产后 8~9 天发病，患者高热、腹痛。检查时，子宫两侧或一侧有条索状物，质地稍硬，压痛明显。

5. 腹膜炎

感染可由宫腔和输卵管直接蔓延，多数经淋巴途径至盆腔腹膜，盆腔腹膜充血、肿胀，表面有炎性渗出液，大网膜、肠管与盆腔各脏器之间发生粘连，并形成局限性包块，渗出物积于子宫直肠窝，形成盆腔脓肿，病情多较严重，表现寒战，高热，体温可达 40℃，恶心，呕吐，下腹剧痛，腹部胀气，触诊有腹肌紧张、压痛及反跳痛等腹膜刺激症状。如不及时治疗，脓肿破入腹腔，成为弥漫性腹膜炎。

6. 血栓性静脉炎

常发生在产后 1~2 周，多见于子宫内膜炎之后；患者表现反复发冷，发热，体温波动在 37.5~39℃，可有感染栓子转移，以肺部居多，如胸膜炎、肺炎、肺脓肿，个别病例有肺梗死。盆腔炎累及股静脉者，则患肢肿胀，皮肤发白，疼痛明显，称为"股白肿"，患侧皮温比健侧高。

7. 败血症或脓毒血症

炎症进一步扩散，细菌或毒素进入血液循环，病情更加严重。患者出现寒战，呈持续性高热，体温在 40℃左右，重者神志不清，谵语，以全身中毒症状为主，如未及时治疗，可出现中毒性休克，危及生命。

（二）实验室及其他检查

1. 血象

白细胞升高及核左移。

2. 细菌培养与药物敏感试验

抽取动脉血、子宫腔棉拭子标本及导尿进行细菌培养，准确性比较高，根据细菌种类及药敏试验结果选择抗生素治疗。

3. 其他

B 型超声、彩色超声多普勒、CT、MRI 等检测手段对产褥感染形成的炎性包块、脓肿及静脉血栓做出定位及定性诊断。

（三）诊断和鉴别诊断

1. 诊断

产褥感染最常见和最重要的临床表现是发热，但是引起产后发热的原因除产褥感染外，尚有泌尿道感染、呼吸道感染、乳腺炎、剖宫产腹部切口感染及其他一些非感染性疾病。因此，对于产后发热，应仔细询问病史和体格检查，根据临床表现和辅助检查结果，首先搞清楚是否感染，其次明确感染的部位和性质，最后确定病原体种类。

2. 鉴别诊断

1）产褥中暑：发于炎热夏季，为产妇产褥期内在高温闷热环境中出现的一种急性热病。主要表现为恶心、呕吐、心悸、发热，甚至谵妄、抽搐、昏迷。

2）产后菌痢：发热伴腹痛，大便次数增多，脓血便，里急后重，肛门坠胀。大便常规检查，镜下可见红、白细胞或脓球。

3）乳腺炎：发热，伴乳房肿痛，局部压痛，灼热，腋下淋巴结肿大。

4）产褥期上呼吸道感染：产后发热，但多以咽痛、头痛、咳嗽、咯痰为主要症状，下肢无压痛，子宫复旧好，恶露正常。

三、处理

产褥感染是产科危重症，治疗不当或延误治疗可导致败血症、中毒性休克，甚至危及生命，应以中西医结合方法积极进行治疗。静脉给予恰当、合理的抗生素控制感染，同时配合中药治疗。如产褥感染有局部较大脓肿形成时，应考虑切开排脓或剖腹探查去除病灶。

（一）支持疗法

给容易消化富于营养和维生素的饮食，注意补充水分，适当进行静脉补液。重症病例可行少量多次输血，以提高机体的抗病能力。纠正水、电解紊乱，高热时可给物理降温。一般应采取半卧位，便于恶露排除使炎症局限在盆腔。

（二）抗生素治疗

最好根据细菌培养或药敏试验选择适当抗生素。如临时没有这种结果，首选药物应包括针对最常见的需氧细菌（大肠杆菌属、粪链球菌及溶血性链球菌）和厌氧细菌（厌氧链球菌、梭状芽孢杆菌及厌氧杆菌）的抗生素。治疗产后子宫感染宜选择广谱抗生素，同时要考虑药物对哺乳的影响。对阴道产后子宫感染可选择口服抗生素；对中、重度子宫感染，特别是剖宫产后子宫感染应选择静脉滴注或肌内注射抗生素。在以往临床实践中，常常在胃肠外应用抗生素治疗停止后，继续口服抗生素巩固疗效。Dinsmoor（1991 年）证明胃肠外应用抗生素或安慰剂治疗，两组患者的最终治愈率无统计学差别。故不再推荐胃肠外应用抗生素治疗停止后改用口服抗生素。

青霉素类对大多数女性生殖道感染的厌氧菌都有抑制作用。氨苄西林则对大肠杆菌及变形杆菌有作用，特别是对粪链球菌最为有效。现在一般选择广谱青霉素如哌拉西林、头孢菌素（如头孢曲嗪、头孢西丁等）及 β 内酰胺酶抑制剂如阿莫西林—克拉维酸、替卡西林—克拉维酸及头孢哌酮/舒巴坦等治疗产褥感染；亦可选用磷霉素钠、复方阿莫西林；对厌氧菌可选用甲硝唑或替硝唑等。亚胺培南—西拉司丁钠对引起产褥感染常见的耐药细菌如肠球菌、金黄色葡萄球菌、脆弱拟杆菌及铜绿假单胞菌等均具有杀灭作用。宜作为保留抗生素，限用于盆腔脓肿及其他抗生素治疗无效的严重感染。

（三）血栓性静脉炎

在应用大量抗生素的同时，加用抗凝治疗，如每日应用 25 ~ 50 mg 肝素加 5% 葡萄糖溶液静脉滴注，直至体温下降后减量；也可口服双香豆素、醋硝香豆素片、双嘧达莫、阿司匹林等。应注意出血倾向，中药活血化瘀也有较好的治疗效果。为预防血栓脱落扩散，有人提出结扎卵巢静脉或髂内静脉等，或切开病变静脉直接取栓。

（四）并发症的处理

严重病例可引起中毒性休克、肾功能衰竭，应积极抢救，治疗应分秒必争，否则可致死亡。

（五）局部病灶的处理

会阴、阴道伤口感染时，可局部理疗。如有化脓，应及早拆线，换药引流，产后 12 ~ 14 天，若无明显全身症状及体征、子宫缩复良好者，可用 1 : 5 000 高锰酸钾坐浴，每日 2 次。有盆腔脓肿形成者，可根据脓肿部位，选择经腹或经阴道后穹隆切开引流。

四、监护

1. 病室内应空气流通、整洁，避免过堂风，定期消毒。

2. 患者应卧床休息，半卧位，以利恶露引流。供应足够的维生素和水分，增加营养，给予高热量、高蛋白、高维生素饮食，增强机体抵抗力，饮食不佳者应予静脉补液，补充水、电解质，以维持机体水、电解质平衡。

3. 避免交叉感染，产妇所用便盆必须严格隔离，出院后应严格消毒其所用卧具及其他用具。

4. 保持大小便通畅，以解除盆腔充血。

5. 高热时，执行发热护理常规。停止哺乳，定时吸出乳汁，保持乳房清洁，以防止乳腺炎。

6. 避免交叉感染，便盆专用，应定期消毒。

7. 做好口腔护理，饭前、便后应清洗双手。

8. 做好病情观察并记录，内容包括生命体征、恶露量及性状、子宫复旧情况、腹部体征、会阴伤口情况等。若产后 3 ~ 4 天发热、恶露增多、味臭，子宫有压痛、复旧迟缓，可能有子宫内膜炎或子宫肌炎。若细菌毒性强，产妇抵抗力差，炎症迅速扩散，出现寒战、高热（体温在 39℃ 以上）、脉搏细弱、全腹压痛、出现败血症，甚至中毒性休克、中毒性脑病、产妇昏迷、谵语。发现上述异常，及时报告医生并协助处理。

9. 按医嘱给予抗生素治疗。保持外阴清洁，用消毒液如 0.1% 苯扎溴铵擦洗外阴，每日 2 次。会阴伤口感染扩创引流者，每日用消毒液换药或酌情坐浴。会阴水肿可作热敷或 5% 硫酸镁湿热敷。盆腔脓肿切开者应注意引流通畅。会阴伤口于产后 3 ~ 5 天拆线，如有感染情况，酌情提前拆线引流。

（于海祥）

第六节　晚期产后出血

分娩 24 小时后，在产褥期内发生的子宫大量出血，称晚期产后出血。常发生于产后 7～14 日，亦可发生于产后 6～8 周。

一、病因和发病机制

（一）胎盘、胎膜残留

为最常见的病因。由于胎盘或胎膜残留，影响子宫正常复旧，或由于残留的胎盘或胎膜组织在产后发生变性或机化，纤维蛋白析出沉着，形成胎盘息肉，在坏死脱落时暴露基底部血管而引起出血。

（二）胎盘附着面感染，复旧不全

胎盘附着面血管在分娩后血栓形成，一般于产后 3 周逐渐纤维化，管腔完全阻塞，但若胎盘附着面发生感染，则影响创面的修复和血栓纤维化，血栓脱落，血窦重新开放则发生出血。

（三）会阴切口缝合感染或愈合不良

可见于会阴切口缝合或会阴破裂缝合部位。因阴道壁伤口感染，局部坏死，肠线脱落后血管开放引起出血；也可因缝合时止血不严，基底部或切口顶端血管开放而引起出血，或先形成阴道血肿，然后血肿压力增高，通过缝合口出血。

（四）剖宫产术后子宫伤口裂开

多发生在术后 2～3 周。见于子宫下段剖宫产横切口两侧端。近年子宫下段横切口剖宫产广泛开展，有关横切口裂开引起大出血的报道屡见不鲜，应引起重视。引起切口愈合不良造成出血的原因主要如下。

1. 子宫下段横切口两端切断子宫动脉向下斜行分支

子宫下段横切口两端切断子宫动脉向下斜行分支，造成局部供血不足。术中止血不良，形成局部水肿。

2. 横切口选择过低

宫颈侧以结缔组织为主，血供较差，组织愈合能力差，且靠近阴道，增加感染机会。

3. 缝合技术不当

组织对位不佳；手术操作粗暴；出血血管缝扎不紧；切口两侧角部未将回缩血管缝扎形成血肿；缝扎组织过多过密，切口血循环供应不良等，均影响切口愈合。

以上各种因素均可致在肠线溶解脱落后，血窦重新开放。多发生在术后 2～3 周，出现大量阴道流血，甚至引起休克。

（五）其他

产后子宫滋养细胞肿瘤、子宫黏膜下肌瘤等均可引起晚期产后出血。

本病发病机制为分娩后，胎盘附着面缩小一半，导致开放的底蜕膜血管缩窄和血栓形成，流血因而减少。尔后创面表层坏死脱落，由其下方的基底内膜和周围的新生内膜缓慢修复。一般于3周后血栓逐渐纤维化而完全阻塞管腔，流血停止。如发生感染，局部不能如期复原，血栓脱落，血管重新开放，即发生大量出血。如有部分胎盘有胎膜残留在宫腔内，经一定时间发生坏死脱落，可使附着处的血管裸露而大出血。

二、病情评估

（一）临床表现

常有第三产程或产后2小时内阴道流血量较多及胎盘残留病史。剖宫产术后产妇常有子宫切口缝扎异常情况，或有感染因素等。

1. 症状

1）阴道出血：反复发作，或阴道少量持续流血，亦可突然大量流血。胎盘组织残留引起的出血，多发生于产后10天左右，流血量常大，突然发生；子宫胎盘附着部位复旧不全者，多于产后2~3周内突然出血，出血量一般较少；子宫切口裂开的阴道出血常发生于术后2~4周。

2）发热及腹痛：反复出血并发感染者，可出现发热及下腹痛。

2. 体征

出血多而急者，常可使患者呈贫血貌，血容量严重不足时可出现血压下降、冷汗淋漓、脉搏细弱不清，甚至意识丧失等休克征；妇科检查：子宫口松弛，或夹有胎盘组织，双合诊时子宫大而软，可有触痛；剖宫产术后者，有时可触及子宫下段明显变软；滋养细胞肿瘤者，有时可于产道内发现转移结节。

（二）实验室及其他检查

血、尿常规了解感染与贫血情况，宫腔分泌物培养或涂片检查，B型超声检测子宫大小，宫腔内有无残留物，剖宫产术后切口愈合情况等。

（三）诊断和鉴别诊断

晚期产后出血诊断的关键是明确出血原因，以便及时正常处理。因此，应注意询问病史，了解出血时间、特征及出血量，结合必要的辅助检查以助诊断。

1. 诊断标准

1）反复发生阴道流血，胎盘胎膜残留，胎盘附着部复旧不全者，多在产后10~21天突然出血，出血量呈中量或少量；剖宫产子宫切口愈合不良或裂开者，多于术后2~6周出血，出血量较多。

2）腹部微痛，并发感染可出现下腹痛、发热。

3）子宫复旧不良或触痛。

4）阴道检查子宫口松弛，有时可触及残留的组织。

5）急性大量出血，可有休克体征。

6）产道血肿阴道检查可触及增大的血肿或见到活动性出血点。

2. 鉴别诊断

1）绒毛膜癌：患者除有阴道出血外，有时可出现转移症状，如咯血等。妇科检查时，子宫增大、柔软、形状多不规则，下腹两侧可扪及囊性肿块（黄素囊肿）。如有阴道转移，可见蓝紫色结节。HCG测定有助鉴别。诊断性刮宫刮出物行病理学检查即可确诊。

2）性交损伤：产后阴道黏膜菲薄，过早性交，易发生阴道裂伤引起出血，追询患者有性交史，妇科检查可见阴道裂伤。

三、处理

晚期产后出血属产科危重症，治疗应以急救为先，出血量多势急时，中医应以独参汤或参附汤益气固冲、回阳救逆，西医应立即使用宫缩剂及抗生素，并积极纠正贫血，补充血容量，同时查明病因，短时间内控制出血。对于有胎物残留者，必要时行清宫术；子宫切口裂开者，当以手术抢救治疗。血得到有效控制后，除继续促宫缩、抗感染、纠正贫血治疗外，也可通过中医辨证施治，以治其本，巩固疗效。

1. 少量或中等量阴道流血，应给予足量广谱抗生素及子宫收缩剂，辅以支持治疗。

2. 疑有胎盘、胎膜、蜕膜残留或胎盘附着部位复旧不全者，应行刮宫。刮宫前做好备血、建立静脉通路及开腹手术准备，刮出物送病理检查，以明确诊断，刮宫术后应继续给予抗生素及子宫收缩剂。

3. 产道裂伤或血肿。对产道裂伤未缝合或缝合不佳者，应立即缝合止血。有阴道血肿时，应拆开缝线，清除血肿，最好能找到出血点，结扎止血后重新缝合。

4. 剖宫产术后切口感染愈合不良。对于出血量不多，一般状况尚好者，可嘱卧床休息，给予宫缩剂、抗生素及止血药物。若切口裂开不大或非全层裂开，有可能通过保守治疗，有效地控制感染，使切口重新愈合。在出血停止后一般应继续治疗观察4周。

对于出血量较多或已伴休克者，或在保守治疗过程中突然大出血者，应在积极抢救休克的同时，立即剖腹探查，必要时子宫切除。切口宜在原切口下 1.5~2.0 cm 处。手术后应加强抗感染。

四、监护

1. 搞好预防，防止胎盘、胎膜残留及增加全身抵抗力，避免产褥感染以免影响子宫复原不全。剖宫产术时应认真仔细缝合止血。做好产褥保健，必要时用宫缩剂及抗生素预防感染。

2. 产后1周左右仍要密切观察阴道流血情况，若发现阴道出血较多，应仔细检查阴道有无裂伤、血肿，切口缝合处有无活动性出血及宫颈有无裂伤。发现异常，及时处理。

3. 严格掌握剖宫产指征，降低剖宫产率。

4. 护理

1）产后要保证产妇休息及营养。

2）产后 24 小时内应鼓励产妇小便，以防膀胱膨胀影响子宫收缩。

3）已发生休克时，应采取平卧位，并做好输血输液工作。

4）产后 1 周左右仍要密切观察阴道流血情况，监测生命体征，备好抢救药品及器械，发现异常及时报告医生。

（于海祥）

第七节　产后抑郁症

产妇在产褥期内出现抑郁症状，称产褥期抑郁症，是产褥期精神综合征中最常见的一种类型。国外报道，本病的发生率高达 30%，国内资料较少。通常在产后 2 周出现症状，表现为易激惹、恐怖、焦虑、沮丧和对自身及婴儿健康过度担忧，常失去生活自理及照料婴儿的能力，有时还会陷入错乱或嗜睡状态。

一、病因和发病机制

1. 内分泌的变化

产时内分泌系统发生一系列急剧变化（主要是从胎盘向垂体移行）。已发现产后胎盘的类固醇分泌突然消减，易致抑郁；有人认为，可的松减退是导致产后精神疾患的可能因素；产后的雌激素及黄体酮水平的迅速下降，对产后精神疾患的发生起着一定作用；也有人认为产后垂体、甲状腺功能低下亦与之有关。

2. 遗传因素

有精神病家族史者易患本病。

3. 躯体并发症

特别是感染对产后精神病的促发有一定影响。

4. 既往病史

曾患精神病者，产后易复发；有经前抑郁或经前紧张综合征的患者亦易患产后抑郁。

5. 心理因素

本病多见于以自我为中心、情绪不稳定、好强求全、固执、认真、保守、严守纪律、与人相处不融洽等个性特点的人。心理分析学者认为，妇女在孕期及产后均有心理倒退，她们做母亲后，每事都要从头学起，这种压力易造成抑郁和焦虑。

6. 社会因素

孕期遇应激性生活事件，如夫妻分离、亲人丧亡、家庭不协调以及缺少社会支持等，均可与本病发生有关。

二、病情评估

（一）临床表现

产褥期抑郁症的主要表现是抑郁，多在产后 2 周内发病，产后 4～6 周症状明显。产妇多表现为心情压抑、沮丧、感情淡漠、不愿与人交流，甚至与丈夫也会产生隔阂。有的产妇还可表现为对生活、对家庭缺乏信心，主动性下降，流露出对生活的厌倦，平时对事物反应迟钝、注意力不易集中，食欲、性欲均明显减退。产褥期抑郁症患者亦可伴有头晕、头痛、胃部不适、心率加快、呼吸增加、便秘等症状，有的产妇有思维障碍、迫害妄想，甚至出现伤婴或自杀行为。

（二）诊断

按照美国精神病学会（1994 年）制定的诊断标准进行诊断。

在产后 2 周内出现下列 5 条或 5 条以上症状，必须具备（1）、（2）两条。

（1）情绪抑郁。

（2）几乎对所有事物失去兴趣。

（3）食欲改变致体重显著增加或下降。

（4）睡眠不佳或严重失眠。

（5）精神焦虑不安或呆滞。

（6）疲劳或虚弱。

（7）不恰当的自责或自卑感，缺乏自信心。

（8）思想不集中，综合能力差。

（9）反复自杀企图。

（10）在产后 4 周内发病。

三、处理

本病的治疗，应包括心理治疗和药物治疗。采用中西医方法，结合医学心理学、社会学知识，解除患者抑郁状态。

（一）心理治疗

对产褥期抑郁症非常重要。通过心理咨询，以解除致病的心理因素（如婚姻关系不良、想生男孩却生女孩、既往有精神障碍史等）。对产妇多给予关心和无微不至的照顾，调整好家庭中各种关系，指导其养成良好睡眠习惯。心理治疗的关键是：①增强患者的自信心，提高其自我价值意识；②根据患者的个性特征、心理状态、发病原因给予个体化的心理辅导。

（二）药物治疗

主要选用不进入乳汁的抗抑郁症药物。常用药物如下。

（1）氟西汀：口服，每日 20 mg，分 1～2 次口服，根据病情可增加至每日 80 mg。

（2）帕罗西汀：口服，每日 20 mg，1 次口服，连续用药 3 周后，根据病情增减剂量，1 次增减 10 mg，间隔不得少于 1 周。

（3）舍曲林：口服，每日 50 mg，1 次口服，数周后可增加至每日 150～200 mg。

（4）阿米替林：口服，每日 50 mg，分 2 次口服，渐增至每日 150 ~ 300 mg，分 2 ~ 3 次服。维持量每日 50 ~ 150 mg。

四、监护

1. 通过临床观察评估产妇心理障碍的严重程度。

2. 观察产妇与家人的应付问题策略、交流方式以及各家庭成员的角色行为。

3. 鼓励家庭支持和社会支持，如对产妇、婴儿周全的照顾，避免对产妇的不良精神刺激，为产妇创造一个安全、舒适的家庭环境等。

4. 提供有效的心理护理，聆听产妇的倾诉，理解产妇的感受，帮助提高生活兴趣。

5. 高度警惕产妇早期的伤害性行为。注意保持环境安全，避免危险因素。产妇出现严重行为障碍时，不能与婴儿单独相处。

6. 重症患者在精神科医生指导下给予抗抑郁药治疗或抗精神病治疗，同时接受心理治疗。必要时转精神科医院治疗。

7. 轻症患者或恢复期，促进和帮助产妇适应母亲角色，指导产妇与婴儿进行交流、促进亲子互动，以培养产妇的自信心。

8. 出院后做好家庭随访工作，为产妇提供心理咨询，或指导抗抑郁等精神病药物的使用，鼓励产妇及家属应用应激管理技巧如放松技术、充足营养、休息和睡眠、锻炼等，以应对各种压力。

（于海祥）

第八节　产褥中暑

产褥中暑是指产褥期间产妇在高温、高湿和通风不良的环境中体内余热不能及时散发，引起以中枢性体温调节功能障碍为特征的急性热病。

一、病因

产褥中暑常见易感因素有：①环境气温 >35℃、相对湿度 >70% 时，机体靠汗液蒸发散热受到影响；②居住条件差，室内通风不良且无降温设备；③产妇分娩过程中体力消耗大且失血多致产后体质虚弱，产后出汗过多又摄盐不足；④产褥感染患者发热时，更容易中暑。

二、病理生理

人体体温的恒定，需要保持产热和散热间的平衡。人体热量主要来自机体代谢和周围环境，而热量散发主要靠皮肤与环境之间的辐射、传导或对流完成。如通过这些方式尚不足以散热，机体开始出汗，由汗液蒸发带走热量，使体温保持恒定。维持产热和散热的体温调节中枢位于下丘脑。下丘脑根据来自皮肤的和体内的冷热感受器传来的信息，来调节产热和散热过程。其中皮肤的血流量对体温调节起重要作用。当体表血管接受下丘脑的传出信息而收缩时，送往皮肤的血流量减少，皮肤与周围环境之间的热交换减少，散热也减少。相反，当体表血管扩张，血流量增加，皮肤和周围环境的热交换增加，散热也增加。

当人体处于超过散热机制能力的极度热负荷时，可因体内热积蓄过度而引起体温升高，即发生所谓中暑。当体温持续超过40℃时，会发生极严重的并发症，常迅速引起脑水肿和神经元破坏。脑损伤引起的体温调节中枢的机能障碍，特别是汗液分泌停止，又可引起体温进一步升高，导致或加速死亡。

三、病情评估

（一）临床表现

见于炎热潮湿的夏季，常有中暑先兆，多表现为口渴、大量出汗、疲倦无力、头晕、眼花、心慌、胸闷等症状。此时若能及时移至通风阴凉处，补充水分及盐类，症状能迅速消失。

如未及时处理，体温突然上升，可达40℃以上，同时出现面色潮红，头痛，汗闭、汗疹布满全身，心率加快、呼吸急促，称为轻度中暑。

轻度中暑若未及时处理，体温可继续上升，可出现神志不清、谵妄、抽搐、昏迷等中枢神经症状，脉搏细数、呼吸更急促，血压下降，瞳孔缩小、对光反射消失，膝腱反射减弱甚至消失，常伴恶心、呕吐、腹痛、腹泻。如不及时抢救，可于数小时内因呼吸衰竭而死亡。幸存者也可遗留严重神经系统后遗症。生殖道及其他系统可无感染征象或同时患有产褥感染。

（二）实验室及其他检查

1. 血液检查

血细胞比容增高，红细胞、血红蛋白、白细胞增高，血钠、氯化物含量降低。

2. 尿液检查

重者可出现蛋白尿、管型和红细胞。

（三）诊断和鉴别诊断

根据发病季节、患者家居环境、产妇衣着以及临床表现，诊断并不困难，但需与产后子痫、产褥感染败血症相鉴别。产褥感染产妇可以继发产褥中暑，产褥中暑患者又可并发产褥感染。

四、处理

原则是立即改变高热不通风环境。脱去过多衣着，有效的降温、纠正酸中度、抗休克及补充水和盐。

（一）降温

可凉爽通风，冰水或酒精擦洗全身，在头、腋窝、腹股沟等血管浅表处放置冰袋，冷水灌肠，争取在短时间内将体温降至38℃左右。对高热、抽搐、昏迷者，用冬眠 I

号合剂（氯丙嗪、异丙嗪各50 mg，哌替丁100 mg）置于5%葡萄糖液250 ml中，或氯丙嗪25 mg溶于500 ml生理盐水，并严密观察生命体征，亦可加用氢化可的松或地塞米松静脉滴注。

（二）其他处理

出现循环衰竭、血压降低者，给予输液、输血浆。酸中毒者给碱性液，如5%碳酸氢钠250 ml静脉滴注。对频繁抽搐、瞳孔不等大，有脑水肿现象者，可用20%甘露醇250 ml静脉滴注，在半小时内滴完。对心力衰竭者可用毛花苷C 0.2 mg静脉注射，必要时重复给药。呼吸衰竭者，用尼可刹米、洛贝林等对症治疗。当患者体温降至36℃左右，应立即停止一切物理及药物降温。

五、监护

对夏季分娩的孕产妇应加强产前产后的卫生宣教，介绍防暑知识，鼓励产妇破除旧习俗，产妇居室应定时通风换气，保持室内适宜的温度和湿度，衣被不宜过厚，以免影响散热，注意产后个人卫生，鼓励产妇多饮水。产褥中暑治疗期间注意体温、脉搏、呼吸、血压情况，意识不清者留置导尿管，记24小时出入水量，配合特护。

（卢金香）

第九节　产后发热

产后发热，又被称为"产褥热"，是指产后产妇出现发热持续不退，或突然高热寒战的症状，并伴有疼痛、恶露异常、恶心、呕吐等现象，一般发生在产后24小时到产后10天的时间内。

一、病因

子宫内膜发炎、生产伤口发炎、泌尿系统感染、排尿障碍及产后抵抗力下降等，都是导致产后发热的原因。

二、防治

预防产后发热的措施，从妊娠期就应该开始进行。产前要按时产检，一旦发现感染性疾病，如阴道滴虫病、真菌性阴道炎等，要及早进行治疗。怀孕期间则要重视补充营养，防治贫血。怀孕期间应该淋浴，不能盆浴。在怀孕的后3个月，最好不要进行性生活，以免增加感染发生的概率。分娩之前，产妇应该尽量进食和饮水，抓紧时间休息，避免过度劳累，确保身体有良好的免疫力。

三、监护

（一）保证充足的休息

产妇在产后一定要保证充足的休息，为以后的身体健康打下基础，如果身体迟迟无法恢复，就会造成抵抗力下降，提高产后发热的概率。

（二）多喝水

对于产妇来说，每天多喝水、及时补充水分是非常重要的。尤其是对已经发生产后发热或是排尿不畅的产妇来说，这点更是非常有必要。产妇以每天摄入 2 000 ml 左右的水为宜。

（三）保持清洁卫生

产后需要很长一段时间恶露才会排干净，这段时间里，产妇一定要勤换卫生护垫和内裤，以减少感染发生。

（四）保持伤口的干燥、清洁

顺产时做过会阴切开术的产妇，每天都要冲洗伤口，大小便后也要用温水冲洗会阴部。而剖宫产的产妇一开始可以用热毛巾擦拭身体，等到产后 10 天左右再淋浴，以降低伤口发炎的可能。无论是顺产产妇 还是剖宫产产妇，都必须要保证伤口的干燥清洁。

（五）适度营养

产后产妇要及时补充营养，以促进体力恢复、提高抵抗力。但也要注意不能进补过头，尤其是患有产后发热的产妇，在饮食方面应该尽量清淡一些，避免食用过于油腻辛辣的食物。

（六）性生活禁忌

产后过早进行性生活很容易对产妇的身体造成损害。通常在产后 42 天复诊以后，如果医生确认产妇身体已经复原，才可以恢复性生活。

（卢金香）

第十节　产后便秘

产后便秘是一个困扰很多产妇的问题。究其原因，一是由于怀孕时腹壁扩张，产后腹壁松弛无力、腹压降低；二是由于产妇长期卧床休息、活动不足，导致肠蠕动减慢；三是由于产后饮食失衡，很少食用甚至不吃蔬菜、水果等富含纤维的食物，有些人甚至还饮水少。

如果产妇出现了产后便秘，要采用合适、安全的方式来进行治疗。否则，不但会影响自己的身体健康，也会对婴儿的身体产生影响。

1. 用热毛巾或热水袋对下腹部热敷并按摩，每天 3 次，每次 20 分钟。

2. 服用果导片，每天 3 次，每次 1 片。便秘严重者，可以每次服用 3 片。

3. 在肛门里放入开塞露或者甘油栓。

4. 腹胀严重的产妇，可以采用肛管排气法，促进肠蠕动。

5. 在产前采取有效的预防措施，养成良好的排便习惯，每天在固定时间排便一次。在分娩过程中则要正确用力，避免产程延长。

6. 在身体允许的情况下，顺产时产妇产后 4 小时就可以下床小便。一天后增加活动量，有利于肠蠕动功能的恢复。剖宫产无并发症的产妇，产后第二天可以尝试着在室内走动。如果有并发症则要遵照医生的指示，避免过早下床活动。

7. 产妇应该尽量使用坐式便器，以缓解会阴切口的张力，减轻排便时的疼痛感。产妇的饮食也要格外注意，最好食用易于消化的流质或半流质食物。产妇还应多吃能促进消化与通便的食物。此外，在恢复排便之前，不要大补特补，以免雪上加霜。

（卢金香）

第十一节　产后尿路感染

产后有 2% ~4% 的产妇发生尿路感染，出现尿频、尿急、尿痛等症状。引起感染的病原体绝大部分为革兰阴性杆菌，以大肠杆菌多见，其他有变形杆菌、产气杆菌和葡萄球菌等。感染途径主要为上行性感染，即细菌从尿道外口侵入，首先感染膀胱，然后再沿输尿管上行感染肾盂、肾盏。

一、病因及发病机制

1. 女性尿道短且直，尿道口与肛门靠近，产后机体抵抗力低，容易造成上行感染引起膀胱炎、肾盂肾炎。

2. 分娩过程中膀胱受压引起局部黏膜充血、水肿、挫伤，容易发生膀胱炎。

3. 分娩时膀胱受压导致膀胱肌收缩力减弱，不能将膀胱内的尿液完全排出，出现尿潴留而引起膀胱炎。

4. 分娩过程中安插尿管或过多的阴道检查，可引起细菌侵入造成感染。

5. 产后因会阴部伤口疼痛使产妇不敢排尿，造成排尿困难、尿潴留而引起细菌感染。

二、病情评估

（一）膀胱炎

症状多在产后 2 ~3 天出现，患者有尿频、尿急、尿痛，排尿时烧灼感或排尿困难的表现；也可表现为尿潴留或膀胱部位压痛或下腹部胀痛不适；或伴有低热，但通常没有全身症状。

（二）肾盂肾炎

多由下泌尿道上行感染所致，多发生在右侧，也可两侧均受累。患者症状常发生在产后第2、第3天，也可发生在产后3周。除有膀胱炎表现外，还有高热、寒战、恶心、呕吐、周身酸痛、单侧或双侧腰部疼痛等全身症状。

三、处理

1. 抗感染治疗。
2. 给予清热利尿通淋的中药。

四、监护

1. 产后要仔细评估产妇宫底高度、恶露量，并识别尿潴留的临床表现。采取各种方法使产妇自解小便，如提供隐蔽的环境，必要时采用温水冲洗会阴、加压于耻骨联合上方、听流水声或针灸疗法等。

2. 产妇在急性感染期应卧床休息，摄取营养丰富、易消化食物，忌食辛辣刺激之品。鼓励产妇多饮水或补充足量液体，使每日尿量保持在2 000 ml以上。

3. 按医嘱提供敏感有效的抗生素，症状减轻后仍需持续用药，直至感染症状完全消除、复查尿常规或行尿培养确定无致病菌为止，以防转为慢性病例。患者如有不适，按医嘱使用抗痉挛药和止痛药，对发热及其他症状给予对症护理。

4. 给予患者健康教育和出院指导，指导产妇养成定时排尿的习惯，保证摄入充足的液体量，以防止尿路感染复发。

（卢金香）

第八章　女性生殖系统炎症

第一节　急性盆腔炎

女性内生殖器官（子宫、输卵管和卵巢）及其周围结缔组织、盆腔腹膜发生炎症，称盆腔炎（PID）。为妇科常见病之一。炎症可局限于一个部位，也可以几个部位同时发病。临床表现可分为急性与慢性2种。

一、病因

引起盆腔炎的主要病因有以下几种。

1. 产后或流产后感染

分娩后或流产后产道损伤、组织残留于宫腔内；或手术无菌操作不严格，均可发生急性盆腔炎。

2. 宫腔内手术操作后感染

如刮宫术、输卵管通液术、子宫输卵管造影、子宫镜检查等，由于手术消毒不严格引起感染或术前适应证选择不当引起炎症发作并扩散。

3. 经期卫生不良

使用不洁的月经垫、经期性交等，均可引起病原体侵入而导致炎症。

4. 感染性传播疾病

不洁性生活史、早年性交、多个性伴侣、性交过频者可致性传播疾病的病原体入侵，引起炎症。

5. 邻近器官炎症蔓延

阑尾炎、腹膜炎等导致炎症蔓延。

6. 慢性盆腔炎急性发作。

7. 宫内节育器

一是放置10天内可引起急性盆腔炎，二是在长期放置宫内节育器后继发感染形成慢性炎症的急性发作。

二、病理

1. 急性子宫内膜炎及子宫肌炎

多见于流产、分娩后（见"产褥感染"一节）。

2. 急性输卵管炎、输卵管积脓、输卵管卵巢脓肿、急性盆腔结缔组织炎

细菌由宫颈或宫壁的淋巴播散到盆腔结缔组织引起结缔组织充血、水肿、白细胞浸润，以宫旁结缔组织最常见。病变累及输卵管浆膜层形成输卵管周围炎，然后累及肌层，输卵管黏膜层受累极轻或不受累；若炎症为沿子宫内膜向上蔓延者，首先引起输卵管黏膜炎，黏膜充血、肿胀、渗出，管腔内有积脓，大量中性白细胞浸润，重者上皮变

性脱落，管腔粘连、伞端闭塞，形成输卵管积脓，发炎的输卵管伞端可与卵巢粘连而发生卵巢周围炎，称输卵管卵巢炎或附件炎。炎症可通过卵巢排卵的破孔侵入卵巢形成卵巢脓肿，若脓肿与输卵管积脓粘连贯通，即形成输卵管卵巢脓肿。

3. 急性盆腔腹膜炎

盆腔内器官发生严重感染时，往往蔓延到盆腔腹膜，发炎的腹膜充血、水肿、渗出，形成盆腔脏器的粘连。当有大量的脓性渗出液积聚于粘连的间隙内，可形成散在的小脓肿，积聚于直肠子宫陷凹处形成盆腔脓肿。若脓汁流入腹腔则扩散为弥漫性腹膜炎。

4. 败血症及脓毒血症

当病原体毒性强、数量多，患者抵抗力降低时，常发生败血症。多见于严重的产褥感染、感染性流产，亦可发生于放置宫内节育器、输卵管结扎术损伤脏器，细菌大量进入血液循环并大量繁殖形成败血症，感染的血栓脱落入血引起脓毒血症，若得不到及时的控制，可很快出现感染性休克，甚至死亡。

三、病情评估

（一）临床表现

可因炎症的轻重及范围大小而不同。常见症状为下腹部疼痛伴发热，严重时可有高热、寒战、头痛，白带增多，呈脓性有臭味。如有腹膜炎，可出现恶心、呕吐、腹胀。若有脓肿形成，可出现局部压迫症状如尿频、排尿困难、尿痛或肛门坠胀、排便困难等。

检查患者呈急性痛苦病容，体温升高，下腹部有压痛、反跳痛、肌紧张。妇科检查阴道充血，有脓性分泌物或宫颈口见脓液流出，宫颈举痛，子宫稍大、压痛、活动受限。双侧附件增厚，压痛明显，有时可触及肿块。

（二）实验室及其他检查

1. 血液

白细胞计数及中性粒细胞均增高，红细胞沉降率增速。

2. 尿常规

尿呈葡萄酒色，并出现急性肾功能衰竭。病情恶化，应高度怀疑产气荚膜杆菌感染。

3. 宫颈排出液

培养致病菌（包括淋病双球菌）及药物敏感试验。

4. 后穹隆穿刺

抽出液中含有白细胞和细菌。可送培养病原体（包括淋病双球菌）及药物敏感试验，比子宫颈排出液更为可靠。

（三）诊断

急性盆腔炎的临床诊断，需同时具备下列 3 项：①下腹压痛伴或不伴反跳痛；②宫颈或宫体举痛或摇摆痛；③附件区压痛。下列标准可增加诊断的特异性：宫颈分泌物培养或革兰染色涂片淋病奈瑟球菌阳性或沙眼衣原体阳性；体温超过 38℃；血白细胞总

数 $>10\times10^9/L$；后穹隆穿刺抽出脓性液体；双合诊或 B 超检查发现盆腔脓肿或炎性包块。由于临床诊断急性输卵管炎有一定的误诊率，腹腔镜检查能提高确诊率。腹腔镜的肉眼诊断标准有：①输卵管表面明显充血；②输卵管壁水肿；③输卵管伞端或浆膜面有脓性渗出物。在作出急性盆腔炎的诊断后，要明确感染的病原体。2002 年美国 PID 诊断标准见表 8 – 1。

表 8 – 1 PID 的诊断标准（2002 年美国 CDC 诊断标准）

基本标准

　　宫体压痛、附件区压痛

　　宫颈触痛

附加标准

　　体温超过 38.3℃（口表）

　　宫颈或阴道异常黏液脓性分泌物

　　阴道分泌物生理盐水涂片见到白细胞

　　实验室证实的宫颈淋病奈瑟球菌或衣原体阳性

　　红细胞沉降率升高

　　C 反应蛋白升高

特异标准

　　子宫内膜活检证实子宫内膜炎

　　阴道超声或磁共振检查显示充满液体的增粗输卵管

　　伴或不伴有盆腔积液，输卵管卵巢肿块

　　腹腔镜检查发现输卵管炎

（四）鉴别诊断

1. 急性阑尾炎

起病早期腹痛开始于上腹部或脐周，为阵发性逐渐加重，数小时至 24 小时后，腹痛转移至右下腹阑尾所在部位，且呈持续性。检查麦氏点压痛、反跳痛明显，腰大肌征、闭孔肌征可阳性，而妇科检查可无阳性体征。

2. 卵巢囊肿蒂扭转

患者多于突然改变体位时发生一侧下腹剧烈疼痛，常伴恶心、呕吐甚至休克。妇科检查可触及张力较大的肿块，有压痛及腹肌紧张，但早期无发热症状。

3. 异位妊娠

有不规则阴道流血或停经史，突然发生一侧下腹撕裂样剧痛，下腹有明显压痛及反跳痛，以一侧为著，腹肌紧张则轻微。腹内出血多时可叩出移浊，并有休克表现。宫颈举痛明显，尿妊娠试验阳性，后穹隆穿刺可抽出不凝血。

四、处理

主要为抗生素药物治疗。急性盆腔炎经恰当的抗生素积极治疗，绝大多数能彻底治愈。病情轻者可在门诊给予口服或肌内注射抗生素，病情重者需住院治疗。

（一）支持疗法

卧床休息，半卧位有利于脓液积聚于直肠子宫陷凹而使炎症局限。给予高热量、高蛋白、高维生素流食或半流食，补充液体，注意纠正电解质紊乱及酸碱失衡，必要时少量输血。高热时采用物理降温。尽量避免不必要的妇科检查以免引起炎症扩散，若有腹胀应行胃肠减压。

（二）药物治疗

根据药敏试验选用抗生素较为合理，但通常需在获得实验室结果之前即给予抗生素治疗，因此，初始治疗往往根据经验选择抗生素。由于急性盆腔炎的病原体多为需氧菌、厌氧菌及衣原体的混合感染，需氧菌及厌氧菌又有革兰阴性及革兰阳性之分，故在抗生素的选择上多采用联合用药。给药途径以静脉滴注收效快，常用的配伍方案如下：

1. 青霉素或红霉素与氨基糖苷类药物及甲硝唑配伍

青霉素每日 320 万~960 万 U 静脉滴注，分 3~4 次加入少量液体中作间歇快速滴注；红霉素每日 1~2 g，分 3~4 次静脉滴注；庆大霉素 1 次 80 mg，每日 2~3 次，静脉滴注或肌内注射；阿米卡星每日 200~400 mg，分 2 次肌内注射，疗程一般不超过 10 日；甲硝唑葡萄糖注射液 250 ml（内含甲硝唑 500 mg），静脉滴注，每 8 小时 1 次，病情好转后改口服 400 mg，每 8 小时 1 次。本药通过乳汁排泄，哺乳期妇女慎用。

2. 第一代头孢菌素与甲硝唑配伍

尽管第一代头孢菌素对革兰阳性菌的作用较强，但有些药物对革兰阴性菌较优，如头孢拉定静脉滴注，每日 2~4 g，分 4 次给予；头孢唑啉钠每次 0.5~1 g，每日 2~4 次，静脉滴注。

3. 克林霉素或林可霉素与氨基糖苷类药物（庆大霉素或阿米卡星）配伍

克林霉素 600 mg，每 8~12 小时 1 次，静脉滴注，体温降至正常后改口服，每次 250~500 mg，1 日 3~4 次；林可霉素每次 300~600 mg，每日 3 次，肌内注射或静脉滴注。克林霉素或林可霉素对多数革兰阳性菌及厌氧菌有效，与氨基糖苷类药物联合应用，无论从实验室或临床均获得良好疗效。此类药物与红霉素有拮抗作用，不可与其联合；长期使用可致假膜性肠炎，其先驱症状为腹泻，遇此症状应立即停药。

4. 第二代头孢菌素或相当于第二代头孢菌素的药物

头孢呋辛钠，每次 0.75~1.5 g，每日 3 次，肌内注射或静注。头孢孟多静注或静脉滴注，每次 0.5~1 g，每日 4 次，较重感染每次 1 g，每日 6 次。头孢替安每日 1~2 g，分 2~4 次给予，严重感染可用至每日 4 g。头孢西丁钠每次 1~2 g，每日 3~4 次，此药除对革兰阴性菌作用较强外，对革兰阳性菌及厌氧菌（消化球菌、消化链球菌、脆弱类杆菌）均有效。若考虑有衣原体感染，应同时给予多西环素 100 mg 口服，每 12 小时 1 次。

5. 第三代头孢菌素或相当于第三代头孢菌素的药物

头孢噻肟钠肌内注射或静脉注射，1 次 0.5~1 g，1 日 2~4 次；头孢曲松钠 1 g，每日 1 次静脉注射，用于一般感染，若为严重感染，每日 2 g，分 2 次给予；头孢唑肟每日 0.5~2 g，严重者 4 g，分 2~4 次给予；头孢替坦二钠每日 2 g，分 1~2 次静注或静脉滴注。头孢曲松钠、头孢唑肟及头孢替坦二钠除对革兰阴性菌作用较强外，对革兰阳性菌及厌氧菌均有抗菌作用。若考虑有衣原体或支原体的感染应加用多西环素100 mg，口服，每12小时1次，在病情好转后，应继续用药10～14日。对不能耐受多西环素者，可用阿奇霉素替代，每次500 mg，每日1次，连用3日。淋病奈瑟球菌感染所致盆腔炎首选此方案。

6. 哌拉西林钠

是一种新的半合成的青霉素，对多数需氧菌及厌氧菌均有效。每日4～12 g，分3～4次静脉注射或静脉滴注，严重感染者，每日可用10～24 g。

7. 喹诺酮类药物与甲硝唑配伍　喹诺酮类药物是一类较新的合成抗菌药，本类药物与许多抗菌药物之间无交叉耐药性。第三代喹诺酮类药物对革兰阴性菌及革兰阳性菌均有抗菌作用。常用的有环丙沙星每次100～200 mg，每日2次，静脉滴注；氧氟沙星每次400 mg，每12小时1次，静脉滴注。

3. 手术治疗

下列情况应行手术解决：

（1）若有盆腔脓肿或腹膜后脓肿形成，经药物治疗48～72小时，高热不降，中毒症状加重或肿块增大，根据脓肿位置高低，及时经腹或经阴道切开引流。

（2）若有盆腔脓肿破裂症候，如突然腹痛加剧、高热、寒战、恶心、呕吐、腹胀、拒按或中毒性休克表现，需立即剖腹探查。

（3）确诊为输卵管积脓或输卵管卵巢脓肿，经药物治疗炎症控制，病情稳定后，应适时手术，切除病灶。

五、监护

1. 执行妇科一般护理常规。

2. 患者应卧床休息，取半卧位，以利于脓液积聚于直肠子宫陷凹，使炎症局限。并给予富有营养而易于消化的食物和水分。若有腹胀可行胃肠减压，纠正电解质紊乱及酸碱平衡。必要时可少量输血。

3. 如有阴道流血者，注意外阴清洁，用新洁尔灭棉球擦洗外阴每日1～2次。

4. 采用中医药治疗的患者，应向患者说明疗程较长，应坚持服药治疗。

5. 严密观察病情，观察体温、脉搏、呼吸的变化。观察药物的疗效及反应，发现异常，及时报告医生。

6. 如为产褥感染者，体温超过38℃暂停喂奶，每4小时用吸奶器吸乳1次。注意恶露变化，患者出院后，应严格消毒用具及床铺。

7. 按医嘱给予持续下腹部热敷，应用抗生素或中药消炎治疗。如盆腔脓肿经阴道切开引流者，应注意引流的量及性质，及时更换外阴敷料，保持外阴清洁。注意T形引流管勿脱出，如有脱出应及时通知医生处理。

8. 健康教育

1）加强经期、孕期及产褥期的卫生宣教工作。严格掌握产科、妇科手术指征。术前做好充分准备，术时注意无菌操作，术后加强护理，预防感染。计划生育手术应与其他手术同等对待，严格遵守无菌操作常规。

2) 近年来性病又有迅速蔓延的趋势，以淋病尤为多见。目前因淋病导致急性盆腔炎时有发生，故应提高对性传染的认识，才不致忽略了淋菌性急性盆腔炎的发生和诊治。

（潘莉萍）

第二节　生殖器结核

由结核分枝杆菌引起的女性生殖器炎症称为生殖器结核，又称结核性盆腔炎。生殖器结核多见于 20 ~ 40 岁妇女；也可见于绝经后的老年妇女，常继发于身体其他部位结核如肺结核、肠结核、腹膜结核、泌尿系统结核以及其他部位结核。约 10% 的肺结核患者伴有生殖器结核。生殖器结核潜伏期很长，可为 1 ~ 10 年，多数患者在日后发现生殖器结核时，其原发病灶多已痊愈。

生殖器结核是全身结核的一部分，多为继发感染。主要来源于肺结核、肠结核、腹膜结核等。以血行传播为主，亦可直接蔓延或通过淋巴管传播，一般首先侵犯输卵管，再蔓延至子宫内膜，宫颈、卵巢则少见。

一、病理

（一）输卵管结核

占女性生殖器结核的 90% ~ 100%，多为双侧性，外观有不同表现。有的输卵管表面布满粟粒样结节，有的输卵管增粗肥大，伞端外翻如烟斗状，管腔内充满干酪样物质，有的输卵管僵直变硬，峡部有多个结节隆起。

（二）子宫内膜结核

常由输卵管结核蔓延而来，输卵管结核患者约半数同时患有子宫内膜结核。病变首先出现在宫腔两侧角，内膜出现粟粒样结节、干酪样坏死及溃疡，最后子宫内膜被瘢痕组织替代，宫腔粘连、缩小、变形。

（三）卵巢结核

由输卵管结核蔓延而来的，仅有卵巢周围炎。由血行播散者，可在卵巢深部形成结节、干酪样坏死，甚至脓肿。

（四）宫颈结核

较少见，多由子宫内膜结核蔓延而来，形成浅表溃疡或乳头状增生，极易与宫颈癌混淆。

（五）盆腔腹膜结核

常合并输卵管结核，分渗出型和粘连型。前者以渗出为主，渗出液为浆液性草黄色，积聚粘连形成包裹性囊肿。后者以粘连为主，腹膜增厚，与周围器官紧密粘连，发生干酪样坏死，形成瘘管。

二、病情评估

(一) 临床表现

生殖器结核的临床表现很不一致，不少患者可无症状，有的患者则症状较重。

1. 不孕

青春期时，生殖器官发育，血供丰富，易受结核分枝杆菌血行感染，故生殖器结核是原发性不育的主要原因之一，而较多患者因不孕就诊。由于输卵管黏膜粘连，管腔封闭；或由于输卵管周围粘连，管壁僵硬，蠕动受限，管腔虽通畅，黏膜表面纤毛破坏而丧失运输功能，绝大多数患者不孕。如子宫内膜遭结核病灶破坏，亦是不育因素。极少患者可有流产或异位妊娠。

2. 月经失调

较早期时，因子宫内膜充血，发生坏死及溃疡，可致经血过多或不规则子宫出血。病情发展后，子宫内膜大部分遭破坏，由瘢痕组织取代，以致宫腔粘连、挛缩及变形。

3. 下腹坠痛

由于盆腔的炎症和粘连，可有不同程度的下腹坠痛，月经期尤为明显。

4. 全身症状

若为活动期，可有结核病的中毒症状，如发热、盗汗、乏力、食欲下降或体重减轻等。

5. 全身及妇科检查

可有下腹柔韧感或腹水征，形成包裹性积液时，可触及囊性肿块，边界不清，不活动。若附件受累，在子宫两侧可触及大小不等及形状不规则的肿块，质硬、表面不平、呈结节或乳头状突起，或可触及钙化结节。

(二) 实验室及其他检查

1. 实验室检查

急性期白细胞可升高达 15×10^9/L，单核细胞增多，急性期过后，淋巴细胞增加；结核病灶活动期，血沉增快为 $15 \sim 55$ mm/第 1 小时；约有 1/3 病例在腹水中可找到结核分枝杆菌；如有条件，可取腹水、月经血、子宫腔吸出物、子宫内膜刮出物、宫颈活组织作结核分枝杆菌培养，阳性率与检查时间及次数多少有密切关系。

2. 子宫内膜病理检查

是诊断子宫内膜结核最为可靠的依据。于月经来潮 12 小时内做诊断性刮宫。术前 3 天及术后 4 天内给予抗结核治疗。手术时应注意刮取双侧子宫角部，将刮出物全部送病理检查。如看到典型结核结节，诊断可肯定。但阴性结果不能排除结核，因输卵管结核可单独存在。如子宫小而坚硬，无组织刮出，仍应考虑子宫内膜结核。如宫颈有可疑，做活组织切片检查，以明确诊断。

3. X 线检查

做胸部、泌尿系统、消化道平片检查，以便发现原发病灶。盆腔平片检查如存在孤立的钙化点，则提示有结核病灶。

4. 子宫输卵管碘油造影

利用此法一般能查出不易发现的生殖器结核，其特征：①子宫腔变形，子宫内膜边缘呈锯齿状或龛影。②输卵管管腔不整，粗细不等，有多发性狭窄部分。管壁体有龛影或斑点状缺损。③输卵管管腔狭窄、僵直，且断续呈铁丝状。④伞端梗阻时造影剂呈小束状或呈串珠样，或局限性膨胀大如花蕾状。⑤如碘油进入宫旁一侧或双侧静脉丛或淋巴时，亦应考虑结核破坏了子宫内膜造成溃疡而使碘油逆入。造影术前后均应给抗结核治疗。

5. 腹腔镜检查

腹腔镜能直接观察盆腔情况，并可取液作结核分枝杆菌培养，或在病变部位取后组织做病理检查，但操作时避免损伤粘连的肠管。

6. 结核菌素试验

十多岁女孩如有附件炎可疑时，做此试验如为强阳性，有提示结核之意义。如为成人则无意义。

（三）诊断

多数患者缺乏明显症状，阳性体征不多，故诊断时易被忽略。为提高确诊率，应详细询问病史，尤其当患者有原发不孕、月经稀少或闭经时；未婚女青年有低热、盗汗、盆腔炎或腹水时；慢性盆腔炎久治不愈时；既往有结核病接触史或本人曾患肺结核、胸膜炎、肠结核时，均应考虑有生殖器结核的可能。诊断标准如下：

1. 生殖器组织切下标本病理检查或取活检找到典型结核结节。

2. 病灶分泌物或月经血做结核分枝杆菌培养或动物接种，结核杆菌阳性。

3. 临床结核可疑，经子宫输卵管碘油造影，X 线片上的表现有如下任何一项特征者可基本诊断为生殖器结核。

1）相当于输卵管部位有散在钙化点。

2）输卵管有多发性狭窄呈串珠状。

3）输卵管中段阻塞并伴有碘油进入输卵管间质中的溃疡。

4）子宫腔重度狭窄或畸形。

5）子宫腔狭窄或变形，伴碘油进入淋巴管或血管。

6）卵巢部位出现钙化点。

4. 临床有可疑，并具有以下 2 项以上者。

1）盆腔平片显示有孤立钙化点。

2）输卵管僵硬，呈直管状，远端阻塞。

3）输卵管呈不规则形，并有阻塞。

4）输卵管一侧未显影，一侧中段阻塞并有间质内碘油灌注。

5）输卵管远端闭锁，而管腔内有灌注缺陷。

6）双侧输卵管峡部阻塞。

7）子宫腔边缘不规则，呈锯齿状。

8）子宫间质，淋巴管或静脉内有碘油灌注。

（四）鉴别诊断

1. 非特异性慢性盆腔炎

慢性盆腔炎多有分娩、流产及急性盆腔炎病史，无闭经史；而生殖器结核为不孕、月经量减少甚至闭经。

2. 子宫内膜异位症

子宫内膜异位症痛经明显，月经量一般较多，经诊断性刮宫、子宫输卵管碘油造影及腹腔镜检查可协助诊断。

3. 卵巢肿瘤

卵巢肿瘤表面光滑，界限清楚，活动良好，卵巢癌末期伴有腹水，常与生殖器结核的包裹性积液或并发腹水不易鉴别。腹腔镜或剖腹探查可鉴别。

4. 宫颈癌

与宫颈结核不易鉴别，应做宫颈刮片及宫颈活组织检查。

三、处理

本病一旦确诊，必须坚持早期、联合、足量、规则和全程用药原则。

（一）一般支持疗法

急性患者，至少需休息3个月；慢性患者可从事部分工作和学习，但要注意劳逸结合，加强营养，适当参加体育活动，增强体质。

（二）抗结核治疗

抗结核药物治疗对女性生殖器结核90%有效。必须遵循早期联合、规律、适量、全程原则。既往多采用1.5~2年的长疗程治疗，近年来将疗程缩短为6~9个月，取得良好效果。常用药物如下：

1. 利福平（RFP，R）

450~600 mg/d，早饭前顿服，便于吸收。不良反应极轻，主要对肝脏有损害，出现短暂性肝功能损害、转氨酶升高等。多发生于原有肝脏疾病患者。此药对胎儿有潜在致畸性，故早孕妇女忌用。

2. 利福定

150~200 mg/d，早饭前顿服，作用效果及不良反应与利福平相似，与利福平有交叉耐药性，孕妇慎用。

3. 异烟肼（INH，H）

300 mg/d，顿服，此药对结核分枝杆菌杀菌力强，用量较小，口服不良反应小，价廉，故应用广泛。与其他抗结核药物合用可减少耐药性的产生，并有协同作用。

4. 链霉素（SM，S）

0.75 g，肌内注射，1次/日。单独使用易产生耐药性，多与其他抗结核药物联合使用，长期使用可有眩晕、口麻、四肢麻木感、耳鸣，患者可致耳聋。老年妇女慎用。

5. 乙胺丁醇（E）

0.5~0.75 g/d。对结核分枝杆菌有较强的抑制作用，与其他抗结核药无交叉耐药性，联合使用可增强疗效。主要不良反应为球后视神经炎，发生率为0.8%，大剂量使用时易产生，早日停药多能恢复。

6. 吡嗪酰胺（PZA，Z）

1.5 g/d，分 3 次口服。不良反应以肝脏损害为常见，还可有高尿酸血症、关节痛和胃肠道反应。毒性大，易产生耐药，抑菌作用不及链霉素。但对于细胞内缓慢生长的结核分枝杆菌有效，与其他抗结核分枝杆菌药物联合，可以缩短疗程。

7. 紫霉素（VM）

对结核分枝杆菌有抑制作用。用药剂量每次 1～2 g 肌内注射，每周 2 次，肾功能不良者禁用。

8. 环丝氨酸（CS）

本药对抗结核分枝杆菌作用比链霉素、异烟肼弱，但细菌不易产生耐药，主要用于耐药结核分枝杆菌的感染。用量口服每次 250 mg，每日 2 次。不良反应主要为神经系统毒性反应。

9. 利福布汀（RBU）

为利福霉素类衍生物，是一长效制剂，每周用药 1 次，每次 60 mg，可与其他抗结核药联用，效果与 RFP 每日治疗相当，不良反应较少。

10. 喹诺酮类药

1）氧氟沙星对结核分枝杆菌的 MIC 为 1.25 mg/L，对结核病有肯定疗效，特别是慢性空洞型结核。但其疗程长，价格昂贵，杀菌效果不如 RFP、INH、PZA，故不作首选。

2）司帕沙星在体内的 MIC 比氧氟沙星低 1～2 级稀释度。单用效果与 INH 相似，联用效果相当于 RFP，有望成为未来用于多重耐药结核病的首选，但该药疗程超过 1 周时，其不良反应发生率上升。

目前推行两阶段短疗程药物治疗方案，前 2～3 个月为强化期，后 4～6 个月为巩固期或继续期。常用的治疗方案：

（1）强化期 2 个月，每日链霉素、异烟肼、利福平、吡嗪酰胺四种药物联合应用，后 4 个月巩固期每日连续应用异烟肼、利福平（简称 2SHRZ/4HR）；或巩固期每周 3 次间歇应用异烟肼、利福平（2SHRZ/4H₃R₃）。

（2）强化期每日链霉素、异烟肼、利福平、吡嗪酰胺四种药联合应用 2 个月，巩固期每日应用异烟肼、利福平、乙胺丁醇连续 6 个月（2SHRZ/6HRE）；或巩固期每周 3 次应用异烟肼、利福平、乙胺丁醇连续 6 个月（2SHRZ/6H₃R₃E₃）；也可采用全程间歇疗法，强化期 2 个月，每周 3 次联合应用链霉素、异烟肼、利福平、吡嗪酰胺，巩固期 6 个月，每周 3 次应用异烟肼、利福平、乙胺丁醇（2S₃H₃R₃Z₃/6H₃R₃E₃）；或采用 2SHRZE/6H₃R₃E₃ 方案。第一个方案可用于初次治疗的患者，第二个方案多用于治疗失败或复发的患者。若对以上方案中的链霉素耐药，可用乙胺丁醇代替。其他可选用的方案有 2HRZ/7H₃R₃ 或 3SHR/6H₂R₂，多用于病情较轻的患者。以上各方案，可根据病情，酌情选用。

（三）免疫治疗

在结核病的病程中，可引起 T 细胞介导的免疫应答，也有 I 型超敏反应。结核病患者处于免疫紊乱状态，细胞免疫功能低下，而体液免疫功能增强，出现免疫功能严重失调，对抗结核药物的治疗反应迟钝，往往单纯抗结核药物化疗不易收到良好的疗效。因此对结核病患者除抗结核药物化疗外，辅以免疫调节剂可以及时调整机体的细胞免疫功能，提高治愈率，减少复发率。常用结核病免疫调节剂有：

1. 卡提素（PNS）

PNS 是卡介苗的菌体热酚乙醇提取物，含 BCG 多糖核酸等 10 种免疫活性成分，具有提高细胞免疫功能及巨噬核酸功能，使 T 细胞功能恢复，提高 H_2O_2 的释放及自杀伤细胞的杀菌功能。常用 PNS1 mg 肌内注射，每周 2 次，与异烟肼、利福平、链霉素并用作为短程化疗初活动性肺结核。

2. 母牛分枝杆菌菌苗

母牛分枝杆菌菌苗的作用机制一是提高巨噬细胞产生 NO、H_2O_2 的水平杀灭结核分枝杆菌，二是抑制变态反应。用母牛分枝杆菌菌苗每 3 ~ 4 周深部肌内注射 1 次 0.1 ~ 10.5 mg，共用 6 次，并联合抗结核药物治疗初治和难治性肺结核，可缩短初治肺结核化疗疗程，及提高难治性结核病的治疗效果。

3. 左旋咪唑（LMS）

LMS 主要是通过激活免疫活性细胞，促进淋巴细胞转化产生更多的活性物质，增强网状内皮系统的吞噬能力，故对结核患者治疗有利，但它对正常机体影响并不显著。LMS 作为免疫调节剂治疗某些难治性疾病已被临床日益重视。LMS 一般联合化疗药物辅助治疗初治肺结核，用法 150 mg/d，每周连服 3 天，同时每日应用化疗药物治疗，疗程 3 个月。

4. γ - 干扰素（IFN）

γ - IFN 可使巨噬细胞活化产生 NO，从而抑制或杀灭分枝杆菌。常规抗结核药物化疗无效的结核患者在加用 γ - IFN 后可以缓解临床症状。用法 25 ~ 50 $\mu g/m^2$ 皮下注射，每周 2 次或 3 次。作为辅助药物治疗难治性播散性结核分枝杆菌感染用量为 50 ~ 100 $\mu g/m^2$，每周至少 3 次。它的不良反应有发热、寒战、疲劳、头痛、但反应温和而少见。

（四）手术治疗

出现以下情况可考虑手术治疗：

1. 盆腔包块经药物治疗后缩小，但不能完全消退。

2. 治疗无效或治疗后又反复发作者。

3. 已形成较大的包裹性积液者。

4. 子宫内膜结核药物治疗无效者。为避免手术时感染扩散及减轻粘连对手术有利，术前应采用抗结核药物 1 ~ 2 个月，术后根据结核活动情况，病灶是否取净，继续用抗结核药物治疗，以达治愈。手术以全子宫及双侧附件切除术为宜，对年轻妇女应尽量保留卵巢功能，对病变局限于输卵管，而又迫切希望生育者，可行双侧输卵管切除术，术后给予辅助生育技术。由于生殖器结核所致的粘连常较广泛而紧密，术前应口服肠道消毒药物并做清洁灌肠，术时应注意解剖关系，避免损伤。

四、监护

1. 病房要空气流通，安逸舒适。患者须卧床休息，急性期需卧床休息 3 个月，以后可以适当活动，做一些体格锻炼的运动，促使食欲增加，体质增强。

2. 要增加含蛋白质、钙质、维生素等丰富的营养食物，如牛奶、鸡蛋、鱼、新鲜蔬菜及水果，有助于促进治疗的效果。

3. 做好心理护理，多作卫生宣教，讲解疾病虽需要较长时间治疗，但后果是好的，因有针对性药物可以治疗。要坚持用药，服药按时，以免影响疗效。护士要定时发药或随时提醒患者按时自己服药，建立"用药日历"，以免遗忘。消除患者的悲观、急躁情绪，使建立信心，主动配合药物治疗，主动接受护理指导，进行利于增强体质的日常活动。

4. 密切观察病情，了解药物治疗后症状是否改善，药物是否产生良效。临床有效的表现是：症状改善，如有月经量多症状的，逐渐恢复了正常经量；闭经者有月经回潮；下腹痛者疼痛减轻或消失；附件包块缩小；刮宫取子宫内膜检查已无病理变化等，均为治疗有效的标志。但刮宫子宫内膜无病变不代表输卵管内病变已愈，仅为子宫病变好转，因为输卵管黏膜皱褶较多，结核分枝杆菌不易被消灭，所以治疗不能因此而中断，需要对患者解释清楚，并遵医嘱完成疗程。

五、健康教育

向患者宣讲结核病有关知识及卡介苗预防接种的重要性；介绍该病须遵医嘱选用利福平、异烟肼、乙胺丁醇、链霉素及吡嗪酰胺等抗结核药物联合应用，坚持抗结核治疗 6~9 个月的重要性。

（潘莉萍）

第九章　女性性传播疾病

性传播疾病（STD）是指通过性行为或类似性行为传染的一组传染病。现代意义的性传播疾病除梅毒、淋病、软下疳、性病性淋巴肉芽肿及腹股沟淋巴肉芽肿 5 种传统性病（也称经典性病）外，包括了由细菌、病毒、螺旋体、支原体、衣原体、真菌、原虫及寄生虫 8 类病原体引起的 20 余种疾病。目前，我国重点监测、需作疫情报告的 STD 有 8 种，其中梅毒、淋病、艾滋病已列为乙类传染病，其余 5 种为非淋菌性尿道炎、尖锐湿疣、软下疳、性病性淋巴肉芽肿和生殖器疱疹。我国目前性病的种类以淋病、尖锐湿疣、非淋菌性尿道炎和梅毒为主，这四种性病占所有性病的 95% 以上。

第一节　淋　病

淋病是由淋病奈瑟球菌（简称淋病双球菌或淋球菌）引起的泌尿生殖系统黏膜的化脓性感染，也可感染眼、口咽、直肠和盆腔，直至通过血行引起播散性淋病奈瑟球菌感染，是我国目前最常见的性传播疾病之一。

一、病原体及传播途径

淋病奈瑟球菌为革兰阴性肾形双球菌，对外界理化因素抵抗力均差，如干燥、加热很快可死亡，常用杀菌剂数分钟即可将其杀死；故绝大多数患者是通过性接触直接传染，少数可因接触患者分泌物污染的衣裤、被褥、毛巾、浴盆、马桶圈等物品感染，特别是幼女多为这样间接感染；新生儿在通过母体产道时可被传染发生淋菌性眼炎；妊娠妇女患淋病，可引起羊膜腔内感染及胎儿感染。

二、病情评估

（一）病史

询问性接触史，此次发病时间及疾病发展情况，有无尿频、尿急、尿痛等急性尿道炎的症状，有无白带增多及慢性生殖器炎症症状，是否接受治疗。

（二）临床表现

潜伏期 1～10 日，平均 3～5 日，50%～70% 妇女感染淋病奈瑟球菌后无临床症状，易被忽略，但具有传染性。

1. 急性淋病

患者有尿频、尿急、尿痛等急性尿道炎的症状，白带增多呈黄色、脓性，外阴部红肿、有烧灼样痛。继而出现前庭大腺炎、急性宫颈炎的表现。如病程发展至上生殖道时，可发生急性盆腔炎、盆腔脓肿及弥漫性腹膜炎，甚至中毒性休克。患者出现发热、寒战、恶心、呕吐、下腹两侧疼痛等症状。

2. 慢性淋病

急性淋病未经治疗或治疗不彻底可逐渐转为慢性淋病。患者可出现慢性尿道炎、尿道旁腺炎、前庭大腺炎、慢性宫颈炎、慢性输卵管炎、输卵管积水等相应症状。淋病奈瑟球菌可长期潜伏在尿道旁腺、前庭大腺或宫颈黏膜腺体深处，作为病灶可引起反复急性发作。

（三）实验室检查

1. 分泌物涂片检查

取患者尿道分泌物涂片查淋病奈瑟球菌，有初步诊断价值。

2. 淋病奈瑟球菌分离培养

是目前世界卫生组织推荐的筛查淋病患者的方法。

3. 氧化酶试验

对快速鉴定淋病奈瑟球菌有一定意义。

4. 糖发酵试验

用于对淋病奈瑟球菌菌株的进一步鉴定。

5. 直接荧光抗体检查

用于淋病奈瑟球菌的进一步鉴定。

6. 淋病奈瑟球菌 β 内酰胺酶测定法

由 β 内酰胺酶阳性的淋病奈瑟球菌菌株引起的淋病，青霉素治疗无效。故此法为防治淋病提供依据。

（四）鉴别诊断

本病需与其他原因引起尿道分泌物增多的疾病如非淋菌性尿道炎、滴虫性尿道炎及 Reiter 综合征等进行鉴别。

三、处理

治疗应尽早彻底，遵循及时、足量、规范用药原则。由于耐青霉素菌株的增多，目前首选药物以第三代头孢菌素为主。对轻症者可应用大剂量单次给药方法使血液中有足够高之药物浓度杀灭淋菌；重症者应连续每日给药，保证足够的治疗时期治愈。由于 20% ~40% 淋病可同时合并沙眼衣原体感染，因此可同时应用抗衣原体药物。孕期禁用喹诺酮及四环素类药物。性伴侣应同时治疗。

（一）治疗方案

1. 淋菌性宫颈炎、尿道炎、直肠炎

选用以下任一种药物：

1）头孢曲松 250 mg 或头孢噻肟 1 g，1 次肌内注射。

2）大观霉素 4 g，分两侧臀部，1 次肌内注射。

3）阿奇霉素 1 g，或罗红霉素 600 mg，或克拉霉素 1 g，均为 1 次口服。

4）甲砜霉素 500 mg，每日服 2 次，共 1 日。

5）氧氟沙星 500 mg，或左氧氟沙星 400 mg，或环丙沙星 500 mg，或司帕沙星 400 mg，或芦氟沙星 400 mg，或甲氟哌酸 800 mg，均为 1 次口服。

2. 淋菌性输卵管炎

选用以下任一种药物：

1）头孢曲松 250~500 g，1 次／日，肌内注射，连续 10 日。

2）大观霉素 2 g，1 次／日，肌内注射，连续 10 日。

3）氧氟沙星 200 mg，2 次／日，口服，连续 10 日。

3. 淋菌性盆腔炎

选用以下任一种药物：

1）头孢曲松 500 mg，1 次／日，连续 10 日。

2）大观霉素 2 g，1 次／日，肌内注射，连续 10 日。应加用甲硝唑 400 mg，2 次／日，口服，连续 10 日或多西环素 100 mg，2 次／日，口服，连续 10 日。

4. 淋菌性咽炎

选用以下任一种药物：

1）头孢曲松 250 mg，或头孢噻肟 1 g，1 次肌内注射。

2）环丙沙星 500 mg，或氧氟沙星 400 mg，一次口服。

注：大观霉素对淋菌性咽炎疗效较差。

5. 淋菌性眼炎

1）新生儿：头孢曲松 25~50 mg/kg（单剂不超过 125 mg），静脉或肌内注射，1 次／日，连续 7 日；或大观霉素 40 mg/kg，肌内注射，1 次／日，连续 7 日。

2）成人：头孢曲松 1 g，肌内注射，1 次／日，连续 7 日；或大观霉素 2 g，肌内注射，1 次／日，连续 7 日。

注：同时应用生理盐水冲洗眼部，每小时 1 次。

6. 妊娠期淋病

头孢曲松 250 mg，1 次肌内注射或大观霉素 4 g，1 次肌内注射。

注：孕妇禁用喹诺酮类和四环素类药物。

7. 儿童淋病

头孢曲松 125 mg，1 次肌内注射，或大观霉素 40 mg/kg，1 次肌内注射。体重大于 45 kg 者按成人方案治疗。

8. 播散性淋病

头孢曲松 1 g，肌内注射或静脉注射，连续 10 日以上；或大观霉素 2 g，肌内注射，2 次／日，连续 10 日以上。淋菌性脑膜炎疗程约 2 周，心内膜炎疗程须 4 周以上。

若考虑同时有衣原体或支原体感染时，应在上述药物治疗中加用多西环素 100 mg，2 次／日，口服，连用 7 日以上；或阿奇霉素 1 g，1 次口服，并做随访。

（二）治愈标准和预后

治疗结束后 2 周内，在无性接触史情况下，符合如下标准为治愈：

1. 症状和体征全部消失。

2. 在治疗结束后 4~7 日做淋病奈瑟球菌复查阴性。

3. 淋病患者若能早期、及时、适当治疗，一般预后良好；但若延误治疗时机或治疗不当，亦可产生并发症或播散性淋病，造成严重后果。

淋病合并妊娠：妊娠期淋病对母儿均有影响。妊娠期淋病的表现同非孕期。妊娠早期感染淋病奈瑟球菌可引起流产；晚期可引起绒毛膜羊膜炎而致胎膜早破、早产，胎儿宫内发育迟缓。分娩时由于产道损伤、产妇抵抗力差，产褥期淋病奈瑟球菌易扩散，引起产妇子宫内膜炎、输卵管炎，严重者导致播散性淋病。约1/3新生儿通过未治疗孕妇的软产道时可感染淋病奈瑟球菌，出现新生儿淋菌性眼炎，若治疗不及时，可发展成角膜溃疡、角膜穿孔而失明。淋病合并妊娠的处理，由于多数有淋病的孕妇无症状；而妊娠期淋病严重影响母儿健康；因此，对高危孕妇在产前检查时应取宫颈管分泌物行淋病奈瑟球菌培养，以便及时诊断，及时治疗。妊娠期忌用喹诺酮类或四环素类药物。可选用头孢曲松钠250 mg，单次肌内注射；或大观霉素4 g，单次肌内注射。对所有淋病孕妇所生的新生儿应用1%硝酸银液滴眼，预防淋菌性眼炎。

四、监护

（一）一般护理

嘱急性期患者卧床休息，指导患者采取消毒隔离措施，嘱其内裤、浴盆、毛巾应煮沸消毒5～10分钟，其所接触的器具及物品用1%苯酚（石炭酸）溶液浸泡消毒。

（二）心理护理

给予患者关心、安慰，允许患者说出心中的焦虑，耐心解释该病发生、发展经过，解除患者的思想顾虑；说服患者家属理解患者的焦虑情绪，给予精神上的关怀与生活上的支持。

（三）用药护理

指导患者遵医嘱用头孢曲松钠1 g，每天1次肌内注射；并加用红霉素0.5 g，每天4次口服，连用7～10天；对不耐受头孢菌素类或喹诺酮类患者，改用大观霉素加甲硝唑治疗。

五、健康教育

指导患者及其家属严格隔离，治疗期间严禁性交；嘱患者家属进行相关检查，阳性者或其子女有症状者一并治疗。告知患者治疗7天后复查分泌物，以后每月复查1次，连续3次阴性者方能视为治愈。复查时应同时检查滴虫、沙眼衣原体和梅毒血清反应。

（李翠言）

第二节 梅 毒

梅毒是由梅毒螺旋体引起的慢性性传播疾病。梅毒几乎可累及全身各器官，产生各种各样的症状和体征，并可通过胎盘传染给胎儿，导致先天梅毒。性接触直接传播是最主要的传播途径，占95%。极少患者经接触污染的衣物等间接感染，或通过输入有传染性梅毒患者的血液而感染。患梅毒的孕妇，其梅毒螺旋体仍可通过妊娠期的胎盘感染胎儿，引起先天梅毒。

梅毒分三期：一期、二期属早期梅毒，病期在 2 年以内；三期属晚期梅毒，病期在 2 年以上。潜伏梅毒系指梅毒未经治疗或用药剂量不足，无临床症状但血清反应阳性者，感染期限在 2 年以内为早期潜伏梅毒，2 年以上为晚期潜伏梅毒。

一、病因

梅毒是由苍白密螺旋体引起的慢性全身性的性传播疾病。苍白密螺旋体在暗视野显微镜中可以观察，可用动物接种建立模型，并制作梅毒血清反应抗原。

二、感染途径

传染源是梅毒患者，最主要的传播途径是通过性交经过黏膜擦伤处传播。患早期梅毒的孕妇可通过胎盘传给胎儿，若孕妇软产道有梅毒病灶，也可发生产道感染。此外，接吻、哺乳、输血、衣裤、被褥、浴具等间接传播，但机会极少。

三、病情评估

（一）病史

详细询问患者有无梅毒接触史及接触时间（从性接触到发生损害的潜伏期，最短 1 周，最长 1~2 个月，平均 2~4 周）；起病后生殖器局部有无结节状病变，全身皮肤及其他部位有无多发性炎症损害。

（二）临床表现

1. 获得性梅毒（后天梅毒）

分一、二、三期梅毒。一期和二期又称早期梅毒，感染在 2 年以内；三期又称晚期梅毒，感染在 2 年以上。

1）一期梅毒：主要症状为硬下疳，中医称为疳疮，发生于不洁性交后 2~4 周，表现为皮肤黏膜部位出现米粒性浸润，后渐扩大，形成高出皮面的圆形或椭圆形的、边缘较鲜明的具有软骨样硬度的损害，称为下疳。其表面轻度糜烂，微有渗液，呈牛肉色，晚期下疳表面干燥。下疳多发生于阴部，故以腹股沟淋巴结最多侵犯，表现为淋巴结肿胀、坚硬、不融合、可移动，称为梅毒性横痃，中医称为横痃。一期梅毒约 1 个月可自愈，亦有在二期梅毒疹发出时尚未消失的，甚至有从无下疳的。

2）二期梅毒：在下疳发生 1~2 月，多数患者可突发头痛、头晕、厌食、疲乏、低热、全身肌肉骨骼酸痛等全身症状，多伴有全身淋巴结肿大。随后，于皮肤部位出现广泛的对称性稠密的斑疹，呈棕红色的卵圆形状，可于数日至数周后消失。此外，皮肤部位也可出现紫铜色、坚实的丘疹性梅毒疹。若丘疹中心坏死，形成脓疱，则产生脓疱形梅毒疹。对黏膜部分的损害则是形成表面糜烂覆以灰白色薄膜的圆形或椭圆形黏膜斑，惯发于唇内侧、扁桃体、齿龈、舌、软腭或硬腭，黏膜斑增殖则形成肥厚、坚实的潮湿丘疹；而发生于肛门或女性生殖器潮湿部位的丘疹，增殖融合成坚实的肥厚片块，称为扁平湿疣，以上过程中医称为杨梅疮。此外，二期梅毒还可并发骨损害、眼损害及二期神经梅毒。

3）三期梅毒：此期容易复发，中医称之为杨梅结毒。常在感染后 3~5 年甚至十余年后发生。皮肤部位常见的有结节性梅毒疹，带有血性树胶样分泌液的紫红色树胶肿及发生于肘、膝、髋等大关节附近的近关节皮下结节，黏膜部分可形成弧形的边缘呈深红色的浸润斑。此外，也可并发骨梅毒、眼梅毒及三期神经梅毒，部分患者于感染后10～30年可并发心血管梅毒，主要为主动脉炎、主动脉关闭不全及主动脉瘤等。

2. 胎传梅毒（先天梅毒）

胎传梅毒多发生于妊娠4个月时，无梅毒下疳，中医称为小儿遗毒。其皮疹为多形多样，可表现为斑疹、斑丘疹、水疱、大疱、脓疱等，口周可见放射状皲裂；营养发育障碍，毛发与甲均发育不良，晚期多侵犯感觉器官（眼、耳、鼻，特别是眼角膜），骨发育不良（如门齿稀疏、胫骨呈马刀形等。）

（三）实验室检查

1. 暗视野显微镜检查

早期梅毒皮肤黏膜损害可查到梅毒螺旋体。

2. 梅毒血清学检查

梅毒螺旋体进入机体后可产生两种抗体，一种是非特异的抗心磷脂抗体（反应素），一种是抗梅毒螺旋体特异抗体。

1）非梅毒螺旋体抗原试验：测定血清中反应素，常用：①性病研究实验室（VDRL）试验；②血清不加热反应素玻片试验（USR）；③快速血浆反应素（RPR）环状卡片试验。由于操作简便，抗体滴度可反映疾病的进展情况，适用于筛查及疗效观察和判定有无复发或再感染。

2）梅毒螺旋体抗原试验：测定血清中抗梅毒螺旋体特异抗体，常用：①梅毒螺旋体血凝试验（TPHA）；②荧光梅毒螺旋体抗体吸收试验（FTA – ABS）。由于抗体存在时间长，抗体滴度与疾病活动无关，不适用于疗效观察。

（四）诊断及鉴别诊断

诊断主要依据性病接触史、临床表现及实验室检查。若患者有性病接触史及典型的临床表现为疑似病例，若同时血清学试验阳性或暗视野显微镜检查发现螺旋体则为确诊病例。一期梅毒硬下疳需与生殖器疱疹、贝赫切特病、外阴癌、宫颈癌鉴别。二期梅毒疹需与尖锐湿疣、药疹鉴别。

四、处理

以青霉素为首选，必须早期、足量、正规治疗，并进行治疗后追踪。按照1989年卫生部防疫司提出的梅毒治疗方案。

（一）早期梅毒（一期、二期）

1. 青霉素疗法

苄星青霉素G（长效西林）240万U，两侧臀部肌内注射，1次/周，共2～3次。普鲁卡因青霉素80万U肌内注射，1次/日，连续10～15天。

2. 青霉素过敏者，选择以下药物

盐酸四环素或红霉素500 mg，4次/日，口服，连续10天。

多西环素100 mg，2次/日，口服，连续15天。

头孢曲松每 3 天肌内注射 1 g，共 4 次。

（二）晚期梅毒

1. 青霉素疗法

苄星青霉素 G240 万 U，1 次/周，两侧臀部肌内注射，共 3 次。普鲁卡因青霉素 G80 万 U，1 次/天。肌内注射，连用 20 天。

2. 对青霉素过敏者

盐酸四环素或红霉素 500 mg，4 次/天。口服，连服 30 天。

3. 孕妇梅毒的治疗

药物同上，但禁止用四环素类药物。

4. 先天梅毒的治疗

脑脊液 VDRL 阳性者：普鲁卡因青霉素 5 万 U/（kg·d），肌内注射，连续 10 ～ 15 天。

1）脑脊液正常者：苄星青霉素 5 万 U/（kg·d），1 次肌内注射。

2）青霉素过敏者：改用红霉素 7.5 ～ 12.5 mg/（kg·d），分 4 次口服，连续 30 天。

治愈标准：症状、体征消失，无并发症或并发症基本痊愈。梅毒的血清学试验转阴。但晚期梅毒患者在治疗后血清学不转阴。

梅毒对妊娠危害极大，梅毒螺旋体能通过胎盘在胎儿内脏及组织中繁殖。导致胎儿宫内感染。如果在妊娠早期感染则引起流产、早产、胎死宫内，幸存者为先天梅毒儿，其死亡率及致残率均高；若在妊娠晚期感染，新生儿出生时外观可正常，而于几周或几个月后出现临床表现与血清学异常。妊娠梅毒的处理：由于妊娠梅毒可造成先天梅毒，危害甚大，所有妇女在妊娠早期均应做梅毒血清学检查，高危人群应在孕 28 周及分娩时再作 2 次血清学检查。若在妊娠早期诊断妊娠梅毒，应积极抗梅毒治疗后终止妊娠。妊娠晚期发现合并梅毒；采用青霉素治疗方案，其剂量、用药方法与同期其他梅毒相同，必要时可增加疗程。孕期禁用盐酸四环素、多西环素。分娩时将胎盘送病理组织学检查，梅毒感染的胎盘大而苍白。梅毒母亲所生新生儿均应做有关先天梅毒的体检及血清学试验、如发现异常，应及时治疗。

五、监护

（一）心理护理

耐心倾听患者的主诉，态度和蔼，语言亲切；注意与患者沟通，做好患者的心理疏导，使其树立自信心，消除恐惧感；说服患者家属多陪伴患者，并给予关怀与安慰，使其积极配合治疗。指导患者按照自己的习惯喜好适当修饰自己，以平和的心境对待疾病，积极参与治疗方案的制定，使疾病尽快康复。

（二）治疗配合

督促患者按时接受治疗，对青霉素过敏者，指导患者遵医嘱用红霉素或多西环素治疗。

六、健康教育

指导未婚临床梅毒患者，未治愈之前应暂缓结婚；已婚患者应严格避孕，防止先天梅毒儿的出生。治疗期间禁止性生活，性伴侣必须同时接受治疗；治疗后必须随访2～3年，第1年每3个月随访1次，以后每半年随访1次。进行卫生宣教，讲究个人卫生及性卫生，不与他人共用卫生用具；树立正确的性道德观，洁身自爱，杜绝婚外性行为。

（李翠言）

第三节　尖锐湿疣

尖锐湿疣（CA）又称生殖器疣或性病疣，是由人乳头瘤病毒感染所引起的一种性传播疾病，发病率在性病中占第二位。

一、病因

人类乳头瘤病毒是DNA病毒，属无包膜的裸露型病毒，有60多种不同的抗原型，其中6、11、16、18、24型与本病有关，该病毒易在温暖潮湿的环境中生存增殖，常侵犯男、女性生殖器。

患者是本病的唯一传染源，主要通过性接触和自身接种传染，少数人也可间接接触或母婴接触传染。本病流行范围广，能发生于任何年龄，但以性活跃人群中发病率较高。

二、病情评估

（一）病史
询问性生活史、症状出现的时间、严重程度。注意为患者保密。
（二）临床表现
潜伏期为3周至8个月，平均3个月。以20～29岁年轻妇女多见。临床症状常不明显，部分患者有外阴瘙痒、烧灼痛或性交后疼痛。病变以性交时容易受损伤的部位多见，如舟状窝附近、大小阴唇、肛门周围、阴道前庭、尿道口，也可累及阴道和宫颈（50%～70%外阴尖锐湿疣伴有阴道、宫颈尖锐湿疣）。典型体征是初起为小而尖的丘疹，质稍硬，孤立、散在或呈簇状，粉色或白色；或为微小散在的乳头状疣，柔软，其上有细的指样突起。病灶逐渐增大、增多，互相融合呈鸡冠状或菜花状，顶端可有角化或感染溃烂。宫颈病变多为亚临床病变，肉眼难以发现，需借助阴道镜及醋酸试验协助发现。

（三）诊断方法

1. 细胞学检查

细胞学涂片中可见到挖空细胞、角化不良细胞或角化不全细胞及湿疣外底层细胞。

2. 醋酸试验

在组织表面涂以 3% ~5% 醋酸液，3 分钟后感染组织变白为阳性。

3. 阴道镜检查

阴道镜检查有助于发现亚临床病变，尤其对宫颈病变颇有帮助。辅以醋酸试验可提高阳性率。

4. 病理组织学检查

主要表现为鳞状上皮增生，呈乳头状生长，常伴有上皮脚延长、增宽。表层细胞有角化不全或过度角化；棘细胞层高度增生，有挖空细胞出现，为 HPV 感染的特征性改变；基底细胞增生；真皮乳头水肿，毛细血管扩张，周围有慢性炎细胞浸润。

5. 核酸检测

采用 PCR 及核酸 DNA 探针杂交。

（四）鉴别诊断

需与生殖器癌、扁平湿疣及生殖器鲍温样丘疹病相鉴别。

三、处理

（一）一般治疗

确诊后应尽快治疗，对其性伴侣亦应同时检查治疗。嘱患者在治疗期间应禁止性生活，不断增强战胜疾病的信心，积极配合治疗。

（二）局部治疗

1. 局部药物治疗

1）5% 氟尿嘧啶软膏，外涂 1~2 次/周，共 10 周。

2）0.1% ~3% 酞丁安（又名增光素），外涂 3~5 次/日，4~6 周可痊愈。

3）20% ~25% 足叶草酯酊溶液，外涂 1~2 次/周，同时要保护周围皮肤黏膜。涂药后 2~4 小时洗去，毒性较大，有人用 0.05% 鬼臼毒素（足叶草毒素）酊外涂，疗效高，毒性低，使用方便。

4）50% 三氯醋酸外涂，1 次/周，用药前局部涂用 1% 丁卡因溶液，可减轻局部疼痛。1~3 次痊愈。

5）0.5% 鬼臼毒素，2 次/周，3 天为 1 个疗程。20% 鬼臼毒素，1 次/周，共 1~6 周。

2. 冷冻、激光、电灼等物理治疗或手术切除。

3. 干扰素治疗

少数顽固病例，用上述效果不明显，可用 α-干扰素（奥平栓）1 粒/次，隔日塞阴道，干扰素 α-2b 500 万 U，分各个点治疗疣灶内，3 次/周，共 3 周，或干扰素 α-2a 皮下注射 300 万 U 或 900 万 U，3 次/周，共 4 周。

（三）全身治疗

可选用干扰素、胸腺素肌内注射，提高机体细胞免疫功能，增强抗病毒能力。常与其他治疗方法联合应用。

治愈标准：经治疗后症状、体征消失。

妊娠期由于细胞免疫功能下降，类固醇激素水平增加，局部血液循环丰富，尖锐湿疣的临床表现更加明显，生长迅速，不但数目多、体积大，而且多区域、多形态，有时巨大尖锐湿疣可阻塞产道。此外，妊娠期尖锐湿疣组织脆弱；阴道分娩时容易导致大出血。产后尖锐湿疣迅速缩小；甚至自然消退。妊娠期 HPV 感染可引起新生儿喉乳头瘤及眼结膜乳头瘤。尖锐湿疣合并妊娠的治疗：病灶较小者采用局部药物治疗，选用 50% 三氯醋酸。对病灶较大者，采用物理治疗方法。对于分娩期的处理，不提倡仅为预防新生儿 HPV 感染而行剖宫产，但如果病灶较大阻塞产道或经阴道分娩能导致大出血者，应行剖宫产结束分娩。

四、监护

（一）心理护理

尊重患者，为患者提供耐心、优质的服务，消除患者的思想顾虑，尊重并保护患者的隐私。

（二）消毒隔离

患者在门诊或住院治疗期间，应按接触隔离措施做好消毒隔离，避免交叉感染。

五、健康教育

本病以预防为主，因其主要经性交传播，故应注意性生活卫生，尽量避免不洁的性生活，正确使用避孕套可预防多种性传播疾病；勿与尖锐湿疣患者共用浴巾、浴盆、坐便器及衣物，患病者家庭成员间应做好消毒隔离，避免相互传播；患病后应及时到正规医院接受治疗，性伴侣如患病应同时接受治疗。

（李翠言）

第四节　生殖器疱疹

一、病因

生殖器疱疹是由单纯疱疹病毒（HSV）引起的性传播疾病。特点是引起生殖器及肛门皮肤溃疡，易复发。HSV 是双链 DNA 病毒，分 HSV－1 及 HSV－2 两型。70%～90% 原发性生殖器疱疹由 HSV－2 引起，由 HSV－1 引起者占10%～30%。复发性生殖器疱疹主要由 HSV－2 引起。传播途径：由于 HSV 在体外不易存活，主要由性交直接传播。孕妇合并 HSV 感染，HSV 可通过胎盘造成胎儿宫内感染（少见）或经产道感染新生儿（多见）。

二、病情评估

（一）病史

询问患者有无不洁性生活史，发病时间及生殖器灼热、疼痛的程度，是否伴有排尿困难、里急后重等症状；起病后的治疗经过。

（二）临床表现

潜伏期为 2~7 日，在阴部出现多个小红色丘疹，迅速变成小水疱，瘙痒难忍，3~5 日后水疱破溃、糜烂、溃疡、结痂并伴剧痛。90% 病灶侵犯宫颈，表现为宫颈充血、发红、糜烂、触之易出血，严重时有全身不适、发热、头痛、腰骶部疼痛、排尿困难、尿潴留，若不进行治疗则可引起子宫内膜炎、输卵管及卵巢炎引起不孕不育症。生殖器疱疹在原发疹消退后 1~4 个月易复发，局部疼痛瘙痒均减弱，全身症状较轻，8~12 日可治愈。

妊娠妇女感染单纯疱疹病毒特别是 HSV-Ⅱ 型后，可引起病毒血症导致早产、流产、死产、胎儿畸形，其中所生的新生儿 40%~60% 在通过产道时感染，新生儿出现高热，呼吸困难和中枢神经系统症状，约有 60% 新生儿死亡，幸存者常伴胎儿畸形，眼和中枢神经系统疾患。

（三）实验室检查

1. 细胞学诊断

剪去疱顶，刮取疱底取材涂片，瑞氏或巴氏染色可见多核巨细胞，并可见核内嗜伊红包涵体，但敏感性仅 50%~80%，特异性也差。

2. 免疫组化检查

用皮损细胞涂片，丙酮固定后，用 FITC 标记的抗 HSV-1 或 HSV-2 抗体染色，用荧光显微镜观察检测抗原，受感染的细胞有亮绿色荧光。

3. 聚合酶链反应（PCR）

用疱液或疱底取材送检，特异性强，灵敏度高，但易污染而导致假阳性结果。

（四）诊断

1. 有婚外性接触史或丈夫有生殖器疱疹史。

2. 原发或复发损害的临床表现。

3. 实验检查结果。

三、处理

（一）一般治疗

1. 防止继发细菌感染，保持疱壁完整、清洁与干燥。

2. 当并发细菌感染时，应用敏感抗生素。

3. 止痛，疼痛严重者可服止痛片。

（二）抗病毒治疗

1. 核苷类药

如阿昔洛韦（ACV）、万乃洛韦（VCV）或泛昔洛韦（FCV），均可抑制病毒复制、缩短病程、减轻疼痛，一般患者用口服法，原发性损害用：ACV，200 mg，每日 5 次；或 VCV，300 mg，每日 2 次；或 FCV，250 mg，每日 3 次，均为连续服用 7 ~ 10 日。病情严重者可用 ACV 静脉注射，按 5mg/（kg·d），共 5 ~ 7 日。复发性损害用上述 3 种药物的任何一种，连服 5 日。

2. 干扰素

可诱导几种酶的效应而削弱病毒的复制，具有广谱抗病毒作用；它还可增加 NK 细胞的淋巴细胞的毒性，加强人体的免疫能力。对病情严重或经常复发患者可用基因工程干扰素 100 万 ~ 300 万 U，肌内注射，隔日 1 次，连用 5 ~ 10 次，可缩短病程，减少复发。

（三）局部治疗

保持患处清洁、干燥。皮损处可外涂 3% 阿昔洛韦霜、1% 喷昔洛韦乳膏或酞丁胺霜等。

妊娠期由于免疫力降低，生殖器疱疹的易感性及复发频率可增加。HSV 感染对妊娠影响较大，尤其是原发性生殖器疱疹。因复发性生殖器疱疹母体的抗体可通过胎盘到达胎儿，可保护部分胎儿免受感染。妊娠早、中期感染 HSV 可引起流产、早产、胎儿畸形（小脑畸形、小眼球、视网膜发育不全）、死胎、死产、晚期可引起新生儿感染 HSV，导致新生儿死亡，死亡率为 50% ~ 70%，幸存儿往往有严重神经系统后遗症。生殖器疱疹合并妊娠的处理：若在妊娠之前有 HSV 感染，在妊娠期未复发，胎儿及新生儿感染的概率往往不大，可不予处理，但注意密切观察胎儿发育情况。妊娠早期感染 HSV，可征求家属及患者意见决定是否终止妊娠。妊娠晚期感染 HSV，应给予抗病毒药物阿昔洛韦治疗；若在分娩时有活动性皮损或阴道分泌物仍能检出病毒，在破膜 4 小时内行剖宫产可降低新生儿 HSV 感染率，但如果破膜时间超过 4 小时，剖宫产不能降低新生儿感染率。所有 HSV 感染的孕妇所生的新生儿均应密切随访，及早发现 HSV 感染、及早治疗。

四、监护

（一）一般护理

嘱患者注意个人卫生，保持患处清洁，不要用手搔抓患处，避免继发感染，有发热等不适时注意休息。

（二）心理护理

耐心向患者宣讲该病的自然过程、复发原因及传染情况，消除患者焦虑感，使患者树立信心配合治疗，减少传染。

（三）治疗配合

该病易复发难治愈，教育患者坚持按医嘱治疗，仔细说明药物服用剂量、方法、疗程与常见副反应；指导并教会有糜烂或溃疡者用硼酸水或聚维酮碘液湿敷。

五、健康教育

宣传非婚性生活、多性伴和不安全性行为是传播生殖器疱疹的主要途径，特别强调新生儿感染的危险性以及治疗情况，以纠正或抵制这种不良行为，减少或避免感染 HSV。

（李翠言）

第五节　获得性免疫缺陷综合征

获得性免疫缺陷综合征（AIDS），又称艾滋病，是由人免疫缺陷病毒（HIV）引起的性传播疾病。HIV 可引起 T 淋巴细胞损害，导致持续性免疫缺陷，多个器官出现机会性感染及罕见恶性肿瘤，最后导致死亡。HIV 属反转录 RNA 病毒，有 HIV－1、HIV－2 两个型别，引起世界流行的是 HIV－1，HIV－2 主要在西部非洲局部流行。

一、传播途径

HIV 可存在于感染者的血液、精液、阴道分泌物、眼泪、尿液、乳汁、脑脊液中。艾滋病患者及 HIV 携带者均具有传染性。

传播途径：

1. 性接触直接传播

包括同性接触及异性接触。以往同性恋是 HIV 的主要传播方式，目前异性间的传播日趋严重。

2. 血液传播

见于吸毒者共用注射器；接受 HIV 感染的血液、血制品；接触 HIV 感染者的血液、黏液等。

3. 母婴传播

HIV 在妊娠期能通过胎盘传染给胎儿，或分娩时经软产道及出生后经母乳喂养感染新生儿。

二、病因和发病机制

本病是一种获得性免疫缺陷综合征，在得病以前原本是健康的。病因是由一种反转录病毒——人类免疫缺陷病毒（HIV），也称艾滋病毒引起的。这是属于慢病毒的一种，该病毒的靶细胞是 CD4＋细胞，即含有 CD4 受体的细胞，包括巨噬细胞、单核细胞、树突状细胞、T 和 B 淋巴细胞等。艾滋病毒对淋巴细胞特别是 T_4 淋巴细胞有高度亲和力，所以主要侵犯 T_4 细胞。病毒膜外的包膜蛋白 gp120 先与 T_4 细胞表面的 CD4 受体牢固结合，随后病毒与 T_4 细胞融合，以病毒的 RNA 为模板，转录为双链 DNA，与宿主细胞的 DNA 相螯合，从而改变宿主细胞的 DNA 密码，以指导新的病毒 RNA 和蛋白质的合成，然后经过装配形成新的病毒颗粒，并以芽生方式从胞膜释放，再感染其他细胞。由此使大量 T4 细胞相继被感染破坏，严重损坏机体免疫功能，对多种病毒、真菌、寄生虫、分枝杆菌抵抗力下降，从而发生多种条件致病性感染。由于 HIV 感染直接损伤神经系统细胞，也可出现多种神经综合征。

CD4 + T 淋巴细胞在 HIV 的直接或间接作用下，细胞功能受损和大量破坏，导致细胞免疫缺陷，加之其他免疫细胞均不同程度受损，因而促进并发各种严重的机会性感染和肿瘤。

（一）HIV 感染引起的免疫抑制

HIV 对 CD4 + T 细胞（包括淋巴细胞、单核细胞及巨噬细胞等）有特殊的亲嗜性。这种细胞嗜性是由于病毒表面有 gp120 及 gp 41，前者可与上述细胞的 CD4 分子结合，后者促进病毒的膜与受累细胞膜相融合，使细胞受到感染。免疫细胞受损：①T 细胞数量及功能异常：主要为 T 辅助细胞数量减少及功能异常。此外还可有淋巴因子减少、白介素 – 2 受体表达减弱、对同种异型抗原的反应性减低及对 B 细胞的辅助功能减低等 T 细胞功能异常。②B 细胞数量及功能异常；受 T 细胞功能异常的影响，B 细胞数量及功能也出现异常。表现为多克隆化，IgG 和 IgA 增高，循环免疫复合物存在等。③自然杀伤细胞的功能下降。④单核—巨噬细胞数量和功能下降：使机体对抗 HIV 和其他病原体感染的能力下降。此外，单核—巨噬细胞能作为 HIV 的贮存所，携带 HIV 进入血脑屏障，引起中枢神经系统损害。

（二）HIV 抗原变异及毒力变异的影响

抗原变异能使 HIV 逃避特异的体液及细胞免疫的攻击。此外，在感染过程中变异株的毒力也在变，毒力不同可能影响疾病的进程及严重性。携带高毒力变异株的人可能在 0.5 ~ 2 年时间内从无症状期发展至艾滋病相关综合征和艾滋病（AIDS）。

（三）HIV 感染中协同因子的作用

HIV 感染常潜伏多年而不发展成 AIDS，却可能在某个时候病情迅速进展。此可能与协同因子如毒品、巨细胞病毒感染及其他持续的病毒感染等有关。

病理变化呈多样性、非特异性。包括：

1. 机会性感染

由于免疫缺陷，组织中病原体繁殖多，而炎症反应少。

2. 免疫器官病变

包括淋巴结病变及胸腺病变。前者又有反应性病变如滤泡增殖性淋巴结肿及肿瘤性病变如卡氏肉瘤或其他淋巴瘤。胸腺病变可见萎缩，退行性和炎性病变。

3. 中枢神经系统

神经胶质细胞灶性坏死，血管周围炎性浸润，脱髓鞘改变。

三、病情评估

（一）临床表现

患者多有与高危人群（妓女、同性恋者、高发区国家的人民、吸毒者、血友病者）

性接触史，输血或血液制品史，吸毒史，共用不洁针具史，年轻的旅馆男服务员，有与外宾密切接触史的酒吧、歌舞厅、浴室等女服务员，出国归来的劳务人员，海员，长途卡车司机等。家属中有 HIV 阳性的配偶、亲属者。

艾滋病潜伏期 1~6 年或更长，儿童潜伏期较短。患者受感染后都先经过一个隐性感染期，此时无临床症状，一般称为 HIV 感染。有 60%~70% 的感染者停止于此期，始终不出现症状。有 30%~40% 的感染者逐渐发展为艾滋病前期，即一般所称艾滋病相关综合征，只有 25% 以下的感染者最终发展为真性艾滋病。

1. 急性 HIV 感染期

部分患者在感染 HIV 初期无临床症状，但大部分 HIV 感染后 6 日至 6 周可出现急性症状，临床主要表现：①发热、乏力、咽痛、全身不适等上呼吸道感染症状；②个别有头痛、皮疹、脑膜脑炎或急性多发性神经炎；③颈、腋及枕部有肿大淋巴结，类似传染性单核细胞增多症；④肝脾肿大。上述症状可自行消退。在感染 HIV2~3 个月出现 HIV 抗体阳性，95% 感染者在 6 个月内 HIV 抗体阳性。从感染 HIV 至抗体形成的时朝，称为感染窗口期。窗口期 HIV 抗体检测阴性，但具有传染性。

2. 无症状 HIV 感染

临床常无症状及体征。血液中不易检出 HIV 抗原，但可以检测到 HIV 抗体。

3. 艾滋病

临床表现为：①原因不明的免疫功能低下；②持续不规则低热超过 1 个月；②持续原因不明的全身淋巴结肿大（淋巴结直径 >1 cm）；④慢性腹泻超过 4 次/日，3 个月内体重下降 >10%；⑤合并口腔假丝酵母菌感染、卡氏肺囊虫肺炎、巨细胞病毒感染、弓形虫病、隐球菌脑膜炎、进展迅速的活动性肺结核、皮肤黏膜的卡波西肉瘤、淋巴瘤等；⑥中青年患者出现痴呆症。

（二）实验室及其他检查

1. 血象

红细胞、血红蛋白降低，白细胞总数下降到 4×10^9/L 以下，淋巴细胞明显减少，多低于 1×10^9/L，除并发血小板减少症外，血小板一般变化不大。

2. 血清抗 – HIV 检测

1）酶联免疫吸附试验：多用做筛选，两次均阳性用免疫印迹法复核。

2）免疫印迹法：阳性有诊断价值。

3）放射免疫沉淀试验：最敏感、最有特异性，但操作复杂而费时未推广。

3. AIDS 病毒检查

有以下 4 种方法：①细胞培养分离病毒；②检测病毒抗体；③检测病毒核酸；④检测反转录酶。

4. 细胞免疫检查

免疫功能缺陷指标 T_4 减少，$T_4 : T_8 < 1$，正常值为 1.75 ±。

5. 条件致病性病原体检查

以卡氏肺囊虫性肺炎为例，确诊有赖于组织切片或支气管分泌物中发现典型的病原体。

6. 组织病理学检查

本病并发的卡波西肉瘤须做病理组织学诊断。某些条件致病性感染亦须有关感染的组织进行活检。

（三）确诊标准

1. 抗 HIV 阳性者，受检血清经初筛试验（如酶联免疫吸附试验或间接免疫荧光试验等方法）检查阳性，再经确诊试验（如电泳印浸检验法即 WB 法）复核确诊者。

2. 抗 HIV 阳性者，又符合下述任何一项，可以诊断为 AIDS。

1）近期内体重减轻 20% 以上，且持续 1 个月发热（38℃左右）。

2）近期内体重减轻 20% 以上，且慢性腹泻（每日至少 3 次）1 个月。

3）卡氏肺孢子虫感染（PCP）。

4）有卡波西肉瘤（KS）。

5）霉菌或其他条件致病菌感染。

3. 抗 HIV 阳性者，若出现近期内体重减轻、发热、腹泻但未达到前述第（2）项1）或 2）的程度和期限，加上以下任何一项时，可确诊为 AIDS。

1）$T_H/T_S < 1$。

2）全身淋巴结肿大。

3）患者出现明显的中枢神经系统占位性病变症状和体征，或出现痴呆，辨别能力丧失，或运动神经功能障碍。

（四）AIDS 疑似患者

具有以上症状、体征，并有较可靠的接触史，但尚无血清抗 HIV 的结果者。

（五）HIV/ADIS 的诊断标准

1. 急性 HIV 感染

1）流行病学史：包括①同性恋或异性恋者有多个性伴侣史，或配偶、性伴侣抗 HIV 抗体阳性；②静脉吸毒史；③用过进口第Ⅷ因子等血液制品；④与 HIV/AIDS 患者有密切接触史；⑤有梅毒、淋病、非淋菌性尿道炎等性传播疾病史；⑥出国史；⑦HIV 抗体阳性者所生的子女；⑧输入未经 HIV 抗体检测的血液。

2）临床表现：具有典型上述临床表现。

3）实验室检查：①周围血白细胞及淋巴细胞总数起病后下降，以后淋巴细胞总数上升，可见异型淋巴细胞。②CD4/CD8 > 1；③感染初期 HIV 抗体阴性，2 个月后，最长可达 6 个月 HIV 抗体阳性，在感染窗口期抗体阴性；④少数人感染初期血液 HIVp24 抗原阳性。

2. 无症状 HIV 感染

流行病学史同急性 HIV 感染。无任何临床表现。实验室检查如下：①抗 HIV 抗体阳性，经确证试验证实；②CD4 淋巴细胞总数正常，CD4/CD8 > 1；③血清 p24 抗原阴性。

3. 艾滋病

流行病学史同急性 HIV 感染。临床表现同上述临床表现。实验室检查；①抗 HIV 抗体阳性，经确证试验证实；②血液 p24 抗原阳性；③CD4 淋巴细胞总数 < 200/mm³ 或

$200 \sim 500/mm^3$；④CD4/CD8＜1；⑤周围血白细胞、血红蛋白下降；⑥β_2微球蛋白水平增高；⑦可找到艾滋病合并感染的病原学或肿瘤的病理依据。

4. 病例分类

①HIV感染者需具备抗HIV抗体阳性，急性HIV感染系高危人群在追踪过程中抗HIV抗体阳转。②若有流行病学史，或有艾滋病的临床表现，并且同时具备艾滋病实验室检查中的①、③、⑦项为艾滋病。

（六）鉴别诊断

本病须与原发性免疫缺陷病、传染性单核细胞增多症及某些中枢神经系统疾病相鉴别。

四、处理

目前仍无满意疗法，主要采用抗病毒、增强免疫、抗感染与抗肿瘤综合治疗。

（一）一般治疗

普及艾滋病的防治基本知识，使群众了解其传播途径，主要临床表现及防护措施，避免与艾滋病患者发生性接触，并普遍提倡用阴茎套。尽量使用国产血液制品，不共用针头及注射器、不共用牙刷及剃须刀等可能被血液污染的物品等。确诊为HIV感染后，要进行精神心理治疗，加强咨询活动，使患者正确对待本病，防止其发生消极悲观，甚至绝望厌世的想法，医护人员应给予关心，绝对不能有任何歧视态度。饮食上应加强营养，必要时可用胃肠高营养或静脉高营养。贫血者可输血，血浆白蛋白低者可输白蛋白或血浆。使用大剂量的维生素C、A、D和复合维生素B。还有吸氧、补液和纠正电解质失衡。对恶病质和痴呆患者的皮肤黏膜加强清洁护理。服用免疫增强和抑制病毒中药，防止机会性感染的发生等。

（二）药物治疗

目前正在进行这方面的研制工作。

1. 抗病毒剂

有一些药物体外试验能抑制HIV的复制，对HIV的反转录酶有完全或部分抑制作用。

1）叠氮胸苷（AZT）：是反转录酶抑制剂。通过抑制逆转录酶来减慢病毒复制的速度，短期内增加CD4＋细胞数，延长艾滋病患者的存活时间，推迟临床症状的出现，使患者的症状减轻，神经病变有所恢复。目前主张对早期病例用小剂量，成人每次200 mg，每日3～4次，服用1年以上者效果差，可能是由于病毒变异产生耐药毒株之故，可联合其他药物如ddC或ddI应用。常见毒性反应为抑制骨髓细胞，造成全血细胞减少，可加重继发性感染，引起药物热、皮疹等。

2）双脱氧肌苷（ddI）：是反转录酶抑制剂，可减慢病毒的复制。ddI的半衰期长，骨髓抑制作用较小，对AZT耐药者无交叉耐药的情况，常与之联合应用。剂量：150～300 mg，每日2次服。缺点是：在酸性环境中不稳定；易发生可逆性周围神经炎；大剂量应用时，可引起重症胰腺炎和肝炎。

3）双脱氧胞苷（ddC）：是一种反转录酶制剂，其作用机制同AZT和ddI，可使血清中 HIV – P_{24} 抗原下降而 CD4 + 淋巴细胞数增加。常用剂量为 0.75 mg，每日 2 ~ 3 次。对其产生耐药性的情况也已发现。其不良反应有皮疹、胃炎、肌痛、关节炎、发热、迟发性周围神经炎、胰腺炎和食道溃疡。

4）D_4T：是双脱氧胞苷的不饱和烯烃衍生物，也是一种反转录酶抑制剂，其作用和 ddC 相近，比 AZT 有效而毒性小。能降低血清 P_{24} 抗原，使 CD4 + 淋巴细胞数增加。

2. 免疫调节剂

1）α – 干扰素：α – 干扰素在艾滋病早期预防治疗上可能有价值，有报告治疗后 T 细胞功能改善，T_H/T_S 上升，NK 活性增强。剂量是每次皮下注射，每日 1 次，2 ~ 4 周改为每周 3 次，每 1 个疗程 8 ~ 12 周。主要不良反应为发热、乏力、流感样症状、胃肠道反应、周围血白细胞和血小板减少。

2）白细胞介素 – 2（IL – 2）：是 T 细胞在有丝分裂原和（或）抗原刺激下自然产生的糖蛋白，基因重组技术可使大肠杆菌产生 IL – 2。这种淋巴因子可刺激活化 T 细胞的增殖，周围血淋巴细胞数增加，从而改善免疫的功能。一般临床上对艾滋病患者用重组 IL – 2 连续静脉滴 24 小时，每周 5 次，共 4 ~ 8 周，剂量为每日 250 万 U。不良反应有发冷、发热、头痛、恶心、全身不适等。

3）其他：由于设想艾滋病的免疫缺陷可能在骨髓干细胞水平的淋巴系统发生急性不可逆的损害，故采用骨髓移植并输入淋巴细胞来治疗，但临床只获得暂时缓解。由于艾滋病患者免疫系统受到破坏，故抗病毒药物难以奏效，故主张抗病毒剂与免疫增强剂联合应用。

3. 治疗条件致病性感染

HIV 本身虽尚无特效疗法。但如能治疗机会性感染也可以延长患者的生命。降低病死率，改善生命质量。

1）卡氏肺囊虫肺炎：复方新诺明是首选药物，用量每日 120 mg/kg，疗程 6 ~ 8 周，如用药 7 ~ 10 天效果不佳者，应加用或改用其他药物。其次是羟乙基磺胺戊烷脒，剂量是 4 mg/kg 肌内注射，每日 1 次，疗程 2 ~ 3 周。

2）弓形虫病：常用乙胺嘧啶和磺胺嘧啶联合疗法，剂量前者首剂 75 mg，以后每日 25 mg，后者每日 100 ~ 200 mg/kg，分 4 次口服，疗程 2 ~ 3 周。

3）隐孢子虫肠炎：用螺旋霉素 0.2 ~ 0.4 g，每日 3 ~ 4 次口服，疗程 3 ~ 6 周，可使症状减轻，但不能清除虫体。

4）鼠弓形虫病：可用乙胺嘧啶和磺胺嘧啶治疗。

5）口腔念珠菌感染：可用制霉菌素或酮康唑治疗。

6）疱疹病毒感染：对引起的皮肤黏膜和生殖器疱疹及全身播散性感染可用无环鸟苷，剂量每日 5 mg/kg，分 3 次，每 8 小时静脉滴注 1 次，疗程 2 ~ 4 周。

7）肝炎病毒感染：可选用干扰素，特别对早期丙肝有效。

8）其他革兰阳性球菌和阴性杆菌感染：耐药金葡菌可用万古霉素，阴性杆菌可用氧哌嗪青霉素或头孢唑啉等。

9）卡波西肉瘤：可用长春新碱、长春花碱和阿霉素或博来霉素联合治疗。

10）淋巴瘤：除上述化疗药物外，也可用泼尼松、环磷酰胺等药物。

（三）中医治疗

中医中药治疗艾滋病已初见眉目。中医辨证基本上都是虚证。

1. 辨证施治

1）肺气阴两虚型

症见：发热、乏力、咳嗽、气短、咽痛、消瘦，脉细数，舌红无苔。

治宜：益气养阴，宣肺止咳。

方药：生脉散加减。

人参、甘草、杏仁各10 g，麦冬、北沙参各15 g，五味子、生地、桑白皮各12 g。

2）脾虚型

症见：腹泻、纳呆、恶心、呕吐、消瘦、气短、乏力，苔白腻，脉濡小。

治宜：健脾益气，和胃止泻。

方药：香砂六君子汤加减。

人参、甘草、陈皮、半夏、木香、升麻、柴胡各10 g，黄芪、茯苓各15 g，白术12 g，砂仁6 g，焦三仙30 g。

3）肺脾两虚型

症见：乏力、咳嗽、气短、腹泻、纳呆、恶心、呕吐、消瘦，舌苔白腻，脉沉细。

治宜：肺脾双补，气阴兼顾。

方药：六君子合生脉饮加减。

人参、甘草、半夏、陈皮、五味子各10 g，黄芪、白术、茯苓、麦冬各15 g，焦三仙30 g。

4）肾阴不足型

症见：潮热（午后热）、消瘦、乏力、腰腿酸软、舌咽干、眩晕、耳鸣，脉细数，舌红无苔。

治宜：滋补肾阴，潜降相火。

方药：知柏八味丸加减。

知母、生地、茯苓、山药各15 g，黄柏、山萸肉、丹皮、泽泻、甘草各10 g，夏枯草12 g。

5）热盛型

症见：持续高热、口渴、汗出、尿短赤、大便秘结、皮下出血、鼻衄、呕血、黑便、谵语、抽搐，脉滑实有力，舌绛。

治宜：清热解毒，凉血止血。

方药：清营汤加减。

水牛角30 g，生地、玄参、麦冬、赤芍各15 g，竹叶心、黄连各6 g，丹参、金银花、连翘各10 g，丹皮、大小蓟各12 g。

2. 中成药

1）甘草甜素片：60 mg，每日3次。

2）天花粉素：1.2 mg，加于250 ml生理盐水，静脉滴注，每周1次，共3次。

3）猪苓多糖注射液：80 mg，肌内注射，隔日1次。

3. 针灸治疗

针灸治疗有利于改善艾滋病的症状，主要在前驱期能对患者身心平衡起到有益的作用，使患者平静下来，精力好转，对患者常见的虚弱、疲乏无力、气短、恶心盗汗均有缓解作用。能改善睡眠，减轻水肿，减少腹泻次数，使肿大的淋巴结缩小，卡波西肉瘤皮损渐退。对接受化疗者合并针刺能减少化疗的不良反应，大多数患者症状减轻，体重增加或恢复工作。

针对本病卫气虚，为固益卫气可选足三里、合谷、曲池、列缺、大椎等穴。根据阴虚、血虚、血滞等证型与涉及各脏腑经络证多少辨证选穴。本病虚损见证突出，宜多用补法为佳，留针时间不宜过长，一般不超过 20 分钟，针具须严格消毒，最好每个患者一套针具，放于密封盒或用一次性针具。运针时要戴手套，拔针后针孔有少量出血，可用大块无菌纱布按压。治疗前后要洗手。

灸法：腹泻可合并灸法，取三阴交及下腹部穴位。

耳针：交感、神门、肺、肝、肾，留针时间不宜过长（20 分钟），补法为主，每周 2 次。

4. 穴位按摩

虚弱兼气滞者可做，选背俞穴及其他强壮穴。此外，食疗、营养疗法也有一定疗效。

五、监护

（一）心理护理

正确对待 HIV 感染者和艾滋病患者，应做到不惧怕、不恐慌、不歧视。HIV 感染者及艾滋病患者通常会感到恐惧和绝望，医务人员应帮助其维持正常的心态，树立生活的信心，正视现实，接受现实，积极治疗，乐观的生活有助于维持健康，推迟发病。由于对艾滋病了解不够，通常患者家属及朋友具有恐"艾"心理，医务人员有责任向大家介绍相关知识，应强调日常生活普通接触不会传染，使人们正确认识和面对艾滋病，消除不必要的恐慌，共同帮助 HIV 感染者和艾滋病患者。

（二）做好消毒隔离和自我防护

按血液—体液隔离措施作好消毒隔离，医务人员接触 HIV 感染者和艾滋病患者体液时应戴手套，应避免被 HIV 污染的针刺伤。一旦发生职业暴露，应一冲洗、二挤压、三消毒。如为皮肤黏膜被污染，立即用清水、自来水或生理盐水彻底冲洗，如为针刺伤应挤压局部刺激出血，再用碘伏等消毒液消毒创面，尽快预防性服用抗病毒药物，并做好登记、报告和随访，并为当事人严格保密。

（三）对 HIV 感染合并妊娠者建议终止妊娠

HIV 感染者分娩后，不应哺乳，避免通过母乳喂养发生感染。

六、健康教育

健康教育是当今艾滋病预防最有效的方法。科学宣传艾滋病预防知识，针对高危人群进行宣传教育及行为干预，正确使用安全套，以有效预防艾滋病传播。

（李翠言）

第十章　妇科恶性肿瘤

第一节　外阴癌

外阴恶性肿瘤占女性生殖器恶性肿瘤的 4% ~ 5%，虽然生育年龄妇女患病并不少见，患者仍以 60 岁以上的妇女为主；外阴恶性肿瘤最常见的组织学类型为鳞癌，外阴黑色素瘤居第二位，其他的组织病理学类型有：疣状癌、外阴派杰（Paget´s）病，腺癌、基底细胞癌和前庭大腺癌等。

外阴鳞状细胞癌是最常见的外阴癌，占外阴恶性肿瘤的 85% ~ 90%，占妇科恶性肿瘤的 3.5%。

一、病因

尚不完全清楚。外阴色素减退伴不典型增生可发生癌变；外阴受长期慢性刺激如乳头瘤、尖锐湿疣、慢性溃疡等也可发生癌变。目前认为外阴癌与单纯疱疹病毒Ⅱ型、人乳头状瘤病毒、巨细胞病毒的感染可能有关。

二、病理

外阴癌多发生于大阴唇、小阴唇和阴蒂，发生于前庭部位者较少见，偶尔可发生于会阴部。病变可为高出于周围皮肤或黏膜之结节，呈圆形，卵圆形或肾形，质地硬，呈实性，表面呈红色或红黄色，覆盖于肿瘤结节之上的皮肤可光滑或糜烂，或有溃疡形成。根据肿瘤的不同生长方式，大体上可分为结节溃疡型、菜花型和混合型。

外阴癌以鳞状细胞癌多见，占 90% 以上，其余有基底细胞癌、恶性黑色素瘤、巴氏腺腺癌，较少见。本病可以扩散到阴道下 1/3 周围，侵犯坐骨直肠窝前面的蜂窝组织及生殖管沟的蜂窝组织，随后侵犯肛门直肠区。淋巴道转移多见，可转移至一侧或双侧腹股沟淋巴结。虽然有时可以转移到肺、肝、骨，但远处转移仍不多见。

三、临床分期

常采用国际妇产科联盟（FIGO）和国际抗癌协会（UICC）的分期标准（表 10 - 1）分期标准。

北京首都医院对外阴癌的临床分期：

0 期：原位癌，癌灶局限在表皮内。

I_0 期：微浸润癌或早期浸润癌，浸润深度不超过基底膜下 5 mm。

I_{0a}：无淋巴结转移。

I_{0b}：有淋巴结转移。

I 期：病灶直径 ≤2 cm。

I_a：无淋巴结转移。

Ⅰb：有淋巴结转移。

Ⅱ期：病灶直径＞2 cm。

Ⅱa：无淋巴结转移。

Ⅲ期：病灶累及尿道或肛门。

Ⅲa：无淋巴结转移。

Ⅳ期：已有远处转移。

表 10 - 1　外阴癌分期

FIGO 分期		UICC（TNM）分期
	原发肿瘤不能被估计	T_x
	无原发肿瘤证据	T_0
0	原位癌（浸润前癌）	$T_{is} N_0 M_0$
Ⅰ	肿瘤局限于外阴或外阴和会阴，最大直径≤2 cm	$T_1 N_0 M_0$
Ⅰa	肿瘤局限于外阴或外阴和会阴，最大直径≤2 cm，间质浸润≤1.0 mm[a]	$T_{1a} N_0 M_0$
Ⅰb	肿瘤局限于外阴或外阴和会阴，最大直径≤2 cm，间质浸润＞1.0 mm[a]	$T_{1b} N_0 M_0$
Ⅱ	肿瘤局限于外阴或外阴和会阴，最大直径＞2 cm	$T_2 N_0 M_0$
Ⅲ	肿瘤侵犯下列任何部位：下尿道、阴道、肛门	$T_{1\sim3} N_1 M_0$
Ⅳ		
Ⅳa	肿瘤侵犯下列任何部位：膀胱黏膜、直肠黏膜、上尿道黏膜；或骨质固定	$T_{1\sim3} N_2 M_0$ T_4 任何 NM_0
Ⅳb	任何部位的远处转移，包括盆腔淋巴结转移	任何 T 任何 NM_1

注：a. 肿瘤浸润深度指从最接近表皮乳头的上皮—间质结合部至最深浸润点的距离。b. T：原发肿瘤。N：区域淋巴结，N_0：无区域淋巴结转移；N_1：单侧淋巴结转移；N_2：双侧淋巴结转移。M：远处转移，M_0：无远处转移；M_1 远处转移（包括盆腔淋巴结转移）。

四、病情评估

（一）病史

仔细评估患者的身体状况，包括：有无不良的生活习惯，如吸烟；有无免疫功能低下性疾病；有无外阴肿块伴有长期外阴瘙痒或外阴硬化型苔藓、尖锐湿疣、白带增多史，尤其应注意老年患者。注意有无其他部位的恶性肿瘤等。

（二）临床表现

外阴癌患者最常见的症状是外阴瘙痒，在外阴癌发生前数年即可出现，并伴有癌前病变如萎缩性外阴炎、外阴干枯病。早期在外阴部可发现小而硬的结节或溃疡，但不痛不痒。晚期可发生继发性感染、破溃、疼痛，分泌物增多，呈脓样或脓血样。肿瘤侵犯尿道可出现尿频、尿痛、排尿困难。直肠括约肌受累则出现大便失禁。局部肿物呈菜花状者质脆，易出血，常伴有继发感染，形成质硬、深而不规则的溃疡。结节状肿物的质地硬，且向深部浸润。一侧或双侧腹股沟淋巴结可肿大，质硬、固定。侵及淋巴道使股静脉或下肢淋巴回流受阻，可引起一侧或两侧下肢肿胀。

（三）实验室及其他检查

1. 细胞学检查

取阴道液细胞学检查，约有 50% 的阳性率。

2. 组织学检查

对疑为病灶的部分，可进行组织学检查。

3. 其他检查

术前应做胸部摄片检查，对较晚期患者还应行静脉肾盂造影、膀胱镜、B 超、CT 检查等，有助于充分评价病变范围。

（四）诊断

活组织病理检查是确诊的必需手段。方法是采用 1% 甲苯胺蓝染色，干后用 1% 醋酸洗去染料，在蓝染部位取材活检，或在阴道镜指导下定位活检。

五、处理

手术治疗为主，辅以放射治疗与化学药物治疗。

（一）手术治疗

0 期：单侧外阴切除。

Ⅰ期：外阴广泛切除及病灶同侧或双侧腹股沟淋巴结清扫术。

Ⅱ期：外阴广泛切除及双侧腹股沟、盆腔淋巴结清扫术。

Ⅲ期：同Ⅱ期或加尿道前部切除与肛门皮肤切除。

Ⅳ期：外阴广泛切除、直肠下段和肛管切除、人工肛门形成术及双侧腹股沟、盆腔淋巴结清扫术。癌灶浸润尿道上段与膀胱黏膜，则需做相应切除术。

（二）放疗

不能手术治疗的晚期外阴癌，放疗可以收到姑息疗效。放疗亦可作为手术前后的辅助治疗，或手术、化疗的综合性治疗措施之一。Hacker 等报告，8 例病变广泛之外阴癌患者在手术前用放疗，可使手术范围缩小，易于成功，而术后病率并不升高，存活 15 个月到 19 年者占 62%（5 例）。Boronow 等报道，对外阴阴道癌采用手术 + 放疗，并提出相同的观点。适应证为对于全身情况差，癌肿较晚，拒绝手术的患者，可采用单纯性放疗；对外阴原发灶大或癌肿已累及阴唇系带、会阴和肛门者，手术切除有一定困难，原发灶可给予术前放疗，肿瘤量 20 ~ 30 Gy/2 ~ 3 周，休息 2 周后行外阴切除术；对手术后病理证实淋巴结转移且手术切除不彻底者，可给予术后放疗。剂量应为根治量。

（三）化疗

病灶局部可注射氟尿嘧啶或平阳霉素，也可应用全身治疗。可使个别病例获得姑息效果。

（四）中西医结合治疗

外阴癌的预后与临床分期有关，虽然外阴癌多生长在外阴皮肤表面，但部分患者羞怯忌医或初诊医生忽视病情，临床延误诊治者有之。因此，中西医结合治疗外阴癌可达到减轻症状和并发症，提高生存期之效。如原发病灶行外阴癌根治术，根据需要可给予术前或后放疗及中医中药。对于临床上未触及腹股沟淋巴结肿大或不怀疑转移者，可给予该区体外放疗，不必行腹股沟淋巴结清扫术，这样可避免一些术后并发症。拟化疗后再行手术，但手术切除不彻底或不能切除，可辅以放疗及中医中药。此外，需要注意的是，中医疗法中许多单方、验方多有效验，但不可忽视外科手术治疗这一重要手段。中西医结合相互取长补短，扶正祛邪，固本培元，才能提高治疗效果。

六、监护

(一) 一般护理

鼓励患者进食，增强耐受力，纠正营养不良和治疗内科疾病。指导患者保持外阴清洁、干燥、促进舒适，切忌搔抓外阴，必要时给镇静剂以利休息。指导患者练习术后适应活动，如深呼吸、咳嗽、床上翻身等，给患者讲解预防术后便秘等并发症的方法。

(二) 心理护理

向患者介绍有关外阴癌的医学常识及手术方式，使患者对手术充满信心；向家属及其亲友讲解疾病以及治疗的相关知识，多给患者以鼓励和支持，让患者感觉到家庭的温暖，并以积极、乐观的态度接受治疗。

(三) 术前准备

外阴癌患者多为老年人，应协助患者作好检查，治疗内科疾病；指导患者练习深呼吸、咳嗽、床上翻身等，适应术后活动；给患者讲解预防术后便秘的方法；除按一般外阴、阴道手术患者给予准备。

(四) 术后护理

除按一般外阴、阴道手术患者护理以外，应在准确评估者疼痛的基础上积极止痛；术后取平卧外展屈膝体位，并在腘窝垫一软垫；保持引流通畅，注意观察引流物的量、色、性状等；观察切口有无渗血，术后 3 天后严密观察伤口皮肤有无红、肿、热、痛等感染征象以及皮肤湿度、温度、颜色等移植皮瓣的愈合情况；按医嘱给予抗生素，外阴切口术后 5 天开始间断拆线，腹股沟切口术后 7 天拆线；每天行会阴擦洗，保持局部清洁、干燥；术后 2 天起，会阴部、腹股沟部可用红外线照射，每天 2 次，每次 20 分钟，促进切口愈合；指导患者合理进食，鼓励患者上半身及上肢活动，预防压疮；术后第 5 天，按医嘱给液状石蜡 30 ml，每天 1 次，连服 3 天，使粪便软化。

(五) 放疗患者的皮肤护理

放射线治疗者常在照射后 8～10 天出现皮肤的反应。轻度表现为皮肤红斑，然后转化为干性脱屑，此期在保护皮肤的基础上继续照射；中度表现为水疱、溃烂和组织皮层丧失；重度表现为局部皮肤溃疡，应停止照射，并注意观察皮肤的颜色，避免局部刺激，保持局部清洁干燥，皮肤可涂 1% 甲紫、三磺粉或抗生素可的松软膏。

（苏翠金）

第二节 宫颈癌

宫颈癌是女性生殖系统中最常见的恶性肿瘤，在我国近 20 多年发病率呈下降趋势，但年轻患者发病率上升。大多数患者为鳞状上皮癌，肿瘤在局部生长，多向宫旁组织和盆腔脏器浸润及盆腔淋巴结转移，常见的症状为阴道流血和阴道流液，手术、放疗是目前根治宫颈癌的主要手段。早期病例预后良好。

一、病因

宫颈癌的病因学研究历史悠久，也提出了许多可能的病因。概括来讲主要包括两个方面：其一是行为危险因素，如性生活过早、多个性伴侣、多孕多产、社会经济地位低下、营养不良和性混乱等；其二是生物学因素，包括细菌、病毒和衣原体等各种微生物的感染。近年来，在宫颈癌病因学研究方面取得了突破性进展，尤其在生物学病因方面成绩显著，其中最主要的发现是明确人乳头状瘤病毒是宫颈癌发生的必要条件。

（一）宫颈癌发生的必要条件——HPV 感染

与宫颈癌最为密切的相关因素是性行为，因而人们很早就怀疑某些感染因子的作用。在 20 世纪 60~70 年代，人们将主要的目光投向单纯疱疹病毒（HSV）Ⅱ型，尽管 HSV 在体外被证实具有一定的致癌性，且在宫颈癌标本中有一定的检出率，但临床活体标本能检出 HSV 的始终仅占极小部分，流行病学调查也不支持 HSV 与宫颈癌的关系。而其他的因子，如巨细胞病毒、EB 病毒、衣原体等迄今尚未发现有力证据。

（二）宫颈癌发生的共刺激因子

事实证明，性活跃妇女一生感染 HPV 的机会大于 70%，但大多为一过性的，通常在感染的数月至两年内消退，仅少数呈持续感染状态，约占 15%。已经证实，只有高危 HPV 持续感染才能导致宫颈癌及其前期病变的发生，但他们之中也仅有极少数最后才发展为宫颈癌。因此可认为 HPV 感染是宫颈癌发生的必要条件，但不是充足病因，还需要其他致病因素协同刺激。现已发现一些共刺激因子与子宫颈癌的发生有关，有研究者总结宫颈癌发生的共刺激因子为：①吸烟；②生殖道其他微生物的感染，如 HSV、淋球菌、衣原体和真菌等可提高生殖道对 HPV 感染的敏感性；③性激素影响：激素替代和口服避孕药等；④内源或外源性因素引起免疫功能低下。

国外有学者将宫颈癌的发生形象地用"种子—土壤"学说来解释，其中将 HPV 感染比喻为种子，共刺激因子为营养，宫颈移行带为土壤。

二、筛查

宫颈癌筛查的目的是达到早期发现、早期诊断和早期治疗，常用的筛查方法是三阶梯诊断程序，即细胞学检查、阴道镜检查和宫颈活检病理检查。细胞学检查是简单而有效的方法，特别是液基薄片技术（TCT）的出现，大大提高了异常细胞检出率，降低了假阴性率。对细胞学检查异常者应进一步做阴道镜检查，有经验的阴道镜医生可准确地发现宫颈异常病变区，在该处取活检，阳性检出率明显高于肉眼点状活检或多点活检。对细胞学检查异常而阴道镜检查未发现宫颈表面异常者，应做颈管诊刮以防漏诊。组织病理学检查是诊断宫颈疾病的金标准，也是最后的确诊手段。

随着宫颈癌病因的深入研究，目前认为 HPV 感染是宫颈癌的主要病因，现在已有很成熟的 HPV 检测方法，如杂交捕获技术（HC – Ⅱ）和聚合酶链反应（PCR）扩增 HPV 分型检测法等，这些方法都可以筛查出高风险人群，对这些高风险人群进行追踪观察，及时进行阻断治疗，是预防宫颈癌行之有效的方法。

我国是较早开展宫颈癌普查的国家，通过普查有效地降低了宫颈癌发病率和晚期宫颈癌的发生率。宫颈癌重在预防，特别是 HPV 疫苗的出现，使宫颈癌可能成为目前唯一可预防的恶性肿瘤。

三、临床分期

采用国际妇产科联盟（FIGO，2000 年）修订的临床分期（表 10 – 2）。

表 10 – 2　宫颈癌的临床分期标准（FIGO，2000）

期别	肿瘤范围
0 期	原位癌（浸润前癌）
Ⅰ期	癌灶局限在宫颈（包括累及宫体）
Ⅰ$_A$	肉眼未见癌灶，仅在显微镜下可见浸润癌
Ⅰ$_{A1}$	间质浸润深度≤3 mm，宽度≤7 mm
Ⅰ$_{A2}$	间质浸润深度>3 mm 至≤5 mm，宽度≤7 mm
Ⅰ$_B$	临床可见癌灶局限于宫颈，或显微镜下可见病变>Ⅰ$_{α2}$
Ⅰ$_{B1}$	临床可见癌灶最大直径≤4 cm
Ⅰ$_{B2}$	临床可见癌灶最大直径>4 cm
Ⅱ期	癌灶已超出宫颈，但未达盆壁。癌累及阴道，但未达阴道下 1/3
Ⅱ$_A$	无宫旁浸润
Ⅱ$_B$	有宫旁浸润
Ⅲ期	癌肿扩散盆壁和（或）累及阴道下 1/3，导致肾盂积水或无功能肾
Ⅲ$_A$	癌累及阴道下 1/3，但未达盆腔
Ⅲ$_B$	癌已达盆壁，或有肾盂积水或无功能肾
Ⅳ$_A$	癌播散超出真骨盆或癌浸润膀胱黏膜或直肠黏膜
Ⅳ$_B$	远处转移

四、病情评估

（一）病史

由于早婚、多产、地理环境等因素与宫颈癌的发病有关系，故应仔细了解患者的婚姻史、性生活史、慢性宫颈炎的病史、高危男性接触史等，年轻者了解月经情况，年老者则询问绝经后的阴道不规则流血史，特别重视接触性的阴道出血。

（二）临床表现

1. 症状

早期宫颈癌常无症状，也无明显体征，与慢性宫颈炎无明显区别，有时甚至见宫颈光滑，尤其老年妇女宫颈已萎缩者。有些宫颈管癌患者，病灶位于宫颈管内，宫颈阴道部外观正常，易被忽略而漏诊或误诊。患者一旦出现症状，主要表现为：

1）阴道流血：年轻患者常表现为接触性出血，发生在性生活后或妇科检查后出血。出血量可多可少，根据病灶大小、侵及间质内血管的情况而定。早期出血量少，晚期病灶较大表现为多量出血，一旦侵蚀较大血管可能引起致命性大出血。年轻患者也可表现为经期延长、周期缩短、经量增多等。老年患者常主诉绝经后不规则阴道流血。一般外生型癌出血较早，血量也多；内生型癌出血较晚。

2）阴道排液：患者常诉阴道排液增多，白色或血性，稀薄如水样或米泔状，有腥臭味。晚期因癌组织破溃、坏死，继发感染有大量脓性或米汤样恶臭白带。

3）晚期癌的症状：根据病灶侵犯范围出现继发性症状。病灶波及盆腔结缔组织、骨盆壁、压迫输尿管或直肠、坐骨神经时，患者诉尿频、尿急、肛门坠胀、大便秘结、里急后重、下肢肿痛等；严重时导致输尿管梗阻、肾盂积水，最后引起尿毒症。到疾病末期，患者出现恶病质。

2. 体征

检查时可见宫颈呈糜烂、菜花、结节或溃疡状，但内生型癌肿早期宫颈表面无变化，需做双合诊或三合诊检查。

3. 实验室及其他检查

1）宫颈刮片细胞学检查：是普查采用的主要方法。刮片必须在宫颈移行带处。涂片后用巴氏染色，结果分为5级：Ⅰ级正常，Ⅱ级炎症引起，Ⅲ级可疑，Ⅳ级可疑阳性，Ⅴ级阳性。Ⅲ、Ⅳ、Ⅴ级涂片必须进一步检查明确诊断。

2）碘试验：用于识别宫颈病变的危险区，以便确定活检取材的部位，提高诊断率。

3）氩激光肿瘤固有荧光诊断法：用于癌前病变的定位活检。固有荧光阳性，提示有病变；阴性，提示无恶性病变。

4）宫颈和宫颈管活体组织检查：是诊断子宫颈癌的主要依据。但应注意有时因取材过少或取材不当，而有一定的假阴性，所以多采用在宫颈碘染色情况下，在着色与不着色交界处多点取活检。如宫颈刮片细菌学检查为Ⅲ级或Ⅲ级以上涂片，而宫颈活检为阴性者，应用小刮匙搔刮宫颈管，将刮出物送组织病理学检查。

5）阴道镜检查：用特制的阴道镜，可将宫颈组织放大数十倍，借以发现肉眼所不能看见的早期宫颈癌的一些表面变化。对于凡宫颈刮片细胞学检查为Ⅲ级以上者，应立即在阴道镜检查下，观察宫颈表面有无异型上皮或早期宫颈癌病变，并提供活检部位，以提高活检阳性率。

6）宫颈锥形切除检查：宫颈刮片多次阳性，阴道镜下活检又不能确诊者；或活检为重度异型增生，原位癌或镜下早期浸润者；无条件追踪或活检无肯定结论者，可做宫颈锥切术，并将切除组织分块做连续病理切片检查，以明确诊断。目前诊断性宫颈锥切术已很少采用。

4. 诊断

子宫颈癌早期诊断十分重要。根据病史和临床表现，凡有接触性出血、不规则阴道流血、白带增多或异常排液者，尤其对绝经前后的妇女，首先应该考虑子宫颈癌的可能。早期发现、早期诊断、早期治疗（三早），是提高子宫颈癌治愈率的关键。目前诊断宫颈癌的方法，除做好详细的全身检查与妇科检查之外，还可采取上述辅助诊断方法，以提高早期诊断率。

5. 鉴别诊断

应与子宫颈糜烂、宫颈息肉、宫颈乳头状瘤、子宫黏膜下肌瘤、宫颈结核、宫颈尖锐湿疣、宫颈子宫内膜异位症等鉴别，宫颈细胞学检查和活检是可靠的鉴别方法。颈管型宫颈癌应与Ⅱ期子宫内膜癌相鉴别。

五、处理

应根据临床分期、患者年龄、全身情况、设备条件和医疗技术水平决定治疗措施，常用的方法有手术、放疗及化疗等综合应用。

（一）宫颈上皮内瘤样病变

确诊为CINⅠ级者，暂时按炎症处理，每 3~6 个月随访刮片，必要时再次活检，病变持续不变者继续观察。确认为CINⅡ级者，应选用电熨、激光、冷凝或宫颈锥切术进行治疗，术后每 3~6 个月随访一次。确诊为CINⅢ级者，主张行子宫全切术。年轻患者若迫切要求生育，可行宫颈锥切术，术后定期随访。

（二）宫颈浸润癌

1. 手术治疗

手术适应证仅限于Ⅰb至Ⅱa期宫颈癌，特别适用于其中的年轻需保留卵巢功能者，合并妊娠者，盆腔内有炎块或伴卵巢肿瘤不宜放疗者，或对放疗不敏感的宫颈腺癌患者。手术范围应根据临床分期、病灶大小、深浅来决定，原则上是既要彻底清除病灶，又要防止因不适当地扩大手术范围而引起的手术后并发症。一般行子宫广泛切除术及盆腔淋巴结清扫术。由于子宫颈癌转移至卵巢的机会极少，年轻患者术时可保留一侧卵巢。对 0~Ⅰa期要求生育的年轻患者，可做宫颈锥切，定期随访。对年老体弱或有心、肝、肺、肾等脏器严重损害者不宜手术。宫颈癌手术治疗的 5 年生存率，Ⅰ期达97.65%，Ⅱ期达90.5%。

2. 放疗

放疗适用于各期患者。但有阴道萎缩、狭窄、畸形或子宫脱垂等解剖结构异常，骨髓抑制，急、慢性盆腔炎，并发膀胱阴道瘘或直肠阴道瘘等病变者，则不宜放疗。放疗时尽可能地保护正常组织和器官。子宫颈癌的放疗以腔内照射为主。晚期则除腔内之外，体外照射也非常重要。

3. 化疗

仅作为辅助治疗，或用于不能承受手术及放疗的患者，或复发癌已有远处转移者。治疗宫颈癌最有效的化疗药物为氨甲蝶呤加博来霉素或博来霉素加长春新碱及丝裂霉素C 的联合化疗。

常用治疗方案：

1）5 - 氟尿嘧啶（5 - FU）1 g/m^2 iv drip $d_{1~5}$；

顺铂（DDP）100 mg/m^2 iv drip d_1。

2）5 - FU 750 mg/m^2 iv drip $d_{1~5}$；

DDP 20 mg/m^2 iv drip $d_{1~5}$。

3）长春新碱（VCR）1 mg/m^2 iv d_1；

丝裂霉素（MMC）10 mg/m^2 iv drip d_2；

博来霉素（BLM）30 mg iv drip $d_{1,4}$；

DDP 50mg iv drip $d_{2,5}$。

4）阿霉素（ADM）45 mg iv d_1；

5 - FU 500 mg/m^2 iv $d_{1,8}$

环磷酰胺（CTX）100 mg/m^2 po $d_{1~14}$

VCR 1.4mg/m^2 iv $d_{1,8}$。

5）BLM 10 mg/m^2 im qw；

甲氨蝶呤（MTX）10 mg/m^2 po 2/w。

6）ADM 20 ~ 50 mg/m^2 iv d_1；

DDP 50 mg/m^2 iv d_1。

以上方案适当水化，每 4 周重复 1 次。

局部用药：腹壁下动脉插管或经皮股动脉穿刺髂内动脉插管。药物有：DDP80 mg/m^2，MMC 10 mg，5 - FU 0.5 ~ 1 g 加 0.9% 生理盐水 150 ~ 200 ml 髂内动脉注射，使药物准确地到达肿瘤局部形成高药物浓度，杀伤肿瘤细胞的作用大大提高。可缩小肿瘤体积和范围，减少肿瘤扩散，为进一步根治性放疗提供有利条件。

4. 其他治疗

1）激光治疗：激光不仅有杀伤癌细胞的作用，而且还能产生免疫性，并能提高化疗效果。宫颈癌早期，病灶局限的患者可做局部治疗。近年来，激光已被用于治疗宫颈细胞发育不良。

2）电灼治疗：局部电灼能使癌细胞加热坏死，并可提高癌对放射和化学药物的敏感性，以达到治疗目的。

3）冷冻治疗：适用于早期无转移的宫颈癌患者，常选用液氮快速制冷的方法。

六、监护

（一）一般护理

1. 早期宫颈癌患者在普查中发现宫颈刮片报告异常时，会感到震惊，常表现为发呆或出现一些令人费解的自发性行为。几乎所有的患者都会产生恐惧感。因此，护士应向患者介绍有宫颈癌的医学常识，介绍各种诊治过程、可能出现的不适及有效的应对措施。为患者提供安全、隐蔽的环境，鼓励患者提问，尽力解除其疑虑，缓解其不安情绪，使患者能以积极态度接受诊治过程。

2. 鼓励患者摄入足够的营养，评估患者对摄入足够营养的认知水平、目前的营养状况及摄入营养物的习惯。注意纠正患者不良的饮食习惯，兼顾患者的嗜好，必要时与营养师联系，以多样化食谱满足其需要，维持体重不继续下降。

3. 指导患者维持个人卫生，协助患者勤擦身、更衣，保持床单清洁，注意室内空气流通，促进舒适。指导患者勤换会阴垫，每天冲洗会阴 2 次。便后及时冲洗外阴并更换会阴垫。

（二）手术前、后护理

1. 术前护理

1）执行妇科腹式手术前护理常规。

2）手术前 3 天给 1∶5 000 高锰酸钾溶液阴道冲洗，每日 1～2 次。

3）手术前 2 天少渣饮食，手术前 1 天晚给流质饮食，手术日晨禁食。

4）手术前 1 天晚肥皂水灌肠 1 次，手术日晨清洁灌肠。

5）手术前 1 小时准备阴道，用肥皂水棉球擦洗阴道后，用温灭菌外用生理盐水冲洗，再以无菌干棉球擦干，宫颈及穹隆部涂 1% 甲紫，然后填塞纱布条，其末端露出阴道口外，便于术中取出。

6）手术前在无菌操作下留置尿管，以无菌纱布包好尿管开口端并固定。

2. 术后护理

1）执行妇科腹式手术后护理常规。

2）持续导尿 5～7 天，于第 5 天后开始行膀胱冲洗，每日 1 次，连续 2～3 天，保持尿管通畅，每日更换接管及尿袋，观察尿量及性质。

3）拔尿管前 2 天改间断放尿，每 2～3 小时开放尿管 1 次，训练膀胱功能。

4）拔尿管后，根据患者排尿情况适时测残余尿，残余尿量 80 ml 以下者，即示膀胱功能恢复正常。若残余尿超过 100 ml 者，需保留尿管给予间断放尿。

5）注意保持腹腔负压引流管通畅，观察引流液量及性质，每 6～8 小时抽负压 1 次。48～72 小时可拔出引流管。

6）密切观察病情变化，观察体温、脉搏、呼吸及血压的变化。按医嘱给予抗生素。如发现异常，应及时通知医生给予处理。

（三）放疗护理

放疗是女性生殖器官恶性肿瘤的主要治疗方法之一。放射线可直接作用于细胞的蛋白质分子，使之电离，并产生凝结现象，破坏其原有的形态和生理功能，造成细胞死亡，放射线也可使组织产生不正常的氧化过程，破坏细胞的主要生理功能。因此，放射线的作用主要在于使体内蛋白质合成受阻，酶系受干扰，造成细胞功能障碍，导致其死亡。放射线在抑制和破坏肿瘤细胞的同时，也对正常组织产生不良影响。人体各个器官对放射线的敏感度不一样，卵巢属高度敏感，阴道与子宫颈中度敏感。

1. 放疗患者的心理支持

患者对放疗不了解，常误认为放疗是不治之症的姑息治疗。在放疗期间由于局部和全身的反应，往往难以完成疗程。护士在患者放疗期间除耐心细致地做好护理工作外，还要给患者以精神的支持，解除患者的思想顾虑。详细叙述放疗的原理和疗效，使患者明白放疗绝不是癌症晚期的姑息治疗，某些肿瘤经过几个疗程的治疗是可以治愈的，并要讲清放疗的效果与患者的身体和心理状态有关，放疗的一些不良反应是可以通过治疗和护理来预防和减轻的，说服患者坚持治疗。

2. 放疗患者的一般护理

放疗患者常出现乏力、疲劳、头晕等全身症状，应嘱患者多休息，有充足的睡眠。饮食上尽可能增加食量，给易消化食品，少食多餐，并辅以各种维生素。放疗患者全身抵抗力较低，易于感染，要保持清洁卫生的环境，所住房间应定时用紫外线消毒等。

3. 注意观察一些特殊症状

放疗引起患者血液系统的变化较多，主要因放射线抑制骨髓的造血功能，这与接受放疗的剂量、次数、照射面积有关。有白细胞下降、血小板下降、出凝血时间延长，毛细血管通透性增高，因此可以造成出血或大出血。要注意患者有无口腔牙龈出血、鼻出血，注意大便颜色，有无皮下斑点或出血点。若有这些出血倾向，可以输成分血。当白细胞低于 $3.0 \times 10^9/L$ 或血小板低于 $50 \times 10^9/L$、血红蛋白降至 70 g/L 以下，以及其他全身反应严重时，应考虑暂停放疗，注射用维生素 B_4、B_6，脱氧核苷酸；或口服利血生，复方核苷酸等。

也有的外照射后皮肤瘙痒，是为放射皮肤反应，可用无刺激软膏，严重的似灼伤，出现水泡，可将水疱刺破，但不要擦破水疱上皮肤，以防感染，涂以 10% 甲紫、磺胺粉等，使其自愈。

4. 其他

对放疗反应严重者，或晚期癌接受放疗时，应有特别护理如助翻身防止压疮、照料饮食、床头护理、照顾生活等。

（苏翠金）

第三节　子宫内膜癌

子宫内膜癌又称子宫体癌，多见于 50～60 岁妇女。是女性生殖器三大恶性肿瘤之一。约占女性全身恶性肿瘤的 7%，女性生殖器恶性肿瘤的 20%～30%。近年来发病率有上升趋势，在有些国家，子宫内膜癌的发病已超过子宫颈癌而成为女性生殖器最常见的恶性肿瘤。

一、病因

尚不十分清楚，可能与雌激素的长期刺激有关。无排卵、不育、肥胖、糖尿病、高血压、晚绝经、多囊卵巢综合征、功能性卵巢肿瘤、长期大量应用外源性雌激素或他莫昔芬、子宫内膜不典型增生和遗传因素等均是子宫内膜癌的高危因素。

二、分类

按其累及范围和生长方式，可分为两类：

（一）局限型

癌变局限于宫壁某部，肿瘤呈颗粒状、小菜花状或小息肉状生长。范围虽小，可浸润深肌层。

（二）弥漫型

癌变累及大部或全部内膜。肿瘤呈息肉状或菜花状生长，可充满宫腔，甚至下达宫颈管，质脆，表面可有坏死、溃疡。如浸润肌层，则形成结节状病灶；如蔓及浆膜层，子宫表面出现结节状突起。

按细胞组织学特征，可分为以下几类：①子宫内膜样腺癌，包括腺癌、腺棘皮癌（腺癌合并鳞状上皮化生）和腺鳞癌（腺癌和鳞癌并存），占80%～90%；②黏液性癌；③浆液性癌；④透明细胞癌；⑤鳞状细胞癌；⑥混合性癌；⑦未分化癌。

三、转移途径

多数生长缓慢，局限于内膜或宫腔内时间较长，也有极少数发展较快，短期内出现转移。主要转移途径是直接蔓延、淋巴转移，晚期可有血行转移。

（一）直接蔓延

癌灶沿子宫内膜向上蔓延生长，经子宫角达输卵管；向下蔓延累及宫颈、阴道；向肌层浸润，可穿透浆膜而延及输卵管、卵巢，并广泛种植于盆腔腹膜、直肠子宫陷凹及大网膜。

（二）淋巴转移

淋巴转移为内膜癌的主要转移途径。其转移途径与肿瘤生长的部位有关。宫底部的癌灶可沿阔韧带上部的淋巴管网转移到卵巢，再向上到腹主动脉旁淋巴结。子宫角及前壁的病灶可经圆韧带转移到腹股沟淋巴结。子宫后壁的病灶可沿骶韧带至直肠淋巴结。子宫下段及宫颈管的病灶与宫颈癌的淋巴转移途径相同。

（三）血行转移

血行转移少见，出现较晚，主要转移到肺、肝、骨等处。

四、临床分期

至今仍用国际妇产科联盟1971年的临床分期（表10-3），对手术治疗者采用手术—病理分期（表10-4）。

表 10 - 3　子宫内膜癌的临床分期（FIGO，1971）

0 期	腺瘤样增生或原位癌（不列入治疗效果统计）
I 期	癌局限于宫体
I a 期	宫腔长度≤8 cm
I b 期	宫腔长度＞8 cm
根据组织学分类：	I a 期及 I b 期又分为 3 个亚期：G_1：高分化腺癌；G_2：中分化腺癌；G_3：未分化癌
II 期	癌已侵犯宫颈
III 期	癌扩散至子宫以外盆腔内（阴道或宫旁组织可能受累），但未超出真骨盆
IV 期	癌超出真骨盆或侵犯膀胱或直肠黏膜或有盆腔以外的播散
IVa 期	癌侵犯附近器官，如直肠、膀胱
IVb 期	癌有远处转移

表 10 - 4　子宫内膜癌手术—病理分期（FIGO，2000）

分　期	肿　瘤　范　围
I 期	癌局限于宫体
I A	癌局限在子宫内膜
I B	侵犯肌层≤1/2
I C 期	侵犯肌层＞1/2
II 期	癌扩散至宫颈，但未超越子宫
II A	仅累及宫颈管腺体
II B	浸润宫颈间质
III 期	癌局部或（和）区域转移
III A	癌浸润至浆膜和（或）附件，或腹水含癌细胞，或腹腔冲洗液阳性
III B	癌扩散至阴道
III C	癌转移至盆腔和（或）腹主动脉旁淋巴结
IV A	癌浸润膀胱黏膜和（或）直肠肠黏膜
IV B	远处转移（不包括阴道、盆腔黏膜、附件以及腹主动脉旁淋巴结转移，但包括腹腔内其他淋巴结转移）

五、病情评估

（一）病史

绝经后妇女患子宫内膜癌的占 70%～75%，好发年龄在 50～60 岁，评估患者时要注意年龄、肥胖、糖尿病、少育、不育、绝经推迟以及用过激素替代治疗；有无家族史；是否做过检查等。

（二）临床表现

1. 症状

1）阴道出血：异常阴道出血是子宫内膜癌的最主要症状，特别是绝经后的阴道出血更应引起高度重视。由于50%～70%患者发病于绝经之后，故绝经后阴道出血就成为患者最主要的主诉之一。由于病变部位及情况不同，阴道出血量的多少也因人而异。有的表现为少量不规则出血或极少量点滴出血，也有的表现为经常性较多量出血甚至大出血。至于尚未绝经者，则表现为阴道不规则出血或经量增多，经期延长或经间期出血。出血症状在疾病早期就可出现，到晚期则出血加重，且为持续性，并可导致贫血的发生。

2）阴道排液：阴道排液的症状常先于阴道出血。绝经后患者偶尔以持续阴道流水样液体为首发症状，以后再出现阴道出血。阴道流液常为瘤体渗出或继发感染的结果，在早期多为浆液性或浆液血性排液，晚期合并感染则有脓血性排液，并有恶臭。阴道排液在绝经前患者中比较少见。

3）疼痛：疼痛在子宫内膜癌患者并不多见。少数患者有一种下腹疼痛及酸胀不适感觉，可能与病变较大、突入宫腔引起宫腔挛缩有关。在宫腔内出血较多或积有血块时，由于子宫收缩将其排出，此时患者可感到痉挛性疼痛。晚期患者由于肿瘤侵及或压迫盆腔神经丛可造成持续性疼痛，且较剧烈。继发的宫腔感染或宫腔积脓也是造成疼痛的原因。

4）其他症状：晚期患者可有肺部、脊柱等处转移的症状。全身症状如贫血、消瘦、恶病质、发热及全身衰竭等。

2. 体征

早期可无明显体征，子宫可以正常大小或稍大。疾病发展时，子宫增大变软、固定或在宫旁或盆腔内扪及不规则形结节状肿物。

（三）实验室及其他检查

1. 细胞学检查

子宫颈刮片、阴道后穹隆涂片及宫颈管吸片取材做细胞学检查，但其阳性率不高，故临床价值不高。

2. B型超声检查

早期子宫内膜癌病变很小，局限在内膜内，在B超下可无异常发现。随病变扩大则表现为子宫增大，轮廓清楚，内膜增厚，失去线状结构，边缘不光滑、不规则。可见不均匀粗光点组成的回声增强光团，周边无包膜，后方无衰减，内膜与肌层的分界模糊。随着浸润加深，子宫肌层界限更加不清。若合并出血坏死或溃疡，则内部回声不匀，在杂乱光点间有不规则状积液暗区。在病灶侵犯肌层的周边，彩色多普勒超声可见血流较丰富。经阴道超声可更清楚地看出子宫组织的层次，这种检查可不必充盈膀胱，对子宫内的病灶显现更加清楚，并可获得有无浸润肌层的可靠资料。

3. 宫腔镜检查

目前较广泛地应用于子宫内膜病变诊断。绝经后子宫出血患者中约20%为子宫内膜癌，应用宫腔镜可直接观察宫颈管及宫腔情况，发现病灶并准确活检，可提高活检准确率，避免常规诊刮漏诊，并可提供病变范围，协助术前正确临床分期。

但因宫腔镜检查时多要注入膨宫液，有可能经输卵管流入盆腔导致癌组织扩散，影响预后。

4. 淋巴造影、CT 及 MRI 检查

淋巴转移为子宫内膜癌转移的主要途径。淋巴造影可放在术前检查预测有无淋巴转移，但操作复杂，穿刺困难，临床难以推广应用。CT、MRI 主要用于了解宫腔、宫颈病变，肌层浸润深度，淋巴结有无长大（2 cm 以上）等。

5. 病理组织学检查

是了解病理类型，细胞分化程度的唯一方法。组织标本采取方法是影响病理检查准确性重要问题。常用方法：①子宫内膜活检；②诊断性刮宫。

（四）诊断

多见于老年妇女，绝经后妇女占总数的 70% ～75%，绝经期妇女占 15% ～20%，40 岁以下仅占 5% ～10%，根据临床症状及相应检查即可作出诊断。

（五）鉴别诊断

1. 绝经过渡期功能失调性子宫出血

临床症状与体征和子宫内膜癌相似，临床上难以鉴别。应先行分段性诊刮，确诊后对症处理。

2. 子宫内膜增生和息肉

子宫一般不大或稍大，不规则出血的症状和内膜癌相似，但血性分泌物或阴道排液现象少见，最后鉴别需靠诊断性刮宫子宫内膜病理检查。

3. 子宫肌瘤

子宫肌瘤一般有子宫增大、出血等症状。肌层内或浆膜下肌瘤的子宫大而硬，且常不对称，多发肌瘤在子宫表面可摸到多个突起，均有别于内膜癌。但子宫肌瘤和内膜癌常合并存在，应避免片面地把一切症状用肌瘤解释而丧失对癌的警惕性。子宫黏膜下肌瘤在阴道出血的同时可有阴道排液或血性分泌物，临床表现与内膜癌非常相似，可通过阴道检查、宫腔探查及子宫碘油造影进行鉴别。

4. 老年性阴道炎

主要表现为血性白带，需与黏膜癌鉴别。前者见阴道壁充血或黏膜下散在出血点，后者见阴道壁正常，排液来自宫颈管内。应警惕两者并存的可能性。

5. 子宫颈癌

一般鉴别没有困难，但如黏膜癌已累及宫颈，则和原发颈管癌有时极难鉴别，组织活检病理检查有时也难区别。如病检为鳞癌则原发于宫颈。如为腺癌则鉴定其来源有时较困难，但如能找到黏液腺体，则原发于宫颈的可能性较大。

6. 原发性输卵管癌

主要表现为阴道排液、阴道流血和下腹疼痛。其与内膜癌的鉴别是前者诊刮阴性，宫旁扪及块物，而后者诊刮阳性，宫旁一般无块物扪及。B 超及腹腔镜检查可助鉴别。

六、处理

采用手术治疗为主，放疗、化疗或激素治疗为辅的综合治疗方法。

（一）手术治疗

子宫内膜癌手术分期程序是：腹部正中直切口、打开腹腔后立即取盆、腹腔冲洗液或腹水进行细胞学检查，然后仔细探查整个腹腔内脏器。网膜、肝脏、结肠旁沟和附件表面均需检查和触摸任何可能存在的转移病灶，然后仔细触摸腹主动脉旁和盆腔内可疑或增大的淋巴结。在开始手术前先结扎或钳夹输卵管远侧端，以防在处理子宫及附件时有肿瘤组织流出。切除子宫后，应该在手术区域外切开子宫以判断病变的范围。许多子宫内膜癌患者过度肥胖或年纪过大，或有并发症，所以在临床上必须判断患者能否耐受过大的手术。

（二）放疗

单纯放疗适用于晚期或有严重的全身疾病、高龄和无法手术的病例，术后放疗用于补充手术的不足及复发病例。在大多数西方国家，常采用先放疗，然后进行全子宫及双侧附件切除术、选择性盆腔及腹主动脉旁淋巴结切除术的方法。

腔内放射包括宫颈癌腔内放射、宫腔填充法腔内治疗、后装法腔内放射 3 种方法。腔内照射可在术前进行，以利于手术的成功，可减少复发，提高 5 年生存率。近代研究表明，术前先行腔内放疗，2 周内切除子宫者，36% 已无残余癌；8 周后手术者，59% 无残余癌。无残余癌者 5 年复发率为 3.8%，有残余癌者 19.2%。又有研究指出，Ⅰ 期癌单纯手术 5 年存活率为 69.5%，术前腔内放疗组 5 年存活率为 93.75%；单纯手术组复发率为 11.51%，术前放疗组为 6.97%。此外，腔内照射亦可在术后进行，主要针对病变累及宫颈或阴道切缘残瘤，最好在术后 3 ~ 4 周时辅以阴道内放射。

体外放疗，不论为术前、术后或单纯放射，都必须概括个体差异区别对待。术前体外放射主要针对宫旁或盆腔淋巴结可疑转移灶。术后体外照射主要针对手术不能切除的转移灶和盆腔及腹主动脉旁淋巴结转移。单纯体外照射适用于晚期病例，阴道及盆腔浸润较广泛，不宜手术，且腔内放疗亦有困难者。

（三）化疗

子宫内膜癌的化疗主要适宜于晚期或复发、转移的患者或作为高危患者手术后的辅助治疗，如低分化肿瘤，肿瘤侵犯深肌层、盆腔或主动脉旁淋巴结阳性者以及一些恶性程度极高的病理类型的肿瘤。

1. PAC 方案

DDP60 mg/m^2，静滴

ADM50 mg/m^2，iv

CTX500 mg/m^2，iv

间隔 4 周，连续 6 个疗程。

2. CP 方案

CTX500 mg/m^2，iv

DDP60 mg/m^2，静滴

间隔 4 周，连续用 6 ~ 8 个疗程。

3. CAF 方案

CTX500 mg/m^2，iv

ADM50 mg/m^2，iv

5 – FU500 mg/m^2，静滴

间隔 4 周，连续用 6 个疗程。

（四）激素治疗

对晚期癌、癌复发患者，不能手术切除的病例或年轻、早期患者要求保留生育功能者均可考虑孕激素治疗。

1. 孕激素

正常子宫具有较丰富的雌激素受体和孕激素受体，能分别识别雌激素和孕激素，与其结合后发挥生物效应。子宫内膜癌为激素依赖性肿瘤，但受体含量较正常内膜低，且肿瘤分化程度越差，临床期别越晚，受体含量就越低。公认激素受体含量与预后和治疗选择有重要关系：受体含量低者，肿瘤复发高，生存期短，预后不良，死亡率高，对孕激素治疗反应差，对细胞毒药物反应好。反之，受体含量高者，肿瘤分化好，生存期长，预后好，适宜孕激素治疗。据报道，受体阳性者，治疗有效率分别为：ER 阳性者，50% ~ 60%，PR 阳性者，70% ~ 80%，两者均阳性为 80%；未做受体检测者则为 30%。

在孕激素作用下，子宫内膜癌细胞可以从恶性向正常内膜转化，直接延缓脱氧核糖核酸和核糖核酸的合成，从而控制癌瘤的生长。孕激素还可增强癌细胞对放疗的敏感性，使早期患者肿瘤缩小、消失或分化好转。诸多学者的研究表明，孕激素不但对原发灶有抑制作用，对转移灶，尤其是肺转移也有较好疗效，对内膜癌的皮肤转移灶也有治疗作用，年轻未育的子宫内膜癌患者在孕激素治疗后可以妊娠。

当今临床应用的孕激素主要有 3 种：

1）醋酸甲孕酮：200 ~ 300 mg，每日 1 次口服，或 500 mg，每日 3 次口服，或 400 ~ 1 000 mg，肌内注射，每周 1 次。8 周以后每周 250 g；或每日 100 mg × 10 天，后每日 200 mg，每周 3 次，维持量为每周 100 ~ 200 mg。

2）醋酸甲地孕酮：每日每次 400 mg，肌内注射，连用半年 ~ 1 年；或每周 40 ~ 60 mg口服。

3）17 – 羟乙酸孕酮：500 mg，每周 2 次，肌内注射，或 1 000 mg，肌内注射，每周 1 次，连用 3 ~ 6 个月；或每日 500 mg，1 ~ 2 个月后每日 250 mg。

上述长效孕激素通常应连续使用 2 个月以上，才能产生疗效，对癌瘤分化良好，PR 阳性者疗效好，对远处复发者疗效优于盆腔复发者，治疗时间至少 1 年以上。大规模随机安慰剂对照研究未显示出辅以孕激素治疗能够改善子宫内膜癌患者的无进展生存率及总生存率，故目前激素治疗多用于晚期和复发转移患者，孕激素治疗的有效率 <20%。

孕激素治疗产生的不良反应少，症状轻，偶见恶心、呕吐、水肿、秃发、皮疹、体重过度增加及满月脸等，严重的过敏反应及血栓性静脉炎、肺动脉栓塞较罕见。

2. 抗雌激素药物

近年报道，雌激素拮抗剂三苯氧胺（TMX）对原发性肿瘤为雌激素受体阳性的复发病变有效，或当孕激素治疗失败时，应用此药有效。用法：20 mg，每日 2 次，口服连用 3 个月至 2 年。三苯氧胺有促使孕激素受体水平升高的作用，对受体水平低的患者可先用三苯氧胺使受体水平上升后，再用孕激素治疗，或者两者同时应用可以提高疗效。药物副反应有潮热、畏寒类似更年期综合征的表现，骨髓抑制表现为白细胞、血小板计数下降，但一般较其他化疗药物反应轻，其他可以有少量不规则阴道流血、恶心、呕吐等。

3. 氨鲁米特（氨基导眠能）

是一种作用于中枢神经系统的药物，除有镇静作用外，还能抑制肾上腺，从而抑制外周组织芳香化酶的产生。使血浆 17 - 羟孕烯醇酮、雄烯二酮下降，体内雌激素水平下降。从 20 世纪 80 年代开始，氨鲁米特用于乳腺癌的治疗，取得了一定的疗效，但其对内膜癌的治疗，国内外鲜见报道。国内刘惜时等，用氨鲁米特治疗子宫内膜癌患者发现，氨鲁米特可降低患者血中雌激素、孕激素水平，并使内膜癌组织中雌激素受体、孕激素受体含量下降，用药后癌组织在光镜下形态学变化主要表现为癌细胞退性变，提示氨鲁米特可抑制癌细胞生长，由于此类报道较少，氨鲁米特对内膜癌的作用有待进一步研究。

由于宫内膜癌的症状显著，易于诊断，并且其病情发展缓慢，发生转移的时间亦较慢，因此子宫内膜癌确诊时多数患者处于早期，无论给予手术治疗或放疗，其治疗效果均较满意。从总体来说，子宫内膜癌的治疗效果在妇科恶性肿瘤中是比较理想的，治疗后 5 年生存率一般在 60% ~ 70%，个别的可高达 80% 左右。影响子宫内膜癌预后的相关因素有临床分期、组织类型、组织学分化程度、肌层浸润、淋巴结转移、腹腔细胞学、子宫大小、发病年龄、治疗方法及患者绝经年龄、生育情况等，这些因素在通常情况下不是孤立存在的，而是相互关联或是多元存在相互影响的。

七、监护

1. 指导患者保持外阴清洁，及时更换会阴垫；鼓励进食，促进营养，纠正贫血等不良健康状态，以提高机体对手术和放射等治疗的耐受性。

2. 向患者介绍有关内膜癌的医学常识，使患者认识到内膜癌发展慢、转移晚、手术治疗效果较好，以增强患者坚持治疗的信心。教育患者保持愉快心情，有利于疾病的康复。

3. 需要手术治疗者，严格执行腹部及阴道手术护理活动。术后 6 ~ 7 日阴道残端羊肠线吸收或感染可致残端出血，需严密观察并记录出血情况，此期间患者应减少活动。孕激素治疗的作用机制可能是直接作用于癌细胞，延缓 DNA 复制和 RNA 转录过程，从而抑制癌细胞的生长。常用各种人工合成的孕激素制剂，通常用药剂量大，至少 8 ~ 12 周才能评价疗效，患者需要具备配合治疗的耐心。药物的不良反应为水钠潴留、药物性肝炎等，但停药后即好转。

4. 放化疗患者的护理，按放疗、化疗护理常规进行。

八、健康教育

出院后应定期随访，一般出院 2 年内，间隔 3 ~ 6 月随访 1 次，以后则间隔 6 ~ 12 月 1 次，随访过程中注意检查有无复发。另外，性生活恢复时间应根据复查情况而定，对治疗后阴道分泌物少、性交困难、性交疼痛的患者，可指导患者使用局部润滑剂，协调性生活。

（苏翠金）

第四节　子宫肉瘤

子宫肉瘤少见，占子宫恶性肿瘤的 3% ~ 4%。可原发于子宫体肌层、子宫内膜间质及子宫颈，也可由子宫肌瘤恶变而来。多见于 40 ~ 60 岁妇女。病因未明，恶性度高，预后差，5 年生存率仅为 20% ~ 30%。

一、病因和病理

病因尚不明确。子宫肉瘤近其组织发生来源主要有：

（一）平滑肌肉瘤

最多见，来自子宫肌层或子宫血管壁平滑肌纤维，也可由子宫肌瘤肉瘤变而成。巨检见肉瘤呈弥漫性生长，与子宫肌层无明显界限。若为肌瘤肉瘤变常从中心开始向周围播散。剖面失去漩涡状结构，常呈均匀一片或鱼肉状。以灰黄或黄红相间，半数以上见出血坏死。镜下见平滑肌细胞增生，细胞大小不一，排列紊乱，核异型，染色质多、深染且分布不均，核仁明显，有多核巨细胞，核分裂相 > 5/10HP。许多学者认为核分裂相越多者预后越差。

（二）内膜间质肉瘤

来自子宫内膜间质细胞，分两类。

1. 低度恶性间质肉瘤

曾称淋巴管内间质肉瘤，少见。巨检见子宫球状增大，肌纤维增粗，有多发性颗粒样、小团状突起，质如橡皮、富弹性，用镊夹起后能回缩，似拉橡皮筋感觉。剖面见子宫内膜层有息肉状肿块，黄色，表面光滑，切面均匀，无漩涡状排列。镜下见子宫内膜间质细胞侵入肌层肌束间，细胞质少，细胞异型少，核分裂相少，细胞周围有网状纤维围绕，很少出血坏死。

2. 高度恶性间质肉瘤

少见，恶性程度较高。巨检见肿瘤起源于子宫内膜功能层，向腔内突起呈息肉状，质软，切面灰黄色，鱼肉状，局部有出血坏死，向肌层浸润。镜下见内膜间质细胞高度增生，腺体减少、消失。瘤细胞致密，圆形或纺锤状，核大，分裂相多，细胞异型程度不一。

（三）恶性苗勒氏管混合瘤

是很少见的一种子宫肉瘤。其特点是肿瘤含有两种恶性组织，即含肉瘤组织和癌组织，故又称癌肉瘤。

肿瘤从子宫内长出，向宫腔突出，呈息肉样，多发性或呈分叶状，底部较宽或形成蒂状。晚期可浸润周围组织。肿瘤质软，表面光滑，切面可见小囊肿，内充满黏液，呈灰白色、灰黄色或淡红色。

组织切片镜检有两种类型：可见到与内膜间质相似的异型肉瘤细胞和腺癌细胞；可见有横纹肌、骨、软骨等中胚叶组织。

子宫肉瘤转移途径和其他恶性肿瘤一样，有直接蔓延、淋巴转移及血行转移等，其中以血行转移较多见。血行转移可至肝、肺、淋巴道或直接蔓延可转移到子宫的邻近组织，又可穿过子宫浆膜而侵入肠管、大网膜等处，引起腹腔内的广泛转移以及出现腹水。

二、临床分期

子宫肉瘤常用的临床分期是根据国际抗癌协会（UICC）的分期法（表 10 – 5）。

表 10 – 5　子宫肉瘤临床分期

Ⅰ期	肿瘤局限于子宫体
Ⅱ期	肿瘤浸润到子宫颈或子宫浆膜层
Ⅲ期	肿瘤累及子宫外或盆腔内器官
Ⅳ期	肿瘤转移至上腹部或远处脏器

三、病情评估

（一）临床表现

1. 异常阴道流血和分泌物增多

出血量多少不等，常为持续性。

2. 腹痛

肿瘤迅速生长或瘤内出血、坏死，可引起急性腹痛。

3. 压迫和转移症状

可压迫膀胱、直肠而出现相应的症状，晚期患者可出现恶病质表现。

4. 体征

子宫增大、外形不规则。宫颈口可有息肉样或肌瘤样肿物突出，如伴有感染，可有恶臭。晚期肉瘤可固定于盆壁，并出现转移至其他器官、组织的表现。

（二）实验室及其他检查

1. 阴道细胞学检查

对诊断子宫内膜肉瘤或子宫颈肉瘤有一定的帮助，但重要性远不如对诊断早期宫颈癌。

2. 活检或诊刮

是诊断子宫内膜肉瘤或侵及子宫内膜肌层肉瘤的可靠方法。子宫内膜肉瘤或子宫颈肉瘤，多呈息肉样赘生物突出于子宫颈外口，局部取活组织切片检查，可以明确诊断。疑病变在宫腔内者则行分段诊刮，将所取组织送病理检查。

3. 其他

B 型超声显像及 CT 等检查可用于协助诊断。子宫肉瘤肺部转移较常见，故肺部 X 线摄片应列为常规检查。

（三）诊断

根据病史、症状、体征，应疑有子宫肉瘤的可能。分段刮宫是有效的辅助诊断方法。刮出物送病理检查可确诊。因子宫肉瘤组织复杂，刮出组织太少易误诊为腺癌。有时取材不当仅刮出坏死组织以致误诊或漏诊。若肌瘤位于肌层内，尚未侵犯子宫内膜，单靠刮宫无法诊断。B 型超声及 CT 等检查可协助诊断，但最后诊断必须根据病理切片检查结果。手术切除的子宫肌瘤标本也应逐个详细检查，有可疑时即做冰冻切片以确诊。子宫肉瘤易转移至肺部，故应常规行肺部 X 线摄片。

四、处理

（一）手术治疗

以手术治疗为主。手术范围：全子宫及双附件切除术；若肉瘤累及宫颈，则行子宫广泛切除术及盆腔淋巴结清除术。术中将转移病灶尽可能切除，术后给予放疗及化疗，预后良好。晚期病例可行姑息手术，仅能缓解症状，对延长生命帮助不大。

（二）放疗

由于子宫肉瘤一般对放射线敏感度较低，疗效较差，一般不主张单纯做放疗。恶性中胚叶混合瘤对放疗较敏感，故在手术前后加用放疗可能提高疗效。

（三）化疗

化疗对子宫肉瘤无肯定疗效，可作为综合治疗的措施之一。常用的化疗是长春新碱、放线菌素 D 及环磷酰胺等药物联合应用，5 天为 1 个疗程，静脉注射，每 4 周重复 1 个疗程。其他如六甲蜜胺、阿霉素、顺铂等联合应用也有一定效果。

（四）中医中药

对于中、晚期子宫肉瘤，术后可使用中医中药与放疗、化疗综合治疗，中医中药多采用辨证施治。以杀灭残留细胞，提高机体免疫力，延长生存期。

五、监护

（一）心理护理

加强护患之间的沟通，建立良好的护患关系。向患者及家属做好宣传解释工作，介绍各种诊治过程中可能出现的不适及有效的应对措施，以帮助其消除顾虑，缓解其紧张情绪，以积极的态度接受诊治。

（二）会阴护理

对手术患者，按腹部及阴道的手术护理内容进行术前准备，特别注意观察阴道流血和排液情况，对分泌物多或有脓性恶臭白带患者，指导患者保持外阴清洁，同时加强会阴护理，每天可冲洗外阴 1~2 次。行阴道冲洗时，动作要轻柔。如发现阴道有活动性出血时，应协助医生立即用消毒纱条填塞止血，并做好记录，按时取出或更换。

（三）做好治疗配合

对决定施行手术治疗的患者，让患者了解各项操作的目的、时间和可能的感受等，以取得其合作。解除患者的思想顾虑，使其以最佳身心状态接受手术治疗。

（四）协助术后康复

子宫肉瘤根治术手术范围广、盆腔剥离面大、出血多、患者术后反应重。因此，术后应密切观察患者的生命体征，每 0.5~1 小时观察并记录 1 次，平稳后再改为每 4 小时 1 次。注意保持导尿管及各种引流管的通畅，认真观察并记录引流液的性状及量。当引流量不多时，可按医嘱于术后 48~72 小时拔除引流管。指导卧床患者进行肢体活动，以防长期卧床发生并发症，可逐渐增加活动量，促进患者早日康复。

六、健康教育

患者出院时应嘱其手术后 6 个月内避免体力劳动和性生活，康复以后应逐步增加活动强度，适当参加社交活动及正常的工作等；出院后患者应定期随访，一般在出院后第 1 个月行第 1 次随访，以后改每 2~3 个月 1 次，第 2 年每 3~6 月复查 1 次，第 3~5 年，每半年 1 次，第 6 年开始，每年复查 1 次。如有症状随时到医院检查。

（苏翠金）

第五节　卵巢肿瘤

卵巢肿瘤是女性生殖器官常见肿瘤。卵巢肿瘤不仅组织学类型繁多，而且有良性、交界性、恶性之分，卵巢恶性肿瘤是女性生殖器官三大恶性肿瘤之一。由于卵巢位置深在，故卵巢肿瘤的早期发现仍是一个急需解决的问题。

一、病因

卵巢肿瘤的病因至今还不清楚，近年来对卵巢癌临床研究中发现一些相关因素。

（一）环境因素

在高度发达的工业国家中的妇女，卵巢癌的发病率较高，如瑞典卵巢癌发病率为 21/10 万，美国为 15/10 万，而非洲为 4/10 万，印度为 3/10 万，故考虑某些化工产品及饮食中胆固醇高与卵巢癌发病可能有关。

（二）内分泌因素

卵巢癌的发生可能与垂体促性腺激素水平升高有关，临床上见到在更年期和绝经期后卵巢癌的发病率增高，动物实验性卵巢肿瘤得到证实。但因发现乳腺癌、子宫内膜癌和卵巢癌的发病可随雌激素的替代疗法而增加，又不支持前述论点。

（三）病毒因素

有报道卵巢癌患者中很少有腮腺炎史，从而推断此种病毒感染可能预防卵巢癌的发生，还未得到充分的证据。

（四）遗传因素

有报道20%～25%卵巢癌患者有家族史。近年发展起来的分子流行病学恰可深刻分析某些卵巢癌患者的高度家族倾向。

（五）致癌基因与抑癌基因

癌瘤的发生与染色体中的致癌基因受刺激，或抑癌基因的消失有关，此论点在目前卵巢癌的病因研究中也有所报道。

二、分类

卵巢肿瘤种类繁多、分类复杂，见表10-6。

三、病理特点

（一）卵巢上皮性肿瘤

发病年龄多为30～60岁。有良性、临界恶性和恶性之分。临界恶性肿瘤是指上皮细胞增生活跃及核异型，表现为上皮细胞层次增加，但无间质浸润，是一种低度潜在恶性肿瘤，生长缓慢，转移率低，复发迟。

1. 浆液性肿瘤

占全部卵巢肿瘤的25%。肿瘤多为单侧，大小不一，表面光滑，囊内充满淡黄色清澈浆液。交界性肿瘤囊内有较多乳头状突起。恶性者多为双侧，体积较大，切面为多房，腔内充满乳头，质脆，可有出血坏死，囊液混浊。

2. 黏液性肿瘤

发病率仅次于浆液性肿瘤。黏液性囊腺瘤占卵巢良性肿瘤的20%，单侧、多房、瘤体大小不一，小如蚕豆，大的占据整个腹腔，达几十千克重。瘤体表现光滑，灰白色，切面有许多大小不等的囊腔，充满灰白色半透明黏液（含黏多糖），囊壁由单层柱状上皮覆盖。当囊瘤破裂后，瘤细胞种植于网膜或腹膜并分泌大量黏液形成黏液性腹水，称腹膜黏液瘤。黏液性囊腺癌由黏液性囊腺瘤恶变而来，占卵巢上皮性癌的40%，多为单侧，切面半囊半实，癌细胞分化较好。

3. 子宫内膜样肿瘤

多为恶性，良性极少见，交界性也不多。良性和交界性肿瘤外观相似，肿瘤为单房，囊壁光滑或有结节状突起。恶性为囊实性或大部分实性，表面光滑或有结节状、乳头状突起，切面灰白色、脆，常有大片出血。镜下结构与子宫内膜癌相似，常并发子宫内膜癌，不易鉴别两者何为原发。

（二）卵巢生殖细胞肿瘤

发生率仅次于上皮性肿瘤。好发于儿童及青少年，青春期前占60%～90%。绝经后仅占4%。

表 10 - 6　卵巢肿瘤的组织学分类（WHO，1973；Scally，1988）

（一）上皮性肿瘤

　1. 浆液性肿瘤

　2. 黏液性肿瘤

　3. 子宫内膜样肿瘤　良性、交界性、恶性

　4. 透明细胞（中肾样）肿瘤

　5. 勃勒纳瘤

　6. 混合性上皮肿瘤

　7. 未分化癌

（二）性索间质肿瘤

　1. 颗粒细胞—间质细胞肿瘤

　　（1）颗粒细胞瘤

　　（2）卵泡膜细胞瘤—纤维瘤

　　1）卵泡膜细胞瘤

　　2）纤维瘤

　2. 支持细胞—间质细胞肿瘤（睾丸母细胞瘤）

　3. 两性母细胞瘤

　4. 脂质（类脂质）细胞瘤

（三）生殖细胞肿瘤

　1. 无性细胞瘤

　2. 卵黄囊瘤

　3. 胚胎癌

　4. 多胚瘤

　5. 绒毛膜癌

　6. 畸胎瘤

　　（1）未成熟型

　　（2）成熟型

　　（3）单胚性和高度特异性型：卵巢甲状腺肿、类癌

　7. 混合型

（四）卵巢网肿瘤

（五）性腺母细胞瘤

（六）非卵巢特异性软组织肿瘤（肉瘤、纤维肉瘤、淋巴肉瘤）

（七）未分类肿瘤

（八）转移性肿瘤

（九）瘤样病变

1. 畸胎瘤

多数畸胎瘤由 2~3 个胚层组织构成，多为囊性，少数为实质性。其恶性倾向与分化程度有关。

1）成熟性畸胎瘤：多为囊性，占畸胎瘤的 95%，又叫皮样囊肿。单房，内壁粗糙呈颗粒状，有结节状突起，小骨块、软骨、皮脂、牙齿、毛发、肠管等处可见。镜检可见到 3 个胚层衍化的各种组织，以外胚层多见。少数恶变为鳞状上皮癌。

2）未成熟畸胎瘤：多见于青少年，单侧实性，体积较大，切面灰白色似豆腐渣或脑样组织，软而脆。该瘤主要是原始神经组织，转移及复发率均高。

2. 无性细胞瘤

属恶性肿瘤。主要发生于儿童及青年妇女。多为单侧表面光滑的实性结节，切面呈灰粉或浅棕色，可有出血坏死灶。

3. 卵黄囊瘤

极少见，肿瘤高度恶性。多见于儿童及青少年。绝大多数为单侧实性，体积较大，呈圆形或分叶状，表面光滑，有包膜。切面以实性为主，粉白或灰白色，湿润质软，常有含胶冻样物的囊性筛状区。该瘤可产生甲胎蛋白，从患者的血清中可以检测到。

（三）卵巢性索间质肿瘤

来源于原始性腺中的性索及间质组织，占卵巢恶性肿瘤的 5%~8%，一旦原始性索及间质组织发生肿瘤，仍保留其原来的分化特性，各种细胞均可构成一种肿瘤。

1. 颗粒细胞瘤

为低度恶性肿瘤，占卵巢肿瘤的 3%~6%，占性索间质肿瘤的 80% 左右，发生于任何年龄，高峰为 45~55 岁。肿瘤能分泌雌激素，故有女性化作用。青春期前患者可出现假性性早熟，生育年龄患者出现月经紊乱，绝经后患者则有不规则阴道流血，常合并子宫内膜增生过长，甚至发生腺癌。多为单侧，双侧极少。大小不一，圆形或椭圆形，呈分叶状，表面光滑，实性或部分囊性，切面组织脆而软，伴出血坏死灶。镜下见颗粒细胞环绕成小圆形囊腔，菊花样排列，即 Call - Exner 小体。囊内有嗜伊红液体。瘤细胞呈小多边形，偶呈圆形或圆柱形，胞质嗜淡伊红或中性，细胞膜界限不清，核圆，核膜清楚。预后良好，5 年存活率为 80% 以上，少数在治疗多年后复发。

2. 卵泡膜细胞瘤

发病率约为颗粒细胞瘤的 1/2，基本上属良性，但有 2%~5% 为恶性。多发生于绝经前后妇女，40 岁前少见。多为单侧，大小不一，圆形或卵圆形。外表常隆起呈浅表分叶状。质硬或韧，切面实性，可有大小不一的囊腔。黄色、杏黄色的斑点或区域被灰白的纤维组织分割是其特征。

3. 纤维瘤

是卵巢实性肿瘤中较为常见者，占卵巢肿瘤的 2%~5%，属良性肿瘤，多见于中年妇女。单侧居多，中等大小。表面光滑或呈结节状，切面实性灰白色、硬。若患者伴有腹水和胸水，称为梅格斯（Meigs）综合征，肿瘤切除后，腹水和胸水可自行消退。

4. 转移性肿瘤

占卵巢肿瘤的 5%~10%。乳腺、胃肠道、生殖道、泌尿道等部位的原发性肿瘤均可转移到卵巢。因系晚期肿瘤，故预后不良。库肯勃（Krukenberg）肿瘤是指原发于胃肠道，肿瘤为双侧性，中等大小，一般保持卵巢原状，肿瘤与周围器官无粘连，切面实性，胶质样，多伴有腹水。预后极坏，多在术后1年内死亡。

四、恶性卵巢肿瘤的转移途径

卵巢恶性肿瘤的蔓延及转移主要通过下述途径进行扩散：

（一）直接蔓延

较晚期的卵巢癌，不仅与周围组织发生粘连，而且可直接浸润这些组织，如子宫、壁层腹膜、阔韧带、输卵管、结肠及小肠等。

（二）植入性转移

卵巢癌常可穿破包膜，癌细胞广泛地种植在直肠子宫陷凹、腹膜、大网膜及肠管等处，形成大量的结节状或乳头状转移癌，并引起大量腹水。

（三）淋巴转移

是卵巢癌常见的转移方式，发生率为20%～50%，主要沿卵巢动、静脉及髂总淋巴结向上和向下转移。横膈是卵巢癌常见转移部位。

（四）血行转移

卵巢恶性肿瘤除肉瘤、恶性畸胎瘤及晚期者外，很少经血行转移，一般远隔部位转移可至肝、胸膜、肺及骨骼等处。

五、临床分期

卵巢恶性肿瘤的临床分期：见表10-7。

表10-7　原发性卵巢恶性肿瘤的分期（FIGO，2000）

Ⅰ期	肿瘤局限于卵巢
Ⅰa	肿瘤局限于一侧卵巢，包膜完整，表面无肿瘤，腹水或腹腔冲洗液中不含恶性细胞
Ⅰb	肿瘤局限于两侧卵巢，包膜完整，表面无肿瘤，腹水或腹腔冲洗液中不含恶性细胞
Ⅰc	Ⅰa或Ⅰb肿瘤伴以下任何一种情况：包膜破裂，卵巢表面有肿瘤，腹水或腹腔冲洗液中含恶性细胞
Ⅱ期	一侧或双侧卵巢肿瘤，伴盆腔内扩散
Ⅱa	蔓延和（或）转移到子宫和（或）输卵管
Ⅱb	蔓延到其他盆腔组织
Ⅱc	Ⅱa或Ⅱb肿瘤，腹水或腹腔冲洗液中含恶性细胞
Ⅲ期	一侧或双侧卵巢肿瘤，伴显微镜下证实的盆腔外的腹腔转移和（或）区域淋巴结转移。肝表面转移为Ⅲ期
Ⅲa	显微镜下证实的盆腔外的腹腔转移
Ⅲb	腹腔转移灶直径≤2 cm
Ⅲc	腹腔转移灶直径＞2 cm和（或）区域淋巴结转移
Ⅳ期	远处转移，除外腹腔转移（胸水有癌细胞、肝实质转移）

注：Ⅰc及Ⅱc如细胞学阳性，应注明是腹水还是腹腔冲洗液；如包膜破裂，应注明是自然破裂还是手术操作时破裂。

六、病情评估

（一）病史

注意询问患者的饮食习惯、月经史、妊娠分娩史、家族史及有无长期使用促排卵药物的历史等。早期患者无自觉症状，常于妇科普查中发现盆腔肿块就诊，晚期患者可能有腹胀、食欲下降、体重减轻等表现。应注意询问肿块发现的时间、生长速度、伴随的症状等，如肿块短期内迅速增长或伴有腹部增大、贫血等应考虑有恶变可能。

（二）临床表现

1. 症状

1）腹部包块：早期肿瘤较小，腹部不易扪及，往往在妇科检查时偶然发现。随着肿瘤的增大，患者自觉在腹部扪及包块，并逐渐由下腹一侧向上生长，可活动，如发生恶变，则迅速增大。

2）腹痛：小肿瘤无腹痛，中等以上大小的肿瘤，常有腹胀、隐痛，肿瘤恶变浸润周围组织或压迫神经，可产生腰痛、下腹疼痛。如发生蒂扭转、破裂、继发感染，则可发生急性剧烈腹痛。

3）压迫症状：大的或巨大肿瘤占满盆腔，可出现压迫症状，如尿频、便秘、气急、心悸，以致行动不便。

4）月经改变：良性肿瘤发展慢，肿瘤小，一般不影响月经。当恶变或浸润子宫内膜，或功能性肿瘤分泌激素，则可出现月经不调。

5）全身症状：晚期恶性肿瘤可产生明显的消瘦、严重贫血及恶病质等。

2. 体征

1）腹部隆起：肿瘤增大时，可出现腹部隆起，如球形，表面光滑，有囊性感，界限清楚或凹凸不平，多偏一侧，叩诊为实音，无移动性浊音。

2）腹水：良、恶性肿瘤均可出现腹水，但以恶性者为多，恶性肿瘤以血性腹水多见，叩诊有移动性浊音。大量腹水时可扪及肿块在腹水中浮动。

3）妇科检查：在子宫一侧或两侧扪及球形囊性或实质性肿块。良性者囊性，活动好，表面光滑，与子宫无粘连，恶性者为实质性，双侧或单侧，表面高低不平，固定。

晚期，在腹股沟、腋下、锁骨上，可扪及肿大的淋巴结。

（三）实验室及其他检查

1. 细胞学检查

腹水及腹腔冲洗液、后穹隆穿刺吸液、细针吸取法，均可用于卵巢肿瘤的诊断，确定其临床分期。

2. B超检查

可显示大体轮廓、肿瘤密度和其分布及液体含量，从而对肿块的来源做出定位。提示肿瘤的性质、大小等。并能鉴别卵巢肿瘤、腹水和腹膜炎。能帮助确定卵巢癌的扩散部位。

3. X线摄片

腹部平片对卵巢成熟囊性畸胎瘤，常可显示牙齿及骨质等。静脉肾盂造影可显示输尿管阻塞或移位。

4. 腹腔镜检查

可直接观察盆腔、腹腔内脏器，确定病变的部位、性质。可吸取腹水或腹腔冲洗液，行细胞学检查，或对盆腔、腹腔包块、种植结节取样进行活检。并可鉴别诊断其他疾病。其在卵巢癌诊断、分期治疗监护中有重要价值。

5. CT 检查

有助于鉴别盆腔肿块的性质，有无淋巴结转移。较清晰区分良恶性，有助于鉴别诊断。

6. MRI 检查

可判断卵巢癌扩展、浸润及消退情况。优点除同 CT 外，其图像不受骨骼干扰，可获得冠状及矢状断层图像，组织分辨力更清晰，还可避免 X 线辐射。

7. 淋巴造影（LAG）

诊断标准是以淋巴结缺如和淋巴管梗阻作为 ALG 阳性。可帮助确定卵巢癌的淋巴结受累情况，特别是了解局限的卵巢上皮性癌及无性细胞瘤的淋巴结转移情况，可以帮助临床分期，决定需否对淋巴结进行辅助放疗及放疗所用的面积范围。

8. 生化免疫测定

卵巢上皮性癌、转移性癌及生殖细胞癌患者的 CA_{125} 值均升高。血清脂质结合唾液酸在卵巢癌患者中 80% 均升高。此外血清超氧歧化酶、AFP、HCG 的测定对卵巢癌的诊断也有一定意义。

（四）并发症

卵巢肿瘤因早期无症状，有的患者出现并发症时才发现。

1. 蒂扭转

是妇科常见的急腹症。常发生于瘤蒂较长、中等大小、活动度大、重心偏于一侧的肿瘤。在突然改变体位或向同一方向连续转动后发生。肿瘤发生扭转后，可出现瘤内出血、坏死，易破裂和继发感染。典型的症状为突然发生的一侧下腹剧痛，伴恶心、呕吐甚至休克。双合诊可触及压痛的肿块，以蒂部最明显。严重者可有腹膜炎表现。

2. 破裂

约 3% 的卵巢肿瘤会发生破裂。有外伤性破裂和自发性破裂两种，外伤性破裂常因腹部撞击、分娩、性交、妇科检查及穿刺等引起，自发破裂因肿瘤生长过速所致，多为肿瘤浸润性生长，穿破囊壁。症状的轻重取决于囊肿的性质及流入腹腔囊液的性质和量，以及有否大血管破裂。小的单纯性囊腺瘤破裂时，患者仅感轻度腹痛；大囊肿或成熟囊性畸胎瘤破裂后，常引起剧烈腹痛、恶心、呕吐，严重时导致内出血、腹膜炎及休克。妇科检查发现腹部压痛、腹肌紧张或有腹水征，原有肿块触不清或缩小瘪塌。凡确有肿瘤破裂，并有临床表现者，应立即剖腹探查。术中尽量吸净囊液，并涂片行细胞学检查，清洗腹腔及盆腔。如为黏液性肿瘤破裂，黏液不易清除时，可腹腔注入 10% 葡萄糖液使黏液液化，有利彻底清除。切除标本送病理检查，特别注意破口边缘有无恶变。

3. 感染

卵巢肿瘤感染较少见，多继发于肿瘤扭转或破裂后。感染也可来自邻近器官感染灶，如阑尾脓肿扩散。临床表现为发热、腹痛、肿块及腹部压痛、腹肌紧张及白细胞计数升高等。治疗应先用抗生素，然后手术切除肿瘤。若短期内不能控制感染，宜在大剂量抗生素应用同时进行手术。

4. 恶变

卵巢良性肿瘤均可发生恶变，恶变早期无症状，不易发现。如肿瘤生长迅速，尤其双侧性两侧肿瘤，应疑有恶变。如出现腹水、消瘦，多已属晚期。因此确诊卵巢肿瘤者应尽早手术。

（五）诊断

卵巢肿瘤虽无特异性症状，但根据患者年龄、病史特点及局部体征可初步确定是否为卵巢肿瘤，并对良、恶性做出估计。诊断困难时应行上述辅助检查。诊断标准如下：

1. 早期可无症状，往往在妇科检查时偶然发现。

2. 下腹不适感，最早为下腹或盆腔下坠感。

3. 当囊肿长大时，呈球形，在腹部可扪及肿物。

4. 肿瘤巨大时可出现压迫症状，出现尿频或尿潴留，大便不畅，压迫横膈时引起呼吸困难、心慌；影响下肢静脉血流可引起腹壁及两下肢浮肿。

5. 肿瘤出现蒂扭转时可致腹部剧烈疼痛。

6. 妇科检查多为子宫一侧呈囊性、表面光滑、可活动、与子宫不粘连，蒂长时可扪及。阴道后穹隆常有胀满感，有时可触及肿瘤下界。

7. 超声波检查显示卵巢肿瘤内有液性回声。

8. 病检可确诊。

（六）鉴别诊断

1. 良性卵巢肿瘤需与下列情况鉴别

1）卵巢非赘生性囊肿：如卵泡囊肿、黄体囊肿，一般直径 < 5 cm，壁薄，大多在3 个月内自行消失。如持续存在或继续长大应考虑为真性肿瘤。

2）子宫肌瘤：子宫肌瘤囊性变或浆膜下肌瘤易与卵巢肿瘤混淆，但检查时与子宫无间隙，推动肿瘤即牵动子宫。可用探针探查子宫腔的大小及方向，或做 B 型超声检查以区别。

3）充盈的膀胱：边界不清，位于下腹正中，见于慢性尿潴留者。如有可疑，导尿后复查。

4）腹水、结核性腹膜炎：应与巨大卵巢囊肿鉴别（表 10 – 8）。

表 10-8　巨大卵巢囊肿、腹水与结核性包裹性积液的鉴别

	卵巢囊肿	腹水	结核性包裹性积液
病史	下腹肿块，逐渐长大	常有肝病史	低烧、消瘦、胃肠道症状显著，常伴闭经
望诊	平卧时腹部中间隆起似妊娠状	腹部两侧突出如蛙腹	腹部胀大、外形不定
触诊	腹部可触到边界清楚的囊性肿块	无肿块触及	腹部柔韧感，中、下腹有界限不清、不活动的囊性肿块
叩诊	平卧位时腹部中间浊音，两侧鼓音，腰肋角部为鼓音	腹部两侧浊音，中间鼓音，有移动性浊音，大量腹水者腰肋角部浊音	浊音与鼓音界限不清，下腹包块前方可有鼓音
双合诊及三合诊检查	可触及囊肿下缘，子宫位于一侧或囊肿前、后方	子宫正常大小，有漂浮感，双侧附件无包块	子宫正常或较小，活动差
X 线胃肠检查	占位性病变将胃、肠挤压于腹内一侧，胃肠功能正常	无占位性病变，肠管漂浮，活动度大	肠曲粘连，不易推开
B 超检查	单个或多个圆形无回声液性暗区，边界整齐光滑	不规则液性暗区，暗区中可见肠曲光团浮动	囊性液性暗区，边缘多不规则。囊壁常见肠曲光团

2. 恶性卵巢肿瘤需与下列情况鉴别

1）子宫内膜异位症：子宫内膜异位症形成的粘连性肿块及直肠子宫陷凹结节与卵巢恶性肿瘤很难鉴别。前者常有进行性痛经、月经过多、经前不规则阴道流血等。试用孕激素治疗可辅助鉴别，B 型超声检查、腹腔镜检查是有效的辅助诊断方法，有时需剖腹探查才能确诊。

2）盆腔结缔组织炎：有流产或产褥感染病史，表现为发热、下腹痛，妇科检查附件区组织增厚、压痛、片状块物达盆壁。用抗生素治疗症状缓解，块物缩小。若治疗后症状、体征无改善，块物反而增大，应考虑为卵巢恶性肿瘤。B 超检查有助于鉴别。

3）结核性腹膜炎：常合并腹水，盆、腹腔内粘连性块物形成，多发生于年轻、不孕妇女。多有肺结核史，全身症状有消瘦、乏力、低热、盗汗、食欲下降、月经稀少或闭经。妇科检查肿块位置较高，形状不规则，界限不清，固定不动。叩诊时鼓音和浊音分界不清。B 超检查、X 线胃肠检查多可协助诊断，必要时行剖腹探查确诊。

4）生殖道以外的肿瘤：需与腹膜后肿瘤、直肠癌、乙状结肠癌等鉴别。腹膜后肿瘤固定不动，位置低者使子宫或直肠移位，肠癌多有典型消化道症状，B 超检查、钡剂灌肠等有助于鉴别。

5）转移性卵巢肿瘤：与卵巢恶性肿瘤不易鉴别。若在附件区扪及双侧性、中等大、肾形、活动的实性肿块，应疑为转移性卵巢肿瘤。若患者有消化道症状，有消化道癌、乳癌病史，诊断基本可成立。但多数病例无原发性肿瘤病史。

3. 卵巢良性肿瘤与恶性肿瘤的鉴别

见表 10-9。

表 10 - 9　卵巢良性肿瘤与恶性肿瘤的鉴别

鉴别内容	卵巢良性肿瘤	卵巢恶性肿瘤
病史	病程长，缓慢增大	病程短，迅速增大
体征	单侧多，活动，囊性，表面光滑，一般无腹水	双侧多，固定，实性或囊实性，表面不平、结节状，常伴腹水，多为血性，可找到恶性细胞
一般情况	良好	逐渐出现恶病质
B 超	为液性暗区，可有间隔光带，边缘清晰	液性暗区内有杂乱光团、光点，肿块周界不清

七、处理

（一）良性肿瘤

手术治疗。年轻患者一侧卵巢肿瘤，可选择一侧附件切除术或肿瘤剥出术，肿瘤切除后应即剖开检查，必要时做冷冻切片检查以排除恶性变。对侧卵巢也应仔细检查，以防遗漏双侧性肿瘤。双侧性肿瘤应做肿瘤剥出术。绝经后患者可做全子宫及双侧附件切除术。除巨大囊肿可考虑穿刺放液外，提倡完整取出肿瘤。

（二）恶性肿瘤

1. 治疗原则及治疗方法的选择

卵巢恶性肿瘤的治疗应采取以手术为主的综合治疗。在辅助治疗中，化疗是重要治疗手段。卵巢恶性肿瘤的治疗原则及各种手段的选择可归纳为以下几点：

1）必须有明确的手术分期及组织学分类。

2）应尽最大努力将肿瘤完全切除以达到理想的减瘤术或最小的残余肿瘤。

3）ⅠA 期高分化（G_1）或交界瘤者术后并非必须辅助化疗，但应定期随访。

4）各期的中、低分化癌（G_2 或 G_3）及ⅠB 期以上者应采用术后化疗。

5）通常先选择含铂类药物的联合化疗作为一线化疗。

6）化疗的剂量要足，疗程要够。

7）对年轻、要求保留生育功能的生殖细胞性肿瘤者可施行较保守的手术（单侧附件切除或减瘤术），术后用 BEP 或 VBP 联合化疗。

8）无性细胞瘤复发或残余病灶局限者可采用术后放疗（外照射）。

9）复发的卵巢恶性肿瘤估计可被切除时，可施二次减瘤术。若能达到较小的肿瘤残余灶（＜2 cm），术后配合二线化疗可延长生存期。若达不到理想的二次减瘤术则难以延长生存期。

10）复发的卵巢恶性肿瘤对铂类耐药者可选用紫杉醇（Taxol）、六甲蜜胺（HMM）、异环磷酰胺（IFO）及拓扑替康（TPT）的一种作为二线化疗。若为铂类敏感者可再用以铂为基础的联合化疗或其他二线化疗。

2. 手术治疗

1）全子宫及双侧附件切除术：卵巢癌确定手术分期步骤如下。

（1）腹部纵切口，自耻骨联合至脐上 4 cm 以上。

（2）腹腔细胞学检查：腹水或盆腔、结肠侧沟、横膈面冲洗液行细胞学检查。

（3）仔细的全腹探查：包括可见的全部肠曲、腹膜和网膜。

（4）全子宫和双侧附件切除。

（5）沿横结肠下缘切除大网膜。

（6）随机活检：双结肠侧沟、膀胱浆膜、乙状结肠浆膜、盆腔侧壁腹膜、直肠子宫陷凹、粘连可疑病变、横膈等处的腹膜随机活检。

（7）盆腔及腹主动脉旁淋巴结清除术：至少是取样活检。

（8）阑尾切除。

近年来，有关年轻的早期卵巢恶性肿瘤患者能否保留健侧附件而保存生育功能的问题，引起众多学者的关注，特别是恶性生殖细胞肿瘤。由于该类肿瘤患者多为年轻妇女或幼女，肿瘤常为单侧性；盆腔复发较少见，这类肿瘤对化疗比较敏感，故恶性生殖细胞肿瘤保留生育功能的手术取得较大进展，甚至有学者主张这类肿瘤保留生育功能手术的适应证可不受期别限制。

2）大网膜切除术：大网膜是卵巢癌患者最早及最常见的腹腔内转移部位，尤其是伴有腹水者。文献报道大网膜转移率为23% ~71%。故多数学者主张不论是早期或晚期卵巢癌，均应常规切除大网膜，以排除亚临床转移，缩小肿瘤体积，减少肿瘤负荷，有利术后化疗，预防大网膜癌灶复发，减少腹水生成，提高生存率。至于大网膜切除范围，一般在横结肠下缘，若大网膜已被癌明显浸润，则应从胃大弯下缘切除，此时应注意保留胃左、右动脉。

3）腹膜后淋巴结清除：淋巴转移是卵巢恶性肿瘤扩散的重要途径，总的转移率为50% ~60%，甚至Ⅰ期卵巢癌也有10% ~20%的淋巴转移率，浆液性囊腺癌及恶性生殖细胞肿瘤的淋巴转移率更高，特别是恶性生殖细胞肿瘤，甚至在盆腔尚无任何转移扩散病灶时，已有了腹主动脉旁淋巴结转移。淋巴转移者对全身化疗和腹腔化疗几乎无明显反应或反应较差。手术切除是主要方法，故近年来不少学者把盆腔淋巴结和腹主动脉旁淋巴结清除作为卵巢癌细胞减灭术的一个组成部分。如果盆腹腔已有广泛转移，腹膜后淋巴结已完全固定者，应考虑放弃该项手术。

4）肿瘤细胞减灭术：晚期卵巢癌的治疗原则往往不同于一般癌，对一些虽已有腹水，大网膜或盆腔脏器已有播散的晚期卵巢癌，只要一般情况许可，应尽量考虑手术，尽量切除原发灶及肉眼所能见到的盆腹腔转移灶，甚至上腹部的转移灶，有时还需切除部分肠曲、部分膀胱等，若不能完全切净，则尽量使肿瘤体积减小，使残留灶直径在1.5 cm或2 cm以下，以利术后化疗，即瘤体缩减术或肿瘤细胞减灭术。

肿瘤细胞减灭术手术范围包括全子宫及双侧附件、大网膜、阑尾、转移灶、腹膜后淋巴结切除，必要时切除部分膀胱和（或）肠管等。此种手术范围大、创伤大、出血多、手术历时长，而行此种手术者均为晚期卵巢癌患者，一般情况较差，故应充分估计患者是否能耐受。若估计肿瘤不能较满意切除、出血多，且患者不能耐受者，切勿强行施术，可先化疗1~2个疗程，待腹水消退，肿瘤稍松动，患者一般情况改善后再做手术。临床上常碰到一些不能手术切除的晚期患者，经有效化疗后而获肿瘤较满意切除者。

5）二次探查术：卵巢恶性肿瘤二次探查术是指患者经过初次手术并足够疗程化疗以后，临床检查没有病灶发现，CA_{125} 及影像检查无异常，达到临床完全缓解，为评估治疗效果及有否病灶继续存在所施的二次手术。根据二探术的结果决定是否停止化疗或更换化疗方案。

二次探查术应与初次手术分期一样，首先进行盆腹腔等部位冲洗液检查，认真探查整个盆腔、腹腔，对上次手术部位及可疑部位进行活检。肉眼观正常的腹膜也应行多处随机活检，以便达到全面估计盆腔、腹腔内病灶情况。手术时间一般距初次手术 6～10 个月。

3. 化疗

为主要辅助手段，因卵巢恶性肿瘤对化疗比较敏感，即使已广泛转移，也能取得一定疗效。化疗用于术后可预防复发，提高治愈率；针对残余癌灶，以期暂时缓解，甚至患者得以长期存活；使原先无法切除的肿瘤缩小、变活动而为再次手术创造条件。常用的化疗方案见表 10－10。

表 10－10　卵巢恶性肿瘤常用联合化疗方案

方案	药物	剂量及方法	适应证
1. PC	顺铂（P）	50 mg/m² 静脉滴注 1 次，每 4 周重复 1 次	上皮性癌
	环磷酰胺（C）	600 mg/m² 静注 1 次	
2. PP	紫杉醇（P）	135 mg/m²（或 175 mg/m²） 静脉滴注 1 次，3 小时滴完 每 4 周重复 1 次 70 mg/m² 静脉滴注 1 次	上皮性癌
3. VAC	长春新碱（V） 放线菌素 D（A） 环磷酰胺（C）	每周 1.5 mg/m² 静注 300 μg/（m²·d）×5 日静脉滴注 每 4 周重复 1 次 150～250 mg/（m²·d）×5 日静注	生殖细胞肿瘤
4. VBP	长春新碱（V） 顺铂（P） 平阳霉素（B）	2 mg/m² 静注，第 1 日 20 mg/（m²·d）静脉滴注，第 1～5 日每 3～4 周重复 10 mg/m² 静注，第 1 日 1 次	内胚窦瘤

除全身用药外，也可经动脉插管（如腹壁下动脉、胃网膜右动脉）作区域灌注。也可经皮股动脉穿刺，髂内动脉插管化疗，如 DDP 200 mg/d，$d_{1,4}$，KSM 400 μg/d，$d_{2,5}$，5－FU 250 mg/d，$d_{3,6}$。

4. 放疗

通过对局部肿瘤的照射，达到杀灭和控制肿瘤的目的。主要作为卵巢癌术前、术后辅助治疗，及晚期患者的姑息治疗。由于卵巢癌的病理类型不同，所以对放射线的敏感性也有差异。对放射敏感的有无性细胞瘤，中度敏感的有颗粒细胞瘤和卵巢绒癌，低度敏感的有浆液性癌，不敏感的为黏腺癌。放疗主要用于无性细胞瘤、颗粒细胞瘤等对放疗较为敏感的肿瘤或用于早期患者的术后预防治疗。照射剂量在下腹部及盆腔为 5 000～6 000 cGy，在上腹部则为 3 000～4 000 cGy。一般术前照射剂量 3 000～4 000 cGy，于放疗后 2～3 周手术。

5. 免疫治疗

对恶性卵巢肿瘤近年提倡使用的白细胞介素 –2、LAK 细胞、肿瘤坏死因子、干扰素、转移因子及单克隆抗体等，均有机体反应，但目前还难以实现其理想效果。

6. 激素治疗

研究表明，上皮性卵巢癌患者 40% ～100% 激素受体阳性。给予乙酸孕诺酮 200 mg，肌内注射，每周 1～2 次，于确诊或术后立即开始，长期使用，可使症状改善显著，食欲、体重增加，可作辅助治疗。

7. 中医中药

术前给予中药扶正，兼以软坚消癥以驱邪，可为手术创造条件。术后放、化疗期间给予中药健脾和胃，扶助正气，减轻毒副反应。化疗间歇期可给予扶正清热解毒，软坚消癥的中药。以提高机体免疫功能，增强对外界恶性刺激的抵抗力，抑制癌细胞的生长，促进机体恢复，延长生命，以达到抗癌抑癌作用。中西医结合治疗既有利于标本兼治，又有利于提高生存率。

八、监护

(一) 作好心理护理，树立治疗信心

1. 为患者提供舒适的环境，以良好的态度、亲切的语言，耐心地向患者讲解病情，解答患者的提问。鼓励患者尽可能参与护理活动，以适当方式表达自身的压力，维持其独立性和生活自控能力，协助患者尽快渡过紧急生存期，进入延长生存期。同时鼓励家属、亲友积极参与照顾患者，以开导、鼓励的方式，关怀体贴的态度去帮助患者，让患者体会到家庭、社会的温暖。

2. 尽快将良性肿瘤诊断结果及时告诉患者及家属，消除患者猜疑，同时让家属放心。对恶性肿瘤患者，应根据其性格特点采取适当沟通方式。对性格内向者，先与家属沟通，然后选择适当的时机将病情告诉患者，同时可以介绍康复的病友给患者认识，分享感受，增强治愈信心。

(二) 根据不同治疗，提供相应护理

1. 术前护理

1) 由于患者存在对疾病的恐惧、对生命的担忧，入院后情绪低落，故应正确引导患者，为其提供情感支持，讲明早期治疗的重要性，讲述现代医学的发展和治疗方法的不断改进，使患者树立信心，勇于面对病情，积极配合治疗。鼓励家属参与照顾患者，为他们提供单独相处的时间及场所，增进家庭成员间的互助作用。对不了解病情者注意保护性医疗，与患者解释病情时，避免使用增添恐惧与顾虑的语言，使患者以良好的心态接受治疗。

2) 对存在大量腹水影响呼吸及卧位者，应行腹腔穿刺引流腹水，向患者讲明治疗的必要性，备齐腹腔穿刺包、引流管、引流袋及所需物品，协助医生操作，穿刺成功后放置腹腔引流管，连接引流袋，注意一次放腹水量不超过 3 000 ml，速度不宜过快，并观察血压、脉搏、呼吸变化。放腹水后腹部可加沙袋，以防止腹压骤降。为避免低蛋白血症，可静脉补充白蛋白与血浆等。

3）术前准备：与子宫、附件良性肿瘤的术前准备同。但需注意肠道准备应彻底，术前清洁灌肠，以备肿瘤侵及肠管时行肠切除或肠外置术。

2. 术后护理

1）术毕安置患者于监护室，每半小时测量生命体征1次至平稳，全麻患者在尚未清醒前应有专人护理，去枕平卧，头偏向一侧，以免呕吐物、分泌物呛入气管，引起吸入性肺炎或窒息。硬膜外麻醉术后12小时血压稳定后取半卧位，利于腹腔及阴道分泌物引流，减少炎症与腹胀的发生。

2）行肠切除手术的患者，根据医嘱持续胃肠减压并保持通畅，记录引流量及性质。对未侵及肠管者，于第2日可给流质饮食，同时服用胃肠动力药，促进肠蠕动的恢复，3日后已排气者改为半流质或普通饮食，并保持大便通畅。

3）术后观察切口及阴道残端有无渗血、渗液，并及时更换敷料与会阴血垫。对切口疼痛者遵医嘱应用镇痛剂。

4）行肿瘤细胞减灭术者，术后一般放置腹膜外引流管与腹腔化疗管各1根。对留置的化疗管末端用无菌纱布包扎，固定于腹壁，防止脱落，以备术后腹腔化疗所用。引流管接负压引流袋应固定好，保持引流通畅，记录引流量与引流液的性质。

5）卧床期间做好皮肤护理，避免发生压疮。鼓励患者床上活动，拍背，及时清除痰液，防止肺部并发症，待病情许可后协助患者离床活动。

3. 腹腔化疗患者的护理

恶性卵巢肿瘤的患者往往在手术以后留置腹腔化疗药管，用于手术后腹腔化疗。应注意留置药管不要脱落；因腹水往往从注药管的缝隙渗出，应及时更换敷料，保持腹部药管敷料的干燥；进行腹腔化疗应在抽腹水后，将化疗药物稀释以后注入腹腔，注入后应更换体位，使药物尽量接触腹腔的各个部位。其余按化疗患者护理。

（三）作好随访

对未做手术的卵巢肿瘤应3～6个月检查1次，并注意肿瘤有无发展、变化。对良性肿瘤手术后的患者按一般腹部手术后1月常规检查；恶性肿瘤常以手术加化疗或放疗，应按医护人员要求按时到医院进行各种治疗，一般应化疗10～12个疗程，每月1次，鼓励患者战胜治疗中存在的困难，完成治疗计划。

（四）合理饮食及营养

恶性肿瘤的患者本身营养失调。再加上术后的化疗，使营养失调加重。应鼓励患者进含营养素全面、丰富的食物，如鱼、牛奶、瘦肉、蔬菜等，使每一次化疗能按时进行。如口服不能补充者应按患者的需求静脉补充，如白蛋白、成分输血等，保证治疗的顺利进行。

（苏翠金）

第十一章　妊娠滋养细胞疾病

妊娠滋养细胞疾病（GTD）包括葡萄胎、侵蚀性葡萄胎、绒毛膜癌（简称绒癌）和一类少见的胎盘部位滋养细胞肿瘤，皆来源于胎盘绒毛滋养细胞。葡萄胎是一种良性的绒毛病变，侵蚀性葡萄胎属低度恶性肿瘤，绒癌为高度恶性滋养细胞肿瘤。妊娠滋养细胞疾病之间存在一定的联系，部分葡萄胎患者可继续发展为侵蚀性葡萄胎，发生子宫肌层侵犯或子宫外转移，侵蚀性葡萄胎可再进一步发展为绒毛膜癌。

第一节 葡萄胎

葡萄胎又称为水泡状胎块，妊娠后胎盘绒毛滋养细胞异常增生，终末绒毛水肿而成水泡，其间相连成串，形如葡萄因而得名。葡萄胎分为完全性葡萄胎和部分性葡萄胎两类。大多数为完全性葡萄胎，即全部胎盘绒毛变性，无胚胎、脐带及羊膜等，10% ~ 15%发生恶变；少数为部分性葡萄胎，即胎盘的部分绒毛变性，可伴有胚胎及其附属物，恶变罕见。

一、病因

发病原因至今不明，各种假说很多，但不能解释全部临床现象。

（一）营养不良

研究显示葡萄胎在不发达地区发病较高，在滋养细胞疾病患者血清中叶酸活力较低，滋养细胞疾病高发区饮食结构以大米、蔬菜为主，且习惯熟食，可造成营养物质破坏，叶酸缺乏。

（二）病毒感染

滋养细胞疾病与妊娠关系密切，妊娠期易合并各种病毒感染，部分病毒可通过胎盘屏障或产道，引起宫内感染，导致流产、死胎、畸形。

（三）内分泌失调

资料显示滋养细胞疾病，在年龄<20岁或>40岁发病率相对升高，卵巢功能尚不稳定或卵巢功能逐渐衰退等内分泌因素可能导致滋养细胞疾病。

（四）免疫功能失调

对孕妇来说，胎盘是一种不被排斥的异体移植物，葡萄胎的免疫遗传学特性为葡萄胎有免疫源性，滋养细胞在母体组织中游走，侵蚀甚至种植而不被排斥。

（五）细胞遗传异常

研究发现绝大多数葡萄胎的滋养细胞均为性染色质阳性，完全性葡萄胎染色体核型95%是46XY，46条染色体均来自父方，提出了完全性葡萄胎空卵受精学说。及部分性葡萄胎的双精子受精学说。

（六）种族因素

葡萄胎发病率在东南亚地区明显高于世界其他地区，在新加坡，欧亚混血人种葡萄胎的发病率比中国、印度及马来西亚高 2 倍，提示可能与种族有关。

二、病理

（一）病理类型

1. 完全性葡萄胎

宫腔内充满葡萄样水泡样组织，水泡间隙混有血液。

2. 部分性葡萄胎　宫腔内除水泡状组织外，还有部分正常的胎盘组织和胚胎。

（二）镜下组织学特征

1. 滋养细胞（细胞滋养层细胞和合体滋养层细胞）不同程度增生。

2. 绒毛间质水肿呈水泡状。

3. 绒毛间质中血管稀少或消失。

三、病情评估

（一）病史

询问患者及其家族的既往疾病史，包括滋养细胞疾病史。患者的月经史，生育史，此次妊娠的反应，有无剧吐，阴道流血等。如有阴道流血，应询问阴道流血的量、质、时间，并询问是否有水泡状物质排出。

（二）临床表现

葡萄胎患者可出现下列临床症状与体征：

1. 停经后阴道流血

是最常见症状，多数患者在停经 2 ~ 4 个月（平均为孕 12 周）发生不规则阴道流血，开始量少，以后渐多，并可反复大量出血。因葡萄胎从蜕膜剥离，促使母体血管破裂，血液中可混有水泡状胎块，出血很重，但腹痛并不十分明显。长时间流血可导致贫血和继发感染。

2. 子宫异常增大

由于绒毛水肿及宫腔内积血，约 2/3 葡萄胎患者子宫大于正常妊娠月份，质地很软，由于扩大的宫腔内被增生的滋养细胞充填，故 HCG 显著升高；另 1/3 患者的子宫大小与停经月份相符合。子宫小于停经月份者只占少数，可能是水泡退行性变、停止生长的缘故。

3. 卵巢黄素化囊肿

25% ~ 60% 患者伴黄素囊肿，一般不产生症状，只有较大者可因蒂扭转而致急性腹痛，葡萄胎清除后，此囊肿可自行消退。

4. 妊娠期高血压疾病征象

葡萄胎患者出现妊娠呕吐比正常妊娠早且持续时间较长，程度较重。妊娠中期即可出现高血压、水肿及蛋白尿。子宫迅速增大者尤易发生，约 1/4 葡萄胎患者发展为先兆子痫，但子痫较罕见。

5. 甲亢现象

约 10% 患者出现轻度甲亢症状，如心动过速、皮肤温热及震颤、血浆 T_3 和 T_4 浓度上升，葡萄胎清除后这些症状迅速消失。可能与绒毛促甲状腺素有关。

6. 滋养细胞肺栓塞

约 2% 患者出现急性呼吸窘迫。多在大子宫（宫体相当于妊娠 16 周以上）的葡萄胎块自宫腔排出后发生。主要由滋养细胞栓塞肺小血管引起，经积极治疗后可在 72 小时内恢复。

7. 贫血与感染

多因反复出血或突然大出血未及时治疗而致不同程度的贫血。可因急性失血而发生休克，个别病例可死于大出血。患者因阴道出血，宫颈口开放，贫血致抵抗力低，细菌从阴道上行侵袭造成宫腔感染，甚至全身感染。

（三）实验室及其他检查

1. 绒毛膜促性腺激素测定（HCG）

葡萄胎时，血清中 HCG 浓度大大高于正常妊娠相应月份。测定 HCG 水平的常用方法有 2 种：尿 HCG 酶联免疫吸附试验及血 HCG 放射免疫测定。

2. 超声检查

1）B 超检查：葡萄胎时见明显增大的子宫腔内充满弥漫分布的光点和小囊样无回声区，仪器分辨率低时呈粗点状或落雪状图像，但无妊娠囊可见，也无胎儿结构及胎心搏动征。

2）超声多普勒探测胎心：葡萄胎只能听到子宫血流杂音，听不到胎心。

（四）诊断

根据临床表现，尤其排出血中可见水泡状组织，结合 HCG 明显增高和超声检查征象即可诊断。诊断标准如下：

1. 闭经、阴道不规则出血或流血水，子宫迅速增大（有时增大不明显），可伴有妊高征（高血压、水肿、蛋白尿）。

2. 多数子宫大于闭经月份，无胎心及胎体，双侧卵巢可有黄素囊肿。

3. 闭经 12 周以内尿稀释 1:512 以上，妊娠试验阳性，或在 12 周以后 1:256 以上阳性者，有诊断价值。

4. 尿和血清 β-HCG 亚基水平明显升高，连续测定方较可靠，正常血 β-HCG 亚基 <3.1 ng/ml；尿 HCG <50 U/L。

5. 超声检查协助诊断，A 型见 m 波，B 型侧见雪花样内容。

6. 宫底达脐上时，X 线摄片无胎儿骨骼阴影。

7. 病理检查确诊。

（五）鉴别诊断

1. 流产

有停经、阴道出血及下腹疼痛。通过妇科检查子宫与孕周相符或较小。

2. 多胎妊娠

停经后子宫比单胎妊娠增大明显，早孕反应较重，无阴道出血及腹痛。超声检查协助确诊。

3. 羊水过多

妊娠中期以后子宫异常增大，伴有明显压迫症状，可借助超声、X 线检查鉴别。

四、处理

葡萄胎一经诊断明确，应及时清除宫内容物。但若有严重并发症时，如重度贫血、甲亢、高血压综合征、心力衰竭等，则应先处理并发症，待情况好转后再处理葡萄胎。葡萄胎的处理包括葡萄胎组织的清除，并发症的处理，恶性变的预防及术后调理，随访等。

（一）清除宫腔内容物

葡萄胎一经确诊，应及时清除宫腔内容物。一般采用吸刮术。术前应做好输液、配血准备，操作时应选用大号吸管吸引，子宫明显缩小后改用轻柔刮宫。为减少出血和预防子宫穿孔，术中可应用缩宫素静脉滴注，为防止宫缩时滋养细胞被压入宫壁血窦，造成肺栓塞和转移，所以缩宫素一般在充分扩张宫颈管和大部分葡萄胎组织排出后开始应用。第一次清宫不应强调吸净，可于一周后行第二次刮宫。每次刮出物均需送病理检查，应注意选择近宫壁的小水泡组织送检。

（二）子宫切除术

对于年龄 >40 岁、无生育要求者，可行子宫切除术，保留双侧卵巢。单纯子宫切除并不能阻止葡萄胎发生子宫外转移。

（三）卵巢黄素囊肿

随着葡萄胎的排出、HCG 下降，黄素囊肿可自行消退，一般不需处理。如发生扭转者需剖腹探查。

（四）贫血者应争取输血

急性失血造成失血性休克者更须立即输血，以便及早清宫。如果一时不能输血而又有活动性失血，在输液情况下，立即清宫，制止出血。

（五）预防性化疗

约 14.5% 的葡萄胎可发生恶性变，为防止葡萄胎恶变，对高危患者进行预防性化疗：①年龄大于 40 岁；②葡萄胎排出前 HCG 值异常升高；③滋养细菌高度增生或伴有不典型增生；④葡萄胎清除后，HCG 下降曲线不呈进行性下降，而是降至一定水平后即持续不再下降，或始终处于高值；⑤出现可疑转移灶者；⑥无条件随访者。一般选用 5 - 氟尿嘧啶或放线菌素 D 单药化疗 1 ~ 2 个疗程。

（六）随诊

为了早期发现葡萄胎后的恶性变，定期随访极为重要。葡萄胎清除后每周 1 次作 HCG 定量测定，直到降至正常水平。开始 3 个月内仍每周复查 1 次，此后 3 个月每半月 1 次，然后每月 1 次持续半年，第二年起改为每半年 1 次，共随访 2 年。同时应注意有无阴道异常流血、咳嗽、咯血及其他转移灶症状。随诊期间应坚持避孕，用避孕套或阴道隔膜或口服避孕药，不宜放置宫内避孕器，以免因引起流血而与葡萄胎之并发症（残存或恶变）混淆。

一般不做预防性化疗，但排空宫腔后 HCG 持续居高不下者例外。

五、监护

1. 患者入院后，护士应主动热情接待，向其介绍有关知识及治疗方法和疗效，消除患者紧张焦虑心理，使其主动配合治疗。

2. 按医嘱给予普通饭，有恶心、呕吐、发热者给半流质饮食，合并妊高征者给低盐饮食。

3. 阴道流血患者要绝对卧床休息，给以消毒纸垫，每日用 0.1% 新洁尔灭擦洗外阴。

4. 加强心理护理，通过护理活动与患者建立良好的护患关系，鼓励其表达不能取得良好妊娠结局的哀伤，接受现实。向患者讲解有关疾病知识和清宫手术的过程，纠正其错误认识，以解除顾虑和恐惧，增强信心。

5. 严密观察阴道流血量及排出物，必要时保留会阴垫以备医生检查。阴道流血多者，严密观察血压、脉搏的变化。给予清宫术后注意观察阴道流血量及子宫收缩情况，有异常及时通知医生处理。

6. 作好治疗配合，刮宫前配血备用，建立静脉通路，并准备好催产素和抢救药品及物品。

7. 如有阴道大量出血时，压迫腹主动脉止血，并立即通知医生，按医嘱输血、输液，并做好术前准备。

8. 患者的子宫壁特别柔软，宫腔操作时极易穿刺，因此在刮宫时（清除宫腔容物），动作要轻柔，当大致刮净后即结束手术，5 天后子宫已经收缩，再做第二次刮宫。首次手术结束后可静脉点滴催产素，并观察有无大量阴道出血与严重腹痛，前者提示子宫收缩不良或有组织残留，后者提示有子宫穿孔的可能。

9. 一般葡萄状胎块排出后 40 天内，妊娠试验应转为阴性。如有胎块残留或侵入子宫肌层或恶变为绒毛膜上皮癌，则妊娠试验可持续阳性。因此，在出院前的应再次留尿化验，妊娠试验阴性者可出院。

六、健康教育

告知患者进高蛋白、高维生素、易消化饮食，适当活动，睡眠充足。正确留置尿标本（清晨第一次尿），保持外阴清洁，以防感染。每次刮宫手术后禁止性生活 1 个月。葡萄胎的恶变率 10% ~25%，为此需重视刮宫术后的定期随访，一般为第 1 次葡萄胎刮宫后每周随访 1 次血、尿 HCG，阴性后仍需每周复查 1 次。3 个月内如一直阴性改为每半月检查 1 次，共 3 个月，如连续阴性，改为每月检查 1 次持续半年，第 2 年起每半年 1 次，共随访 2 年。在随访血、尿 HCG 的同时，应注意有无阴道异常流血、咳嗽、咯血及其他转移症状，定时做妇科检查、盆腔 B 超及 X 线胸片检查。在 2 年中做好避孕，避免选用宫内节育器及药物避孕。

（李翠言）

第二节　侵蚀性葡萄胎

侵蚀性葡萄胎（IHM）指葡萄胎组织侵入子宫肌层局部，少数转移至子宫以外，因具恶性肿瘤行为而命名。侵蚀性葡萄胎来自良性葡萄胎，多数在葡萄胎清除后 6 个月内发生，也有在未排出前即恶变者。侵蚀性葡萄胎的绒毛可侵入子宫肌层或血管，或两者俱有，起初为局部蔓延，水泡样组织侵入子宫肌层深部，有时完全穿透子宫壁，引起腹腔内大出血，并可扩展进入阔韧带或腹腔形成肿块。半数以上病例随血运转移至肺、阴道、宫旁甚至脑部。

一、病因和病理

多由葡萄胎恶变而来，少数继发于自然或人工流产之后，如当时流出物未经化验，则不能完全排除继发于葡萄胎后的可能。侵入子宫肌层的水泡样组织可继续发展穿透肌层及其血管导致腹腔内出血、阔韧带血肿；或随血流转移，破坏局部组织，引起出血，形成血肿。血行转移的最常见部位是肺，其次为阴道，尤其是阴道前壁及尿道口处，脑转移亦不少见。转移灶可出现在葡萄胎排出前，但较多出现在葡萄胎排出后数周或数月内。侵入子宫肌层的深度可仅数毫米，也可直达浆膜面，以致子宫表面有单个或多个紫蓝色结节。剖视子宫，可见肌层内有不等量的水泡样物，周围为出血及坏死组织；镜下，滋养细胞中、高度增生，并分化不良。个别病例，肉眼检查转移灶仅见血块及坏死组织，镜检才能找到残存绒毛结构。

二、病情评估

（一）病史

侵蚀性葡萄胎多数发生在葡萄胎排空后 6 个月之内，若发生在葡萄胎排空后半年至1 年内则约有一半为侵蚀性葡萄胎。

（二）临床表现

1. 原发灶表现

最主要症状是阴道不规则流血，出血量多少不定。子宫复旧延迟，葡萄胎排空后4～6 周子宫未恢复到正常大小，黄素化囊肿持续存在。若病灶穿破子宫浆膜层时，则表现为腹痛及腹腔内出血症状。

2. 转移灶表现

其症状、体征视转移部位而异。最常见部位是肺，其次是阴道、宫旁，脑转移较少见。在肺转移早期，胸片显示肺野外带单个或多个半透明小圆形阴影为其特点，晚期病例所见与绒癌相似。阴道转移灶表现为紫蓝色结节，溃破后大量出血。脑转移的典型病例出现头痛、呕吐、抽搐、偏瘫及昏迷，一旦发生，致死率高。

（三）实验室及其他检查

1. HCG 连续测定：葡萄胎排空后 9 周以上或子宫切除术 8 周以上，血及尿 HCG 仍持续高于正常水平，或曾一度降至正常而又再次升高，已排除葡萄胎残留或再次妊娠，可诊断为侵蚀性葡萄胎。在怀疑有脑转移时，可做脑脊液 HCG 测定。

2. B 超检查

子宫壁显示局灶性或弥漫性强光点或光团与暗区相间的蜂窝样病灶。难与绒癌相鉴别。

3. 其他检查

包括 X 线胸片、CT 等，见绒癌相应检查。

4. 组织学诊断

单凭刮宫标本对诊断侵蚀性葡萄胎的价值相对较差，因为仅从刮宫材料难以判断肌层侵犯的深度。若在子宫肌层内或子宫外转移灶中见到绒毛或退化的绒毛结构，即可诊断为侵蚀性葡萄胎。若原发灶和转移灶诊断不一致，只要在任一标本中见有绒毛结构，均诊断为侵蚀性葡萄胎。

（四）诊断

根据葡萄胎清除后半年内出现典型的临床表现或转移灶症状，结合辅助诊断方法，临床诊断可确立。

（五）鉴别诊断

1. 残存葡萄胎

葡萄胎排出后，有不规则阴道出血，子宫大而软，血及尿中 HCG 仍较高，首先应排除残存葡萄胎。可行刮宫术，如刮出葡萄胎组织，术后血或尿 HCG 转为正常，子宫出血停止，且恢复正常大小，即可诊断为残存葡萄胎。

2. 较大的卵巢黄素囊肿尚未萎缩

盆腔检查可摸到双侧卵巢肿大，血及尿 HCG 定量测定数值均在低水平而未见上升，阴道出血亦不常见。B 超检查可协助诊断。

3. 肺、脑等转移病灶与原发疾病的鉴别

主要依据病史、临床表现、妇科检查及血和尿 HCG 的测定相鉴别。

三、处理

侵蚀性葡萄胎以化疗为主，包括全身化疗和局部病灶化疗，可取得良好的治疗效果，患者多能治愈。个别对化疗不敏感者，且病灶局限于子宫者可行子宫切除术。

（一）化疗

以化疗为主。因患者多为年轻女性，要求保留生育能力，用化学药物治疗可达痊愈。

1. 单一化疗

1）5－FU：28～30 mg/kg，溶于 5% 葡萄糖 500 ml 中，6～8 小时静脉缓滴，连用10 天，疗程间隔 2 周。每日 25～30 mg/kg，溶于 5% 葡萄糖中，动脉滴注 6～8 小时缓滴，连用 10 天，疗程间隔 2 周。适用于脑、肝转移。局部注射用 250～500 mg/次，连用 2 ~ 3 天，疗程间隔按病情决定。适用于阴道、宫颈转移，盆腔肿物。

2）6 - 巯基嘌呤（6 - MP）：每日 6 ~ 6.5 mg/kg，早、晚 8 点口服，10 天为 1 个疗程，间隔 3 ~ 4 周。适用于一般病情。

3）放线菌素 D（KSM）：每日 8 ~ 10 μg/kg，溶于 5% 葡萄糖 500 ml 中，静脉滴注，10 天为 1 个疗程，间隔 2 周。适用于一般病情，尤其肺转移。

4）磺巯嘌呤钠（AT1438）：每日 400 ~ 600 mg，静脉滴注，10 天为 1 个疗程，间隔 2 ~ 3 周。用于对上述药物有耐药性的患者。

5）氨甲蝶呤（MTX）：每日 10 ~ 15 mg，溶于 5% 葡萄糖 500 ml 中静脉滴注 4 小时，5 ~ 7 天为 1 个疗程，间隔 3 ~ 4 周。脊髓腔注射每日 10 ~ 15 mg，2 ~ 3 天 1 次，3 ~ 4 次为 1 个疗程，溶于 4 ~ 6 ml 双蒸馏水中，疗程间隔按病情定。适用于脑转移。

（二）联合化疗

方案繁多，各家不一。

1. MAC 方案

氨甲蝶呤（MTX）0.3 mg/（kg·d），肌内注射，共 5 天。放线菌素 D（KSM）10 ~ 12 μg/（kg·d），共 5 天。环磷酰胺（CTX）3 mg/（kg·d）静推，共 5 天。

2. MKF 方案

氨甲蝶呤（MTX）10 mg/d，肌内注射，共 5 ~ 7 天。放线菌素 D（KSM）400 μg/d，静脉滴注，1 天。5 - 氟尿嘧啶（5 - FU）750 ~ 1 000 mg/d，静脉滴注，1 天。

上述两种方案小剂量持续用药，一般一个疗程结束后，休息 3 ~ 5 天开始下 1 个疗程。治疗期间注意观察不良反应，严重者需停药。如无严重不良反应，治疗需持续至无症状，HCG 每 10 天测定一次，连续 3 次在正常范围，再巩固 2 个疗程，观察 3 年无复发者为治愈。

（三）手术治疗

病灶在子宫，化疗无效时可切除子宫。

如能早期诊断和治疗，一般预后好。有死于脑转移、肺栓塞、腹内转移灶破裂大出血者，或发展成为绒毛膜癌。故应严密随访。

四、监护

1. 执行妇科一般护理常规。

2. 做好患者的思想工作及心理护理，使其树立战胜疾病的信心，积极配合治疗。

3. 按医嘱给予高蛋白、高维生素、营养丰富易消化的饮食，并鼓励患者多进食，保证足够的营养，化疗期间给特别饮食。

4. 严密观察腹痛及阴道流血情况，记录出血量，流血多时除密切观察患者的生命体征外配合医生做好施救工作。认真观察转移灶症状，发现异常，及时报告医生。

5. 有转移灶者，按相应的症状护理。

1）阴道转移患者的护理

（1）嘱患者减少走动，尽量卧床休息，密切观察阴道有无破溃性出血，禁做不必要的检查如窥阴器检查，以防局部转移灶破溃致大出血。

（2）如发生溃破大出血，应立即通知医生并协助抢救。

2）肺转移患者的护理

（1）卧床休息，减轻患者的消耗，有呼吸困难者给予半卧位，并吸氧。

（2）患者有大量咯血时可有窒息、休克甚至死亡的危险，如发现立即通知医生，给予患者头低侧卧位并保持呼吸道通畅，轻击背部，以助排除积血。

3）脑转移患者的护理

（1）注意观察病情及生命体征、出血量和电解质紊乱的症状，并做好记录。

（2）采取必要的护理措施预防患者发生跌倒、咬伤、吸入性肺炎、角膜炎、压疮等情况。

五、健康教育

出院后嘱给予高蛋白、高维生素、易消化的饮食，鼓励患者进食，以增强机体的抵抗力。注意休息，不过分劳累，阴道转移者应卧床休息、以免引起溃破大出血。注意外阴清洁，以防感染。节制性生活，做好避孕。出院后严密随访。第 1 年内每月随访 1 次，1 年后每 3 个月随访 1 次，持续 3 年，再每年 1 次至 5 年，此后每两年 1 次。随访内容同葡萄胎。

（李翠言）

第三节　绒毛膜癌

绒毛膜癌简称绒癌，是滋养细胞疾病中恶性程度最高的一种。早期就可通过血行转移至全身，破坏组织或器官。患者多为育龄妇女，其中 50% 继发于葡萄胎，少数发生于足月产、流产及异位妊娠后。绒毛膜癌也可发生于绝经后的妇女，这是因为滋养细胞具有可隐匿多年的特性。

一、病理

绒毛膜癌多发生在子宫，也有子宫内原发病灶已消失而只有转移灶表现。大体见子宫增大，质软，癌肿在宫壁形成单个或多个肿瘤，呈深红、紫或棕褐色。它可突入宫腔或穿破宫壁而至阔韧带或腹腔。癌肿质脆，极易出血，宫旁静脉中往往发现癌栓。卵巢也可形成黄素囊肿。

镜下表现为滋养细胞极度不规则增生，分化不良并侵入肌层及血管，周围大片出血、坏死，绒毛结构消失。

二、临床分期和预后评分

国内外临床分期较多，我国多年采用北京协和医院分期（1962 年）或国际妇产科联盟（FIGO）分期（1991 年），预后评分采用世界卫生组织（WHO）预后评分系统（1983）。近年国际推荐联合应用临床分期和预后评分系统，经大量临床实践表明这种方法行之有效。为此 FIGO 于 2000 年审定并颁布了新的 FIGO 分期，新分期有机地融合了解剖学分期及预后评分系统两部分，其中解剖学分期保存了北京协和医院分期法的基本框架，分为Ⅰ、Ⅱ、Ⅲ和Ⅳ期（表 11 - 1）；而预后评分则在原 WHO 评分的基础上，对不明确或不完善部分做适当修改，总分≤6 分者为低危，≥7 分者为高危（表 11 - 2）。例如绒癌肺转移患者，预后评分为 8 分，诊断描述应为绒癌（Ⅲ：8）。新的 FIGO 分期更准确地反映了患者的实际情况，更有利于治疗方案的选择和预后的评估。

表 11 - 1　滋养细胞肿瘤解剖学分期（FIGO，2000）

Ⅰ期	病变局限于子宫
Ⅱ期	病变扩散，但仍局限于生殖器官（附件、阴道、阔韧带）
Ⅲ期	病变转移至肺，有或无生殖系统病变
Ⅳ期	所有其他转移

表 11 - 2　改良 FIGO 预后评分系统（FIGO，2000）

评　分	0	1	2	4
年龄/岁	<40	≥40	—	—
前次妊娠	葡萄胎	流产	足月产	—
距前次妊娠时间/月	<4	4 ~ <7	7 ~ <13	≥13
治疗前血 HCG/IU/ml	$<10^3$	$10^3 ~ <10^4$	$10^4 ~ <10^5$	$≥10^5$
最大肿瘤直径/cm	—	3 ~ <5	≥5	—
转移部位	肺	脾、肾	肠道	肝、脑
转移病灶数目	—	1 ~4	5 ~ 8	>8
先前失败化疗	—	—	单药	两种或两种以上联合化疗

三、病情评估

（一）病史

有葡萄胎、流产、足月产或异位妊娠病史。有葡萄胎排空史者，排出在 1 年以后发生恶变者，多为绒癌。有流产或足月产史者，先行妊娠至绒癌发病的时间在 3 个月以内者占 44%，1 年以内者为 67.2%，1 年及 1 年以上者为 32.8%。

（二）临床表现

1. 阴道流血

表现为产后、流产后，尤其在葡萄胎刮宫手术后有不规则阴道流血，量多少不定，如果原发灶消失而仅有转移灶者，可以无阴道流血，甚至闭经。也可表现为一段时间月经正常，以后发生闭经，然后阴道流血。

2. 假孕症状

由于增生的滋养细胞分泌 HCG 及雌孕激素的作用，乳头、外阴色素加深，阴道及宫颈黏膜着色，并有闭经、乳房增大、生殖道变软等症状。

3. 盆腔包块及内出血

因增大子宫或阔韧带内血肿形成或增大的黄素囊肿，患者往往有下腹包块，也可因原发灶消失，子宫不增大，黄素囊肿也不如葡萄胎时明显。如肿瘤穿破子宫壁时，可引起大出血。

4. 腹痛

癌组织侵蚀子宫壁或子宫腔积血所致，也可因转移所致。

5. 转移灶表现

基本与侵蚀性葡萄胎相同，但症状更严重，破坏性更强。肺部最多发，阴道次之。脑转移常继发于肺转移之后，是死亡的主要原因。

（三）实验室及其他检查

1. HCG 测定

一般情况下，葡萄胎清除后 84～100 日、人流后 30 日、自然流产后 19 日、足月产后 12 日、异位妊娠手术后 8～9 日，血 β - HCG 值应降至正常水平。若超过上述时间 β - HCG 仍持续高值或有上升，结合临床应高度怀疑绒毛膜癌或侵蚀性葡萄胎。

2. 影像学检查

B 超及彩色多普勒血流显像对子宫病灶有诊断价值。胸片、CT、MRI 等对肺、脑、肝、肾等处转移灶具有重要的诊断价值。

3. 病理检查

根据有无绒毛结构鉴别绒毛膜癌或侵蚀性葡萄胎。

（四）诊断

凡流产、分娩、异位妊娠后 4 周以上出现症状或转移灶，并有 HCG 升高者，可诊断为绒癌。葡萄胎排空后 1 年以上发病者，临床可诊断为绒癌；半年至 1 年发病者则侵蚀性葡萄胎和绒癌均有可能，需经组织学检查鉴别。

（五）鉴别诊断

1. 恶性葡萄胎

发生于葡萄胎后，出现持续不规则的阴道流血，妊娠试验阳性，在葡萄胎排出后半年以内出现肺及其他部位的转移。

2. 合体细胞子宫内膜炎

足月产后特别是流产或葡萄胎排出后，刮宫或子宫切除病检可在浅肌层内尤其是胎盘附着部位，可见散在滋养细胞及炎性细胞，深肌层无浸润，血或尿内 HCG 测定多为阴性。

3. 肺部其他肿瘤

结合病史、照片及其他有关检查，不难做出鉴别。

4. 颅内出血

育龄妇女原因不明颅内出血，结合病史、妊娠试验阴性及其他检查可行鉴别。

四、处理

治疗原则以化疗为主，手术和放疗为辅。但手术治疗在控制出血、感染等并发症及切除残存或耐药病灶方面仍占重要地位。化疗前要作出正确的临床分期和预后评分，配合中医药辨证论治，可增强疗效，减轻化疗副反应。

（一）化疗

恶性滋养细胞肿瘤的化疗与其他肿瘤不同，为保证疗效，宜采用大剂量用药方法。

低危组：HCG > 10 万 IU/24 h 尿，病程 < 4 个月，转移灶仅发现在盆腔及肺。此组病例可仅用 MTX 每日 10 ~ 30 mg，肌内注射，5 天为 1 个疗程，缓解率可达 100%。

高危组：HCG > 10 万 IU/24 h 尿，病程不拘，肝脑转移。此组病例用三联药物：每日 MTX15 mg 肌内注射；放线菌素 D 0.5 mg，苯丁酸氮芥 10 mg 口服或环磷酰胺 200 mg 静注，连用 5 天。缓解率可为 70% ~ 85%。

转移灶的治疗：

1. 外阴、阴道转移灶

瘤体内及其周围注射 5 - FU500 mg，每日 2 次，至病灶消失为止。如转移结节破溃、出血，5 - FU 每日 28 ~ 30 mg/kg 静注 5 ~ 6 日。局部纱布填塞止血。

2. 盆腔转移灶

切除有困难者，采用腹壁下动脉插管，每日滴注 5 - FU26 ~ 28 mg/kg，1 日 1 次，10 次为 1 个疗程。靠近阴道穹窿或近腹壁肿块，可行肿块穿刺，注入 5 - FU 500 ~ 1 000 mg，缓慢推入，每 2 日 1 次或每周 2 次，至肿块缩小不易注入为止。

3. 肺转移灶

静脉滴注 5 - FU 和 KSM。如有血胸，胸腔注入消瘤芥（AT - 1258）或 DPP，每 5 ~ 7 日 1 次。

4. 脑转移灶

是绒毛膜癌的主要死亡原因之一。均继发于肺转移。

1）全身治疗：当前最常用的全身治疗药物为 5 - FU 合用 KSM。其用量和方法同前述，但为加强脱水作用，所用葡萄糖溶液宜用 10% 的，其他用药尚有磺巯嘌呤钠、硝卡芥等。

2）局部用药：有鞘内给药及颈内动脉给药 2 种。

鞘内给药：可选用 MTX，10 ~ 15 mg/次溶于 4 ~ 6 ml 的双蒸水中（不用盐水，也不用脑脊液溶化），每毫升中含 2.5 mg。每隔 1 ~ 3 天注射 1 次（视病情而定，一般情况下第一针和第二针相隔 1 天，第二、三、四针隔 2 ~ 3 天，如病情急可缩短间隔），3 ~ 4 次为一疗程，第一二针各为 15 mg，第三四针各为 10 mg，总量为 50 mg。为避免颅内压增高，穿刺时发生脑疝，操作时须注意：①腰穿前先给甘露醇等脱水药，必要时需于 4 小时后再给 1 次。然后穿刺；②穿刺宜用细针，应一次成功，避免针眼过大或过多，以发生脑脊液外渗，诱发脑疝；③穿刺时不可放取过多的脑脊液做常规化验，一般可将测颅压时测管内脑脊液留下，进行蛋白含量测定即可，细胞计数可从脑脊液外观上（清亮度）估计（如呈粉色则需要镜检红细胞是新鲜的或陈旧的），以鉴别是颅内出血或是穿刺损伤。鞘内给 MTX 时，如全身用 5 - FU + KSM，各药量可不必减少，如不良反应明显，则 5 - FU 和 KSM 用药可减至 5 天，鞘内给药也可免去第四针（10 mg）。为巩固疗效，一般需要持续 3~4 个疗程，疗程间隔为 3~4 周。

颈动脉插管法：可选用 5 - FU 或 6 - MP。方法有 2 种：①由甲状腺上动脉插入颈内动脉，输入药物可通过脑前和脑中动脉全部进入脑内，但操作较困难；②由颞浅动脉逆行插入颈总动脉，操作较简单，但输入药液只部分经颈内动脉进入脑内，部分经颈外动脉进入面部，故以颈内动脉插管较为理想。

动脉给药的方法有：

（1）将输液瓶挂高 2 m（从患者心脏所在的高度算起），利用液体压力将药输入，优点为方法简单，无须特殊设备，但有加液或换瓶时需要登高进行之缺点，不可将瓶放下以免管内回血导致堵塞。同时，患者应长期卧床，护理工作量很大。

（2）接上特制的动脉泵，利用机械压力将药输入，特点为护理较简单，特别携带式动脉输液泵，患者能下地活动。但不及时加液则可出现药液走空后发生气栓的危险。且动脉泵目前国内供应不多，一般单位无此设备。药物用法和用量与静脉给药基本相似。但如插入颈内动脉则药量可酌减 [26 mg/（kg·d）]，每日用药 1 次，每次约经 8 小时滴完。其余时间输 10% 葡萄糖溶液，缓慢滴注，500 ml 滴注 12 小时，以维持插管通畅。此外，葡萄糖输液器应每日换 1 次，插管及周围皮肤需要每日用 75% 乙醇消毒，以防发生感染。为避免药液走空，需要有专人护理。颈动脉插管给药，由于插管技术复杂，术后护理工作要求高，工作量大，目前已少应用。表 11 - 3 所示为推荐的几种化疗方案。

表 11 - 3　常用几种化疗方案

期　　别	药物或方案	剂　　量	用药途径	疗程日数	疗程间隔
Ⅰ期	5 - FU	28 ~ 30 mg/（kg·d）	静脉滴注	8 ~ 10 日	2 周
	Act - D（或 KSM）	8 ~ 10 μg/（kg·d）	静脉滴注	8 ~ 10 日	2 周
	MTX	1 mg/（kg·d）	肌内注射	第 1, 3, 5, 7 日	
	CF	1/10 量	肌内注射	第 2, 4, 6, 8 日	2 周
				（24 小时后用）	
Ⅱ ~ Ⅲ期	5 - FU + KSM 二联				
	5 - FU	26 ~ 28 mg/（kg·d）	静脉滴注	8 日	
	KSM	6 μg/（kg·d）	静脉滴注	8 日	3 周
	ACM 三联				
	Act - D	400 μg	静脉滴注	第 1, 4, 7, 10, 13 日	
	CTX	400 mg	静脉注射	第 2, 5, 8, 11, 14 日	
	MTX	20 mg	静脉注射	第 3, 6, 9, 12, 15 日	3 周
Ⅳ期	EMA - CO				
	EMA				
	Act - D	0.5 mg	静脉注射		
	VP - 16	100 mg/m²	静脉注射	第 1 日	
	MTX	100 mg/m²	静脉注射		
	MTX	200 mg/m²	静脉注射		
				（12 小时）	
	Act - D	0.5 mg	静脉注射		
	VP - 16	100 mg/m²	静脉注射	第 2 日	
	CF	15 mg	肌内注射	自 MTX 后 24 小时开始, 每 12 小时 1 次, 共 4 次	
	CO				
	VCR	1 mg/m²	静脉注射	第 8 日	1 周
	CTX	600 mg/m²	静脉滴注		
难治病例	EMA - EP				
	EMA（同上）				
	EP				
	VP - 16	100 mg/m²	静脉注射	第 8 日	2 周
	CDDP	80 mg/m²	静脉滴注		
				（水化）	

3）应急治疗

主要有以下几项：

（1）持续降颅压，以减少症状，防止脑疝。一般可用甘露醇等。一般需要 4~6 小时给药 1 次，每次 20% 甘露醇 250 ml，须于半小时内滴完，否则起不到降压作用，连续 2~3 天，至症状缓解，然后逐步撤除。若肾功能良好，也可用尿素脱水，但需要新配制，且不宜反复用，以防损伤肾脏功能。也可用地塞米松静脉滴入，5.0 mg/次，有良好的消除脑水肿、降颅压作用。其他依他尼酸和呋塞米等也可选用。

（2）应用镇静止痛药，以控制抽搐和剧烈头痛等症状。为控制抽搐可肌内注射副醛 6 ml 或地西泮 10~20 mg，3~4 小时酌情给予维持量。为控制剧烈头痛，可给哌替啶等强效止痛药，为减少用药可静脉注射哌替啶 100 mg，2 小时后再静脉滴注 100 mg（溶于 1 000 ml 10% 葡萄糖溶液中，8~10 滴/分），止痛作用可维持 10~12 小时，对呼吸无影响。

（3）控制液体摄入量：以免输入过多抵消脱水作用。脑转移患者由于用药多，且大半需要经静脉滴入，输液常偏多，与脱水治疗发生矛盾。为不影响脱水疗效，每日输液量应限制在 2 500~3 000 ml（包括甘露醇等各种药物量）。所用液体最好为高渗的 10% 葡萄糖溶液。禁止钠盐的摄入。为了不限制输液量而影响其他药物的应用，应每天做出计划，计算好总输入量，并规定各阶段的用药和输入量以便随时核对。

（4）给予有效止血药：以防止颅内出血。可静脉滴注氨甲环酸，200~300 mg/次。如患者可口服，也可给云南白药，1 次/4 h，0.3 g/次。

（5）防止并发症：昏迷、抽搐、偏瘫可发生跌伤、咬伤、吸入性肺炎和压疮等，需要做好护理工作，采取预防性措施。同时要注意电解质及酸碱平衡，如有失调，需要及时纠正。

化疗的不良反应：化疗药物在杀伤癌细胞的同时，对人体的免疫功能和体内增生活跃的正常细胞亦有破坏和抑制作用。

主要表现为：

（1）骨髓造血功能抑制：患者白细胞和血小板下降明显，多发生在疗程后几天和停药后 1~2 周内，白细胞的下降一般在停药后 1 周降至最低水平，持续 2~3 日后开始回升，经 1 周左右恢复到正常水平；血小板下降稍晚，下降至最低后迅速回升。患者可表现为乏力、神情淡漠、鼻衄、皮下出血，严重时可发生败血症及内脏出血而危及生命。在化疗过程中应隔日查血常规，如白细胞 $<4 \times 10^9/L$ 或血小板计数 $<100 \times 10^9/L$，则停药 1 天，如白细胞和血小板回升超过以上标准则可继续用药，同时可给患者少量多次输鲜血或成分输血。

（2）消化系统反应：由于药物刺激或消化道黏膜受损所致，表现为食欲下降、恶心、呕吐、口腔溃疡、腹痛和腹泻等，如出现血便时应警惕伪膜性肠炎，立即停用化疗药物；肝脏的损害表现为血清谷丙转氨酶增高，严重者可出现黄疸和腹水。可给予对症处理、预防感染和保肝治疗。

（3）其他：皮肤损害可表现为脱发、皮炎；泌尿系统反应有出血性膀胱炎等。

（二）手术治疗

对控制大出血等各种并发症，消除耐药病灶，减少肿瘤负荷缩短化疗疗程等方面有一定作用，在一些特定的情况下应用。手术方式有子宫切除术、病灶切除术、肺叶切除术等。

（三）放射治疗

目前应用较少，主要用于脑转移和肺部耐药病灶的治疗。

患者治疗结束后应严密随访，第一年每月随访 1 次，1 年后每 3 个月 1 次直至 3 年，以后每年 1 次，共 5 年。随访内容同葡萄胎。随访期间应严格避孕。

五、监护

1. 做好心理护理，护理人员应积极做好患者的思想工作，给予同情，增强其信心，纠正消极的应对方式，积极配合治疗。

2. 积极处理，减轻不适，重视患者的主诉如疼痛、化疗副反应等，积极采取措施，减轻症状，尽可能满足患者的合理要求。

3. 给予营养丰富、易于消化的饮食。鼓励患者多进食，以增强体质。化疗期间药物反应重，必要时改特别饮食。

4. 化疗主要由静脉给药，静脉穿刺频繁，应注意保护和合理使用静脉。宜自肢体远端的细小静脉开始，采用头皮针穿刺，保留 1～2 条较大静脉以备抢救用。

5. 化疗患者应注意口腔护理。出现口腔溃疡可用 1:5 000 呋喃西林液含漱，局部涂甲紫、冰硼散、口炎散等。口腔溃疡严重时，除每日口腔护理外，应给柿霜、金达液涂局部，疼痛严重，用 0.5%～1% 丁卡因或 2% 利多卡因 1～2 滴，滴在口腔溃疡面上，可起到短时麻醉作用而止痛。

6. 出现恶心、呕吐、腹泻等胃肠道症状，应及时报告医生。腹泻严重者根据医嘱服用鸦片。

7. 出现脱发和皮肤色素沉着时，应向患者做解释。说明停药后可逐渐恢复，以消除顾虑。

8. 严密观察腹痛及阴道流血情况，记录出血量。出血多者观察生命体征，阴道大量出血或剧烈腹痛常提示伴有内出血，可能为癌肿穿破子宫，应立即通知医生处理。

9. 接受化疗者给予化疗护理，化学药物能抑制骨髓造血功能，降低白细胞、血小板等。当血小板减至（50～100）×10^9/L、白细胞降至 3×10^9/L 时，应停药。白细胞继续下降至 1×10^9/L 时，要采取急救措施。

（1）移至单间，实行保护性隔离。

（2）绝对卧床休息，加强生活护理。

（3）立即抽血做配血试验，给予输血，并严密观察输血反应。

（4）按医嘱给予升白细胞药物，应用抗生素防治感染。

（5）出现鼻出血时，嘱患者安静，立即通知医生处理。

（6）高热者给予物理降温。

10. 观察转移症状，出现时应及时通知医生，并按相应的护理（详见侵蚀性葡萄胎有关内容）。

11. 施行手术切除病灶者，执行妇科手术前后的护理。

六、健康教育

鼓励进食，提供患者喜欢的食谱，经常换口味。有转移灶症状出现时，应卧床休息，待病情缓解后再适当活动。节制性生活并落实避免措施，有阴道转移者严禁性生活。

（李翠言）

第十二章　生殖内分泌疾病

第一节 功能失调性子宫出血

功能失调性子宫出血是妇科常见的一种疾病，简称功血。常表现为月经周期失去正常规律、经量增多、经期延长，甚至不规则阴道流血等。此疾病内外生殖器多无明显器质性病变，而是由于神经内分泌系统调节紊乱而引起的异常子宫出血。

功能失调性子宫出血根据有无排卵分为两大类，即无排卵性功能失调性子宫出血和排卵性功能失调性子宫出血。前者好发于青春期及更年期，后者多发生于育龄期。

一、病因和发病机制

机体内外任何因素影响了丘脑下—垂体—卵巢轴任何部位的调节功能，均可导致月经失调。常见的因素有精神过度紧张、环境改变、气候骤变、过度劳累、营养不良及其他全身性疾病等。通过大脑皮质的神经递质，影响丘脑下部—垂体—卵巢轴之间的相互调节和制约的机制，以致卵巢功能失调，性激素分泌失常，从而影响了子宫内膜的周期性变化，出现一系列月经紊乱的表现。

直接影响卵巢功能的激素是垂体所分泌的促性腺激素，即促卵泡素（FSH）和促黄体素（LH）。正常情况下，整个月经周期中都有 FSH 和 LH 分泌，只有周期的不同阶段，分泌量有所不同。任何因素使下丘脑对垂体促性腺激素的分泌失调，以致不能形成月经中期的 LH 峰，卵巢就不能排卵。此种无排卵型功血为最常见的一种功血，约占功血的90%，多见于青春期及更年期。有时，虽有排卵，但黄体功能异常，如黄体功能不全、子宫内膜脱落不全。黄体功能不全这类患者月经周期中，有卵泡发育，也有排卵，但黄体期孕激素的分泌不足。子宫内膜脱落不全由于卵巢黄体萎缩不全，持续分泌孕激素，内膜受它的影响不能很好地脱落，虽然卵巢内已有新生卵泡产生雌激素，创面修复缓慢，从而经期延长，流血量增多。排卵型功血较无排卵型功血少见。

二、病情评估

（一）病史

询问患者年龄、月经史、婚育史、避孕措施、既往史、有无慢性疾病（如肝脏疾病、血液病、高血压、代谢性疾病等），了解患者发病前有无精神紧张、情绪打击、过度劳累及环境改变等引起月经紊乱的诱发因素，回顾发病经过如发病时间、目前流血情况、流血前有无停经史及诊治经历、所用激素名称和剂量、效果、诊刮的病理结果，区分异常子宫出血的几种类型：①月经过多：周期规则，但经量过多（＞80 ml）或经期延长（＞7 天）；②月经频发：周期规则，但短于 21 天；③不规则出血：周期不规则，在两次月经周期之间任何时候发生子宫出血；④月经频多：周期不规则，血量过多。询问有无贫血和感染。

（二）临床表现

1. 无排卵型功能失调性子宫出血

1）常见于青春期及更年期。

2）出血无周期性，常在短期闭经后出现出血，量多少不定，时间长短不一，有时大量短期出血可导致休克，小量长期出血可变成不规则出血，持续数月，不伴腹痛。

3）妇科检查：一般子宫正常大小，质偏软，两侧附件无异常。

2. 排卵型功能失调性子宫出血

1）黄体不健者，月经周期缩短，往往不孕或易于早孕期流产。

2）黄体萎缩不全者，月经周期正常，但经期延长，出血量不等。

3）妇科检查均无异常发现。

（三）实验室及其他检查

1. 血象检查

如红细胞、白细胞、血红蛋白、血小板、出凝血时间，以了解贫血程度及有无血液病。

2. 基础体温测定

基础体温呈单相型，提示无排卵（图 12-1）；呈双相型，但上升幅度偏低或缓慢，后期升高时间短，仅 9~11 天，为黄体不健（图 12-2）；呈双相型，直至行经始缓慢下降，则是黄体萎缩不全（图 12-3）。

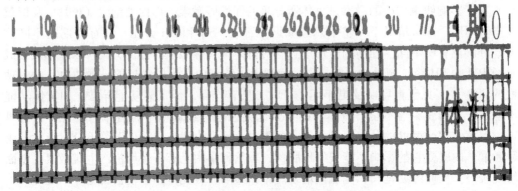

图 12-1　基础体温单相型（无排卵性功血）

3. 宫颈黏液结晶检查

经前出现羊齿状结晶，提示无排卵。

4. 阴道脱落细胞检查

出血停止间连续涂片检查反映有雌激素作用但无周期性变化，为无排卵型功血。如缺乏典型的细胞堆集和皱褶，提示孕激素不足。

5. 激素测定

如需确定排卵功能和黄体是否健全，可测孕二醇，如疑卵巢功能失调者，可测雌激素，睾酮，孕二醇，17-羟、17-酮或 HCG 等水平。

6. 诊断性刮宫

为排除子宫内膜病变和达到止血目的，必须进行全面刮宫，搔刮整个宫腔。若确定

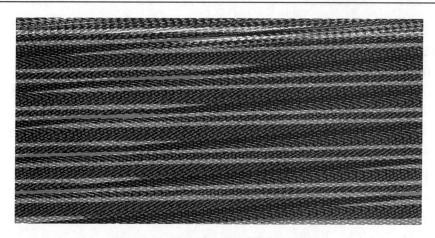

图 12 - 2　黄体功能不足双相型基础体温

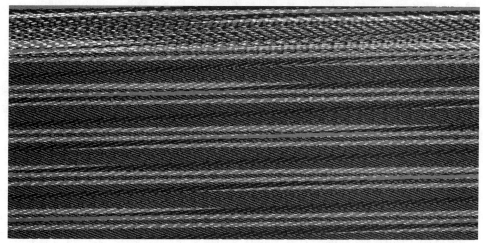

图 12 - 3　子宫内膜不规则脱落双相型基础体温

排卵或黄体功能，应在经前期或月经来潮 6 小时内刮宫；若怀疑子宫内膜脱落不全，应在月经来潮第 5 天刮宫；不规则流血者可随时进行刮宫。刮出物送病理，病理检查子宫内膜呈增生期变化或增生过长，无分泌期出现。

7. B 型超声波检查

可除外器质性病变，并可监测卵泡大小，以除外其他原因引起的出血。

（四）诊断

1. 无排卵功血

1）凡月经周期、经期及出血量不正常，经检查全身及内外生殖器无明显器质性病变者。

2）基础体温呈单相。

3）月经周期中阴道脱落细胞涂片检查可反映雌激素的作用，而无正常周期性的变化。

4）宫颈黏液在月经前检查仍持续呈不同的羊齿结晶，而缺少在黄体期应有的椭圆体。

5）经前或经行 1 天子宫内膜活检呈增殖期或各种类型的增生，而无分泌期变化。

上述 1）必备，2）~5）四条中具备 3 条即可诊断无排卵功血。

2. 有排卵功血

1）凡月经频发或经期及血量不正常，经检查全身及内外生殖器无明显器质性病变者。

2）卵巢功能检查：①基础体温双相，但黄体期短，在 10 天以下；或呈梯形上升或下降者亦可维持 14 天左右，或上升幅度偏低。②经前或经行 1 天子宫内膜活检，显示分泌功能不良。③排卵后 6 天，尿孕二醇含量 < 5 mg/24 h 或血清孕酮 2 次含量 < 10 ng/ml。④阴道涂片有时见角化细胞指数偏高，细胞堆积，皱褶不佳。⑤经期第 5 天子宫内膜活检尚能见到分泌反应的组织。⑥基础体温双相或不典型双相，下降延迟或逐渐下降。

卵巢功能检查中，符合①~④者可诊断黄体功能不健；符合⑤~⑥可诊断黄体萎缩不全。

（五）鉴别诊断

青春期功血需与全身性疾患如慢性肝病、血液病等及生殖器肿瘤等相鉴别；更年期功血需与子宫内膜癌、子宫肌瘤或子宫其他肿瘤相鉴别，并与肝病、高血压、甲状腺功能低下等相鉴别；有排卵型功血需与异位妊娠、流产、葡萄胎、绒癌及宫内感染、子宫肌瘤、卵巢肿瘤等相鉴别。

三、处理

患者体质往往较差，呈贫血貌，应加强营养，纠正贫血，改善全身情况。出血期间避免过度疲劳和剧烈运动，保证足够的休息。尽快止血，适当使用抗生素以预防感染。不同年龄应用不同的治疗方法。青春期患者应以止血和调整周期为主，促使卵巢功能恢复和排卵；更年期妇女止血后以调整周期、减少经量为原则，不必多考虑恢复卵巢功能。

（一）无排卵型功血

按不同年龄采取不同措施。青春期、育龄期患者以止血和调整周期为主，促使卵巢功能恢复和排卵。更年期妇女止血后以调整周期和减少经量为原则。

1. 止血

有止血药、激素及手术止血，还可输血加强支持疗法以达止血目的。

1）刮宫术：已婚者应为首选。此法止血迅速，是一种有效的止血方法，刮取的子宫内膜送病理检查还有助于诊断。

2）雌激素止血：大量雌激素可使子宫内膜迅速修复，而达到止血目的。常用己烯雌酚 1~2 mg，每 6~8 小时 1 次，一般用药 3 天内血止、血止或出血量明显减少后递减，每 3 天减量 1 次，每次减药量不超过原用量的 1/3，直至维持量，即每日 1 mg。或用苯甲酸雌二醇 2 mg 肌内注射，每 6~8 小时 1 次，可达到快速止血，血止后再用己烯雌酚逐渐减至维持量。不论应用何种雌激素，2 周后开始加孕激素，使子宫内膜转化，黄体酮 10 mg 肌内注射，每日 1 次，或安宫黄体酮 6~10 mg 每日 1 次，共 7~10 天停药。雌、孕激素同时停药。一般在停药3~7天撤药性出血。

3）孕激素止血：适用于体内已有一定雌激素水平的患者。①若为少量不断出血，黄体酮20 mg肌内注射，每日1次，共3~5天。更年期患者配伍应用丙酸睾酮25~50 mg肌内注射，每日1次，可增强止血效果。②对出血量多的患者，需用大剂量合成孕激素方可止血，安宫黄体酮8~10 mg，每6小时1次，用药3~4次后出血明显减少或停止，则改为每8小时1次，再逐渐减量，每3天递减1/3量直至维持量，即安宫黄体酮4~6 mg每日1次，持续用到血止后20天左右，停药后发生撤药性出血。③出血量多者亦可口服短效避孕药。

4）三合激素止血：每支含苯甲酸雌二醇2 mg，黄体酮12.5 mg，丙酸睾酮25 mg。每次肌内注射1支，可在6小时后重复注射，一般在24小时可望血止，血止后停药，等待撤药性出血。雄激素有拮抗雌激素，增强子宫肌肉及子宫血管张力作用，可改善盆腔充血，减少出血量，常用于更年期妇女。

5）其他止血药物：因部分功血患者，子宫内膜纤溶活性增加，出血量增多，用抗纤溶治疗有一定效果，可选用：氨甲环酸（PAMBA）100~200 mg加25%~50%葡萄糖40 ml内静脉缓慢注射，每日1~2次，出血明显减少后停止。本药效果较好，毒性较低，不易发生血栓。6-氨基己酸（EACA）4~6 g加5%~10%葡萄糖或生理盐水100 ml稀释，15~30分钟滴完，维持量每1小时1.0 g，出血明显减少后停止。氨甲环酸0.25~0.5 g溶于25%葡萄糖溶液20 ml内静脉注射，每日1次，连用2~3天。

此外，也可酌情配合使用酚磺乙胺0.5 g静脉或肌内注射，每日1~2次（注意该药不可与6-氨基己酸混合注射，以免引起中毒）。卡巴克洛2.5~5 mg，每日3次口服或每次5~10 mg肌内注射。西苑医院妇科用氨甲苯酸300 mg、酚磺乙胺3 g、维生素K_1 10 mg、维生素C 3 g加入5%葡萄糖500 ml中静脉点滴，每日1次，一般使用3天能减少出血量或止血。

2. 调整周期

使用性激素人为地控制流血的周期及减少出血量是治疗月经失调的一项过渡措施。其目的在于：①使患者本身的下丘脑—腺垂体—卵巢轴暂时抑制一段时期，停药后可能出现反跳，恢复正常月经的内分泌调节；②性激素直接作用于生殖器官，使子宫内膜发生周期性变化，按期剥脱，并且出血量也不致太多。常用方法有：

1）雌、孕激素疗贯法：即人工周期，适用于青春期功血患者。己烯雌酚1 mg，于出血第5天起，每晚1次，连服20天，至服药第11天，每日加用黄体酮10 mg肌内注射（或安宫黄体酮6~10 mg），两药同时用完，停药后3~7天出血。于出血第5天重复用药。

2）雌、孕激素合并应用：适用于育龄期（有避孕要求）和更年期功血。己烯雌酚0.5 mg及安宫黄体酮4 mg，于出血第5天起两药并用，每晚1次，连服20天，撤药后出现出血，血量较少。

3）孕—雄激素合并法：常用于更年期功血以减少撤药性出血量。自预计下1次出血前8天开始，每日肌内注射黄体酮10 mg和丙酸睾酮10~25 mg，共5天。

4）全周期孕激素：适用于雌激素水平较高（血中E_2>370 pmol/L）于月经周期或

药物撤血第 5~25 天，选择炔诺酮 2.5 mg、甲地孕酮 4 mg 或安宫黄体酮 5 mg，每日 1 次，连服 22 天。治疗时间长短，可根据子宫内膜病理报告而确定，一般不得短于 3 个周期。内膜增生过长，疗效不得少于 6 周期，然后再根据治疗后内膜检查结果，再制订治疗方案。

3. 促进排卵

是治愈无排卵型功血的关键。青春期、育龄妇女在月经周期已基本控制后，即应选用下列药物促排卵，期间测基础体温观察疗效。

1）雌激素：适用于体内雌激素水平较低者。自月经第 6 天开始，每晚口服己烯雌酚 0.125~0.25 mg，20 天为 1 个周期，连续 3~6 周期。另有文献报道应用小剂量雌激素加中药当归、白芍、熟地各 10 g，菟丝子、巴戟肉各 12 g，仙灵脾、鹿角霜各 10 g，覆盆子、何首乌各 12 g，共用 3 个周期，适用于雌激素不足子宫发育欠佳的患者，疗效较好。

2）氯米芬：重庆医科大学第一附属医院选用氯米芬，促排卵效果较满意。对要求生育的育龄妇女用氯米芬促生育，排卵率为 65%~87%，19% 无效，15% 虽未排卵，但子宫出血可得到控制。另有人对 40 例无排卵型功血病例，采用氯米芬 50 mg，每日 1 次，共 5 天，加用 3 个月的方法进行治疗。用药期间，月经周期、经期及经量均趋于正常。停药后随访 3~4 个月，仍保持正常月经，氯米芬治疗无排卵型功血能迅速达到止血、调整周期和促进排卵之目的。对于青春期、生育期和接近更年期的无排卵功血病例，采用氯米芬小剂量、短疗程治疗，可以迅速达到止血、调整周期和部分达到排卵的目的。

3）促性腺激素释放激素（LHRH、LRH）：于月经周期的中期，仿效生理分泌形式，连续脉冲式给药，肌内注射或静脉注射，每日 5 μg，共 3 天，可能促使排卵。亦有在月经第 5 天开始给 50 μg 肌内注射，每日 1 次，连用 7~10 天，或在月经周期第 14~15 天皮下注射 100 μg。

4）绝经期促性腺激素（HMG）与 HCG 合用：适用于合并不育症患者。于月经周期或撤血第 5 天予 HMG，每日 75 U，治疗 7 天后卵泡仍不大，可加大到每日 150 U，当卵泡发育达 20 mm、卵巢增大不超过 10 cm 时，可加肌内注射 HCG 5 000 U，每日 1 次，连注 1~3 天，起促排卵作用。

5）氯米芬与 HCG 合用：一般停用氯米芬 7~8 天再用 HCG 3 000~5 000 U 肌内注射，一般均可达到有效的诱导排卵。

4. 其他

对顽固性功血或年龄较大且子宫内膜呈腺瘤型增生过长或不典型增生者，可选择子宫切除术或通过电凝切除子宫内膜。

（二）排卵型功血

1. 黄体不健

可选用以下方法：

1）黄体功能替代法：是治疗黄体功能不健全普遍采用的方法。在经前第 8 天起，每日肌内注射黄体酮 10~20 mg 或口服安宫黄体酮 8~12 mg，共 5 天；也可在基础体温显示排卵后，肌内注射长效黄体酮 250 mg1 次。

2）绒毛膜促性腺激素：于基础体温开始上升后第 3 天起，每日或隔日肌内注射 1 000～2 000 U，共 5 次，可起刺激及维持黄体功能的作用。

2. 黄体萎缩不全

常用以下方法：

1）孕激素，可调节下丘脑—垂体—卵巢轴的反馈功能，使黄体及时萎缩。药物与用法同前。

2）绒毛膜促性腺激素，可促进黄体功能，用法同前。

3）雌—孕激素序贯疗法：目的在于抑制下丘脑—垂体—卵巢轴活动，以期停药后产生功能的反跳反应而恢复正常。用法同前。

3. 正常排卵型月经过多

1）雄激素对抗雌激素法：丙酸睾酮 25 mg，每日 1 次，肌内注射，连用 3 天。月经过多时亦可用 50 mg，每日 1 次，可减少出血量。甲睾酮 5 mg，每日 2 次，舌下含化或口服，可从月经周期第 10 天起，共服 10 天。

2）前列腺素合成酶制剂：近年来随着前列腺素研究工作的进展，认为正常月经过多可能由于子宫内膜中前列腺素（PGS）的增加，特别是 PGEα 与 $PGF_{2\alpha}$ 比例的失调和 PGI_2 的增多。故可采用以下药物能减少流血量。甲灭酸（扑湿痛）0.25 g，每日 3 次，首次加倍，月经期开始服，不宜超过 1 周。肾功能不正常者慎用。吲哚美辛 25 mg，每日 3 次，饭后服药可减轻对胃的刺激，月经期开始服药，不超 1 周。氯灭酸 0.2 g，每日 3 次，首次加倍，经期第 1 天开始，约服 7 天。

3）止血剂：可酌情选用氯甲苯酸、6 - 氨基己酸、酚磺乙胺等。

四、监护

1. 避免引起本病的诱因，避炎暑高温、涉水冒雨，忌食辛燥和生冷饮食。

2. 加强营养，补充维生素和铁剂以改善全身状况。贫血严重者，需输血纠正。出血期间避免过度劳累和剧烈运动，保证充分休息和睡眠。

3. 做好心理护理，由于异常出血、月经紊乱等都会造成患者的思想压力，护士应耐心聆听患者的主诉，了解患者的疑虑，尽可能提供相关信息，解除思想顾虑，树立信心，积极配合治疗。

4. 注意观察阴道出血量的多少，做好抢救准备，必要时予以输血。

5. 做好会阴护理，保持局部清洁。

6. 注意观察阴道出血量的多少，血质的稀稠，血色的紫淡，估计出血量，注意血压、脉搏、面色、神志的变化。发现异常，及时报告医生。

7. 备好各种抢救药品及器械。注意观察药物的疗效及反应。协助做好各项检查及验血型。对出血多者，按医嘱做好配血、输血、止血措施，配合医生治疗方案维持患者正常血容量。

8. 嘱患者保留会阴垫及内裤以便准确估计流血量。如有感染征象，应及时与医生联系并选用抗生素治疗，预防上行性感染。功血患者的治疗以性激素的应用为主，在治疗中必须遵医嘱按时按量服用激素，不得随意停服或漏服。药物减量必须按规定在血止后才能开始，每3天减量1次，每剂减量不得超过原剂量的1/3。维持量服用时间，通常按停药后发生撤退出血的时间，与患者上一次行经时间相同考虑。

五、健康教育

1. 青春发育期少女及更年期妇女分别处于生殖功能发育及衰退的过渡时期，情绪不稳定，应使保持身心健康，注意饮食营养，注意锻炼，使尽快度过这一过渡时期。

2. 行经期避免剧烈活动，流血时间长者要保持会阴清洁，以防继发感染。

3. 已有贫血者要补充铁剂，加强营养。

4. 测定基础体温，预测是否为排卵周期，如持续单相体温，提示无排卵，应及时治疗。

（周炳秀）

第二节　痛　经

痛经为伴随月经的疼痛，可在月经前后或行经期出现腹痛、腰酸、下腹坠痛或其他不适，影响生活和工作。痛经分为原发性与继发性两种；原发性痛经无盆腔器质性病变，继发性痛经通常是器质性盆腔疾病的后果。本节仅介绍属功能性的原发性痛经。

一、病因

原发性痛经的原因尚不完全明确，可能是多因素的，包括精神及社会因素、父母及周围人群的影响、痛阈较低等。

痛经多发生在有排卵周期，无排卵周期多无疼痛，因而卵巢激素分泌可能与痛经发生有关。痛经病例中往往伴有前列腺素，或其他代谢产物增多。现认为过多的前列腺素 F_{2a} 可以引起子宫过度收缩、缺血而致痉挛性疼痛。

二、病情评估

（一）病史

常见于青少年期，多在初潮后6~12个月发病，这时排卵周期已建立，无排卵性月经一般不发生痛经。

（二）临床表现

1. 疼痛多自月经来潮后开始，最早出现在经前12小时；行经第1天疼痛最剧，持续2~3天缓解；疼痛程度不一，重者呈痉挛性；部位在耻骨联合上，可放射至腰骶部和大腿内侧。

2. 痛经有时伴发恶心、呕吐、腹泻、头晕、乏力等，严重时面色发白、出冷汗等。

3. 妇科检查原发性痛经可无异常发现，继发性痛经盆腔内部可有粘连、肿块、结节、增厚等器质性病变等。

（三）实验室及其他检查

必要时做腹腔镜或影像学检查。

（四）诊断

1. 经期或其前后有严重下腹胀痛及（或）腰酸等。

2. 未婚未育者发生痛经多为原发性，妇科检查多无异常发现。继发性者可由盆腔器质性病变引起，如盆腔炎、子宫内膜异位症等。

（五）鉴别诊断

盆腔内、子宫周围脏器原有病变，由于经期盆腔充血，可症状加剧而与原发性痛经混淆，如慢性阑尾炎、慢性结肠炎、慢性膀胱炎，应注意其特点加以鉴别。

三、处理

（一）一般处理

包括心理治疗，解除思想顾虑。

（二）药物治疗

1. 解痉、镇痛药物

可选用：①阿托品 0.5 ~ 1 mg，肌内注射，或 0.3 ~ 0.6 mg，口服，每日 3 次；②阿司匹林 0.5 g，口服，每日 2 ~ 3 次；③个别严重者可选用哌替啶 50 ~ 100 mg，肌内注射，但此药易成瘾，不宜久用。

2. 吲哚美辛

方法：均在痛经发生之前的 1 ~ 2 天口服吲哚美辛 25 mg，每日 3 次，用药时间不超过 3 天。

3. 硝苯地平

近年发现本品可松弛子宫平滑肌，有效地抑制月经头两天的子宫收缩而被用于治疗痛经。每次月经前 3 ~ 5 天开始服药 10 mg，每日 3 次，7 ~ 10 天为 1 个疗程，连用 3 个疗程，月经已来潮时亦可服药，10 ~ 30 分钟疼痛减轻。

4. 碳酸锂

能改变神经兴奋性及神经突触传递功能，增加脑内去甲肾上腺素脱氨代谢的量，抑制腺苷酸环化酶活性，减少 cAMP 的产生，对痛经、经前紧张症和月经过多有效。经前 10 天开始，每日 0.9 g，分 3 次口服，到月经来潮时停药。

5. 维生素 B_6

维生素 B_6 有促进镁离子进入子宫肌细胞而产生解痉的作用，故有人主张补充镁离子及维生素 B_6 治疗原发性痛经。

6. 雌激素

适用于子宫发育不良者，可促进子宫发育，使肌层变厚及血运增多。给予己烯雌酚 0.25 mg，自月经周期第 5 天开始服用，每日 1 次，连服 22 天。连续 3 ~ 6 个周期。

7. 孕激素

可抑制子宫收缩。常用炔诺酮 2.5～5 mg，每日 1 次，从月经周期第 5 天开始，连服 22 天，3～6 个周期；或甲孕酮 4～8 mg，每日 1 次，从经前 10 天开始，连服 7 天，或黄体酮 10～20 mg，肌内注射，每日 1 次，从经前 7 天开始，连续 5 天。

8. 雌孕激素混合物

用于抑制排卵，使周期不再出现分泌期而减少子宫内膜前列腺素的合成，又降低子宫肌壁对前列腺素的敏感性，从而使疼痛缓解。并可限制螺旋动脉的发育而减少经血量。对经痛要求避孕或经痛合并经量多者尤适宜。用法：国产口服避孕药 Ⅰ、Ⅱ 号或复方炔诺孕酮每日 1 片，月经第 5 天超过服 22 天为 1 周期，连服 3～6 个周期，有效率达 80% 以上。

9. 雄激素

适用于月经量多，痛经，中年以上的妇女。甲睾酮 5 mg，每日 1 次，于经期第 10～14 天开始，连服 10 天，可用 2～3 个周期，丙酸睾酮 25mg，肌内注射，每日 1 次，于经前 5～7 天开始用。

（三）原发病治疗

对继发性痛经者针对其原发病分别采用保守和手术治疗，宫颈管狭窄者可行扩张术。

四、监护

（一）一般护理

1. 患者应卧床休息，给易消化清淡食物，忌食生冷及刺激性食物。
2. 加强心理护理，消除精神紧张，避免情绪波动。
3. 因受寒腹痛明显者，可做下腹热敷。
4. 注意经期卫生及保护。

（二）病情观察与护理

了解有无月经来潮时腹痛的病史，及初次发病年龄、时间及既往有无子宫内膜异位症、盆腔炎等妇科疾病。发作时注意观察神志、脉象、面色及腹痛等情况。

五、健康教育

积极参加体育锻炼，增强体质，心胸开阔，保持身心健康，建立和睦的人际关系更多地了解月经的生理知识，保持外阴清洁。经期避免剧烈运动和劳累，不要喝冷水，不宜受寒湿刺激和吃冷饮及刺激性食物，多吃水果、蔬菜等。

（周炳秀）

第十三章　子宫内膜异位症

子宫内膜异位症的发病率近年明显增高，是常见的妇科病之一。据统计在妇科剖腹手术中，5%～15%的患者有此病，因不孕在行腹腔镜检的患者中12%～48%有子宫内膜异位症的存在，已成为25～45岁妇女的多发病、常见病。一般在初潮前不发病，青春期罕见。绝经前后或切除卵巢后异位内膜组织可逐渐萎缩吸收，妊娠或服用性激素使排卵受到抑制时，病变和临床症状能够暂时减轻或缓解，故子宫内膜异位症的发展与卵巢的周期性变化有关。

异位子宫内膜可出现在身体不同部位，但绝大多数位于盆腔内的卵巢，宫骶韧带、子宫下部后壁浆膜面以及覆盖直肠子宫陷凹、乙状结肠的腹膜层和直肠阴道隔，其中以侵犯卵巢者最常见，约占80%。其他如宫颈、阴道、外阴亦有受波及者。此外，脐、膀胱、肾、输尿管、肺、胸膜、乳腺、淋巴结，甚至手、臂、大腿外均可发病，但极罕见。

一、病因和发病机制

子宫内膜异位症为一种常见的良性病变，主要发生在盆腔以内，但具有远处转移和种植能力，对于其发病原因，目前有下列不同学说。

(一) 子宫内膜种植学说

月经期脱落的子宫内膜碎屑随经血逆流经输卵管进入腹腔。种植于卵巢表面或盆腔其他部位，并在该处继续生长蔓延，因而形成盆腔内膜异位症。剖宫取胎手术后形成的腹壁瘢痕子宫内膜异位症是医源性的，为种植学说的有力例证。先天性宫颈狭窄或阴道闭锁等经血外流不畅的患者易并发子宫内膜异位症，也支持经血逆流种植的观点。

(二) 体腔上皮化生学说

卵巢生发上皮、盆腔腹膜、直肠阴道隔等都是由具有高度化生潜能的体腔上皮分化而来。在反复经血回流、慢性炎症刺激或长期而持续的卵巢激素作用下，上述由体腔上皮分化而来的组织均可被激活而转化为子宫内膜，以致形成子宫内膜异位症。

(三) 淋巴及静脉播散学说

在远离盆腔部位的器官，如肺、胸膜、消化道等处偶见异位的子宫内膜生长，有人认为这可能是子宫内膜碎屑通过淋巴或静脉播散的结果。

(四) 免疫学说

近年来很多研究已证实，患子宫内膜异位症妇女免疫系统有变化。细胞（包括红细胞、白细胞）及体液免疫均有变化。因此，认为内膜碎片的种植或排斥可因细胞免疫缺陷而发生。

(五) 基因学说

有人观察到，某些子宫内膜异位症患者，在其家属中同病的发生率较一般妇女为高，推测其中可能有遗传因素存在。关于遗传因素问题尚有待今后进一步探讨。

以上学说可相互补充，共同阐明子宫内膜异位症的发生机制。

二、病情评估

（一）病史

有痛经及不孕史，或者有刮宫、剖宫产及其他宫腔内手术操作史。

（二）临床表现

因病变部位不同而出现不同症状。少数患者可无自觉症状。

1. 痛经

继发性痛经是其典型症状，且随局部病变加重而逐年加剧。疼痛多位于下腹部及腰骶部，可放射至阴道、会阴、肛门或大腿部。经期过后而逐渐消失。

2. 不孕

子宫内膜异位症患者的不孕率高达40%。主要是内分泌失调所致卵泡发育和排卵障碍及黄体功能不足，再加免疫因素对配子及子宫内膜的损害造成。此外广泛粘连影响了排卵、摄卵及孕卵的运行。

3. 下腹痛或盆腔痛

系盆腔腹膜子宫内膜异位症的典型表现。

4. 性交痛

系病变累及直肠阴道隔的表现。

5. 月经紊乱

15%～30%患者有月经失调，主要表现为经前期点滴状阴道流血，经量过多，不规则阴道流血等。

6. 其他症状

经期排便困难、腹泻、便血等消化道子宫内膜异位的表现；膀胱子宫内膜异位时有尿频、尿急等膀胱刺激症状。

7. 妇科检查

子宫后倾粘连、固定或活动受限，子宫附件处有粘连性包块或子宫后壁、子宫骶骨韧带、后陷凹处有触痛性结节。

（三）实验室及其他检查

1. 血沉

少数病例增快。

2. 尿常规

累及膀胱黏膜时可有尿血。

3. 大便常规

月经期便血时应予检查。

4. B型超声波检查

临床常用于鉴别卵巢子宫内膜囊肿与其他卵巢肿瘤。

5. 腹腔镜检查

可在直视下确定异位病灶的诊断，还可以对病灶施行电灼、活检及子宫内膜囊肿穿刺抽液。

6. 膀胱镜检查

周期性膀胱炎症状者，诊断困难时可施行。

7. 直肠镜检查

周期性肠道症状者，诊断困难时可施行活检。

（四）诊断

凡育龄妇女有进行性痛经和不孕史，盆腔检查时扪及盆腔内有触痛性结节或子宫旁有活动的囊性包块，即可初步诊断为盆腔子宫内膜异位症。但临床确诊尚需结合上述辅助检查，特别是腹腔镜检查和组织病检。

（五）鉴别诊断

1. 卵巢恶性肿瘤

早期无症状，有症状时多有持续性腹痛腹胀，病情发展快，一般情况差。妇科检查除触及包块外，多伴有腹水。B 型超声图像显示肿瘤为混合性或实性包块，肿瘤标记物 CA125 值多大于 200 U/ml。凡诊断不明确时，应及早剖腹探查。

2. 盆腔炎性包块

患者有反复发作的盆腔感染病史，平时亦有下腹部隐痛，疼痛无周期性，可伴发热。妇科检查子宫活动差，双侧附件有边界不清包块，抗生素治疗有效。

3. 子宫腺肌病

痛经症状与子宫内膜异位症相似，但更剧烈，疼痛位于下腹正中。妇科检查子宫呈均匀性增大，质硬，经期检查子宫触痛明显。

三、处理

治疗目的在于缓解症状，改善生育功能及防止复发。故治疗应根据患者年龄、症状、病变部位和范围以及对生育要求等不同情况加以全面考虑。原则上年轻又有生育要求的患者宜采用中医治疗，结合激素治疗或保守性手术；年龄较大，无须生育的重症患者可行根治性手术。

（一）期待疗法

病程进展缓慢，症状轻微，体征不明显者可每半年随访一次，一旦症状或体征加剧时，应改用其他较积极的治疗方法。患者有生育要求则应作有关不孕的各项检查，促进受孕。经过妊娠分娩，病变可能自然消退。

（二）药物治疗

由于子宫内膜异位症是激素依赖性疾病，妊娠和闭经可避免发生痛经和经血逆流，还能导致异位内膜萎缩、退化，故西药治疗主要采用性激素疗法。其原理主要是：①阻断下丘脑促性腺激素的释放，通过直接作用或反馈抑制垂体促性腺激素的合成及释放；②使卵巢功能减退，继发于垂体促性腺激素水平降低或直接抑制卵巢功能；③使异位子宫内膜萎缩，缺乏卵巢激素的支持及直接对子宫内膜的作用使其萎缩。由于以上 3 种机制达到使异位病灶缩小，病情缓解的目的。

适应证：没有较大的卵巢巧克力囊肿；有手术禁忌证的重症患者；作为手术的辅助治疗，术前用药有利于粘连的分离、减少盆腔中的炎性反应，有助于卵巢巧克力囊肿的缩小及减轻粘连与剥离等优点。保守性手术或不彻底的手术，术后用药有防止复发及继续治疗的作用。

禁忌证：盆腔包块不能除外恶性肿瘤者；肝功能异常不宜使用性激素。

1. 短效避孕药

避孕药为高效孕激素和小量炔雌醇的复合片，连续周期服用，不但可抑制排卵起到避孕作用，且可使子宫内膜和异位内膜萎缩，导致痛经缓解和经量减少，并可因此而避免经血及脱落的子宫内膜经输卵管逆流及种植腹腔的可能。服法与一般短效口服避孕药相同。此疗法适用于有痛经症状，但暂无生育要求的轻度子宫内膜异位症患者。

2. 高效孕激素

1956 年 Kistner 提出用大剂量高效孕激素，辅以小剂量雌激素防止突破性出血，以造成类似妊娠的人工闭经的方法，被称为假孕疗法。

常用的方法有：

1）甲羟孕酮，第一周 4 mg，每日 3 次口服，第二周 8 mg，每日 2 次，以后 10 mg，每日 2 次，连服 6～12 个月。

2）炔诺酮（妇康片），第一周 5 mg，每日 1 次，第二周 10 mg，每日 1 次，以后 10 mg，每日 2 次，连服 6～12 个月；以上两种方法可同时每日都加服炔雌醇 0.05 mg 以防突破出血。

3）炔诺孕酮 0.3 mg 和炔雌醇 0.03 mg，连服 6～12 个月。

4）己酸孕酮 250～500 mg 肌内注射，每周 2 次，共 3 个月。

长期应用大量高效孕激素可引起恶心、呕吐、突破性出血、体重增加及诱发卵巢子宫内膜异位囊肿破裂；还可对肝脏有损害，停药后而复发。一般可用于：没有较大的卵巢子宫内膜异位囊肿；有手术禁忌证的重症患者；手术前药物准备，有利于粘连的分离；术后防止复发及残留病灶的治疗。复发后再用药物治疗仍可有效。

3. 达那唑

达那唑为合成的 17α - 炔孕酮衍生物，自 1971 年起即开始应用于治疗内膜异位症，此药能阻断垂体促性腺激素的合成和释放，直接抑制卵巢甾体激素的合成，以及有可能与靶器官性激素受体相结合，从而使子宫内膜萎缩导致患者短暂闭经，故称假绝经疗法。用法：每日 400～800 mg，分 2～4 次口服，自经期第一天开始连服 6 个月。停药后每年约有 15% 复发，重复用达那唑仍有效。不良反应：主要为男性化作用致体重过度增加，往往超过 3 kg，其他轻度男性化作用如皮肤多油（20%）、声音低沉（10%）。因雌激素水平降低，少数患者可有乳房缩小或绝经期症状。用药后 SGPT 增高为一时性可逆性的，停药后都恢复。SGPT 增高由药物致胆汁郁积，也有认为因蛋白同化作用加强所致，不是肝功损害。此外糖和脂肪代谢受影响，并减少纤维蛋白原和增加纤维蛋白溶酶原等。这些不良反应均不严重，发生率也不高，且停药后都很快恢复正常。

达那唑适用于轻度或中度子宫内膜异位症但痛经明显或要求生育的患者。一般在停药后 4～6 周月经恢复，治疗后可提高受孕率，但此时内膜仍不健全，可待月经恢复正常 2 周期后再考虑受孕为宜。

4. 雄激素疗法

雄激素通过间接对抗雌激素，直接影响子宫内膜，使之退化，缓解痛经。方法：甲睾酮5 mg，每日2次，舌下含化，连续应用3~6个月。小剂量服药，不抑制排卵，仍可受孕，一旦受孕及时停药，以免引起女胎男性化。丙酸睾丸酮25 mg肌内注射，每周2次，共8~12周，每日总量不超过300 mg。不良反应：长期使用或用量过大，可能出现痤疮、多毛、声音低沉等男性化表现。用药期间不抑制排卵，仍能受孕可使女胎男性化，故一旦妊娠，应即停药。

雄激素疗法对早期病例解除症状有效，用法简单，不良反应少，但作用不持久，停药常易复发，不适于病情较严重者。多数人认为仅起对症治疗作用，不宜长期使用。

5. 棉酚

是我国在20世纪70~80年代从棉籽油中提出的一种萘醛化合物，作用于卵巢。对卵巢及子宫内膜有直接抑制作用，可导致闭经，从而使症状减轻或消失，晚期患者疗效也较满意，复发率约24%。一般治疗1个月痛经即可减轻。对年轻有生育要求者，每日服20 mg，连服2个月；症状好转后酌情改为200 mg每周2~3次。可用3~6个月，或待月经稀少或闭经时停药。对近绝经患者，可持续服至闭经后。不良反应：最严重的是血钾过低，故服药期间必须补钾。肝功可以受损，个别一过性肝功能异常。棉酚治疗子宫内膜异位症疗效与达那唑相近且价廉，但由于棉酚的作用机理、用药最佳剂量以及有无致畸等问题尚未完全阐明，故临床还未普遍应用。

6. 促性腺释放激素增效剂（LHRH – A）

本品通过过度刺激垂体，消耗LHRH受体，使之失去敏感性而降低了促性腺激素和雌激素的分泌，造成了药物性绝经，亦称为"药物性卵巢切除"。一般用喷鼻法400 μg每日2次，皮下注射法200 μg每日1次，6个月为1个疗程。治疗后出现闭经病灶消失或减轻，内膜萎缩，用药第1个月有突破性出血，停药后2个月内恢复月经和排卵，但易复发。

7. 三苯氧胺

具有拮抗雌激素及微弱雄激素作用。现已试用于治疗病变轻而痛经明确的子宫内膜异位症，以暂时缓解症状并防止病情继续发展。一般剂量为每次10 mg，每日2~3次，连服3~6个月。用药过程中，可出现潮热等类似更年期综合征症状或恶心、呕吐等副反应，应定期检查白细胞与血小板计数，如有骨髓抑制表现，立即停药。

8. 氟灭酸

为前列腺素合成的抑制剂，减少异位子宫内膜所产生的前列腺素，缓解痛经效果好。用量为0.2 g，每日3次，至症状消失后停药。

9. 萘普生

为前列腺素拮抗剂，能封闭异位内膜产生前列腺素，进而抑制子宫收缩而止痛。用法：出现痛经时首次用2片（每片250 mg），以后根据病情需要，每4~6小时服1片，为时3~5天。对痛经效果良好。一般无明显不良反应，少数可出现疲乏、轻度头痛、胸痛等症。

10. 孕三烯酮（内美通、三烯高诺酮）

具有较强抗孕激素和雌激素作用，抑制垂体 FSH、LH 分泌，使体内雌激素水平下降，用法为 2.5 mg，每周 2 次，月经第一日开始，连服半年，不良反应少。

11. 亮丙瑞林（抑那通）

是促性腺激素释放激素（GnRH）的同类药物，用法：3.75 mg，每月只需要肌内注射 1 次，6 个月为 1 个疗程。在治疗初期，体内性激素的分泌将会有短暂性的增加，原有症状稍加重。1 周左右，体内的性激素迅速下降至停经期的状态。同时，由于雌激素的减少，导致停经期的症状出现，如潮热感、阴道分泌减少、头痛、情绪不稳定性欲减低等。因患子宫内膜异位症而导致不孕的患者，经亮丙瑞林治疗后，有 27.6% 的患者妊娠。总有效率达 82.6%。目前多主张连续用药超过 3 个月时，同时应用反加疗法即雌激素替代疗法以防止骨质过量丢失。给予雌激素的量很重要，既能减少不良反应又不降低 GnTHa 治疗效果，此量称"窗口"剂量。应用 GnRHa 3 个月后需要反向添加治疗，其联合方法：①GnRHa + 倍美力 0.625 mg/d + 甲羟孕酮 2.5 mg/d；②GnRHa + 炔诺酮 5 mg/d；③GnRHa + 利维爱 2.5 mg/d。

12. 米非司酮

米非司酮具有抑制排卵、诱发黄体溶解、干扰子宫内膜完整性的功能，是一种孕激素拮抗药，对垂体促性腺激素有抑制作用。用法：米非司酮 12.5~25 mg/d，3~6 个月为 1 个疗程，除轻度潮热外无明显不良反应。

近年已经研制出 GnRH 拮抗药 Cetrorelix，正在观察其治疗性激素敏感疾病的效果，其中包括子宫内膜异位症。也有学者用释放左炔诺孕酮的宫内节育器（IUD）治疗子宫内膜异位症，有一定疗效，由于例数尚不多，有待于进一步积累经验。

（三）手术治疗

手术可切除病灶及异位囊肿，分离粘连，缓解疼痛，增加生育力，并可确诊异位症及进行临床分期。手术方式有两种：经腹手术和腹腔镜手术。

1. 保留生育功能的手术

适用于年轻和有生育要求的患者，尤其适用于药物治疗无效者。手术可经腹腔镜或剖腹直视下进行，手术时尽量切净或灼除子宫内膜异位灶，保留子宫和卵巢。

2. 保留卵巢功能的手术

适用于年龄 <45 岁、无生育要求的重症患者。切除子宫及盆腔内病灶，至少保留一侧或部分卵巢。有少数患者术后复发。

3. 根治性手术

适用于 45 岁以上的重症患者。切除子宫及双附件，并尽量切除盆腔内膜异位灶。即使残留小部分内膜异位灶，亦会自行萎缩退化。

顽固性盆腔疼痛也可选择其他术式，如腹腔镜下骶神经切除（LUNA）或骶前神经切除（LPSN）。

（四）药物与手术联合治疗

手术治疗前先用药物治疗 2~3 个月以使内膜异位灶缩小、软化，有可能适当缩小手术范围和有利于手术操作。术后亦可给予药物治疗 3~6 个月，以使残留的内膜异位灶萎缩退化，降低术后复发率。

（五）辅助生育技术（ART）

妊娠不仅是年轻患者就医的主要目的，也是对子宫内膜异位症的最好治疗。对于药物、手术治疗后仍不能受孕者，需考虑进行 ART 治疗。可选择促排卵—人工授精（CIH－AIH）抑或体外受精—胚胎移植（IVF－ET），尽可能争取在手术后半年内受孕。

（六）青春期内异症

有手术指征的轻度患者可清除病灶，术后连续用低剂量口服避孕药预防复发。重症患者术后先用药物治疗6个月，然后再连续用低剂量口服避孕药。16岁以上、性成熟的青春期患者才可用 GnTHa 治疗，一般主张加用反向添加疗法治疗。

（七）放疗

仅对近绝经期，且有全身严重慢性疾病不能耐受手术治疗的严重内膜异位症患者，可考虑放疗。

四、监护

1. 预防月经期避免受寒、淋雨，忌冷饮，忌房事，忌情绪冲动。

2. 做好计划生育，避免和减少人工流产，人流时操作要轻柔。对盆腔病变轻微、无症状或症状轻微者，一般6个月随访1次。对要求生育者应鼓励其妊娠。

3. 注意观察病情变化，发现异常及时报告医生处理。

4. 加强心理护理，帮助患者树立战胜疾病的信心，积极配合治疗。

5. 行手术治疗者，做好手术前准备及术后护理。

（苏翠金）

第十四章　女性生殖器官损伤性疾病

正常子宫位于骨盆中央，其前方有膀胱，后方有直肠，下方连接阴道。子宫位置靠其周围的韧带及盆底肌肉和筋膜维持，如果这些支持组织受到损伤或出现功能障碍，子宫及其相邻的膀胱直肠均可向下移位，临床上分别称子宫脱垂、阴道脱垂，女性生殖器官因损伤与其相邻的泌尿道或肠管相通时，则形成尿瘘或粪瘘。

第一节 阴道脱垂

阴道脱垂包括阴道前壁脱垂（膀胱、尿道膨出）和阴道后壁脱垂（直肠膨出）。

一、病因

主要因支持阴道前壁的耻骨膀胱颈筋膜和泌尿生殖膈的深筋膜及支持阴道后壁的直肠阴道间筋膜和耻骨尾骨肌纤维于分娩时过度伸展或撕裂而产褥期又未能如期修复。其次因支持组织先天性发育差，脱垂型体质或绝经后支持组织萎缩松弛，都可使膀胱、尿道及直肠失去支持力而向阴道后壁膨出形成阴道脱垂。

二、分度

根据屏气下膨出和脱垂的程度，临床上将阴道前壁脱垂分3度：
Ⅰ度　膨出的膀胱随同阴道前壁向下突出，但仍位于阴道内；
Ⅱ度　部分阴道前壁脱出至阴道口外；
Ⅲ度　阴道前壁全部脱出至阴道口外。

三、病情评估

（一）临床表现
轻者无明显症状。重者自觉下坠、腰酸，并有块状物自阴道脱出。长久站立、激烈活动后或腹压增加时块状物增大，下坠感更明显。若仅有阴道前壁合并膀胱膨出，尿道膀胱后角变锐，常导致排尿困难而有尿潴留，甚至继发尿路感染。若膀胱膨出合并尿道膨出、阴道前壁完全膨出，尿道膀胱后角消失，当咳嗽、用力屏气等腹压增加时有尿液溢出，称张力性尿失禁。直肠膨出严重时，可致排便困难，有时需用手指推压膨出的阴道后壁方能排出粪便。

（二）诊断
检查时可见阴道口松弛常伴有陈旧性会阴撕裂，阴道前后壁呈半球形隆起，屏气时增大。该处黏膜变薄透亮，皱襞消失，触之柔软。以导尿管置入膀胱，于阴道前壁膨出的肿物内触及导尿管，可确诊膀胱膨出。肛诊时指端可进入凸向阴道的盲袋内，为直肠膨出。

四、处理与监护

无症状的轻度患者不需治疗。有自觉症状但有其他慢性疾病不宜手术者，可置子宫托缓解症状。症状明显的重度患者应行阴道前、后壁修补术及会阴修补术。

（周炳秀）

第二节　子宫脱垂

子宫颈外口达坐骨棘水平以下，甚至子宫全部脱出于阴道口外，称子宫脱垂。老年人较常见。

一、病因和发病机制

子宫的正常位置是在骨盆腔中部，子宫体向前倾，与子宫颈形成一个钝角。子宫颈外口大约处于坐骨棘的水平。正常子宫是一个部分可动的器官。宫颈是固定的，宫体可前后自由活动。子宫两侧有阔韧带、圆韧带和子宫骶骨韧带相支持。当产伤及各种原因导致盆底组织及支持子宫的韧带过度松弛、腹内压力增加可引起子宫脱垂。

二、病情评估

（一）临床表现

本病临床分为三度。Ⅰ度轻可有一般腰骶部疼痛或下坠，走路、负重、久蹲后症状加重，休息可减轻。Ⅱ度重及Ⅲ度者外阴部有块物脱出，走路时肿物变大，休息后可缩小，用手可还纳，严重者无法还纳。可有月经过多或淋漓不净，有尿频、尿失禁，大便困难等症状。脱出物因摩擦可有溃疡形成，渗出脓性分泌物。

（二）诊断和鉴别诊断

子宫脱垂可分为三度。排空膀胱后，嘱患者取蹲位，向下屏气增加腹压，观察子宫颈下降的程度。Ⅰ度轻型：即子宫颈距处女膜缘少于4 cm。Ⅰ度重型：即子宫颈已达处女膜缘，于阴道口可看到。Ⅱ度轻型：子宫颈已脱出阴道口，子宫体尚在阴道内。Ⅱ度重型：即子宫颈及部分子宫体已脱出于阴道外。Ⅲ度：即子宫颈及子宫体全部脱出于阴道口外。

根据病史综合上述症状体征，诊断不难。需与子宫黏膜下肌瘤、子宫颈延长症、慢性子宫内翻症、阴道壁囊肿或肿瘤相鉴别。

三、处理

（一）一般支持疗法

加强营养，增强体质，注意劳逸结合，避免重体力劳动。积极治疗咳嗽、便秘等慢

·347·

性疾病等。进行缩肛锻炼。

（二）子宫托疗法

在阴道内放置一托，使子宫及阴道壁还纳。采用子宫托配合一般支持疗法，适用于Ⅰ度、Ⅱ度轻型、阴道壁中度膨出、有生育要求或体质差不能耐受手术者。

（三）手术疗法

适用于各度子宫脱垂，手术方式的选择应按患者的年龄，有无生育要求、子宫脱垂程度及全身情况而定。

四、监护

（一）子宫托法治疗护理

1. 适当休息，避免重体力劳动和避免增加腹压（如提水、搬重物等），勿取蹲位姿势，保持大便通畅。

2. 做好卫生指导，教会患者子宫托的使用方法及消毒方法，每晚取出子宫托后坐浴 1 次。嘱患者用托后 1、3、6 个月应复查，以便及时更换子宫托。

3. 积极治疗慢性病，如慢性支气管炎、便秘等。

（二）术前护理

1. 术前积极治疗慢性支气管炎疾病，适当休息，避免增加腹压。

2. 宫颈有溃疡者，用 1:5 000 高锰酸钾液坐浴，每日 2 次，待溃疡面愈合后方可手术。

3. 根据手术方法，执行妇科阴式或腹式手术前护理常规。

（三）术后护理

1. 执行妇科阴式或腹式手术后护理常规。

2. 术后平卧 7~10 天，如有咳嗽、便秘等，应及时处理，以免增加腹压造成手术失败。

3. 出院后嘱患者 3 个月勿参加重体力劳动。

五、健康教育

子宫脱垂常发生于分娩过度的妇女，尤其是助产手术不佳，会阴未曾保护或撕裂过度。因此，有些妇产科医生认为，为了减少妇女将来发生阴道壁膨出及子宫脱垂的痛苦，分娩时应常采用会阴切开术，及低位产钳助产术，以减少会阴及阴道损伤，分娩后及时按层次缝合，产后每日进行胸膝卧位数次，避免长期平卧而造成子宫后倾；同时练习肛门括约肌收缩运动。严禁产后重体力劳动。平时应增强体质，加强营养，注意适当休息，保持大便通畅，避免增加腹压和重体力劳动，积极治疗慢性病如慢性咳嗽及腹泻。

（周炳秀）

第三节　生殖器官瘘

生殖器官瘘是指生殖道与其邻近器官间有异常通道，临床上最多见为尿瘘，其次为粪瘘，不少患者 2 种瘘管同时存在。此外还有子宫腹壁瘘，但极罕见。

尿　瘘

尿瘘是指生殖道与泌尿道之间形成的异常通道。根据泌尿生殖瘘的发生部位，可分为膀胱阴道瘘、膀胱宫颈瘘、尿道阴道瘘、膀胱尿道阴道瘘、膀胱宫颈阴道瘘及输尿管阴道瘘等。临床以上膀胱阴道瘘最多见，有时可同时并存两种或多种类型的尿瘘。

一、病因

（一）产伤

产伤引起尿瘘以往在我国农村常见。1981 年国内资料显示，产伤引起的尿瘘占90％以上。产伤所致的尿瘘多因难产处理不当所引起，有坏死型和创伤型两类。坏死型尿瘘是由于骨盆狭窄或头盆不称，产程过长，阴道前壁、膀胱和尿道长时间被胎先露部压迫，以致局部缺血、坏死脱落而形成尿瘘；创伤型尿瘘是产科助产手术或剖宫产手术时操作不当直接损伤所致。

（二）妇科手术损伤

经腹或阴道手术时，可因解剖位置不清、操作不仔细或组织广泛粘连而损伤输尿管、膀胱、尿道，损伤后未发现或修补失败，均可形成尿瘘。

（三）其他损伤

膀胱结核、宫颈癌或膀胱癌晚期，可因肿瘤侵蚀膀胱或尿道而形成尿瘘。外阴骑跨伤或骨盆骨折也可导致尿瘘。阴道内长期放置子宫托、宫旁注射硬化剂治疗子宫脱垂不当，可造成局部组织坏死而形成尿瘘。阴道内放置腐蚀性药物治疗阴道炎或其他疾病时也可造成局部组织坏死，形成尿瘘。

二、分类

按解剖部位分类如下。

（一）尿道阴道瘘

尿道与阴道及瘘管相通。可分为：①单纯尿道阴道瘘；②尿道横断；③尿道完全缺失；④尿道纵裂。

（二）膀胱阴道瘘

最多见。膀胱与阴道间有瘘管相通。

（三）膀胱子宫或膀胱宫颈阴道瘘

指膀胱与子宫或子宫颈间有瘘管相通，有尿液从宫颈流出。

（四）输尿管阴道瘘

指输尿管有瘘孔通向阴道。

（五）多发性尿瘘

同时有尿道、膀胱或输尿管两处以上瘘管，彼此不相通。

（六）混合瘘

尿瘘与粪瘘并存。

三、病情评估

（一）临床表现

1. 漏尿

尿液不自主从阴道流出，是尿瘘的主要症状。漏尿发生时间与瘘孔的发生原因密切相关。因手术直接损伤者，可于手术后立即漏尿；因血运障碍所致者，常在产后 3 ~ 14 天出现漏尿。漏尿量的多少与瘘孔的部位、大小和患者体位有关。尿道阴道瘘可保存部分排尿功能，但在解小便的同时可有尿液经阴道流出；膀胱阴道瘘一般不能自行控制排尿，尿液完全由阴道漏出；但若瘘孔小且位置高时，或瘘管弯曲，在某种体位时尿液也可暂不漏出，而当膀胱充盈到一定程度或体位改变时才有尿液漏出。单侧输尿管阴道瘘，除能自主排尿外，可同时有尿液自阴道漏出。

2. 感染

是尿瘘的常见伴发症状。由于外阴部、臀部、大腿内侧皮肤长期被尿液浸渍而发生皮炎或湿疹，引起刺痒和灼痛，并常因搔抓而继发感染。因瘘孔与外界相通，易引起上行感染，故常并发膀胱炎和肾盂肾炎。

3. 外阴皮炎

由于尿液长期浸渍刺激，外阴部甚至臀部及大腿内侧常出现皮炎，范围较大，继发感染后，患者感外阴灼痛，行动不便。

4. 闭经

不少患者长期闭经或月经稀发，其原因尚不清楚，与精神创伤可能有关。

妇科检查：通过妇科检查以明确瘘孔部位、大小及周围瘢痕情况，同时了解阴道有无狭窄，尿道是否通畅和膀胱容积大小等。

（二）实验室及其他检查

1. 亚甲蓝试验

当瘘孔位置不清楚或瘘孔很小或疑为输尿管阴道瘘时，可用 100 ~ 200 ml 亚甲蓝稀释液注入膀胱，扩开阴道进行观察，如蓝色液体经阴道壁小孔溢出为膀胱阴道瘘；自宫颈口流出者为膀胱宫颈瘘或膀胱子宫瘘；若阴道内流出清亮尿液则为输尿管阴道瘘。

2. 靛胭脂试验

在膀胱镜下看不到输尿管时，可以经静脉推注靛胭脂 5 ml，5 ~ 7 分钟见阴道瘘孔流出蓝色液体即可诊断为输尿管阴道瘘。用于亚甲蓝试验阴道流出清亮尿液者。

3. 膀胱、输尿管镜检查

膀胱镜能了解膀胱内有无炎症、结石、憩室、瘘孔位置和数目等。必要时行双侧输尿管逆行插管及输尿管镜检查，确定输尿管瘘的位置。

4. 排泄性尿路造影

在限制饮水 12 小时及充分的肠道准备下，静脉注射 76% 泛影葡胺 20 ml 后，分别于注射后 5 分钟、15 分钟、30 分钟、45 分钟摄片，以了解双侧肾功能及输尿管有无异常，用于诊断输尿管阴道瘘、结核性尿瘘和先天性输尿管异位。

5. 肾显像

能了解双侧肾功能和上尿路通畅情况。若初步诊断为输尿管阴道瘘，肾显像显示一侧肾功能减退和上尿路排泄迟缓，即表明输尿管瘘位于该侧。

四、处理

均需手术治疗。结核、癌肿所致尿瘘者，应先针对病因进行治疗。产后和妇科手术后 7 日内发生的尿瘘，经放置导尿管或（和）输尿管导管后，偶有自行愈合的可能。年老体弱不能耐受手术者，考虑采用尿收集器保守治疗。

（一）手术时间

器械损伤造成的新鲜瘘孔应立即修补，如因感染、组织坏死当时不宜手术或手术失败者，应等待 3~6 个月，待局部炎症水肿充分消退后再行修补术。手术于月经干净后 3~7 天进行。新形成的较小瘘孔，可留置导尿管持续开放，应用抗生素预防感染，瘘孔有自愈的可能。

（二）手术途径

手术有经阴道、经腹和经阴道腹部联合途径之分。原则上应根据瘘孔类型和部位选择不同途径。绝大多数膀胱阴道瘘和尿道阴道瘘经阴道手术，输尿管阴道瘘多需经腹手术。

（三）术前准备

目的是为手术创造有利条件，促进伤口愈合。①术前 3~5 日用 1:5 000 高锰酸钾液坐浴。有外阴湿疹者在坐浴后局部涂擦氧化锌油膏，待痊愈后再行手术。②老年妇女或闭经患者，术前应口服雌激素制剂半个月，促进阴道上皮增生，有利于伤口愈合。③常规尿液检查，有尿路感染者应先控制感染，再行手术。④术前数小时开始应用抗生素预防感染。⑤必要时术前给予地塞米松，促使瘢痕软化。

（四）手术注意事项

1. 充分暴露术野，取俯卧位或侧卧位。

2. 充分游离瘘孔周围组织，1.5~2 cm，以减少缝合后的张力。

3. 缝线要细，缝合要准确、牢靠。

4. 修补后以无菌亚甲蓝注入尿道，以观察缝合效果。

5. 保证术后尿液引流通畅，必要时可做耻骨上膀胱造瘘。

五、监护

1. 提高产科工作质量，认真进行产前检查，正确处理异常分娩，防止滞产或第二产程延长。如膀胱与阴道受压过久,保留导尿管1~2周有利于受伤组织的恢复。提高妇科手术质量,术者必须熟悉局部解剖。

2. 注意保持尿管通畅、留置尿管持续开放8~14日;积极预防感染,包括外阴擦洗,保持较多的尿液以起到自身膀胱冲洗的作用及抗生素作用。

粪　瘘

粪瘘是指肠道与生殖道之间的异常通道,导致粪便由阴道后壁排出,以直肠阴道瘘居多。

一、病因

难产时胎头滞留在阴道内,直肠受压坏死,是形成粪瘘的主要原因。也可因会阴Ⅲ度裂伤未缝合,或缝线穿透直肠黏膜,或缝合后愈合不佳所致。还可因妇科癌肿直接浸润或晚期癌放疗而引起。

二、病情评估

(一) 临床表现

1. 可有气体和粪便不自主地自阴道排出。

2. 阴道内常有粪便聚积,招致感染。

3. 外阴及臀部由于长期受粪便刺激可有皮肤炎症。

4. 窥器扩张阴道,可见阴道内有粪便残留,瘘孔多位于阴道后壁,也有在阴道穹部者(高位直肠阴道瘘)。瘘孔大时有时可见粪便自阴道后壁排出,触诊时可明确瘘孔的位置、大小及周围的肉芽组织。瘘孔较大时,阴道内手指可通过瘘孔进入直肠,与直肠内手指会合。

(二) 诊断

大的瘘孔可在阴道窥器暴露下直接见到。小的瘘孔往往仅在阴道后壁见到一鲜红肉芽组织,如从此处插入探针,另手指伸入直肠内触及探针,即可确诊。

三、处理

原则与尿瘘同。

(一) 术前准备

术前3日少渣饮食;1:5 000高锰酸钾液坐浴,每日1次;口服甲硝唑0.2 g,每日3次;肌内注射卡那霉素0.5 g,每日2次,共3日;术前晚灌肠1次。

(二) 手术方法

较高位粪瘘其分离缝合原则同尿瘘,缝合直肠壁时,缝线不透过黏膜层,近肛门的粪瘘应先剪开肛门与瘘孔之间的组织,使之成为Ⅲ度会阴裂伤,再行修补术。

(三) 术后处理

保持会阴部清洁,外阴擦洗,每日1次,术后5日内少渣饮食;控制排大便在手术

5 日以后，则可每晚服液状石蜡 30 ml，连服 3 日，使大便易排出。

四、监护

注意产程的处理。缝合会阴切开伤口及（或）会阴严重裂伤时应辨明解剖关系，缝合完毕后必须做肛指检查有无肠线穿透直肠黏膜。如有，应拆除缝线，重缝。

（周炳秀）